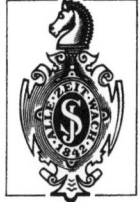

H. Wagner   S. Bladt   E. M. Zgainski

Drogenanalyse

Dünnschichtchromatographische Analyse
von Arzneidrogen

Mit 165 vierfarbigen Abbildungen

Springer-Verlag Berlin Heidelberg NewYork 1983

Professor Dr. Hildebert Wagner
Dr. Sabine Bladt
Eva Maria Zgainski (Fachphotographin)
Institut für Pharmazeutische Biologie
der Universität München,
Karlstraße 29,
8000 München 2

ISBN-13: 978-3-642-68774-7   e-ISBN-13: 978-3-642-68773-0
DOI: 10.1007/978-3-642-68773-0

CIP-Kurztitelaufnahme der Deutschen Bibliothek

Wagner, Hildebert:
Drogenanalyse: dünnschichtchromatograph. Analyse von Arzneidrogen/H. Wagner; S. Bladt;
E.M. Zgainski. – Berlin; Heidelberg; New York: Springer, 1983.
ISBN-13: 978-3-642-68774-7

NE: Bladt, Sabine:; Zgainski, Eva Maria:

Reproduktion der Abbildungen: Gebrüder Czech, München
Satz, Druck und Buchbindearbeiten: Universitätsdruckerei H. Stürtz AG, Würzburg
2131/3130-543210

Vorwort

Von allen einfachen chromatographischen Methoden zur Analyse von Stoffgemischen hat die Dünnschichtchromatographie die breiteste Anwendung gefunden. Auch für die Analyse von Drogen und Phytopräparaten ist die Dünnschichtchromatographie die idealste, weil schnellste und eindruckvollste, Analysenmethode geworden.

Ein Nachteil war die bisherige Form der DC-Dokumentation. Sie erfolgte durch bloße Beschreibung der DC-Chromatogramme (Arzneibücher), durch schematische Zeichnungen oder· idealisierte farbige Abbildungen. Es ist leicht einzusehen, daß alle diese Methoden Notlösungen bleiben mußten. Wir haben daher, um der Realität so nahe wie möglich zu kommen, versucht, die dünnschichtchromatographischen Inhaltsstoffmuster von Arzneidrogen im Sichtbaren und UV-Licht photographisch wirklichkeitsgetreu wiederzugeben. Die Hauptschwierigkeit, der wir uns bei der Erstellung des DC-Atlas gegenübersahen, bestand darin, wie der natürlichen qualitativen und quantitativen Schwankungsbreite in der Inhaltsstoffzusammensetzung bei den einzelnen Drogen Rechnung getragen werden konnte. Wir glauben, das Problem dadurch gelöst zu haben, daß wir aus unserer mehr als zehnjährigen photographischen Dokumentation die representativsten und den derzeitigen Drogenstandard am besten wiedergebenden Chromatogrammbilder ausgewählt haben. Bei der Auswahl von Lösungsmittelsystemen haben wir primär die der Arzneibücher berücksichtigt, aber darüber hinaus Vorschläge für eine Verbesserung bzw. zukünftige Vereinheitlichung gemacht.

Entsprechend dem heutigen Umfang des Drogenmarktes wurden auch viele Nicht-Arzneibuchdrogen des Handels in die Dokumentation miteinbezogen.

Wir hoffen, daß mit diesem photographischen DC-Drogenatlas dem Anfänger das Erlernen der chromatographischen Drogenanalyse und die Auswertung der Dünnschichtchromatogramme erleichtert wird. Außerdem glauben wir, daß dieser DC-Drogenatlas ein weiterer Schritt ist in Richtung Standardisierung von Phytopräparaten und die Systematisierung von Identitäts- und Reinheitsprüfungen bei Arzneidrogen.

Die Herausgeber sind in besonderem Maße Frau J. Dufosse vom Agfa-Dienst München für die große Mühe bei der wirklichkeitsgetreuen Herstellung der Farbabzüge dankbar. Frl. Mahn und Frl. Schucker danken wir für technische Assistenz, Frau Andrae für das Zeichnen der Formelbilder. Dem Springer-Verlag, und hier besonders Frau Deigmöller, danken wir für das bereitwillige Eingehen auf unsere Wünsche bei der Reproduktion der Chromatogrammbilder und Gesamtgestaltung des Buches.

München, im November 1982
Hildebert Wagner
Sabine Bladt
Eva Maria Zgainski

Inhaltsverzeichnis

X

Einführung

I. Die dünnschichtchromatographische Analyse (DC) von Drogen

Von allen heute bekannten einfachen chromatographischen Verfahren hat die Dünnschichtchromatographie zur schnellen und sicheren Analyse von Drogen und Drogenzubereitungen die breiteste Anwendung gefunden.
Die Gründe:
- Die DC ermöglicht den Nachweis der meisten für eine Droge charakteristischen Inhaltsstoffe in *kürzester Zeit.*
- Sie erlaubt neben dem *qualitativen Nachweis* auch eine *halbquantitative* Aussage über die Hauptwirkstoffe einer Droge oder einer Drogenzubereitung, so daß in jedem Fall eine Qualitätsbeurteilung der Droge möglich ist.
- Die DC liefert einen chromatographischen Drogen-*Fingerprint*. Sie ist daher zur *Identitäts-* und *Reinheitsprüfung* einer Droge und damit zum Nachweis von Verfälschungen und Verwechslungen geeignet.
- Die DC erlaubt die Analyse von Drogenmischungen und Phytomischpräparaten mit Hilfe spezieller Trennungsgänge.
- Dünnschichtchromatogramme sind dokumentierbar.

II. Die Dokumentation von Dünnschichtchromatogrammen

DC-Bilder können auf verschiedene Weise dokumentiert werden:
- durch Beschreibung der charakteristischen Hauptzonen nach Rf-Wert und Farbe unter Bezug auf eine Referenz-Substanz oder ein Testgemisch.
  Dieses Verfahren ist von den Arzneibüchern (DAB 8, Ph. Eur. u.a.) übernommen worden;
- durch maßstabsgerechte Übertragung der DC-Bilder in eine Zeichnung, aus der Rf-Werte und Intensitäten der charakteristischen Zonen ersichtlich sind. Die im Sichtbaren (vis) und UV-Licht auftretenden Farb-Zonen werden beschrieben;
- durch *Farb-Photographie* im *Tages-* und *UV-Licht* unter Bedingungen, die eine möglichst naturgetreue Wiedergabe der Farbe und Intensität der Substanzzonen eines Chromatogrammes ermöglichen;
- durch *Densitometrie* oder *Fluorimetrie* der DC-Bilder bei bestimmten Wellenlängen. Dieses Vorgehen liefert unter günstigen Bedingungen ebenfalls einen Fingerprint für eine Droge und ermöglicht die Quantifizierung gewisser Hauptinhaltsstoffe. Der Nachteil ist, daß die bei bestimmten Wellenlängen aufgezeichneten Kurvenbilder nur einen Teil der Inhaltsstoffe wiedergeben.

III. Die Photographische Wiedergabe der DC-Bilder von Drogenextrakten (Photo-DC-Drogen-Atlas)

- Die Erstellung eines photographischen DC-Atlas erfüllt die gleiche Funktion und Aufgabe wie ein Spektren-Katalog. Die Identität oder Nichtidentität einer offizinellen Arzneibuchdroge kann durch den Vergleich mit dem DC-Bild der „Standarddroge" festgestellt werden.
- Unbekannte Drogen des Handels können durch Vergleiche mit DC-Bildern des DC-Drogen-Atlas leichter identifiziert werden.
- Der photographische Drogen-Atlas gibt Hilfestellung bei der routinemäßigen Identitäts- und Reinheitsprüfung von Drogen in Kontrollaboratorien auch durch nicht pharmakognostisch geschultes Personal.
- Die photographische Wiedergabe von DC-Bildern hat gegenüber der bloßen zeichnerischen Darstellung einen großen didaktischen Vorteil. Der DC-Photo-Drogen-Atlas erleichtert durch seine Anschaulichkeit dem Studierenden das Erlernen der DC-Drogenanalyse.

IV. Erstellung eines DC-Drogen-Atlas

Die Erstellung eines DC-Drogen-Atlas war an einige Voraussetzungen geknüpft, die die Herkunft der Drogen, die DC-Technik im allgemeinen und die photographische Wiedergabe der Dünnschichtchromatogramme betrafen.

1. Drogenherkünfte

Die zur Erstellung eines Drogen-Atlas verwendeten Drogen entsprachen dem Arzneibuchstandard und waren eindeutig botanisch bestimmt.

Da die Chromatogrammbilder von Drogenextrakten in jedem Falle „Momentaufnahmen" darstellen, sind die durch das Vorliegen von botanischen Varietäten, durch unterschiedliche Kultivierungs- bzw. Klima-Bedingungen, Erntezeiten, Trocknungs- und Extraktionsweisen bedingten Abweichungen von den im Atlas gegebenen „Fingerprints" normal.

2. Extraktionsbedingungen

Die gewählten Extraktionsbedingungen entsprechen dem wissenschaftlichen Kenntnisstand. Sie wurden an die der Arzneibücher angepaßt, soweit möglich vereinheitlicht und nur dort abgewandelt, wo neues wissenschaftliches Erkenntnismaterial dies erforderlich machte.

3. DC-Einrichtung

Da eine Reproduzierbarkeit der DC-Bilder nur gewährleistet werden kann, wenn genormte Adsorptionsschichten zur Anwendung kommen, wurden *kommerzielle Fertigplatten DC-Kieselgel 60 F 254 (Firma Merck)* verwendet. Außerdem wurde, da in der Praxis nicht immer spezielle Chromatographie-Räume zur Verfügung stehen, bei *Zimmertemperatur* (18–22° C) gearbeitet. Über die DC-Techniken informieren die jeweiligen Arzneibücher oder Fachbücher (siehe Übersicht S. 309).

4. Lösungsmittelsysteme

Bei der Auswahl geeigneter Lösungsmittel-Systeme wurden bevorzugt LM-Systeme aus Arzneibüchern berücksichtigt. Da diese häufig Kompromisse darstellen, wurden sie, wo nötig, abgewandelt. In den meisten Fällen wurden die hiermit erreichten Verbesserungen durch Vergleichschromatogramme belegt. Wo möglich, wurde eine Vereinheitlichung der Systeme angestrebt.

Die Auswahl der Systeme erfolgte auch nach dem Gesichtspunkt möglichst geringer Temperaturempfindlichkeit.

5. Substanz-Konzentrationen für die DC

Um scharf voneinander abgesetzte Substanz-Zonen zu erhalten, soll die Auftragemenge so niedrig wie möglich gehalten werden. Für den Farbnachweis auch solcher Verbindungen, die nur in niedriger Konzentration vorliegen, war häufig eine höhere Auftragemenge erforderlich. Dabei mußten Zonen-Überlappungen und Verbreiterungen in Kauf genommen werden.

6. Detektions-Systeme

- Zum Nachweis der für eine Droge charakteristischen Hauptverbindungen wurden die Verfahren ausgewählt, die nach unseren Erfahrungen die farblich eindrucksvollsten DC-Bilder ergeben.
- Bei Drogengruppen, die sich auf Grund ähnlicher Hauptwirkstoffe nicht oder nur schlecht unterscheiden lassen, z.B. Solanaceen- oder Saponin-Drogen, wurden zusätzliche Verbindungsklassen zur Differenzierung herangezogen.
- Bei Drogen, deren Wirkprinzipien nicht oder nur unvollkommen bekannt sind, wurden die Inhaltsstoffe zum Nachweis herangezogen, die besonders gut detektierbar waren und als *Leitsubstanzen* angesehen werden konnten. Auf notwendige Spezialnachweise wurde in jedem Fall hingewiesen.

7. Photographie

Die entwickelten Chromatogramme wurden mit Agfa-Filmen *Agfachrom 50 L* bzw. *50 S Professional* aufgenommen. Die farbgetreue Wiedergabe verlangte bei jedem Bild ein individuelles Aufnahme- und Entwicklungsverfahren.

Ätherischöl-Drogen (Aetherolea)

Ätherischöle sind Vielkomponentengemische, die bevorzugt aus Terpenen (ca. 90%) und Phenylpropanderivaten bestehen. Weitere Bestandteile sind einfache Phenole, schwefelhaltige Verbindungen (Senföle), Anthranilsäuremethylester, Cumarine u.a.

I. Gewinnung der Ätherischöle

1. Arzneibuchmethode

Wasserdampfdestillation mit einer modifizierten Destillationsapparatur nach Cocking und Middleton (Ph. Eur. Band III, S. 62)

Prinzip. Die Drogeneinwaage wird so gewählt, daß 0,1–0,3 ml Ätherischöl gewonnen werden. Die Drogeneinwaage beträgt je nach Drogenart 10 bis 50 g (DAB 8/ Ph.Eur.), die Destillationsgeschwindigkeit zumeist 2–3 ml pro Minute. Die Destillationsdauer, gerechnet ab Beginn des Siedens, variiert zwischen $1^1/_2$ und 4 Stunden. Die Destillation wird mit einer Vorlage von 1 ml Xylol durchgeführt. Somit ist ein Blindwert, der sogenannte „Xylolwert", gesondert zu bestimmen.

In Tabelle 1 sind die Ätherischöldrogen des DAB 8 und Ph.Eur. mit Angabe von Einwaage und Destillationsbedingungen aufgelistet.

Tabelle 1

Droge	Gehalt ml/100 g	Einwaage g	Wasser ml	Zeit Std.	Geschw. ml/Min.
Absinthii herba	0,3	50	300	3	2–3
Anisi fructus	2,0	25	200	2	2–3
Anthemidis flos	0,7	30	300	3	3–5,5
Aurantii pericarpium	1,0	20	250	1,5	2–3
Carvi fructus	4,0	10	200	1,5	2–3
Matricariae flos	0.4	50	500[a]	4	3–4
Curcumae rhizoma	3,5	10	200	3	3–4
Foeniculi fructus	4,0	10	200	2	2–3
Juniperi fructus	1,0	20	200	1,5	3–4
Melissae folium	0,05	40	400	2	2–3
Menthae folium	1,2	50	500	2	3–3,5
Salviae offic. folium	1,5	50	500	1,5	2–3
Salviae trilobae folium	1,8	50	500	1,5	2–3
Thymi herba	1,2	20	300	2	2–3

[a] Die Destillation wird unter Zusatz einer 1%igen NaCl-Lösung durchgeführt.

2. Abgekürzte Arzneibuchmethode

Soll Ätherischöl nur zu DC-Untersuchungen ohne gleichzeitige quantitative Bestimmung des Ätherischölgehaltes gewonnen werden, wird die Destillationsdauer auf 1 Stunde beschränkt. Die Destillation wird mit Ausnahme von eugenolhaltigen Ätherischöldrogen ohne eine Vorlage von Xylol durchgeführt. Das gewonnene Ätherischöl wird mit Toluol im Verhältnis 1:10 verdünnt.

Eugenolhaltige Öle, die mit einer Vorlage von 1 ml Xylol (nach Ph.Eur. III) erhalten wurden, können direkt aufgetragen werden. Ist die vorliegende Konzentration zu hoch wird mit Toluol 1:5 verdünnt.

3. Mikromethoden

a) Mikrowasserdampfdestillation nach Luckner

In einem 50 ml Erlenmeyerkolben wird 1 g gepulverte Droge mit 10 ml Wasser versetzt. Die Destillation erfolgt aus dem Kolben durch ein U-förmig gebogenes ca. 10–15 cm langes Glasrohr (∅ ca. 5 mm) in ein Reagensglas. Man erhitzt zum Sieden (Siedesteinchen) und destilliert langsam bis etwa 1 ml Destillat im Reagensglas aufgefangen ist.

Das Destillat wird mit 1 ml Pentan ausgeschüttelt, die Pentanlösung mit einer Pipette abgezogen und davon 20–100 µl zur DC aufgetragen. Zur DC-Auftrennung sind verschiedene Probekonzentrationen notwendig.

Anmerkung: Diese Schnellmethode gibt nur ein orientierendes Bild der Ätherischölzusammensetzung.

b) Thermomikrodestillation nach Stahl (TAS-Verfahren)

In einem sogenannten *TAS*-Ofen (Fa. Desaga) können Verbindungen, die bei höherer Temperatur flüchtig sind, direkt aus der Droge auf eine DC-Platte aufgedampft werden.

Dazu wird in eine *TAS*-Glaspatrone Quarzwolle in die sich verjüngende Spitze als Verschluß eingeschoben, anschließend etwa 50 mg Drogenpulver und ca. 50 mg Stärke als Treibmittel in die Patrone eingefüllt.

Die so vorbereitete Patrone wird in den auf ca. 220° C erwärmten Ofenblock des *TAS*-Gerätes eingeführt. Die Spitze der Patrone ist auf eine eingestellte DC-Platte gerichtet, die Patrone selbst mit einer Klammer verschlossen. Die bei der vorgegebenen Temperatur flüchtigen Substanzen werden im Zeitraum von 90 Sekunden auf die Startzone der DC-Platte aufgedampft.

Anmerkung: Mit diesem Verfahren werden alle Ätherischölbestandteile und zusätzlich andere flüchtige Verbindungen wie z.B. auch Cumarine erfaßt.

c) Extraktion mit Methylenchlorid (Dichlormethan/DCM-Auszug)

1 g gepulverte Droge wird mit 10 ml Methylenchlorid 15 Minuten unter Schütteln extrahiert, die Lösung filtriert und zur Trockene eingeengt. Den Rückstand nimmt man in 1 ml Toluol auf und trägt 50–100 µl zur DC auf.

Anmerkung: Diese Extraktionsmethode erfaßt auch störende lipophile Begleitstoffe.

d) Extraktion mit Methanol (MeOH-Auszug)

α) *Curcumae rhizoma* (Cinnamoyl-Farbstoffe). 1 g gepulverte Droge werden mit 5 ml MeOH 5 min bei ca. 60° C unter Schütteln extrahiert, vom klaren Filtrat werden 10 µl zur DC aufgetragen.

β) *Gummiharze* (z.B. Myrrha). 0,5 g gepulverte Droge werden mit 5 ml 96%igem Ethanol 5 min unter Schütteln extrahiert. Vom Überstand bzw. klaren Filtrat trägt man 20 µl zur DC auf.

γ) *Benzharze* (Balsamum peruvianum, B. tolutanum). 0,5 g Perubalsam werden in 10 ml Ethylacetat gelöst und 10 µl zur DC aufgetragen.
Vom Tolubalsam werden 10 µl einer Verdünnung 1:10 mit Toluol zur DC aufgetragen.

II. Dünnschichtchromatographie

1. Referenzlösungen
Von den aufgeführten Verbindungen (fest bzw. flüssig) werden jeweils 1:30-Verdünnungen mit Toluol hergestellt.

Alkohole: Borneol, Geraniol, Linalool, Menthol

Phenole: Thymol, Carvacrol

Aldehyde: Anisaldehyd, Citral, Citronellal

Ketone: Carvon, Fenchon, Menthon/Isomenthon, Piperiton, Thujon

Oxide: 1,8-Cineol

Phenylpropanderivate: Anethol, Apiol, Allyltetramethoxybenzol, Eugenol, Myristicin, Safrol

2. Adsorbens
DC-Kieselgel 60 F 254 Fertigplatten (Fa. Merck, Darmstadt)

3. Auftragemengen
Von einem Ätherischöl sind jeweils 5 µl einer 1:10 Verdünnung mit Toluol aufzutragen.
Von den Testlösungen werden jeweils 3 µl verwendet.

Bei ca. 100 µg Auftragemenge in 3 µl und nach *VS*-Reagens (Nr. 38 S. 305) Behandlung lassen sich alle Ätherischölbestandteile sicher nachweisen. Thymol und Anethol sind noch in Konzentrationen bis zu 5 µg nachzuweisen.

4. Trennsysteme
A-1   Toluol-Ethylacetat (93:7)
       Dieses Trennsystem ist zur Analyse und zum direkten Vergleich *aller* wichtigen Ätherischöle geeignet.

       DAB 8 und *Ph.Eur.* schreiben für die einzelnen Ätherischöle verschiedene Trennsysteme vor:

	LM-System	Droge bzw. Äth. Öl
A-2	Benzol[a]	Anisi fructus
A-3	Chloroform	Curcumae xanth. rhizoma, Melissae folium
A-4	Methylenchlorid	Anisi aeth., Carvi fructus, Carvi aeth., Caryophylli aeth., Foeniculi aeth., Juniperi fructus, Lavandulae aeth., Rosmarini aeth., Salviae off. und S. trilobae folium
A-5	Benzol[a]-Ethylacetat (90:10)	Eucalypti aeth.
A-6	Benzol[a]-Ethylacetat (95:5)	Menthae piperitae aeth.
A-7	Chloroform-Benzol[a] (75:25)	Absinthii herba, Matricariae flos, Menthae piperitae folium, Thymi herba
A-8	Chloroform-Ethanol-Eisessig (94:5:1)	Zur Trennung der *Cinnamoyl-Farbstoffe* von Curcumae rhizoma

[a] Benzol sollte gegen Toluol ausgetauscht werden (cancerogen).

III. Detektion

1. Direktauswertung

UV-254 nm
Alle Verbindungen, die mehrere konjugierte Doppelbindungen enthalten, zeigen Fluoreszenzminderung (dunkle Zonen auf hellgrün fluoreszierendem Untergrund)
- *Phenylpropanderivate* (z.B. Anethol, Safrol, Apiol, Myristicin, Eugenol, Asaron, Methylchavicol);
- Zimtaldehyd, Anisaldehyd, Thymol, Piperiton.

UV-365 nm
- z.B. Anthranilsäuremethylester/intensiv blaue Fluoreszenz

2. Sprühreagenzien

a) *Anisaldehyd-Schwefelsäure-Reagens* (AS Nr. 2 S. 299)
Es wird im vis ausgewertet, wobei die Ätherischöl-Komponenten kräftige blaue, grüne, rote und braune Färbungen zeigen. Einige Verbindungen fluoreszieren auch im UV-365 nm.

b) *Vanillin-Schwefelsäure-Reagens* (VS Nr. 38 S. 305)
Die Anfärbungen im vis sind denen mit AS-Reagens sehr ähnlich.
Ausnahme: Thujon gibt mit dem AS-Reagens eine schwach rote Färbung, mit dem VS-Reagens nur eine sehr schwach blaue Färbung im vis.

c) *Phosphormolybdänsäure-Reagens* (PMS Nr. 27, S. 303)
Ätherischölbestandteile mit Ausnahme von *Anisaldehyd* und *Fenchon* färben sich einheitlich blau auf gelbem Plattenhintergrund im vis.

α) *Anisaldehyd* färbt sich nur bei Vorliegen größerer Konzentration (> 100 μg) mit dem PMS-Reagens im vis blau an. Bei geringerer Konzentration entstehen mehr weißliche bis schwach grünliche Zonen im vis.
Mit *konz. H_2SO_4* besprüht und bei ca. 100° C 5 min erhitzt, zeigt sich Anisaldehyd im vis als rote Zone.

β) *Fenchon*. Es wird mit einer Lösung von 0,5 g Kaliumpermanganat in 5 ml konz. Schwefelsäure auf die vorher mit *PMS-Reagens* (siehe c.) behandelte DC-Platte gesprüht. Fenchon erscheint nach ca. 5 min Erhitzen bei 100° C als dunkelblaue Zone im vis. Dieser Nachweis ist zwar für Fenchon optimal, bei der Handhabung des Reagenzes jedoch ist größte Vorsicht geboten.
Fenchon kann bei Vorliegen höherer Konzentrationen (> 100 μg) mit *konz. H_2SO_4* als gelbe Zone im vis nachgewiesen werden.

IV. Liste der Ätherischöldrogen

(zu Abb. 3–28 Seite 24–Seite 49)

Abb.	Droge/Stammpflanze Familie/Arzneibuch	Hauptinhaltsstoffe Ätherischöl/Gehalt/Zusammensetzung
3	**Cinnamomi Cortex** Zimtrinde Cinnamomun zeylanicum BLUME Ceylon-Zimt Cinnamomum aromaticum NEES. (C. cassia BLUME) chinesischer bzw. Cassia-Zimt Lauraceae, ÖAB, Helv. VI	*Ceylon-Zimt*: 1–1,5% Äth. Öl *Zimtaldehyd* (65–75%), Eugenol (4–10%) sowie TKW (z.B. Caryophyllen, α-Pinen) *Chinesischer Zimt*: 1–2% Äth. Öl *Zimtaldehyd* (75–90%) als Hauptbestandteil; Eugenol fehlt Zusätzlich ist in der Rinde das unsubst. *Cumarin* nachzuweisen
4	**Calami Rhizoma** (Radix) Kalmus-Wurzelstock Acorus calamus L. Araceae, ÖAB, Helv. VI	*Triploide* europäische Rasse: bis 3% Äth. Öl mit unterschiedlichem Gehalt an *α, β, γ-Asaronen* (1–99%, durchschnittlich 50–60%) *Diploide* Rassen: *Asaron-frei*, 2.7–5% Äth. Öl ca. 30 Verbindungen z.B. Isoeugenol, I.-methylether, Acaromon, Asarylaldehyd und Artefakte aus dem Destillationsvorgang
5, 6	**Anisi Fructus** Anis Pimpinella anisum L. Apiaceae Ph.Eur. III, 2. AB-DDR (Aeth.)	2–6% Äth. Öl (mind. 2% Ph.Eur. III) *Anethol* (80–90%), Methylchavicol und Anisaldehyd *Verfälschung*: Illicium anisatum L. (giftige Shikimifrüchte!)
5, 6	**Anisi stellati Fructus** Sternanis Illicium verum HOOK. fil Illiciaceae ÖAB	5–8% Äth. Öl (mind. 5% ÖAB) *Anethol* (85–90%), Safrol, Terpineol, Phellandren
5, 6	**Foeniculi Fructus** Fenchel Foeniculum vulgare MILL. Apiaceae ÖAB, Helv. VI, DAB 8, 2. AB-DDR	*F. vulgare var. dulce* (Süß- bzw. römischer Fenchel) 2–5% Äth. Öl *Anethol* (50–60%), Methylchavicol (= Estragol), Safrol, Anisaldehyd und *Fenchon* (0,4–0,8%) *F. vulgare var. vulgare* (Bitter- bzw. französischer Fenchel) 5–7% Äth. Öl (mind. 4% DAB 8) *Anethol* (60–80%), Methylchavicol, Anisaldehyd, *Fenchon* (12–22%) und Safrol in Spuren

Abb.	Droge/Stammpflanze Familie/Arzneibuch	Hauptinhaltsstoffe Ätherischöl/Gehalt/Zusammensetzung
5	**Basilici Herba** Basilikumkraut Ocimum basilicum L. Lamiaceae	0,1–0,45% Äth. Öl *Methylchavicol* (ca. 55%) und Linalool
5	**Sassafras Lignum** Sassafrasholz Sassafras albidum (NUTT.) NEES var. molle (RAF.) FERN. (syn. S. officinale NEES et EBERM.) Lauraceae	1–2% Äth. Öl *Safrol* (ca. 80%) und Eugenol (ca. 0,5%)
7 A	**Petroselini Fructus** Petersilienfrüchte Petroselinum crispum (MILL.) NYM. ex hort. KEW (syn. P. hortense HOFFM.) var. foliosum (ALEF.) THELL. Blattpetersilie var. tuberosum (BERNH.) THELL. Wurzelpetersilie Apiaceae 2. AB-DDR (Aeth.)	3–6% Äth. Öl *Phenylpropanderivate* Apiol, Myristicin und Allyltetramethoxybenzol. *Apiol-Rasse*: 60–80% Apiol *Myristicin-Rasse*: 55–75% Myristicin *Allyltetramethoxybenzol-Rasse*: 50–60% Allyltetramethoxybenzol *Anmerkung*: Petroselini radix (2. AB-DDR) enthält 0,2–0,3% Äth. Öl mit Apiol und Myristicin sowie die *Furanocumarine* Bergapten und Isoimperatorin
8 A	**Myristicae Semen** „Muskatnuß" Myristica fragrans HOUTT. Myristicaceae Helv. VI **Macis** Myristicae arillus Myristica fragrans HOUTT. Myristicaceae	6–10% Äth. Öl (mind. 6,5% Helv. VI) *Phenylpropanderivate* Myristicin (ca. 8%), Safrol, Eugenol, Elemicin und *TKW* (α-Pinen, Limonen, p-Cymen) und in geringer Konzentration *Terpenalkohole* Geraniol, Borneol, Linalool und Terpineol. 4–12% Äth. Öl mit gleicher qualitativer Zusammensetzung wie das Samenöl
8 B/C	**Caryophylli Flos** Gewürznelken (Blütenknospe) Syzygium aromaticum MERR. et PERRY Myrtaceae Helv. VI, ÖAB, DAB 8, 2 AB.-DDR, ÖAB (Aether.)	14–20% Äth. Öl (mind. 16% ÖAB) *Eugenol* (4-Allyl-2-methoxyphenol/72–90%) Aceteugenol (10–15%), β-Caryophyllen (3–12%) und Caryophyllenepoxid. *Anmerkung*: Nelkenstiele enthalten nur 5–6% Äth. Öl, Mutternelken (Anthophylli) 2–9% Äth. Öl (Verfälschung).
9 A	**Carvi Fructus** Kümmel Carum carvi L. Apiaceae DAB 8, Helv. VI, ÖAB, 2. AB-DDR	2,5–7% Äth. Öl (mind. 4% DAB 8) *Carvon* (50–85%), wenig Carveol und Dihydrocarveol, Limonen und Perillalkohol

Abb.	Droge/Stammpflanze Familie/Arzneibuch	Hauptinhaltsstoffe Ätherischöl/Gehalt/Zusammensetzung
9 B	**Coriandri Fructus** Koriander Coriandrum sativum L. var. vulgare ALEF. großwüchsiger indischer Koriander var. microcarpum DC. kleinwüchsiger russischer Koriander Apiaceae ÖAB	0,2% Äth. Öl (indischer Koriander) 0,8–1% Äth. Öl (russischer Koriander) (mind. 0,5% ÖAB 9) *Linalool* (50–70%), wenig Geraniol und Geranylacetat, Borneol und Citronellol, ca. 20% *TKW* (β-Pinen, α-Terpinen, Myrcen)
9 C	**Cardamomi Fructus** Kardamomen Elletaria cardamomum (L.) WHITE et MASON Zingiberaceae	3–7% Äth. Öl (Früchte) 4–9% Äth. Öl (Samen) 0,5–1% Äth. Öl (Fruchtschale) *α-Terpinylacetat, 1,8-Cineol* als Hauptbestandteile (ca. 50%), neben wenig Borneol, α-Terpineol und Limonen
10 A/B	**Juniperi Fructus** Wacholderbeeren Juniperus communis L. Cupressaceae DAB 8, 2. AB-DDR, ÖAB, Helv. VI (Fructus bzw. Aeth.)	0,2–2% Äth. Öl (mind. 1% DAB 8) Wechselnde Zusammensetzung aus Terpinen-4-ol, Caryophyllen, Epoxidihydrocaryophyllen, Terpinylacetat, Campher und den *TKW* α,β-Pinen, Myrcen und Camphen.
10 C	**Rosmarini Folium** Rosmarinblätter Rosmarinus officinalis L. Lamiaceae DAB 8, 2. AB-DDR, Helv. VI, ÖAB (Aetherol.)	1–2% Äth. Öl *1,8-Cineol* (15–30%), *Borneol* (10–20%), Bornylacetat, Camphen (5–10%) und α- und β-Pinen.
11 A 12	**Matricariae Flos** (Chamomillae flos) Kamillenblüten Chamomilla recutita (L.) RAUSCH. Asteraceae Ph.Eur. III, Helv. VI, ÖAB, 2. AB-DDR (0,1–0,16% Matricin)	0,5–1,5% Äth. Öl (mind. 0,4% Ph.Eur., 2. AB-DDR 1,2–1,8%) *Chamazulen* (0–15%), *Bisabolol* (10–25%), *Bisabololoxid A* und *B* (10–25%), *Polyine* (cis- und trans-En-In-Dicycloether 1–40%) und Farnesen (15%)
11 B	**Anthemidis Flos** Römische Kamillenblüten Chamaemelum nobile (L.) ALL. Asteraceae Ph.Eur. III, ÖAB	0,6–2,4% Äth. Öl (mind. 0,7% Ph.Eur. III) mit hohem Anteil von *Estern* der Angelica-, Methacryl-, Tiglin- und Isobuttersäure mit aliphat. Alkoholen; cis- und trans-Dehydromatricariasäure (Polyine). *Flavonoide*: Apigenin, A-7-glucosid, A-7-apiosylglucosid; Luteolin und Luteolin-7-glucosid, Quercitrin (s. Kapitel *Flavonoide* S. 182 Abb. 11/12)

Abb.	Droge/Stammpflanze Familie/Arzneibuch	Hauptinhaltsstoffe Ätherischöl/Gehalt/Zusammensetzung
13	**Lavandulae Flos** Lavendelblüten	1–3% Äth. Öl (mind. 35% Ester, DAB 8, ÖAB)
	Lavandula angustifolia MILL. Lamiaceae DAB 8, 2. AB-DDR, ÖAB (Aetheroleum)	*Linalylacetat* (30–50%) *Linalool* (10–15%) neben wenig Nerol, Borneol, Geraniol, Cineol und Caryophyllen.
	Lavandula latifolia MED.	*Spiköl*: ein esterarmes bis esterfreies Öl mit *Linalool* und *Cineol* als Hauptinhaltsstoffen
	Lavandula hybrida z.B. L. latifolia + L. offic.)	„*Lavandinöle*" 20–24% bzw. 30–32% *Linalylacetat, Linalool,* TKW und Terpenalkohole wie in L. angustifolia
14	**Cinae Flos** Zitwerblüten	2–3% Äth. Öl
	Artemisia cina O.C. BERG et C.F. SCHMIDT Asteraceae	*1,8-Cineol* (ca. 80%) neben wenig α-Terpineol, Carvacrol und Sesquiterpenkohlenwasserstoffen
		Bitterstoffe: bis zu 6% L-α-*Santonin* und α-*Hydroxy-Santonin* (Artemisin)
15/16	**Menthae piperitae Folium** Pfefferminzblätter	1,3–2,1% Äth. Öl
	Mentha piperita L. Lamiaceae Ph.Eur. III, ÖAB, 2. AB-DDR, Helv. VI	*Menthol* (50–78%), (–)-*Menthon* (10–30%), *Menthylacetat* (5–20%), Menthofuran (2,5–5%) neben wenig Isomenthon, Pulegon, Piperiton, Piperitenon, Cineol, Limonen, Jasmon (0,1%)
		mind. 1,2% Äth. Öl/Ph. Eur. III: 4,5–10% Ester (ber. als Menthylacetat) mind. 44% Alkohole (ber. als Menthol) und 15–32% Ketone (ber. als Menthon/Isomenthon)
	M. arvensis L. var. piperascens HOLMES ex CHRISTY Lamiaceae	1–2% Äth. Öl etwa qualitativ gleiche Zusammensetzung wie bei M. piperitae aeth., Menthofuran und Cineol fehlen
		Minzöl DAB 8: 3–17% Ester (ber. als Menthylacetat) mind. 42% Alkohole (ber. als Menthol) mind. 25–40% Ketone (ber. als Menthon)
	Mentha pulegium L. (Verfälschung von M. piperita und M. arvensis) Lamiaceae	1–2% Äth. Öl *80–95% Pulegon* neben wenig Piperiton, Menthol und TKW
	Menthae crispae Folium Krauseminzblätter	1–2% Äth. Öl
	Mentha spicata L. emend. L. var. crispa (BENTH.) DANERT Lamiaceae	*Carvon* (42–67%), Acetate des Dihydrocarveols u. Dihydrocuminalkohols (Geruchsträger), TKW (Pinene, Limonen, Phellandren).

Abb.	Droge/Stammpflanze Familie/Arzneibuch	Hauptinhaltsstoffe Ätherischöl/Gehalt/Zusammensetzung
17/18	**Salviae Folium** Salbeiblätter Salvia officinalis L. S. officinalis ssp. minor (GMEL.) GAMS, S. officinalis ssp. officinalis *dalmatinischer Salbei* S. officinalis ssp. lavandulifolia (VAHL) GAMS *spanischer Salbei* Lamiaceae DAB 8, 2. AB-DDR, Helv. VI, ÖAB	1,3–2,6% Äth. Öl (mind. 1,5% DAB 8) *Die Zusammensetzung hängt von der Herkunft ab:* ⎰ *Thujon 35–50%* (S. offic. ssp. minor/major) ⎱ *Cineol* ca. *14%* ⎰ *Thujon* fehlt ⎱ *Cineol* ca. *30%* daneben Terpenalkohole (*Borneol* 5–8%) und *TKW* (Pinen, Camphen) *Rosmarinsäure* (2–3%) Depsid aus Kaffee- und α-Hydroxydihydrokaffeesäure *Diterpenbitterstoff*: Pikrosalvin (=Carnosol) im dalmat. Salbei (ca. 0,35%). *Bitterstoffe* (s. Kapitel S. 142, Abb. 11)
	Salviae trilobae Folium dreilappiges Salbeiblatt *griechischer Salbei* Salvia triloba L. fil. Lamiaceae DAB 8	Äth. Öl bis zu 3% (mind. 1,8% DAB 8) 1,8-*Cineol* (60–70%), *Thujon* (ca. 5%) und Borneol (ca. 0,35%), Bornylacetat, TKW (Pinen, Camphen) *Bitterstoff*: Picrosalvin (=Carnosol 0,2–0,3%) siehe Kapitel Bitterstoff-Drogen S. 142 Abb. 11) *Flavon*: Salvigenin (=8-Hydroxy-6,7,4-tri-methoxy-flavon)
18	**Eucalypti Folium** Eukalyptusblätter Eucalyptus globulus LABILL., E. fruticetorum F. v. MUELLER, E. smithii R.T. BAKER Myrtaceae Ph.Eur. III, ÖAB, 2. AB-DDR, Helv. VI (Aetherol.)	1–3% Äth. Öl *1,8-Cineol* (=Eukalyptol/mind. 70%), wenig Piperiton, Phellandren, Aldehyde* Nicht offizinelle Öle besitzen z.T. hohe Piperiton- und/oder Phellandren-Gehalte z.B. Eucalyptus dives SCHAUER * Nicht rectifizierte Öle enthalten z.B. Butyraldehyd und Capronaldehyd, die Hustenreiz hervorrufen.
19	**Thymi Herba** Thymiankraut Thymus vulgaris L. Lamiaceae DAB 8, 2. AB-DDR, Helv. VI (Aetherolea) Thymus zygis L. spanischer Thymian Lamiaceae DAB 8	0,75–6,3% Äth. Öl (mind. 1,2% DAB 8) *Thymol/Carvacrol* (20–60%) neben wenig 1,8-Cineol, Borneol, Geraniol, Linalool, Bornyl- bzw. Linalylacetat, Thymolmethylether und α-Pinen Äth. Ölgehalt und Zusammensetzung entsprechen dem von Th. vulgaris, der Carvacrol-Anteil ist höher als der Thymol-Anteil

13

Abb.	Droge/Stammpflanze Familie/Arzneibuch	Hauptinhaltsstoffe Ätherischöl/Gehalt/Zusammensetzung
19	**Serpylli Herba** Quendel, Feldthymian Thymus serpyllum L. Lamiaceae Helv. IV	*Äth. Öl*-Zusammensetzung ähnlich der von Thymi herba bei geringerem Thymol/Carvacrol-Gehalt, verstärkt p-Cymol und Linalool neben Terpen-Estern.
	Ajowani Fructus Ajowan-Früchte Trachyspermum ammi (L.) SPRAGUE Apiaceae	2,6–4,5% Äth. Öl *Thymol* (35–60%) neben wenig Carvacrol und TKW
20	**Melissae Folium** Melissenblätter Melissa officinalis L. Lamiaceae DAB 8, 2. AB-DDR, ÖAB, Helv. VI (Aetherol.)	0,01–0,25% Äth. Öl. (mind. 0,05% DAB 8) *Citronellal* (ca. 39%), *Citral* (ca. 30%), Citronellol, Linalool, Geraniol und TKW (Caryophyllen) „*Melissen-Ersatzöle*": *Java-Zitronellöl* Cymbopogon nardus (L.) W. WATS. Poaceae; (0,5–1,2% Äth. Öl) Citronellal (25–54%), Geraniol (16–45%) *Lemongrasöl* Cymbopogon flexuosus [NEES et. STEUD] W. WATS. Poaceae 53–83% Citral (Westindischer Typ) zusätzlich Farnesol, Geraniol, Linalool 70–85% Citral (Ostindischer Typ) 80–84% Citral (Angola-Typ/geruchlos!)
21/22	**Curcumae Rhizoma** Gelbwurzelstock Curcuma xanthorrhiza ROXB. Javanische Gelbwurz Zingiberaceae DAB 8, 2. AB-DDR	 6–11% Äth. Öl (mind. 3,5% DAB 8) L-Cycloisoprenmyrcen (ca. 85%), *Xanthorrhizol* (phenolisches Sesquiterpen), Tolylmethylcarbinol (ca. 5%/Artefakt), Campher (1–5%).
	Curcuma longa L. (syn. C. domestica VAHL.) langer Gelbwurzelstock Zingiberaceae	0,3–5% Äth. Öl: Sesquiterpene ca. 65% (z.B. Turmeron), Zingiberen (ca. 25%), Phellandren, Sabinen neben Borneol und Cineol *Curcumine*: nicht wasserdampfflüchtige Diferuloyl- bzw. Dicinnamoylmethan-Verbindungen *C. xanth.*: 1,2–2% Curcumin und Monodesmethoxycurcumin *C. longa*: 3–4% Curcumin, Monodesmethoxycurcumin und Bisdesmethoxycurcumin.

Abb.	Droge/Stammpflanze Familie/Arzneibuch	Hauptinhaltsstoffe Ätherischöl/Gehalt/Zusammensetzung
23/24	**Aurantii Pericarpium** Pomeranzenschalen Citrus aurantium L. ssp. aurantium Rutaceae DAB 8, 2. AB-DDR, ÖAB, Helv. VI	0,6–2,2% Äth. Öl (mind. 1% DAB 8) (+)-*Limonen* (90%) neben Terpenalkoholen bzw. -Aldehyden *Flavonoide*: Rutin, Eriocitrin, Naringin, Neohesperidin (s. Flavonoid-Kapitel S. 189 Abb. 17) Anthranilsäuremethylester, (Cumarine)
	Aurantii Flos Orangenblüten Citrus aurantium L. ssp. amara ENGL. (syn. C. aurantium ssp. sinensis) Rutaceae ÖAB, Helv. VI	0,1–0,6% Äth. Öl (mind. 0,2% ÖAB) *Linalylacetat* (8–25%), *Linalool* (ca. 30%), Farnesol, Limonen, Jasmon. (Neroliöl)
23/24	**Citri Pericarpium** Zitronenschale Citrus limon (L.) BURM. Rutaceae	0,1–6% Äth. Öl (+)-*Limonen* (90%), *Citral* (3,5–5%) neben wenig Terpineol, Linalyl- und Geranylacetat. *Cumarine*: Geranylmethoxycumarin, Citropten, Bergamottin *Flavonoide*: Rutin, Eriocitrin, Neohesperidin (s. Flavonoid-Kapitel S. 188 Abb. 17)
	Citrus aurantium (L.) ssp. bergamia (RISSO et POIT) ENGL. Rutaceae	„*Bergamott-Öl*" (Fruchtschalenöl): hauptsächlich *Linalylacetat* neben einem Dihydrocuminalkohol und Linalool Cumarin: *Bergapten* (ca. 5%) „*Petitgrainöl*" (Blattöl): enthält hauptsächlich Linalylacetat neben einem Terpenalkohol

Öle aus Pinusarten

„*Pinusöle – Fichtennadelöle*", Pinaceae

Unter diesem Begriff werden Ätherischöle zusammengefaßt, die aus Nadeln und Zweigspitzen von *Abies*-, *Picea*- und *Pinus*-Arten gewonnen werden.

| 25 | **Pini pumilonis Aeth.** Latschenkiefernöl Pinus mugo TURRA ssp. mugo agg. Pinus mugo ssp. pumilio (HAENKE) FRANCO DAB 7-DDR, ÖAB, Helv. VI | 10% Äth. Öl. 3–10% Estergehalt ber. als *Bornylacetat* (DAB 7-DDR). Die Hauptterpene sind α- und β-Phellandren (ca. 60%) sowie α- und β-Pinen (10–20%) |
| | **Pini silvestris Aeth.** Kiefernnadelöl Pinus sylvestris L. | |

Abb.	Droge/Stammpflanze Familie/Arzneibuch	Hauptinhaltsstoffe Ätherischöl/Gehalt/Zusammensetzung
25	**PICEA-Arten** (ohne def. Stammpflanze) Fichtennadelöle **Pini sibirici Aeth.** Sibirisches Fichtennadelöl Abies sibirica LEDEB. (Erg. Bd. 6) **Abies pectinatae Aeth.** Edeltannenöl Abies alba MILLER (Erg. Bd. 6)	Kiefernadel-, Fichtennadel- und Edeltannenöle haben ähnliche Terpenzusammensetzung. Sibirische Fichtennadelöle besitzen einen deutlich höheren Gehalt an **Bornylacetat** und **Terpineol.**
25	**Terebinthinae Aeth.** Terebinthinae rectificatum aeth. Terpentinöl, gereinigtes Terpentinöl Pinus-Arten, Pinus palustris MILLER, Pinus pinaster AITON u.a. DAB 8, 2. AB-DDR, ÖAB, Helv. VI	Destillat aus dem **Terpentin** (Terebinthinae Balsamum) verschiedener Pinus-Arten 80–90% **TKW** (α, β-Pinen, Limonen, Phellandren), durch Autoxidation entstehen α-Pinenperoxide und als Folgeprodukte **Verbenol** und **Pinolhydrat** (= Sorbenol).

Harze und Balsame

| 26 | **Myrrha**
Myrrhe
Commiphora molmol ENGL. u.a.
Commiphora-Arten
Burseraceae
DAB 8, 2. AB-DDR, ÖAB,
Helv. VI | 2–10% Äth. Öl:
Zimtaldehyd, Cuminaldehyd, Eugenol, m-Kresol, Sesquiterpene,
25–40% ethanollöslicher **Harzanteil**: Diterpensäuren z.B. α-, β-, γ-Commiphorsäuren und Ester. |

Benzharze

enthalten vorwiegend Zimtsäure, Ferulasäure und Coniferylalkohol bzw. ihre Ester.

| 27 | **Benzoe tonkinensis**
Siam-Benzoe
Styrax tonkinensis (PIERRE) CRAIB ex HARTWICH
Styracaceae
Ph.Eur. III, ÖAB, Helv. VI | mind. 25% freie oder gebundene Säure, bestimmt als Benzoesäure (Ph.Eur. III).
Coniferylbenzoat (60–80%) Cinnamoylbenzoat (ca. 2%), Benzoesäure (10–20%), Vanillin (ca. 0,3%), α-Siaresinolsäure (19-Hydroxyoleanolsäure). |
| | **Benzoe Sumatra**
Sumatra-Benzoe
Styrax benzoin DRYANDER
Styracaceae | **Coniferylcinnamat** und **Coniferylbenzoat** (70–80%), Zimtsäureester, Styracin, Zimtsäure (ca. 10%), Zimtsäurephenylpropylester (ca. 1%), Vanillin (ca. 1%), Sumaresinol (6-Hydroxyoleanolsäure). |

Abb.	Droge/Stammpflanze Familie/Arzneibuch	Hauptinhaltsstoffe Ätherischöl/Gehalt/Zusammensetzung
28	**Tolutanum Balsamum** Tolubalsam	ca. 7,5% *„Cinnamein"*:, ein Gemisch. aus $^2/_3$ Benzoylbenzoat und $^1/_3$ Cinnamoylbenzoat
	Myroxylon balsamum L. HARMS var. balsamum Fabaceae Helv. VI, ÖAB 9	ca. 80% *Harz* (meist Zimtsäureester des Toluresitannols), Zimtsäure, Benzoesäure, Vanillin, Eugenol.
	Peruvianum Balsamum Perubalsam	mind. 50–75% *„Cinnamein"* (DAB 8) aus Benzoylbenzoat (25–40%) und Cinnamoylbenzoat (10–25%) im Verhältnis 2,8:1 manchmal auch 2:1 bis 4:1.
	Myroxylon balsamum (L.) HARMS var. pereira (ROYLE) HARMS Fabaceae DAB 8, Helv. VI, ÖAB, 2. AB-DDR	20–28% *Harz* (meist Zimtsäureester des Peresitanols), Zimtsäure (ca. 10%) Benzoesäure, Dihydrobenzoesäure und α-, bzw. β-Nerolidol (3–5%).

17

V. Formelübersicht Ätherischöl-Drogen

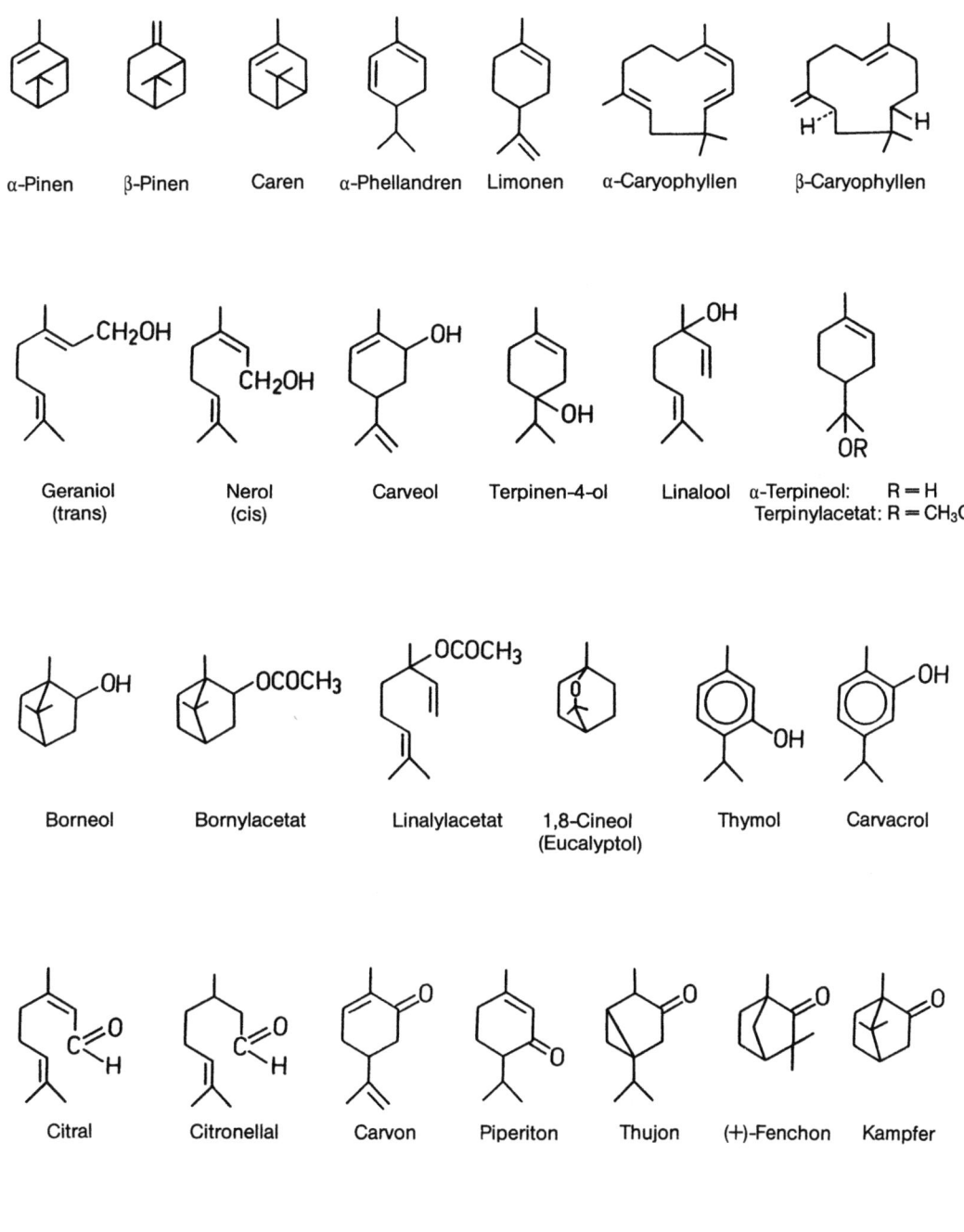

α-Pinen   β-Pinen   Caren   α-Phellandren   Limonen   α-Caryophyllen   β-Caryophyllen

Geraniol   Nerol   Carveol   Terpinen-4-ol   Linalool   α-Terpineol: R = H
(trans)   (cis)   Terpinylacetat: R = CH₃CO

Borneol   Bornylacetat   Linalylacetat   1,8-Cineol   Thymol   Carvacrol
                                            (Eucalyptol)

Citral   Citronellal   Carvon   Piperiton   Thujon   (+)-Fenchon   Kampfer

Turmeron   Xanthorrhizol   α-Santonin

19

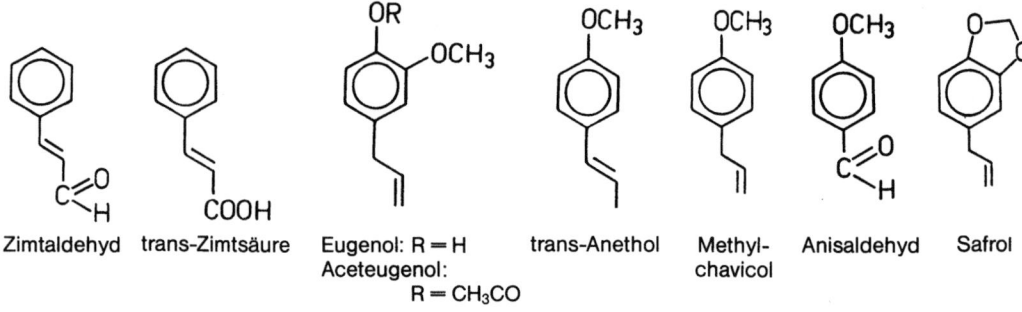

Zimtaldehyd trans-Zimtsäure Eugenol: R = H trans-Anethol Methyl- Anisaldehyd Safrol
Aceteugenol: chavicol
R = CH₃CO

Apiol Myristicin Allyltetramethoxybenzol Elemicin

Benzoesäurebenzylester

Zimtsäurebenzylester

⎵ Cinnamein

Benzoesäureconiferylester

	R₁	R₂
Isoeugenolmethylether	—CH=CH—CH₃ (trans)	H
γ-Asaron	—CH₂—CH=CH₂	OCH₃
cis-Asaron (β-Asaron)	—CH=CH—CH₃ (cis)	OCH₃
trans-Asaron (α-Asaron)	—CH=CH—CH₃ (trans)	OCH₃
Acaramon	—CH₂—CO—CH₃	OCH₃
Asarylaldehyd	—CHO	OCH₃

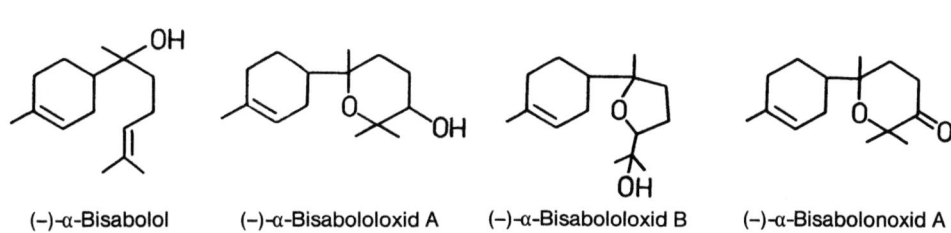

D(–)-Menthol   (–)-Menthon   Menthofuran   Jasmon

Proazulen
(Matricin)

Chamazulen

cis(trans)-En-In-Dicycloäther

(–)-α-Bisabolol   (–)-α-Bisabololoxid A   (–)-α-Bisabololoxid B   (–)-α-Bisabolonoxid A

DC – Übersichtsbild
Terpen- und Phenylpropan-Referenzsubstanzen

Abb. 1	Verbindungen nach steigendem Rf-Wert und abnehmender Polarität aufgetragen		
Abb. 2	Monoterpenalkohole und deren Ester		

Bahnen	Referenzsubstanzen	Rf-Werte	Farben
Abb. 1	*1* = Borneol	0,24	violettblau
	2 = Linalool	0,30	blau
	3 = Piperiton	0,35	orange
	4 = Cineol	0,40	blau
	5 = Citral	0,42	blauviolett
	6 = Carvon	0,46	rotviolett
	7 = Eugenol	0,47	gelbbraun
	8 = Thymol	0,52	rotviolett
	9 = Citronellal	0,65	blau
	10 = Apiol	0,65	braunrot
	11 = Myristicin (Macis aeth.)	0,75	rotbraun
	12 = Anethol	0,85	rotbraun
	13 = Safrol	0,87	rotbraun
Abb. 2	*14* = Geraniol	0,25	graublau
	15 = Geranylacetat	0,73	graublau
	16 = Nerol	0,26	graublau
	17 = Nerylacetat	0,74	graublau
	18 = Linalool ($\triangleq$ 2/Abb. 1)	0,36	graublau
	19 = Linalylacetat	0,75	graublau
	20 = trans-Sabinenhydrat	0,25	violett
	21 = Terpineol	0,25	blauviolett
	22 = Phytol	0,35	violett
	23 = Farnesol (verunr.)	0,30	blau

LM-System	A-1 Toluol-Ethylacetat (93:7)
Detektion	Vanillin-Schwefelsäure-R. (VS Nr. 38 S. 305) vis

Nach ihren charakteristischen Farben können die Referenzsubstanzen in vier Hauptgruppen eingeteilt werden:

braunrot/violette Färbung	die *Phenylpropanderivate* Safrol, Anethol, Myristicin, Apiol und Eugenol
orange bis ***rotviolette*** Färbung	Carvon, Thymol, Piperiton
blaue/blauviolette Färbung	Citral, Citronellal, Cineol
graublaue Färbung	die meisten Monoterpenalkohole und ihre Ester (Geraniol, Nerol, Linalool, Borneol; vgl. Menthol, Menthylacetat Abb. 15 S. 36)

Anmerkung: Handelsübliche Referenzsubstanzen ergeben häufig schwache Begleitzonen in niedrigeren, z.T. auch in höheren Rf-Bereichen. Diese stammen teils von Verharzungs- und Zersetzungsprodukten bzw. von nicht völlig abgetrennten Begleitstoffen.

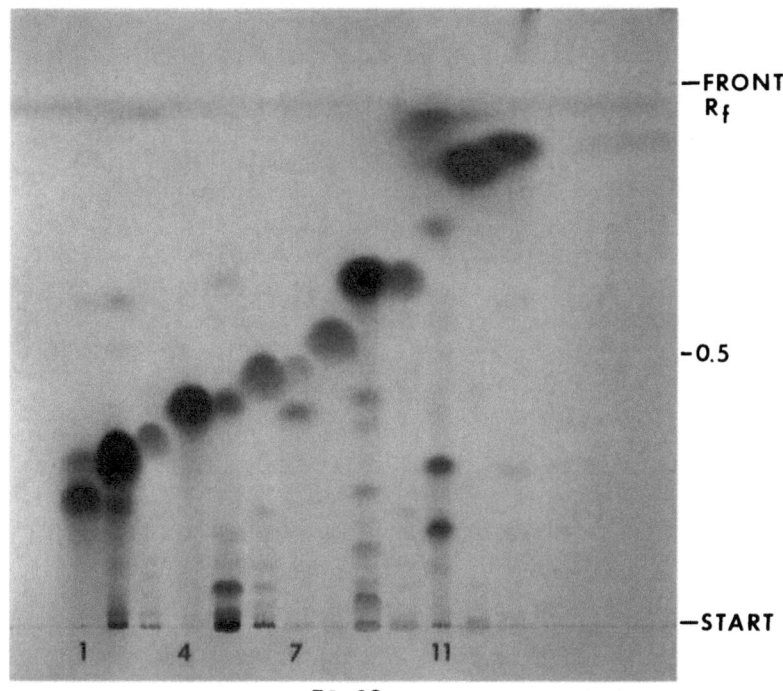

Abb. 1

T 1-13

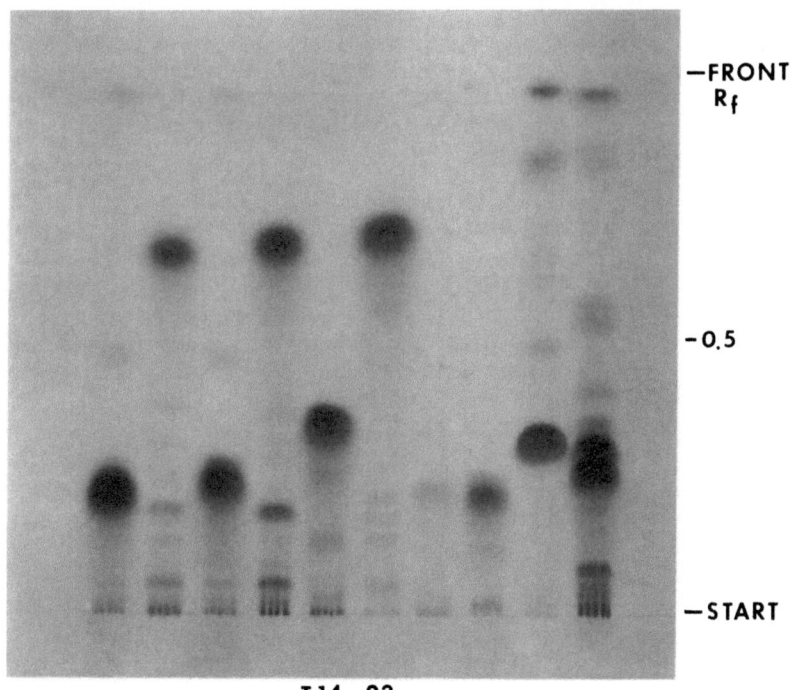

Abb. 2

T 14 - 23

Cinnamomi Aetheroleum, Calami Aetheroleum

Bahnen
1 = Cinnamomi ceylanici aeth. (Ceylon-Zimtöl)
2 = Cinnamomi aromatici aeth. (Cassia-Zimtöl)
3, 4 = Cinnamomi aeth. Handelsöle I, II
5–11 = Calami aeth. (verschiedene Herkünfte)

Test
T1 = Zimtaldehyd
T2 = Cumarin
T3 = Asaron
T4 = Eugenol

LM-System A-1 Toluol-Ethylacetat (93:7)   **Abb. 3A; 4A**
Toluol-Ethylacetat (97:3) modif.   **Abb. 4B**
A-4 Dichlormethan   **Abb. 3B; 3C**

Detektion Vanillin-Schwefelsäure-Reag. (VS Nr. 38 S. 305)   vis **Abb. 3A, C; 4A, B**
Kalilauge-Reagens (KOH Nr. 21 S. 303)   UV-365 nm **Abb. 3B**

Droge   Beschreibung s.S. 9, Formelbilder s.S. 20

DC-Bild   *Cinnamomi aetherolea.* Die nach *VS*-Reagens Behandlung graubraune Zone des
3   *Zimtaldehyds* im Rf-Bereich 0,5 (vgl. T 1) bestimmt das DC-Bild der Zimtöle *1–4*.

3 A   *1 Ceylonzimtöl* zeigt direkt oberhalb des *Zimtaldehyds* eine zusätzliche violettrote
Zone, im Bereich der Terpenalkohole (Rf 0,15–0,3) vier schwache Zonen (Linalool
Rf ca. 0,3) und die TKW (α-Pinen, Caryophyllen) an der LM-Front.

3 A   *2 Cassia-Zimtöl* unterscheidet sich im vis nur in den Nebenzonen vom off. Zimtöl.
3 B   Eine deutliche Abgrenzung (DCM-Extrakt s.S. 6) ist dagegen im UV-365 nm nach
KOH-Reagensbehandlung möglich. Im Rf-Bereich 0,4 erscheint die stark blau fluoreszierende Zone des nicht substituierten *Cumarins* (vgl. T2). Im Ceylon-Zimt sind
nur Spuren dieses Cumarins nachweisbar.

4   *5–11 Calami aeth.* Die DC-Bilder der Kalmusöle sind nach *VS*-Reagens-Behandlung
durch eine Vielzahl violetter, blauer bzw. braunvioletter Zonen im Rf-Breich 0,1
bis zur LM-Front charakterisiert. Bei Rf ca. 0,4 (vgl. T3) erscheint mit rotvioletter
Färbung das *Asaron*. Die Konzentration wechselt stark nach Herkunft und Rasse-
Zugehörigkeit der Droge. Bei den Ölen von Bahn *5* und *6* handelt es sich um Asaron-
arme bzw. Asaron-freie diploide Rassen amerikanische Herkunft.
Die Öle der Bahnen *7–11* mit relativ hohem Asarongehalt stammen von triploiden
oder tetraploiden Rassen.
Auf der Höhe der Referenzsubstanz Eugenol (T4) findet sich bei allen Ölen
nur eine schwache Zone. Darüberliegend sind 3–4 blau bis blauviolette Zonen von
Sesquiterpenen unterschiedlicher Konzentration nachweisbar. Im Rf-Bereich darunter liegen z.B. Asarylaldehyd und Acaramon.

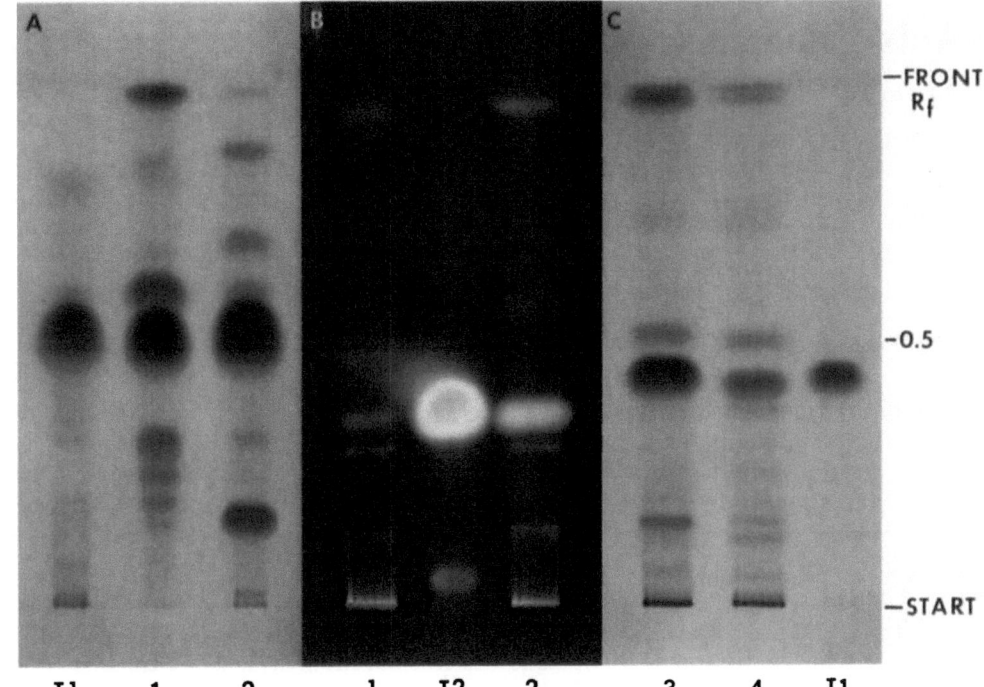

Abb. 3

A			B			C		
T1	1	2	1	T2	2	3	4	T1

— FRONT
R_f

— 0.5

— START

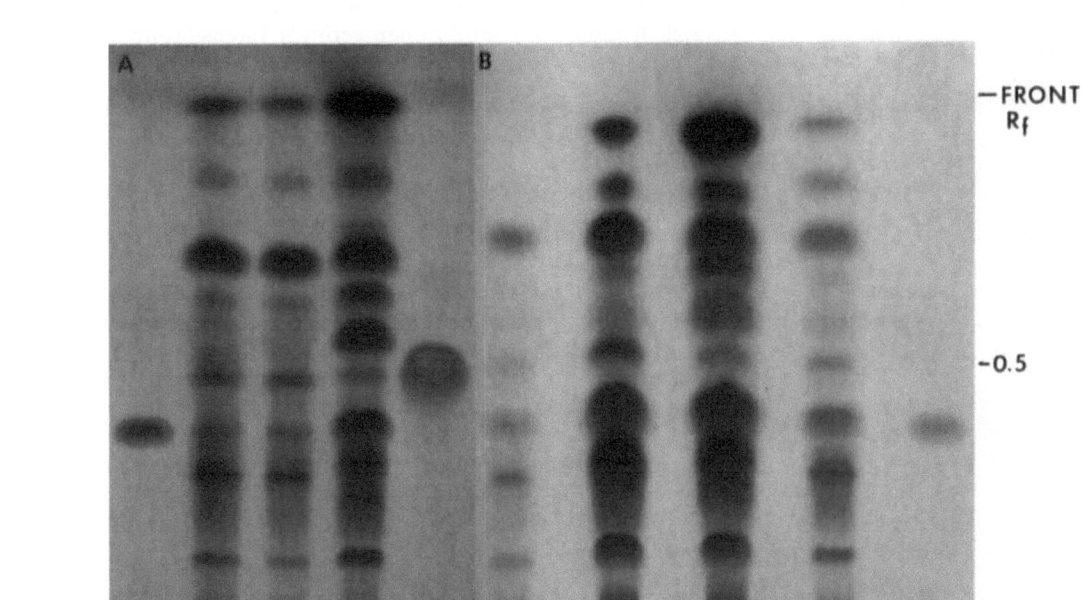

Abb. 4

A				B				
T3	5	6	7	T4	8	9	10	11	T3

— FRONT
R_f

— 0.5

— START

25

Anisi-, Foeniculi-, Basilici-, Sassafras Aetherolea, Anisi Fructus

Ätherischöle mit Anethol, Methylchavicol bzw. Safrol als Hauptverbindungen

Bahnen	*1* = Anisi aeth. (offiz. Anis)	*5* = Basilici aeth.
	2 = Anisi stellati aeth. (Sternanis)	*6* = Sassafras aeth.
	3 = Foeniculi aeth. (Bitterfenchel)	*7* = Anisi stellati fructus (DCM-Auszug)
	4 = Foeniculi aeth. (Süßfenchel)	*8* = Anisi fructus (DCM-Auszug)

Teste T1 = Anethol T3 = Eugenol
T2 = Safrol T4 = Fenchon

LM-System A-1 Toluol-Ethylacetat (93:7) **Abb. 5; 6A, B**
A-2 Toluol **Abb. 6C**

Detektion	Vanillin-Schwefelsäure-Reag. (VS Nr. 38 S. 305)	vis	**Abb. 5A, B**
	Phosphormolybdänsäure-Reag. (PMS Nr. 27 S. 303)	vis	**Abb. 6C**
	PMS-Kaliumpermanganat-Reag. (PMS-KPM Nr. 22 S. 303)	vis	**Abb. 6B**
	konz. Schwefelsäure (H_2SO_4 Nr. 34C S. 304)	vis	**Abb. 6A**

Drogen Beschreibung s.S. 9–10, Formelbilder s.S. 20 .

DC-Bild *Anisi* und *Foeniculi aetherolea.* Für die Öle *1–4* ist die nach *VS*-Reagensbehandlung
5A im vis rotbraune Hauptzone des *Anethol*-Methylchavicol-Gemisches (vgl. T1) bei
Rf ca. 0,95 charakteristisch.
1 Offiz. Anisöl ist im übrigen Rf-Bereich nahezu frei von Terpenoidzonen.
2 Sternanisöl zeigt zusätzlich 5–6 blauviolette Zonen geringer Intensität im Rf-Bereich
0,2–0,6.

6C *7* Ein *DCM*-Auszug von *Sternanisfrüchten* nach Ph.Eur. III im LM-Toluol entwickelt,
zeigt nach *PMS*-Reagens unmittelbar über der Anetholzone (vgl. T1) zusätzlich
Safrol (vgl. T2) als schwach blaue Zone. Die in Samen und Früchten vorliegenden
Triglyceride sind als blaue Zone bei Rf ca. 0,3 nachweisbar.

6A, B *3, 4 Fenchelöle* enthalten neben *Anethol* (vgl. T1) noch *Fenchon* (vgl. T4, Bitterfenchel
12–22%, Süßfenchel 0,4–0,8%)
Fenchon ist mit dem *VS*-Reag. nicht nachweisbar. Mit *konz. H_2SO_4* gibt es bei
Vorliegen von mehr als 100 µg eine im vis ockergelbe Zone. Bei Vorliegen niedrigerer
Konzentrationen gilt das *PMS-KPM*-Reagens als sicherer Nachweis.
Fenchon ist bei Bitterfenchel (*3*) deutlich als dunkelblaue Zone, bei Süßfenchel
(*4*) in Spuren als weißliche Zone erkennbar. Im Anisöl (*1*) ist kein Fenchon nachweis-
bar.
Im Rf-Bereich unterhalb von Fenchon wird in Anis- und Fenchelölen *Anisaldehyd*
als violettrote Zone mit *konz. H_2SO_4* bzw. als weißliche Zone mit *PMS-KPM*-
Reagens im vis sichtbar. Anisaldehyd zeigt in der UV-254 nm Direktauswertung
deutliche Fluoreszenzminderung.

5A *5 Basilici aeth.* Basilikumöl zeigt *Methylchavicol* als rotviolette Hauptzone und drei
intensiv blaue Zonen im Rf-Bereich 0,2–0,5. Die Zone bei Rf ca. 0,3 stimmt mit
Linalool überein.

5B *6 Sassafras aeth.* Sassafrasholzöl ist gekennzeichnet durch die Zone des *Safrols* bei
Rf ca. 0,95 (vgl. T2). Zwei schwächer ausgeprägte Zonen finden sich im Rf-Bereich
des *Eugenol*-Tests (vgl. T3), zwei stärker ausgeprägte Zonen im unteren Rf-Bereich
(Terpenalkohole).

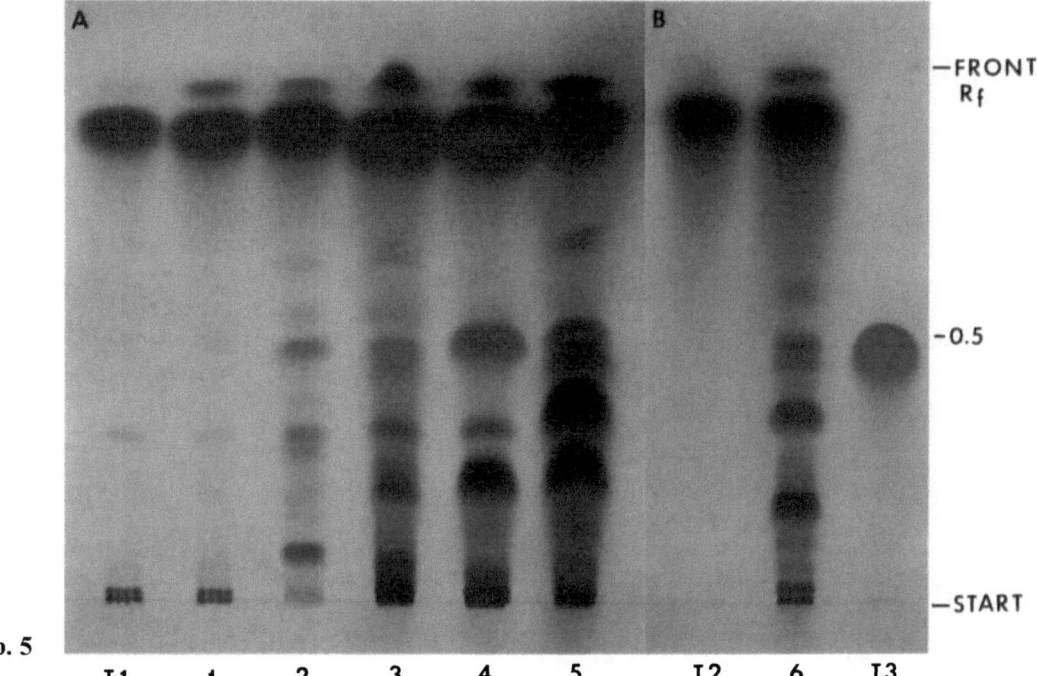

Abb. 5

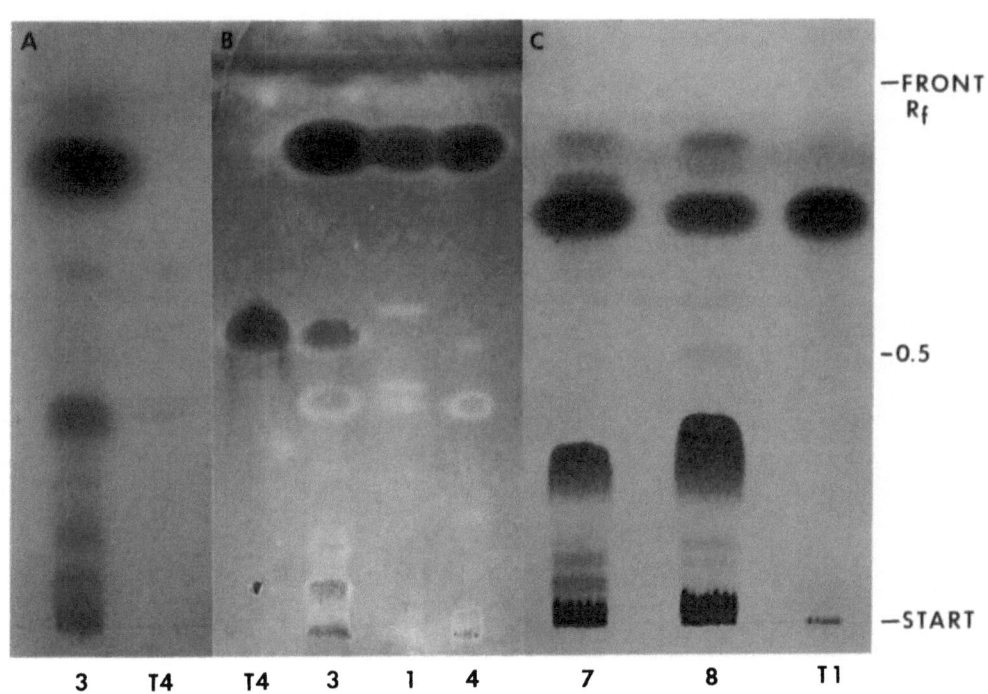

Abb. 6

27

Petroselini-, Myristicae-, Caryophylli Aetherolea

Bahnen *1–5* = Petroselini aeth. (P. fructus W.-D. Dest.)
        6 = Myristicae aeth. (M. semen W.-D. Dest.)
        7 = Macis aeth.
        8 = Caryophylli aeth. (C. flos W.-D. Dest.)

Teste T1 = Eugenol
        T2 = Apiol
        T3 = Allyltetramethoxybenzol
        T4 = Aceteugenol

LM-System A-1 Toluol-Ethylacetat (93:7)   **Abb. 7A, B; 8A, B**
        A-2 Toluol   **Abb. 8C**

Detektion Vanillin-Schwefelsäure-Reag. (VS Nr. 38 S. 305)   vis   **Abb. 7–8**

Drogen   Beschreibungen s.S. 10, Formelbilder s.S. 20

DC-Bild   ***Petroselini aeth.*** Die Öle *2–5* zeigen nach *VS*-Reagens-Behandlung im oberen Rf-
7 A   Bereich die beiden braunvioletten Hauptzonen des *Apiols* (T2/Rf ca. 0.75) und *Myri-
sticins* (Rf ca. 0,8) neben schwächer violettbraunen Zonen des *Eugenols* (T1) bzw.
des *Eugenolmethylethers* und des *Allyltetramethoxybenzols* (vgl. T3) im mittleren
Rf-Bereich. Das Öl *1* ist Apiol-frei.

7 B   Bei geringerer Auftragemenge (2 µl) ergeben Myristicin und Apiol (vgl. T2) niedrigere Rf-Werte.

        Bei Petroselini fructus kennt man „*chemische Rassen*" mit Ölen in denen jeweils Myristicin
(= Öl 1) bzw. Apiol (= Öl 2) seltener Allyltetramethoxybenzol dominieren können. Die meisten
Öle (Bahn 3, 4, 5) enthalten die beiden Hauptverbindungen in annähernd gleicher Konzentration. Allyltetramethoxybenzol und Eugenol sind schwächer konzentriert vorhanden. Gelegentlich wie bei Öl 4 ist auch *Safrol* direkt über dem Myristicin nachweisbar.

8 A   ***6, 7 Myristicae aeth. – Macis aeth.*** Beide Öle liefern nach *VS*-Reagens-Behandlung ein
ähnliches DC-Bild mit etwa 8 vorwiegend braun bis braunvioletten Zonen im Rf-
Bereich 0,2 bis LM-Front.
        Die Hauptzone *Myristicin* (Rf ca. 0,8) ist bei Macisöl stärker ausgeprägt. *Safrol*
bei Rf ca. 0,9 liegt ebenso wie *Eugenol* (vgl. T1) nur als schwach braun gefärbte
Zone vor.

        In geringer Konzentration sind Terpenalkohole (Linalool, Geraniol und Terpineol) als schwach
violettbraune Zonen im Rf-Bereich 0,25–0,4 nachzuweisen. Die *TKW* Pinen, Limonen und
p-Cymen finden sich ungetrennt als gemeinsame violettbraune Zone an der LM-Front

8 B   ***8 Caryophylli aeth.*** Nach *VS*-Reagens-Behandlung sind im vis die orangebraune
Hauptzone des *Eugenols* (vgl. T1) und die stark rotviolette Zone der *TKW Humulen*
und *Caryophyllen* an der LM-Front nachweisbar.

8 C   Eine gute Trennung von Eugenol (vgl. T1) und Aceteugenol (vgl. T4) gelingt nur
im LM-System Toluol. Epoxidihydrocaryophyllen findet sich als rotviolette Zone
direkt unterhalb des Aceteugenols.

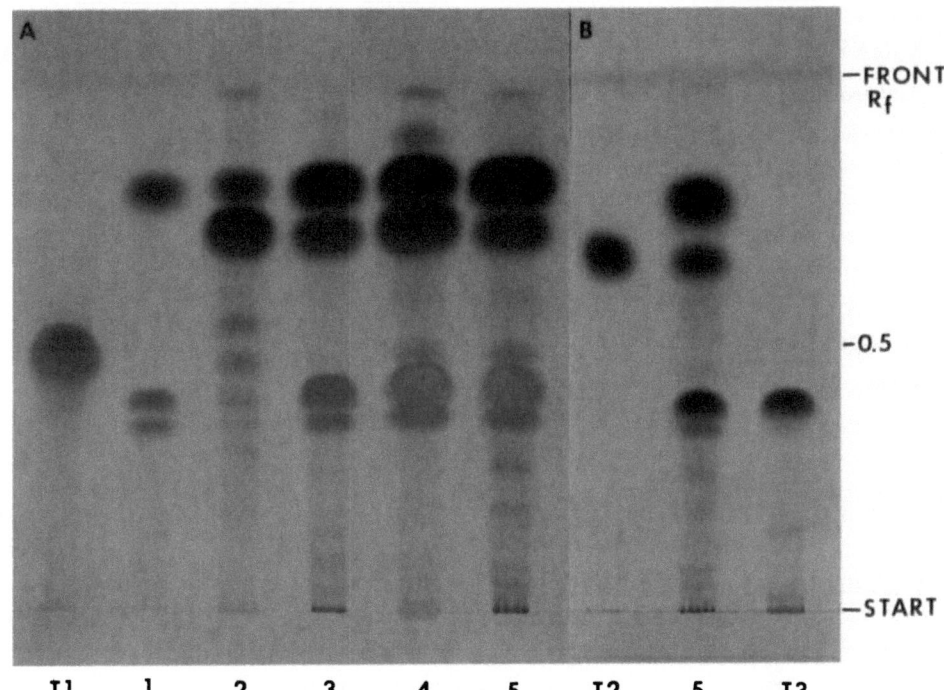

Abb. 7

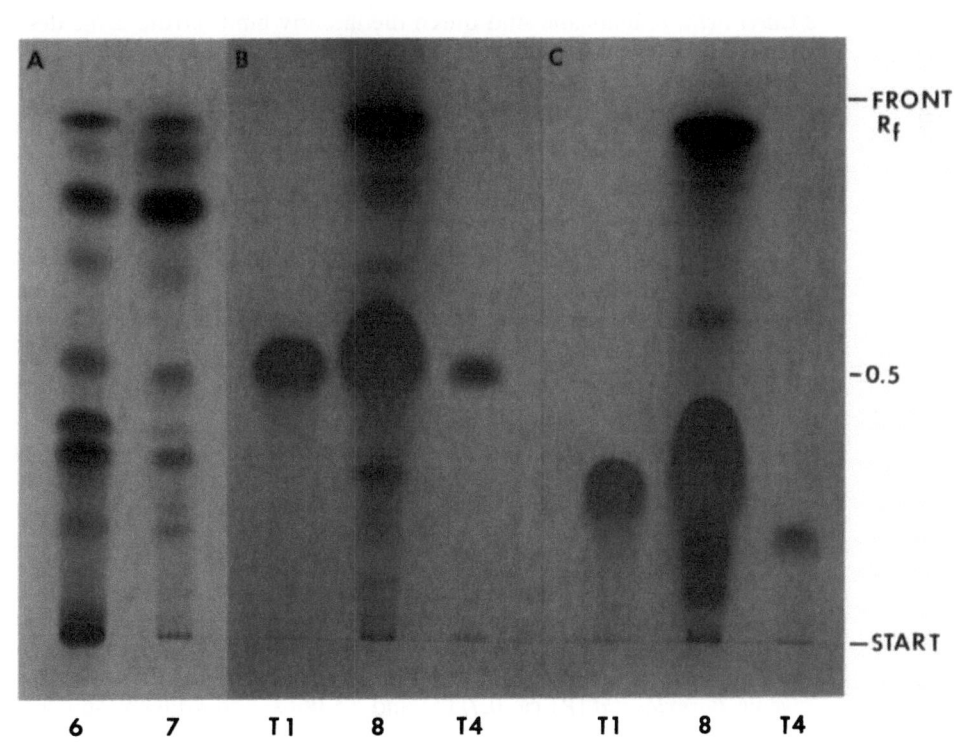

Abb. 8

29

Carvi-, Coriandri-, Cardamomi-, Juniperi-, Rosmarini

Aetherolea

Bahnen
    1 = Carvi aeth. (C. fructus W.-D. Dest.)
    2 = Carvi aeth. (Handelsöl)
    3 = Coriandri aeth. (C. fructus W.-D. Dest.)
    4 = Coriandri aeth. (C. semen W.-D. Dest.)
    5 = Cardamomi aeth. (C. fructus W.-D.-Dest.)
    6 = Juniperi aeth. (J. fructus W.-D.-Dest.)
    7 = Rosmarini aeth. (offiz. Rosmarinöl)
    8 = Rosmarini aeth. (Öl von „R. hispidus")

Teste
T1 = Carvon	T5 = Bornylacetat
T2 = Linalool	T6 = α-Terpineol-(Rf ca. 0,25),
T3 = Cineol	α-Terpinylacetat (Rf ca. 0,75)
T4 = Borneol	

LM-System A-1 Toluol-Ethylacetat (93:7)   **Abb. 9 A–C; 10 B, C**
                A-4 Dichlormethan DAB 8   **Abb. 10 A**

Detektion Vanillin-Schwefelsäure-Reag. (VS Nr. 38 S. 305)   vis   **Abb. 9 A–C**
              Anisaldehyd-Schwefelsäure-Reag. (As Nr. 2 S. 299)   vis   **Abb. 10 A–C**

Drogen   Beschreibung s.S. 10–11, Formelbilder s.S. 19

DC-Bild *1, 2 Carvi aeth.* Kümmelöle sind durch die intensiv himbeerrote Zone des *Carvons* (T1)
9 A   bei Rf ca. 0,5 charakterisiert. Schwach ausgeprägt bei Rf ca. 0,2 findet sich die
              blaue Zone der Terpenalkohole *Carveol* bzw. *Perillalkohol*.

9 B   *3, 4 Coriandri aeth.* Charakteristische Hauptzone der Korianderöle aus Früchten bzw.
              Samen ist das *Linalool* (T2) im Rf-Bereich 0,35.

              Samenöle besitzen einen deutlich höheren Linaloolgehalt. Zusätzlich sind Geraniol etwa bei
              Rf ca. 0,2 und Geranylacetat bei Rf. ca. 0,7 mit graublauer Farbe nachweisbar.

9 C   *5 Cardamomi aeth.* Kardamomenöl liefert 5–6 kräftig blaue Zonen: *α-Terpinylacetat*
              (vgl. T6) bei Rf ca. 0,75, *Cineol* bei Rf ca. 0,5 (vgl. T3), schwächer ausgeprägt
              die Terpenalkohole *Linalool* bei Rf ca. 0,35 und *Borneol* bzw. *α-Terpineol* (vgl. T6)
              bei Rf 0,2–0,25. Der TKW *Limonen* erscheint als schwach violette Zone an der
              LM-Front.

10 A, B   *6 Juniperi aeth.* Wacholderöl zeigt im LM-System A-1 bzw. A-4 (DAB 8) ca. 6 rot
              bis rotviolette Zonen im Rf-Bereich 0,2–0,5 mit *Terpinen-4-ol* etwa im Rf-Bereich
              des Cineol-Testes (vgl. T3) und einer auffallend roten Zone direkt darüber, vermut-
              lich Epoxidihydrocaryophyllen.

              Bei einigen Zonen im unteren Rf-Bereich handelt es sich zum Teil um Abbauprodukte ur-
              sprünglich vorliegender TKW.

              7, 8 Rosmarini aeth. Rosmarinöle liefern fast über den ganzen Rf-Wert-Bereich verteilt
              mindestens 9 rot- bzw. blauviolette Zonen. Das *offiz. Rosmarinöl* (7) zeigt bei gerin-
              gem *Cineol*-Gehalt (vgl. T3) verstärkt Terpenalkohole mit *Borneol* (Rf ca. 0,25/T4),
              wenig *Bornylacetat* (Rf ca. 0,7/T5) und *TKW* (α- und β-Pinen) an der LM-Front.

              Das *Handelsöl* (*8*) zeigt die charakteristischen Hauptzonen im mittleren Rf-Bereich 0,35–0,5
              mit einem Überwiegen von *Cineol* (vgl. T3/Rf ca. 0,45), einem geringen Anteil an Terpenalko-
              holen (Rf-Bereich 0,2–0,3), Terpenestern (Rf ca. 0,7) und TKW (LM-Front).
              Anmerkung: LM A-1 und A-4 (DAB 8) zeigen fast ähnliche Trenneigenschaften für Juniperi
              und Rosmarini aeth.

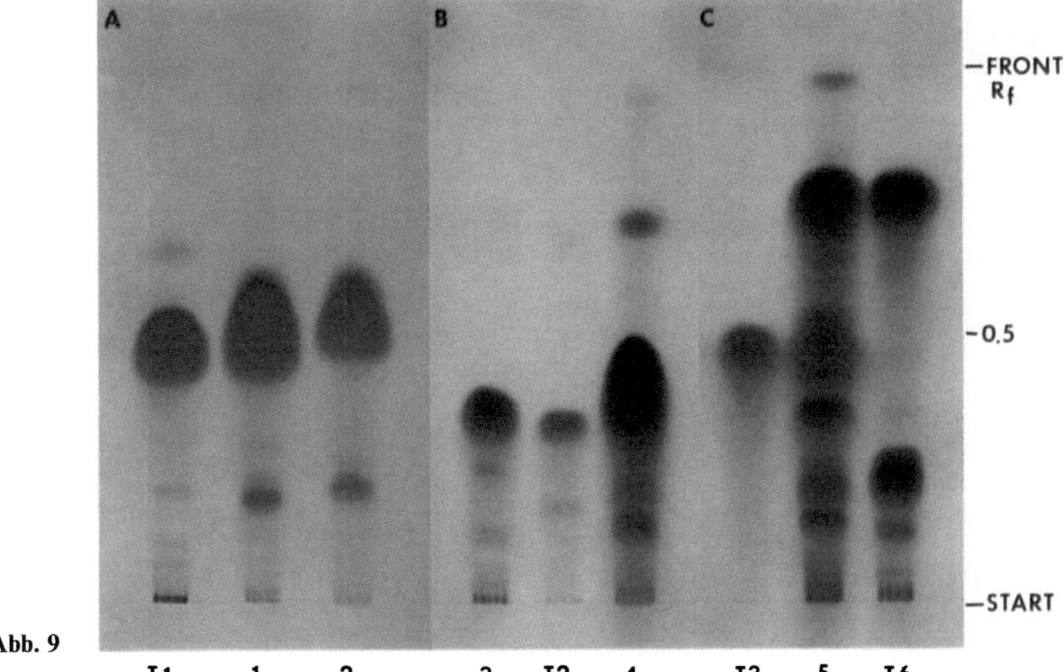

Abb. 9

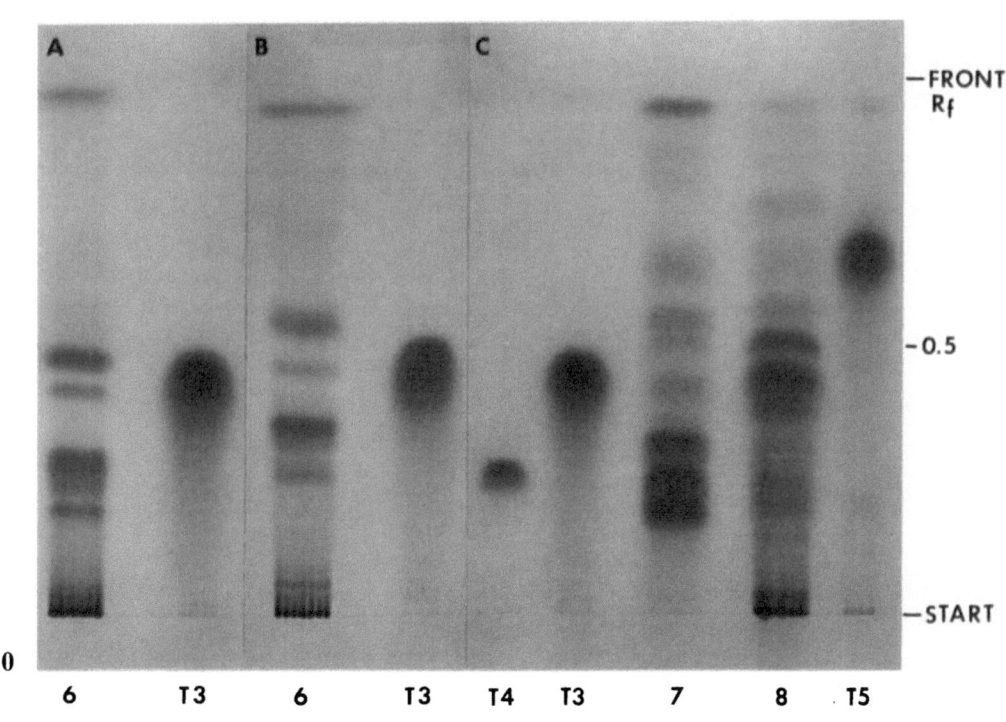

Abb. 10

31

Matricariae (Chamomillae)-, Anthemidis Aetherolea

Bahnen
1–13 = Matricariae aeth. (Matricariae flos, versch. Herkünfte, W.-D.-Destillate)
14 = Anthemidis aeth. (W.-D.-Dest.)
15 = Matricariae flos (DCM-Auszug)
16 = Matricariae aeth. (W.-D.-Dest.)

Teste
T1 = Bisabololoxid A (Rf ca. 0,2), Bisabolol (Rf ca. 0,35)
T2 = Linalool
T3 = Bisabololoxid A
T4 = Bisabololoxid A und B (Rf ca. 0,1–0,2), Bisabolol (Rf ca. 0,35),
    Chamazulen (Rf ca. 0,85)
T5 = Borneol (Rf ca. 0,2), Bornylacetat (Rf ca. 0,55)/Ph.Eur.
T6 = Linalool (Rf ca. 0,25), Linalylacetat (Rf ca. 0,55)

LM-System A-1 Toluol-Ethylacetat (93:7)   **Abb. 11A, B; 12A, B**
             A-7 Chloroform-Benzol (75:25)   **Abb. 12C**

Detektion Vanillin-Schwefelsäure-Reag. (VS Nr. 28 S. 305)   vis   **Abb. 11A, B; 12A, B**
           Anisaldehyd-Schwefelsäure-Reag. (AS Nr. 2 S. 299) vis   **Abb. 12C**

Droge   Beschreibung s.S. 11, Formelbilder s.S. 21

DC-Bild   ***Matricariae aeth.*** Durch Destillation gewonnene Öle (*1–13*) und DCM-Auszüge
11/12   (*15*) sind im vis nach *VS*-Reag.-Behandlung durch folgende Hauptzonen charakterisiert.

Zone	Rf	Farbe	Zuordnung
I	ca. 0,2	gelbgrün	***Bisabololoxid A/B*-Gemisch**
II	ca. 0,25	violett	Terpenalkohol
III	ca. 0,35	violett	***Bisabolol***
IV	ca. 0,5–0,6	braun	***cis/trans-En-in-dicycloether (Polyine)***
V	ca. 0,95	rotviolett	***Azulen*** (nicht im DCM-Auszug)
VI	ca. 0,99	blauviolett	***Farnesen***

Die Verbindungen I–IV liegen in einem Rf-Bereich zwischen Borneol/Linalool und Bornylacetat/Linalylacetat (vgl. T5/T6)

11 B   *14 **Anthemidis aeth.*** zeigt keine der Verbindungen I–V. Die Esterzone im oberen Rf-Bereich charakterisiert das Öl.

11   *1–13 **Destillationsöle offizineller Kamillenblüten.***
        1,6 Azulenhaltige Öle, die der Arzneibuchqualität entsprechen, zeigen relativ hohen Gehalt an TKW, Azulen, Polyinen und Bisabololoxiden.
    2–5,7,13 Azulenarme oder azulenfreie Öle ägyptischer, bulgarischer bzw. jugoslawischer Herkunft. Alle charakteristischen Ölbestandteile liegen z.T. in erheblich niedrigeren Konzentrationen vor. Öl 13 zeigt hohen Polyingehalt.
        8,9 Polyinarme Öle mit rel. hohem Gehalt an Azulen und Bisabololoxiden.
   10,11,12 Öle mit mittleren Azulen- und wechselndem Bisabolol-Gehalt.

12 A/B   *15 **Dichlormethanauszüge offiz. Kamillenblüten***
        Das DC-Bild eines DCM-Auszuges (*15*) unterscheidet sich von dem eines W.-D.-Destillates (*16*) vor allem durch das Fehlen von Azulen, da der DCM-Auszug nur das Proazulen (= Matricin)[1] erfaßt, das über der Startzone gefunden werden kann.

12   Die LM-Systeme A-1 und A-7 (Ph.Eur.) zeigen gleiche Zonenfolge bei geringfügigen Rf-Wertverschiebungen im unteren Bereich. Von den Sprühreagenzien VS- und AS färbt *AS* vor allem Matricin[1] rotviolett an. Die übrige Farbgebung ist ähnlich.

1 Matricin kann speziell mit dem EP-Reagens (Nr. 15 S. 302) nachgewiesen werden.

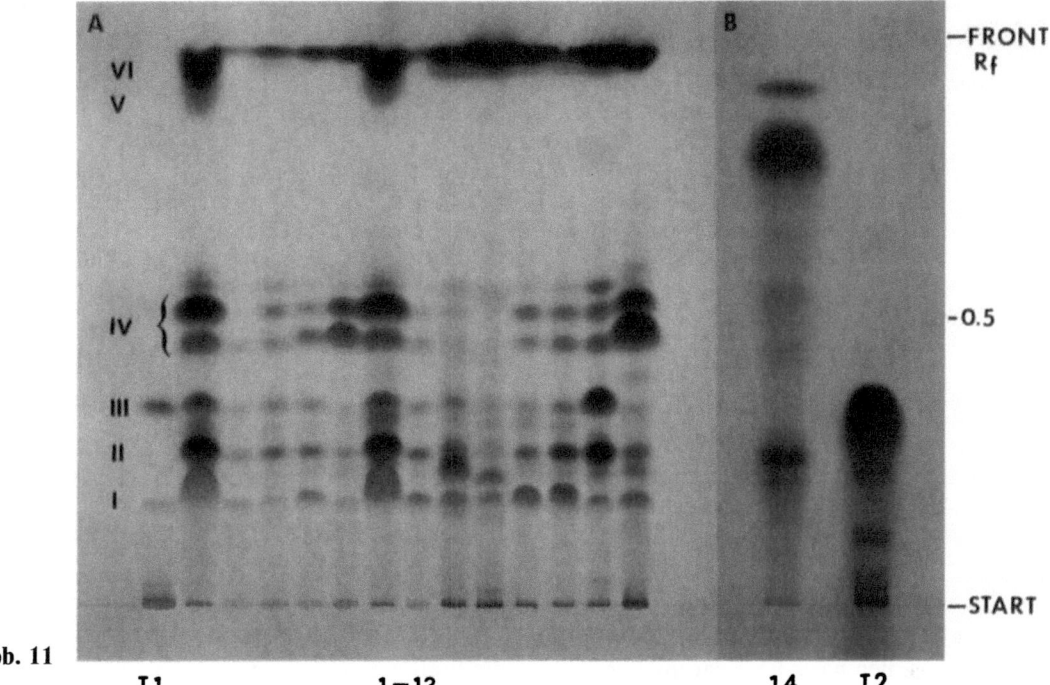

Abb. 11

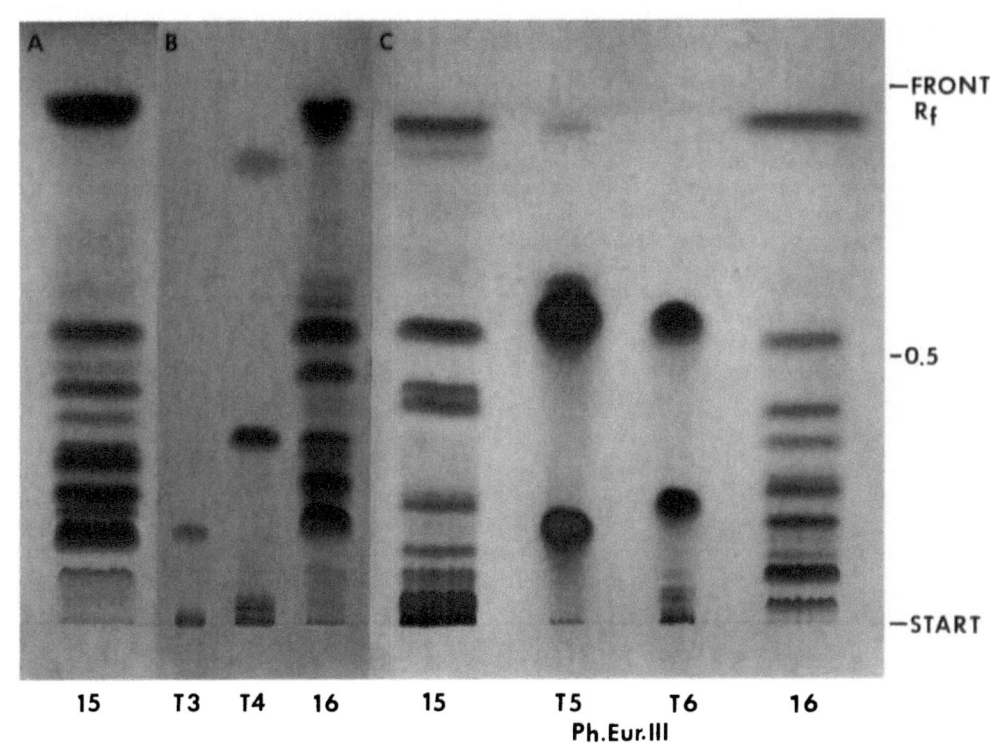

Abb. 12

33

Lavandulae Aetherolea Cinae Flos

Bahnen
1 = Lavandulae aeth. („Lavandin"-Öl)
2 = Lavandulae aeth. („Barrême"-Öl)
3 = Lavandulae aeth. („Mont-Blanc"-Öl)
4 = Lavandulae aeth. (Spiköl/L.latifolia)
5 = Lavandulae aeth. (L. angustif. W.-D.-Dest.)
6 = Citri aurantii aeth. (Petitgrainöl)
7 = Cinae flos (DCM-Auszug)

Teste
T1 = Testgemisch aus Linalool (Rf ca. 0,35), Linalylacetat (Rf ca. 0,7)
T2 = Cineol
T3 = α-Santonin

LM-System A-1 Toluol-Ethylacetat (93:7)   **Abb. 13A, B; 14A, B**
A-2 Dichlormethan   **Abb. 14C**

Detektion Vanillin-Schwefelsäure-Reag. (VS Nr. 38 S. 305)   vis   **Abb. 13A, B; 14A**
Phosphormolybdänsäure-Reag. (PMS Nr. 27 S. 303)   vis   **Abb. 14B, C**

Drogen   Beschreibung s.S. 12, Formelbilder s.S. 19

DC-Bild
13A   *Lavandulae aeth.* Im DC-Bild der verschiedenen Lavendelöle (Bahnen 1–5) erscheinen nach *VS*-Reagens-Behandlung die kräftig blau gefärbten Hauptzonen des *Linalylacetates* (vgl. T1/Rf ca. 0,7) und des *Linalools* (vgl. T1/Rf ca. 0,35), die auffallend rotviolette Zone des *Epoxidihydrocaryophyllens* bei Rf ca. 0,5 direkt oberhalb der blauen Zone des *Cineols* (vgl. T2/Rf ca. 0,5) und schwache Zonen von *Terpenalkoholen* im Rf-Bereich 0 bis ca. 0,3 (z.B. Geraniol, Borneol und Nerol).

        1 „Lavandin-Handelsöl" enthält alle Hauptterpene in annähernd gleicher Konzentration mit leicht überwiegendem Linalool-Gehalt.
        2 „Barrême-Handelsöl" entspricht weitgehend dem Lavendinöl mit hohem Linalool- und Linalylacetatgehalt.
        3 „Mont-Blanc-Handels-Öl" besitzt eine ähnliche Linalool- bzw. Linalylacetat-Konzentration wie die Öle 1 und 2, enthält aber nur Spuren von Cineol und Epoxidihydrocaryophyllen.
        4 „Spiköl" (Handelsöl) ist bei hohem Cineol- und Linaloolgehalt durch das Fehlen von Linalylacetat gekennzeichnet.
        5 Das *W.-D.-Destillat* offiz. *Lavendelblüten* zeigt Ähnlichkeit mit dem Lavandinöl (*1*) in der Konzentration der Terpenalkohole Linalool, Geraniol bzw. Borneol bei etwas geringerem Linalylacetat-Gehalt. Cineol ist nur in Spuren vorhanden.
        6 „Petitgrain-Öl", das nur Linalylacetat (bis zu 90% des Ätherischölgehaltes) und in geringer Konzentration einen Terpenalkohol bei Rf ca. 0,2 enthält, gilt als Verfälschung.

13B   *Anmerkung*: Die mit VS-Reagens blaugefärbten Zonen verblassen beim Liegenlassen oder verändern sich nach grünblau bzw. braun. Borneol tritt dann als deutlich braune Zone hervor.

14A, B   *7 Cinae flos.* Nach *VS*-Reag.-Behandlung erscheinen im vis die Hauptzonen des *Cineols* (vgl. T2/Rf ca. 0,45) und des *α-Santonins* (vgl. T3/Rf ca. 0,1) als blaue bzw. graue, mit *PMS*-Reagens als dunkelblaue Hauptzonen.

14C   Zur besseren Abtrennung des α-Santonins eignet sich Dichlormethan (A-2) als Laufmittel (Rf ca. 0,4).

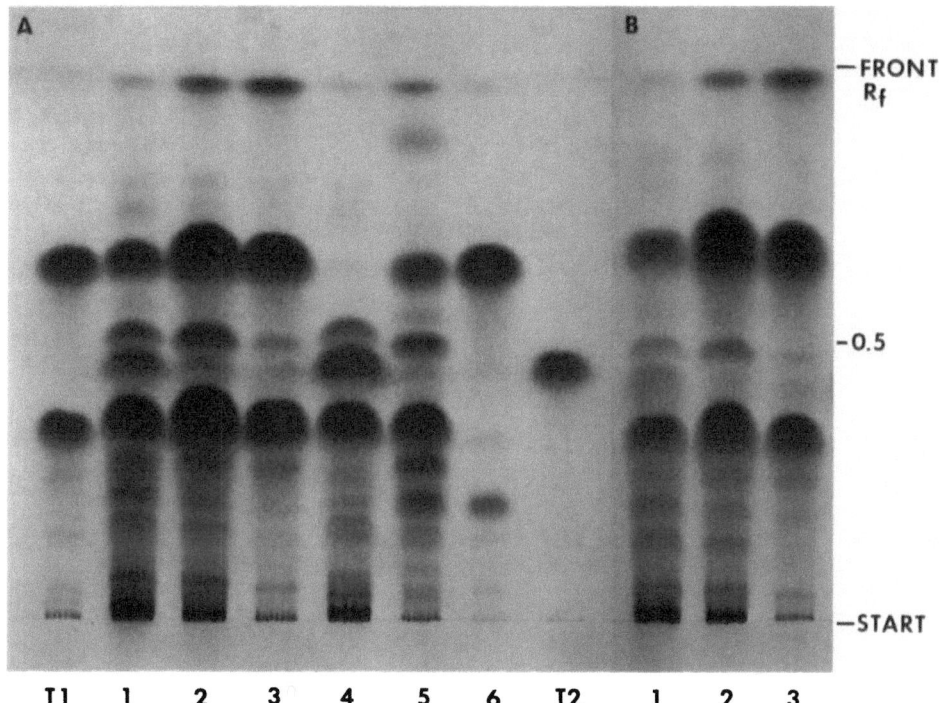

Abb. 13

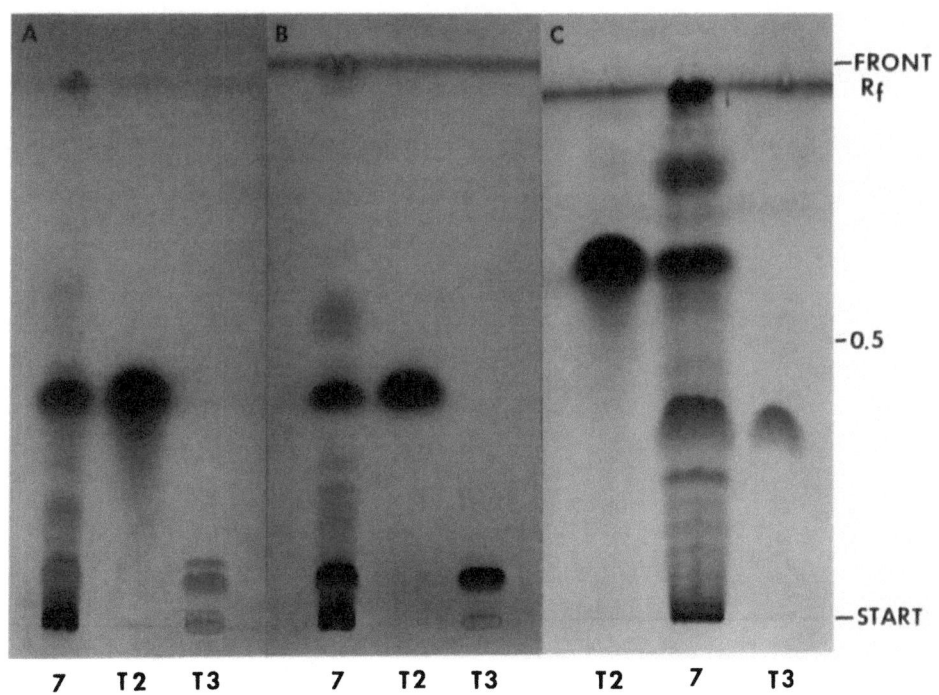

Abb. 14

Menthae Aetherolea

Bahnen
1 = Menthae piperitae aeth. (W.-D.-Dest.)
2 = Menthae arvensis aeth. (Handelsöl)
3 = Menthae crispae aeth. (W.-D.-Dest.)
4 = Carvi aeth. (Handelsöl)
5 = Menthae aeth. (Handelsöl Charge I)
6 = Menthae aeth. (Handelsöl Charge II)

Teste
T1 = Menthol
T2 = Menthon/Isomenthon
T3 = Menthylacetat
T4 = Menthofuran

LM-System	A-1 Toluol-Ethylacetat (93:7)	**Abb. 15A, B, C; 16C**
	A-4 Dichlormethan	**Abb. 16A, B**
Detektion	Vanillin-Schwefelsäure-Reag. (VS Nr. 38 S. 305) vis	**Abb. 15A, C; 16C**
	Anisaldehyd-Schwefelsäure-Reag. (AS Nr. 2 S. 299) vis	**Abb. 16A**
	Phosphormolybdänsäure-Reag. (PMS Nr. 27 S. 303) vis	**Abb. 15B; 16B**

Droge Beschreibung s.S. 12, Formelbilder s.S. 21

DC-Bild 15A *1 Menthae piperitae aeth.* Offizinelles Pfefferminzöl ist im DC-Bild nach *VS*-Reagens-Behandlung durch folgende Terpene charakterisiert:

Nr.	Rf-Wert	Terpen	Farbe
I	0,3	**Menthol**	blau
II	0,35	**Piperiton**	orange
III	0,4	**Cineol**	blau
IV	0,48	*nicht identif.*	blau
V	0,55	**Isomenthon**	blaugrün
VI	0,70	**Menthon**	blaugrün
VII	0,75	**Menthylacetat**	blau

15B 16B Nach *PMS*-Reagens-Behandlung erscheinen alle Zonen mit blauschwarzer Farbe auf gelbgrünem Untergrund. Menthylacetat, Menthon, Isomenthon und TKW werden deutlicher angefärbt als nach *VS*-Reag.-Behandlung.

16A *2 Menthae arvensis aeth.* Menthae arv. aeth. unterscheidet sich in den Hauptbestandteilen von Menthae pip. aeth. nur in quantitativer Hinsicht. Im Minzöl liegen Menthylacetat und Menthol z.T. in höherer Konzentration vor. Es enthält jedoch im Gegensatz zum frisch dest. offiz. Pfefferminzöl kein Menthofuran (vgl. T4). Die TKW- und Menthofuran-Zone zeigen ähnliche Rf-Werte und überlagern sich deshalb häufig.

Anmerkung: Die DC-Trennung im LM Dichlormethan (Ph. Eur. III) und Detektion mit dem AS-Reagens ergibt ein ähnliches DC-Bild wie mit dem System A-1 und der VS-Detektion. Der Rf-Bereich des Menthylacetates, Menthon/Isomenthons ist geringfügig nach niedrigeren Rf-Werten verschoben. Menthon/Isomenthon färben sich im vis gelbbraun an. Der Vorteil des AS-Reagens besteht in der Nachweisbarkeit einiger Terpene im UV-365 nm: Menthol gibt rote, Cineol grünbraune, Menthylacetat blaurote und Menthon gelbbraune Fluoreszenz.

15C *3 Menthae crispae aeth.* Charakteristisch für dieses Öl ist die rotviolette Hauptzone des *Carvons* bei Rf ca. 0,5 (Carvi aeth. (*4*) als Vergleichsöl), die dunkelblauen Zonen des *Dihydrocuminalkohols* bei Rf ca. 0,25 und des *Dehydrocarveolacetates* bei Rf ca. 0,7.

16C *5, 6* Die beiden Handelsöle zeigen neben der blauen Zone des Menthols (Rf ca. 0,3) wenig Menthon und Menthylacetat (Rf 0,65–0,75). Deutlich ist mit oranger Färbung Piperiton und mit braunroter Färbung im Rf-Bereich 0,5 Epoxidihydrocaryophyllen bzw. Pulegon nachweisbar. Eine solche Terpenzusammensetzung zeigt eine Verfälschung mit dem Öl von *Pulegii herba* an.

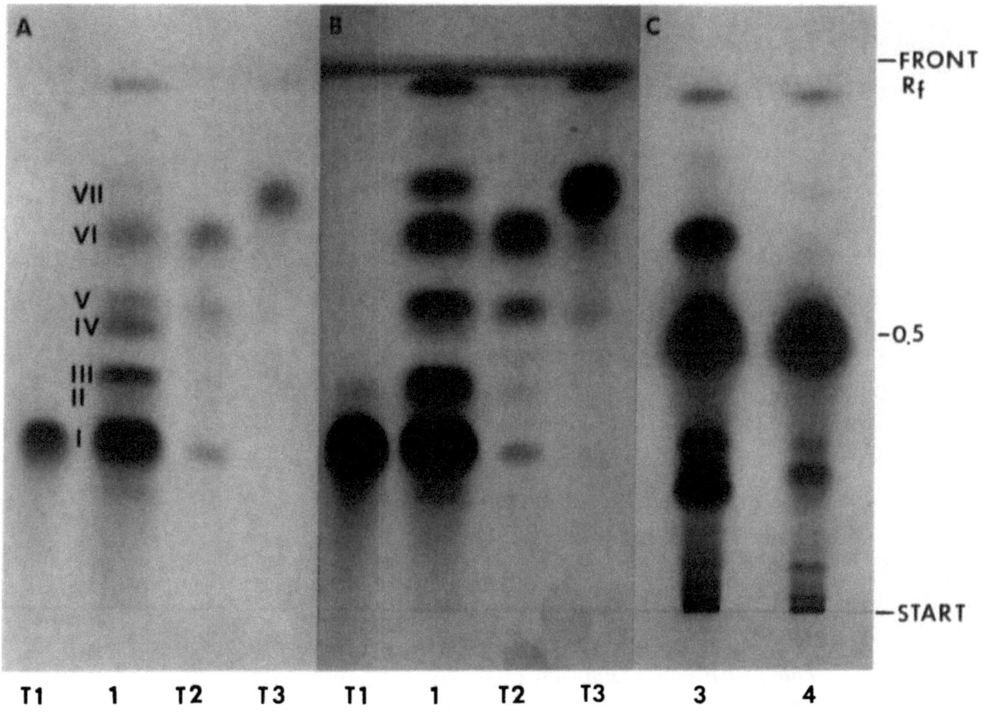

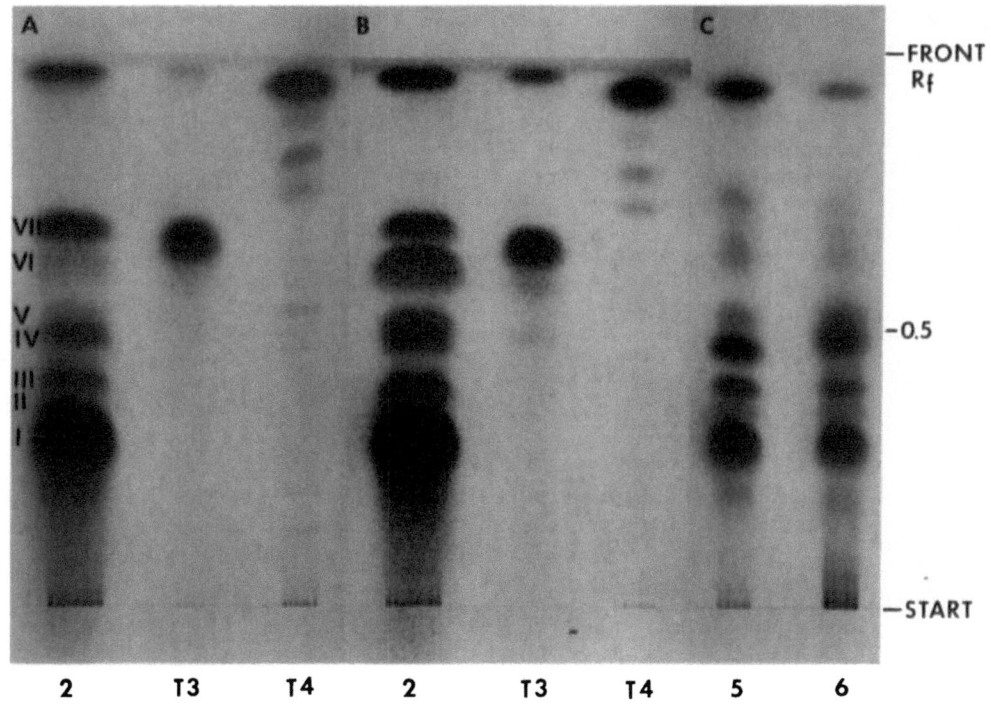

Abb. 15

A: T1　1　T2　T3 B: T1　1　T2　T3 C: 3　4

—FRONT
R$_f$

VII
VI
V
IV
III
II
I

—0.5

—START

Abb. 16

A: 2　T3　T4 B: 2　T3　T4 C: 5　6

—FRONT
R$_f$

VII
VI
V
IV
III
II
I

—0.5

—START

37

Salviae Aetherolea, Eucalypti Aetheroleum

Bahnen   *1, 2* = Salviae aeth. (Dalmatinisches Öl I/II)
            3 = Salviae aeth. (Griechisches Öl DAB 8)
            4 = Salviae aeth. („Salbei-Handelsöl")
            5 = Salviae aeth. (Spanisches Öl)
     6, 7 = Salviae aeth. (Griechisches Öl I/II)
            8 = Eucalypti aeth.

Teste   T1 = α-, β-Thujon ((−)-Thujon/(+)-Isothujon 35% : 65%)
          T2 = Cineol

LM-System A-1 Toluol-Ethylacetat (93 : 7)

Detektion   Vanillin-Schwefelsäure-Reagens. (VS Nr. 38 S. 305) vis   **Abb. 17A, C; 18C**
              Phosphormolybdänsäure-Reag. (PMS Nr. 27 S. 303) vis   **Abb. 17B, D; 18A, B**

Droge   Beschreibung s.S. 13, Formelbilder s.S. 19

DC-Bild   *1–7 Salviae aetherolea.* Salbeiöle liefern nach *VS*-Reagensbehandlung im vis *Cineol* (vgl.
17A, C   T2) als blaue Hauptzone bei Rf ca. 0,5, darunter 2–3 blau bis blauviolette Zonen
           von *Terpenalkoholen* im Rf-Bereich 0,2–0,35 (Borneol Rf ca. 0,2) und mit rotvioletter
           Färbung das *Epoxidihydrocaryophyllen* direkt oberhalb von Cineol. Es folgen das
           Thujon-Isothujon-Gemisch (= a, vgl. T1), direkt darüberliegend *Bornylacetat* (= b)
           bei Rf 0,6–0,7 und als kräftig violette Zone die *TKW* an der LM-Front.

17B, D; 18A   Nach *PMS*-Reagens-Behandlung tritt im vis die Zone des Thujongemisches mit
           kräftig blauschwarzer Färbung hervor. Alle anderen Terpenoide geben hiermit eine
           einheitlich blauschwarze Färbung.

           1–7 Unterscheidung verschiedener Salbeiöle.
           Die Öle können durch den Gehalt an *Thujon*, *Cineol* und *Bornylacetat* abgegrenzt
           werden.

           1, 2 Dalmatinisches Salbeiöl ist nach PMS-Reag.-Behandlung durch die starke Thujon- bei ver-
           gleichsweise schwacher Cineol-Zone und zwei Terpenalkohole im Rf-Bereich 0,2–0,3 gekenn-
           zeichnet.

           3 Griechische Öle zeigen als Hauptzone Cineol neben wenig Epoxidihydrocaryophyllen, Bornyl-
           acetat (b) und drei Terpenalkoholen im Rf-Bereich 0,2–0,4. Nach PMS-Reag.-Behandlung
           ist Thujon (= a) nur bei Öl *6*, nicht aber bei Öl *7* nachzuweisen.

           5 Spanisches Öl ist durch seinen geringeren Cineol-Gehalt und das Fehlen von Thujon gegen
           griechische bzw. dalmatinische Salbeiöle abzugrenzen. Die Zone des Bornylacetates (= b) und
           vier Zonen im Rf-Bereich der Terpenalkohole treten deutlich in Erscheinung.

           4 Zahlreiche Salbeiöle des Handels bzw. Handelsdrogen sind nicht eindeutig *einer* Salbeiart zu-
           zuordnen. Thujon und Cineol liegen in etwa gleichen Konzentrationen vor.

18B, C   *8 Eucalypti aeth.* Eucalyptusöl ist durch die Hauptzone des *Cineols* charakterisiert.
           Zusätzlich finden sich nur je zwei schwach blaue Zonen im Bereich der Terpenalko-
           hole, der Ester und der TKW an der LM-Front. Eine Abgrenzung gegenüber Salbei-
           ölen ist durch zwei Alkohol- bzw. Ester-Zonen (Rf ca. 0,2–0,3 bzw. 0,6–0,7) gegeben.
           Mit *PMS*-Reagens ist kein Thujon nachweisbar.

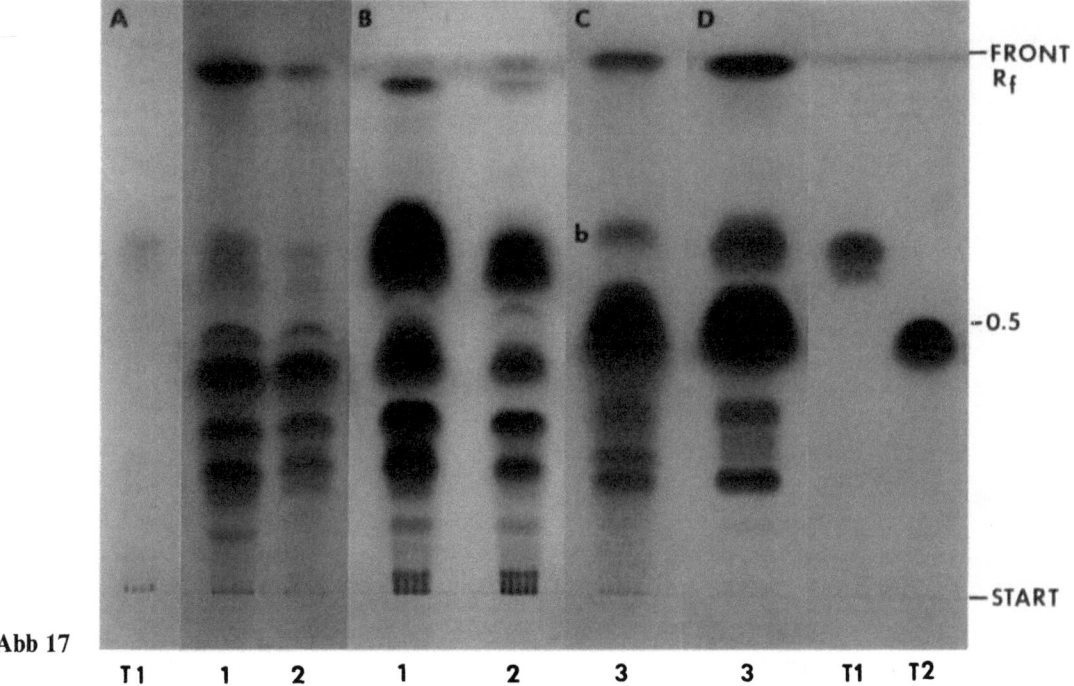

Abb 17

A   T1   1   2   B   1   2   C 3   D 3   T1   T2

FRONT
Rf

-0.5

START

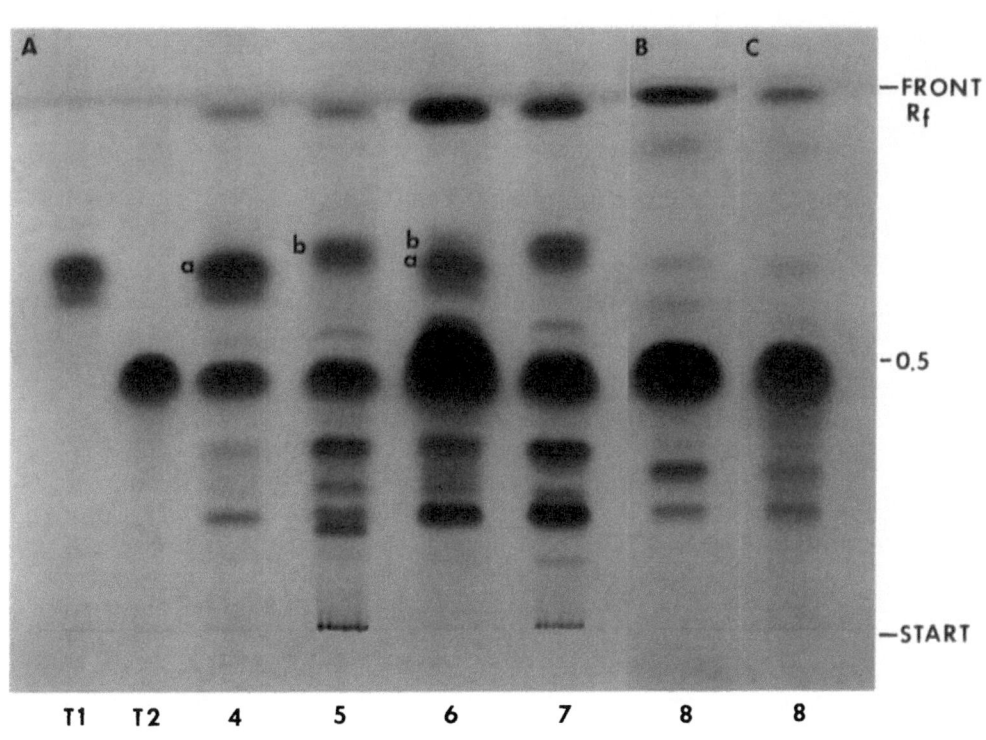

Abb. 18

T1   T2   4   5   6   7   8   8

FRONT
Rf

-0.5

START

39

Thymi-, Serpylli-, Ajowani Aetherolea   Abb. 19

Bahnen   *1, 2* = Thymi aeth. (Thymi herba W.D.-Dest.)
              4, 5, 7 = Thymi aeth. (offiz. Handelsöle unterschiedlicher Herkunft)
              3, 8 = Serpylli aeth. (Serpylli herba W.D.-Dest.)
              6 = Ajowani aeth. (Ajowani fructus W.D.-Dest.)

Teste   T1 = Carvacrol
              T2 = Thymol

Melissae Aetherolea/Melissen-Ersatzöle   Abb. 20

Bahnen   *9, 10, 11* = Melissae aeth. (Melissae folium W.D.-Dest.)
              12 = Citronellae aeth. (Wintergrünöl)

Teste   T3 = Lemongrasöl/Citral-Referenz
              T4 = Citronellal

LM-System A-1 Toluol-Ethylacetat (93:7)   **Abb. 19 A, B; 20 B**
              A-3 Chloroform (DAB 8)   **Abb. 20 A**

Detektion Vanillin-Schwefelsäure-Reag. (VS Nr. 38 S. 305)   vis   **Abb. 19 A, B; 20 B**
              Anisaldehyd-Schwefelsäure Reag. (AS Nr. 2 S. 299) vis   **Abb. 20 A**

Drogen   Beschreibung s.S. 13–14, Formelbilder s.S. 19

DC-Bild   ***Thymi aeth.*** Die von den Thymus-Arten Th. vulgaris, Th. zygis (*1, 2, 4, 7*) und
19   Th. serpyllum (*3, 8*) stammenden Öle sind nach ***VS***-Reagens-Behandlung durch
              die rote Hauptzone des ***Thymol-Carvacrol***-Gemisches (vgl. T1/T2) im Rf-Bereich
              0,5–0,55 charakterisiert.

              In niedriger Konzentration treten als graue bzw. blaue Zonen ***Terpenalkohole*** im Rf-Bereich
              0,1–0,3 (Borneol, Geraniol, Linalool), Terpenester im Rf-Bereich 0,55–0,8 (Bornyl-, Linalylace-
              tat) und z.T. ***TKW*** an der Front auf.

       3, 8 Thymi serpylli aeth. zeigt ein oder zwei zusätzliche „Ester-Zonen" im Rf-Bereich ca. 0,6.
         5 Thymi rectific.-Handelsöl einer nicht bekannten Thymian-Art weist zusätzliche Zonen im Rf-
              Bereich 0,3–0,4 und 0,6–0,95 auf, die wegen ihrer charakteristischen Rotfärbung Thymolab-
              kömmlinge darstellen.

       6 Ajowani aeth. Das Öl aus Ajowani fructus enthält nahezu nur ***Thymol*** (vgl. T2)
              neben einem geringen Terpenalkoholgehalt.
              Anmerkung: Das Thymol/Carvacrol-Gemisch kann gut durch 2-dimensionale DC-Technik ge-
              trennt werden: LM A1 (1. System), LM Toluol-Tetrachlorkohlenstoff-o-Nitrotoluol (1:1:1)
              (2. System).

20 A   *9–11 Melissae aeth.* Offizinelle Melissenöle sind durch die nach ***VS***- bzw. ***AS***-Reagens-
              Behandlung blaue Hauptzone des ***Citronellals*** (vgl. T4) charakterisiert. Zusätzlich
              lassen sich ***Citral*** (vgl. T3) und die Terpenalkohole ***Geraniol, Linalool*** und ***Citronellol***
              im Rf-Bereich 0,2–0,4 als schwächer grau bis blaue Zonen nachweisen.

       12 Melissen-Ersatzöle:
              Das Ceylon- oder Java-Zitronenöl (12) (Citronellae aeth.) zeigt mit off. Melissenöl (10) überein-
              stimmend hohen *Citronellalgehalt* bei sonst weitgehend gleichem DC-Bild.

20 B   DC-Vergleich im LM-System A-1 und A-3 (DAB 8) gibt bei gleicher Trennfolge
              etwas niedrigere Rf-Werte bei A-3 als bei A-1.

40

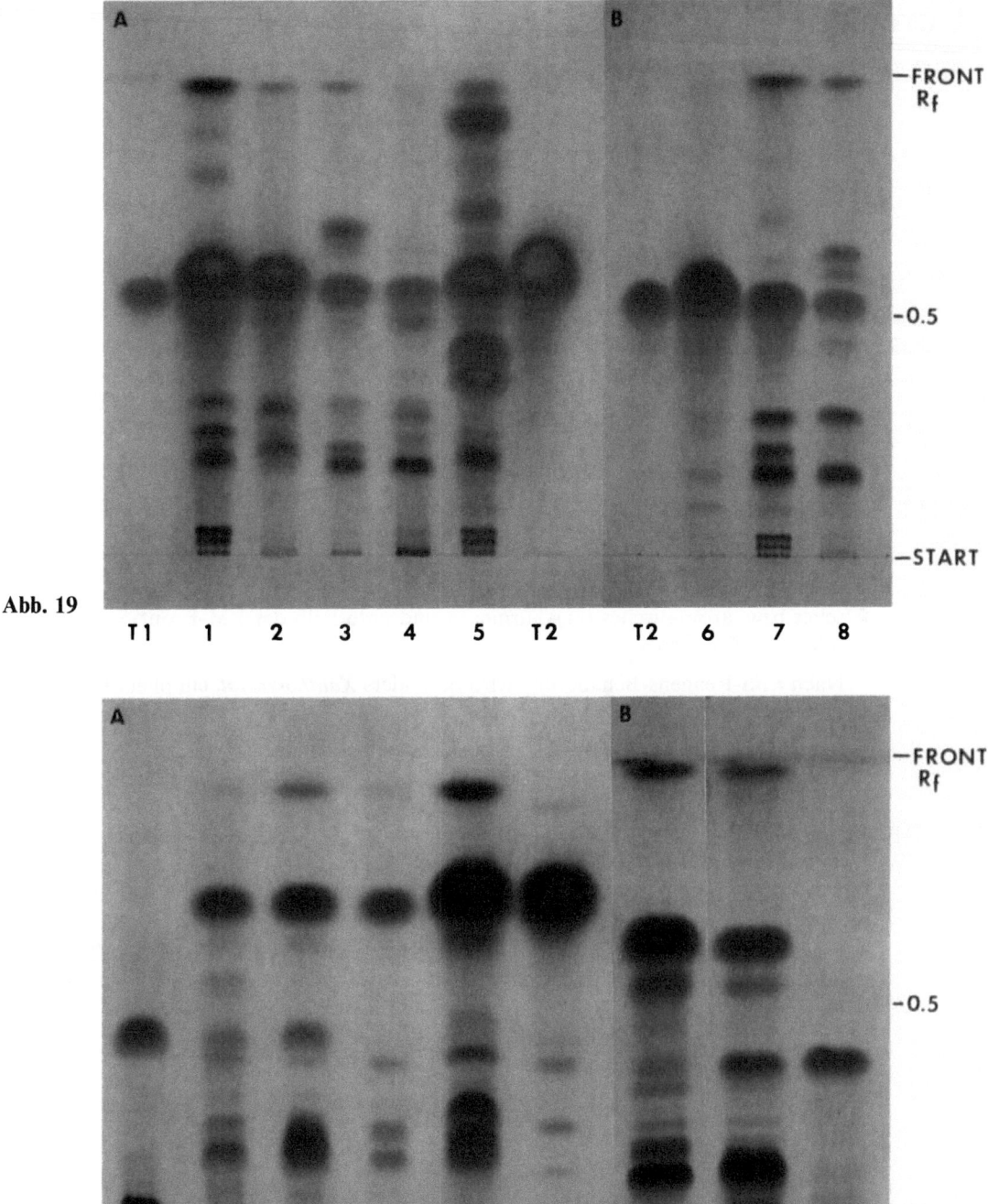

Abb. 19

Abb. 20

41

Curcumae Aetherolea

Bahnen *1* = Curcumae aeth. (C. longae rhizoma/W.D.-Dest.)
         2–4 = Curcumae aeth. (C. xanthorrhizae rhizoma/W.D.-Dest.)
         5 = Curcumae longae rhizoma (MeOH-Auszug 1 g/5 ml/5 Min. 60° C S. 6)
         6 = Curcumae xanthorrhizae rhizoma (MeOH-Auszug 1 g/5 ml/5 Min 60° C)

Teste T1 = Thymol
      T2 = Curcumin
      T3 = Fluoreszein

LM-System A-1 Toluol-Ethylacetat (93:7)   **Abb. 21 A, 22 A**
            A-8 Chloroform-Ethanol-Eisessig (94:5:1)   **Abb. 21 B, 22 B**

Detektion Vanillin-Schwefelsäure-Reag. (VS Nr. 38 S. 305)   vis **Abb. 21 A**
          Echtblausalz-Reag. + NH$_3$ Bedampfen (EBS Nr. 12 S. 301) vis **Abb. 22 A**
          Direktauswertung   UV-365 nm **Abb. 21 B, 22 B**

Droge   Beschreibung s.S. 14, Formelbilder s.S. 19

DC-Bild *1–4 Curcumae aeth.* Nach *VS*-Reag.-Behandlung enstehen im vis ca. 8 rotviolette Zonen
21 A   im Rf-Bereich 0,3 bis zur LM-Front. Auffallend stark konzentrierte Zonen finden
          sich bei Rf ca. 0,8 bzw. 0,95.
          Im Rf-Bereich oberhalb der Referenz-Substanz Thymol liegen *Xanthorrhizol*, alicycli-
          sches bzw. aromatisches (ar)-Turmeron und unterhalb der LM-Front *Sesquiterpen-
          KW* (z.B. *Zingiberen*).

22 A   Nach *EBS*-Reagens-Behandlung wird besonders *Xanthorrhizol*, ein phenolisches Ses-
          quiterpen, im vis stark rot angefärbt.

          Xanthorrhizol ist charakteristischer Bestandteil von C. xanthorrhiza. In Spuren wird es auch
          in C. longa (1) sichtbar, wo es nach Literaturangaben fehlen soll. Handelsdrogen stellen manch-
          mal Mischungen beider Curcuma-Rhizome dar.

21 B; 22 B Eine gute Unterscheidung beider Drogen ist anhand ihrer unterschiedlichen *Cinna-
          moyl-Verbindungen* (Methanol-Extrakte) möglich.
          Die Farbstoffzonen zeigen im vis Gelbfärbung und im UV-365 nm eine gelbweiße
          Fluoreszenz.

          6 Curcuma xanthorrhiza enthält als Hauptverbindung das *Curcumin* (vgl. T2/Rf ca.
          0,6) und direkt darunterliegend in schwächerer Konzentration das *Desmethoxycurcu-
          min* (Rf ca. 0,5).

          5 Curcuma longa zeigt zusätzlich das *Bisdesmethoxycurcumin* im Rf-Bereich oberhalb
          des Fluoreszein-Testes (vgl. T3).

          Anmerkung: Eine Farbvertiefung wird mit dem Bor-Oxalsäure-Reagens DAB 8 (Rubrocurcu-
          mine) erreicht.

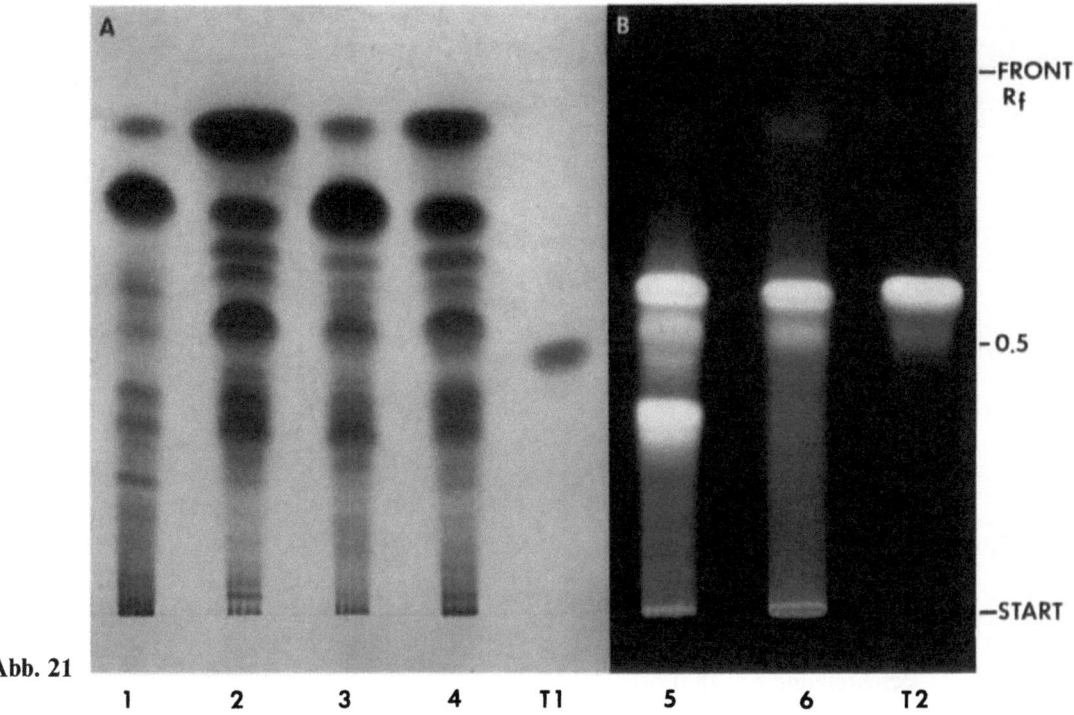

Abb. 21

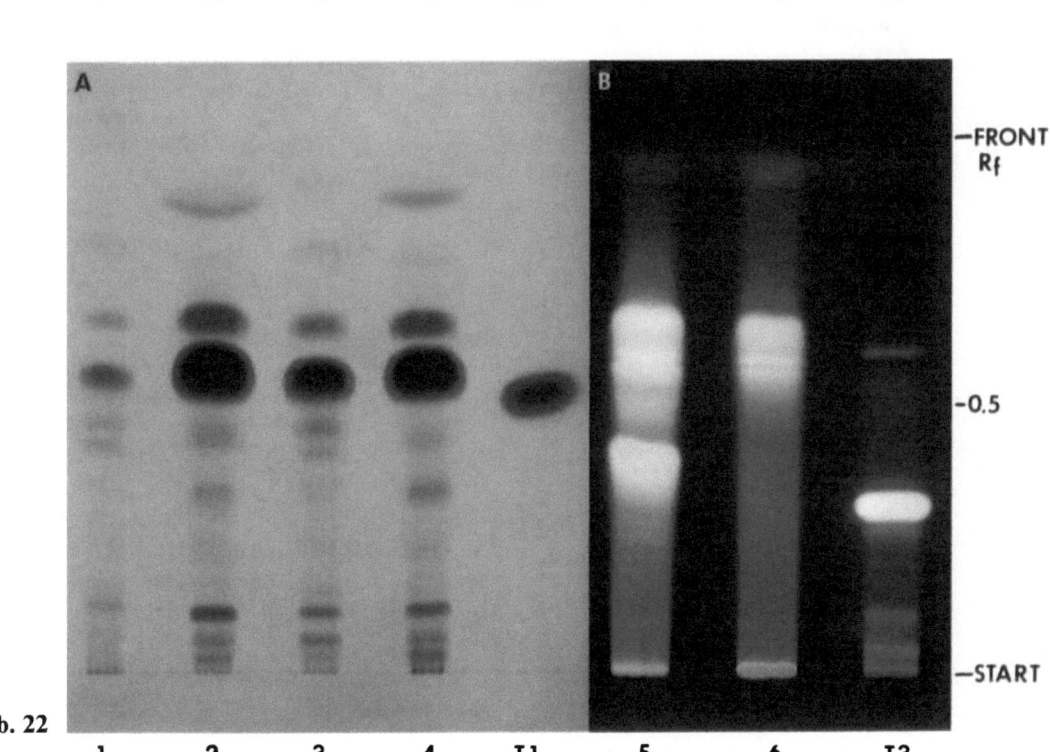

Abb. 22

43

Aurantii-, Citri Aetherolea, Aurantii-, Citri Pericarpium

Bahnen
    1 = Aurantii pericarpium (Wasserdampf-Dest.)
    2 = Aurantii pericarpium (Preßöl/bitter)
    3 = Aurantii pericarpium (Preßöl/süß)
    4 = Citri pericarpium (Wasserdampf-Dest.)
    5 = Citri aeth. (Preßöl DAB 7)
    6 = Citri aeth. (Messina-Öl)
    7 = Aurantii flos aeth. (Neroliöl)
    8 = Citri var. bergamiae aeth. (Bergamottöl)
    9 = Citri var. bergamiae aeth. (Petitgrainöl)
    10 = Citri peric. (s.S. 163 MeOH-Auszug)
    11 = Aurantii peric. (Flavonoide siehe S. 188)

Test   T1 = Citral

LM-System A-1 Toluol-Ethylacetat (93:7)   **Abb. 23A, B; 24A**
           F-7 Ethylacetat-Ameisensäure-Wasser (67:7:26) Oberphase   **Abb. 24B**

Detektion Vanillin-Schwefelsäure-Reag., (VS Nr. 38 S. 305)   vis   **Abb. 23A, B, C**
          Direktauswertung   UV-365 nm **Abb. 24A**
          Naturstoff-Polyethlyl.-Reag. (NST/PEG Nr. 28 S. 304) UV-365 nm **Abb. 24B**

Droge   Beschreibung s.S. 15, Formelbilder s.S. 19

DC-Bild   ***Aurantii* – und *Citri pericarpium* Öle**
23 A   ***1, 4 Wasserdampfdestillationsöle.*** Beide Öle liefern im vis nach *VS*-Reagens-Behandlung im Rf-Bereich 0–0,75 mindestens 10 grau bis rotviolette Zonen (Terpene) und eine TKW-Zone an der LM-Front.
            Bei Aurantii aeth. (*1*) liegen ca. 6 Hauptzonen im Rf-Bereich 0,15–0,4, bei Citrusöl (*4*) bei Rf 0,15, 0,25, 0,4 und 0,60.
            C. aurantium-Dest. Öle gelten als minderwertig.

24 A   ***2,3,5,6 Preßöle.*** Die Handelsöle von Aurantii pericarpium (*2, 3*) und Citri peric. (*5*), die durch Preßverfahren hergestellt werden, besitzen durchweg charakteristisch hohen Terpengehalt. *Citral* bei Öl *5* tritt deutlich hervor.
       5, 6 Für ***Citrusöle*** sind zusätzliche ***Cumarinverbindungen***, z.B. Bergamottin (a), Geranyl-methoxycumarin (b), Citropten (c) und ein Psoralenderivat (d) charakteristisch.
       Die bei ***C. aurantium-Ölen*** (*1–4*) nur schwach auftretenden blauen Zonen im Rf-Bereich des Geranylmethoxycumarins (b), am Start bzw. an der LM-Front, stammen z.T. von Anthranilsäuremethylester und blau fluoreszierenden Flavonoiden wie z.B. Sinensetin.

23 B   ***7 Neroliöl.*** Das aus frischen Orangenblüten erhaltene Öl kann durch Destillation, Extraktion oder das Enfleurage-Verfahren gewonnen werden.
            Es zeigt hohen Gehalt an ***Linalylacetat*** (Rf ca. 0,6) und ***Linalool*** (Rf ca. 0,25) neben weiteren Alkoholen (Terpineol, d-Nerolidol, Geraniol), die direkt darunter liegen.

       8, 9 Petitgrainöl und Bergamottöl (als Verfälschungen des Neroliöles). Bergamottöl enthält Linalylacetat und Linalool in geringerer Konzentration als das Neroliöl. Bei Petitgrainöl fehlt Linalool völlig.

24 B   ***10, 11 MeOH-Extrakt*** von ***Citri*** und ***Aurantii pericarpium***
            Eine zusätzliche Unterscheidung beider Drogen ist durch die Flavonoidglykoside Rutin, Eriocitrin, Naringin und Neohesperidin möglich (Zuordnung s. Abb. 17/18, Kapitel Flavonoiddrogen, S. 188).

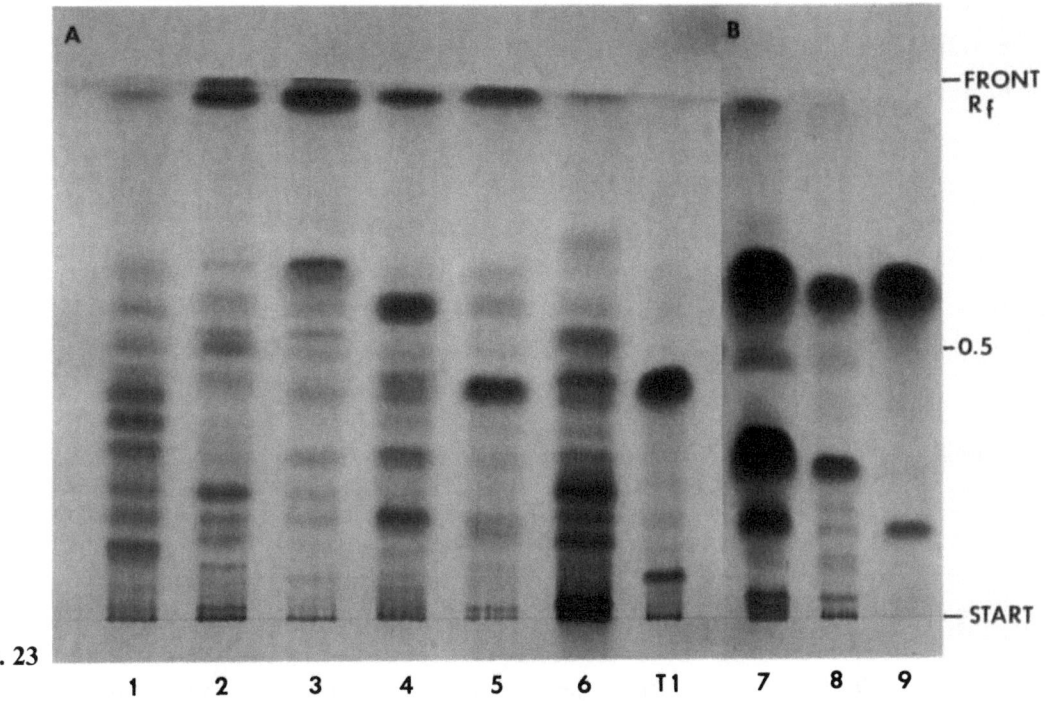

Abb. 23

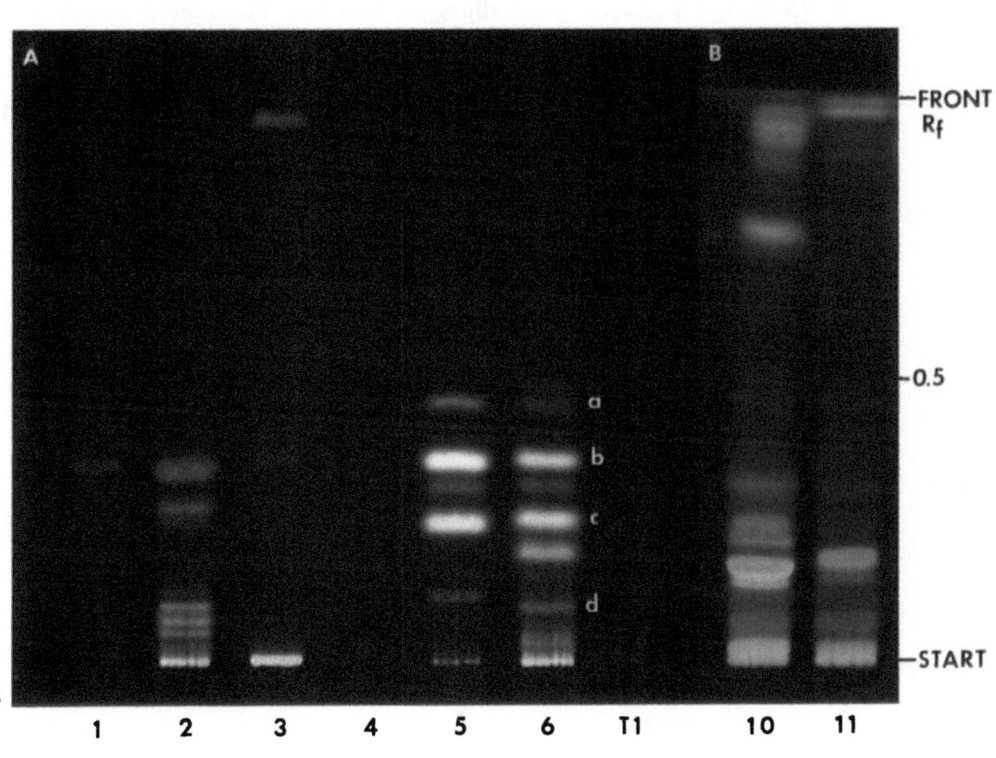

Abb. 24

45

Pini Aetherolea, Myrrha

Bahnen	*1–4* = Terebinthinae aeth. (Handelsöle)
	5–9 = Pini aeth. (Handelsöle)
	5 = „Kiefernadelöl“
	6, 7 = „Fichtennadelöl“ (Muster I/II)
	8 = „Edeltannenöl“
	9 = „sibirisches Fichtennadelöl“
	10 = Myrrha
Teste	T1 = Terpineol
	T2 = Cineol
	T3 = Bornylacetat
LM-System	A-1 Toluol-Ethylacetat (93:7)

Detektion			
Phosphormolybdänsäure-Reag. (PMS Nr. 27 S. 303)	vis	**Abb. 25 A**
Vanillin-Schwefelsäure-Reag. (VS Nr. 38 S. 305)	vis	**Abb. 25 B, C; 26 B**
Anisaldehyd-Schwefelsäure-Reag. (AS Nr. 2 S. 299)	vis	**Abb. 26 A**
Vanillin-Salzsäure-Reag. (VSL Nr. 37 S. 305)	vis	**Abb. 26 C**

Pinusöle Beschreibung s.S. 15–16, Formelbilder s.S. 19

DC-Bild *1–4 Terebinthinae aeth.* Rectifiziertes Terpentinöl (*1*) zeichnet sich durch den hohen Ge-
25 A, B halt an *TKW* (α-, β-*Pinen, α-, β-Phellandren, Limonen*) aus. Diese erscheinen nach
PMS- bzw. *VS*-Reagens-Behandlung als blau bzw. blauviolette Zonen an der LM-
Front. Terpenalkohole und zusätzliche weitere Zonen sind zwischen dem Terpineol-
und Cineol-Test (vgl. T1/T2) nur in geringer Konzentration vorhanden.

25 C Bei gelagerten Ölen (*2–4*) nimmt der *TKW*-Gehalt durch Autoxidation ab. Im DC-
Bild erscheinen dann verstärkt blau bis rotviolette Zonen im Rf-Bereich 0,1–0,5
(z.B. *Pinenoxide, Pinenhydrat, Verbenol*).

26 A *5–9 Pinusöle.* Hierunter versteht man Ätherischöle aus Pinus-, Abies- und Picea-Arten;
definierte Stammpflanzen werden selten angegeben. Nach *AS*-Reagens-Behandlung
liefern „*Kiefernnadelöl*“ (*5*) und „*Edeltannenöl*“ (*8*) neben einem geringen TKW-
Gehalt im Frontbereich bevorzugt Zonen vom Startbereich bis Rf-Bereich ca. 0,45.
Die „*Fichtennadelöle*“ (*6, 7*) zeigen *TKW* als Hauptzonen und nur einige schwach
ausgeprägte Zonen im übrigen Rf-Bereich. Auffallend bei den Ölen *5–8* ist eine
rotviolette Zone im Rf-Bereich 0,4. Das „*sibirische Fichtennadelöl*“ (*9*) ist durch
den hohen Gehalt an *Bornylacetat* (vgl. T3) und *Terpineol* (vgl. T1) neben wenig
TKW gekennzeichnet.

26 B, C *10 Myrrha.* Das DC-Bild des ethanollöslichen Harzanteils charakterisieren intensiv
blaue, blauviolette bzw. rote Zonen, die über den gesamten Bereich verteilt sind
(*VS*- bzw. *VSL*-Reag.). Als typisch gelten rote Zonen im Rf-Bereich 0,4 bzw. 0,6–0,75
(*Commiphorsäureester?*). Im Frontbereich finden sich Sesquiterpen-KW des Ätherischöl-Anteils.

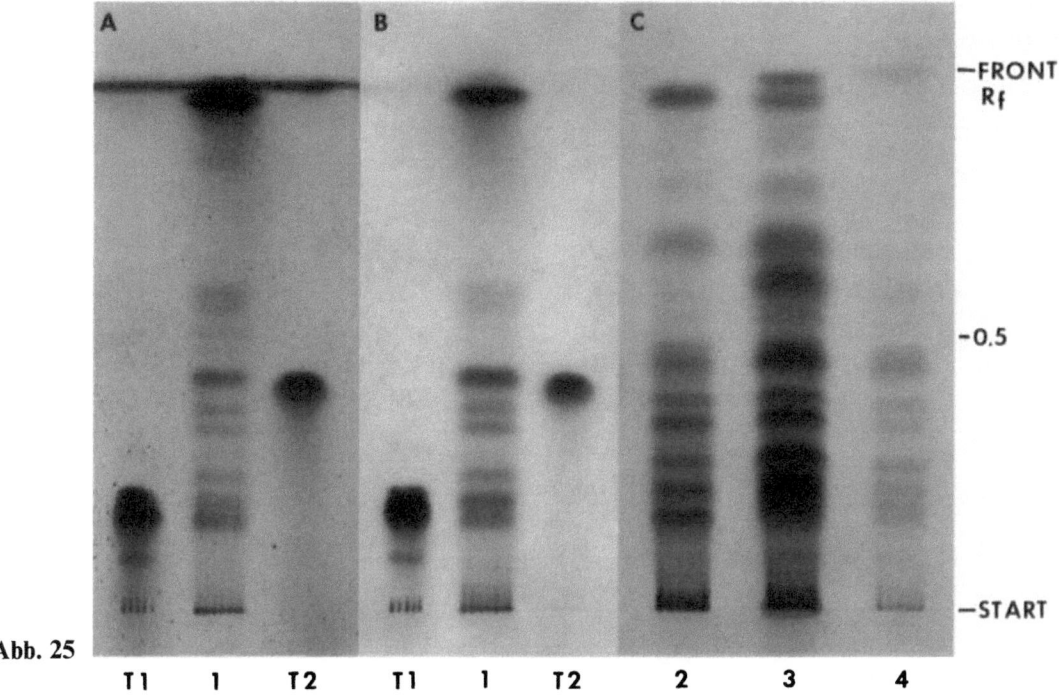

Abb. 25

A T1   1   T2
B T1   1   T2
C 2   3   4

—FRONT
R_f
—0.5
—START

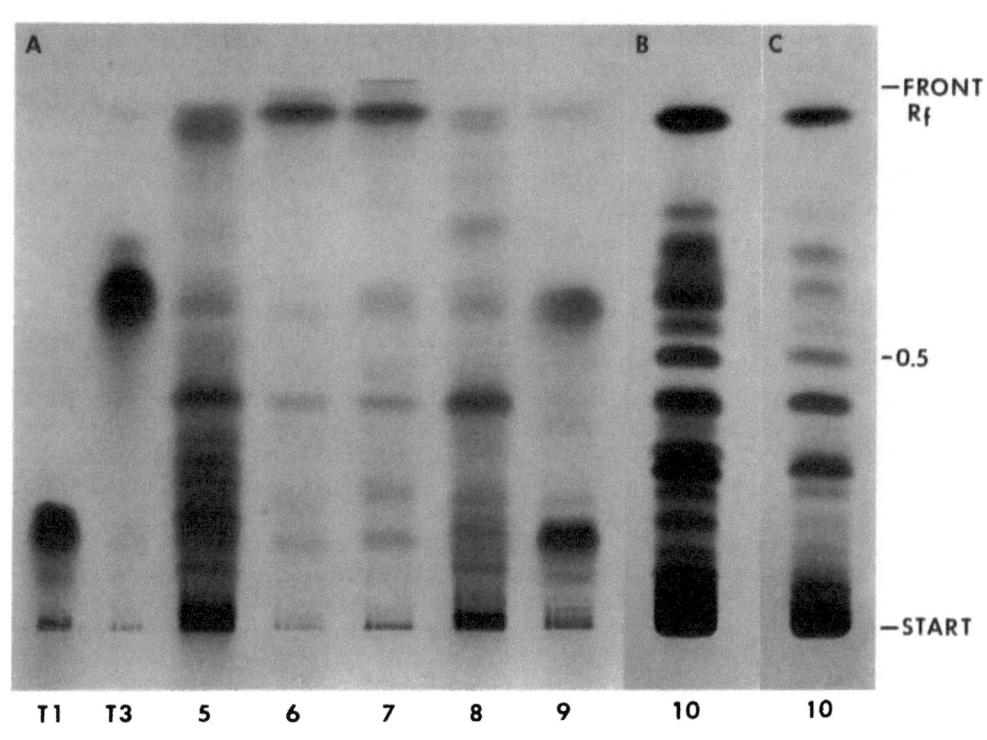

Abb.26

T1   T3   5   6   7   8   9   10   10

—FRONT
R_f
—0.5
—START

47

Benzharze

Bahnen   *1* = Benzoe-Harz (Sumatra-Benzoe)
             2 = Benzoe-Harz (Siam-Benzoe)
             3 = Balsamum tolutanum
             4 = Balsamum peruvianum

Test   T1 = Benzoesäure
             T2 = Eugenol

LM-System A-1 Toluol-Ethylacetat (93:7)

Detektion Direktauswertung   UV-254 nm   **Abb. 27 A, 28 A**
               Anisaldehyd-Schwefelsäure-Reag. (AS Nr. 2 S. 299)   vis   **Abb. 27 B, 28 B**
               Phosphormolybdänsäure-Reag. (PMS Nr. 27 S. 303)   vis   **Abb. 28 C**

Benzoe   Beschreibung s.S. 16–17, Formelbilder s.S. 20
Balsame

DC-Bild   *1, 2 Benzoe-Harze.* Die *UV-254 nm* Direktauswertung ergibt deutliche Fluoreszenzminde-
27 A   rungen bei Rf ca. 0–0,15 (*Benzoesäure* vgl. T1 bzw. Zimtsäure), bei Rf ca. 0,25–0,4
     (*Benzoesäureconiferylester*) und bei Rf ca. 0,7–0,75 eine Hauptzone und/oder eine
     Nebenzone (Zimtsäurecinnamylester, Zimtsäurepropylester, Benzoesäurecinnamyl-
     ester).

27 B   Nach *AS*-Reagens-Behandlung geben die fluoreszenzmindernden Zonen blau bis
     violette Färbung im vis.
     1 Sumatrabenzoe kennzeichnen im UV-254 nm etwa 4 gleichstarke Zonen. Benzoesäure
     bzw. Zimtsäure im unteren Rf-Bereich, Benzoesäureconiferylester im mittleren Rf-
     Bereich und eine deutlich ausgeprägte Esterzone (Zimtsäurecinnamoylester, Zimt-
     säurepropylester) bei Rf ca. 0,7.
     2 Siambenzoe zeigt vor allem Zonen im unteren und mittleren Rf-Bereich mit der
     Hauptzone des Benzoesäureconiferylesters bei Rf ca. 0,4. Die Zone bei Rf ca. 0,7
     ist hier nur schwach ausgeprägt.

28   *3, 4 Balsame*
     3 Tolubalsam zeigt im Rf-Bereich 0,7–0,8 in der *UV-254 nm* Direktauswertung die
     fluoreszenzmindernden Zonen des aus Benzoesäurebenzylester und Zimtsäurebenzyl-
     ester bestehenden „*Cinnamein*"-Gemisches. Das Mengenverhältnis beider Ester be-
     trägt ca. 1:2. Über dem Startbereich finden sich die Zonen der *Benzoesäure* (vgl.
     T1 Abb. 27 A) und Zimtsäure, im mittleren Rf-Bereich sehr schwache Zonen, die
     z.T. von Eugenol (vgl. T2) und Vanillin stammen.
     Nach *PMS*-Reagens-Behandlung ergeben die fluoreszenzmindernden Zonen deut-
     liche Blaufärbung im vis. Zusätzlich erscheint eine Zone von TKW an der LM-Front.
     (Vgl. auch *AS*-Reagens, Abb. 28 B).
     4 Perubalsam. Das in wesentlich höherer Konzentration vorliegende „*Cinnamein*"-
     Gemisch besitzt ein umgekehrtes Esterkomponenten-Verhältnis (ca. 2,5:1)
     Nach *PMS*- bzw. *AS*-Reagens-Behandlung wird besonders das für Perubalsam cha-
     rakteristische *Nerolidol* bei Rf ca. 0,3 sichtbar.

Abb. 27

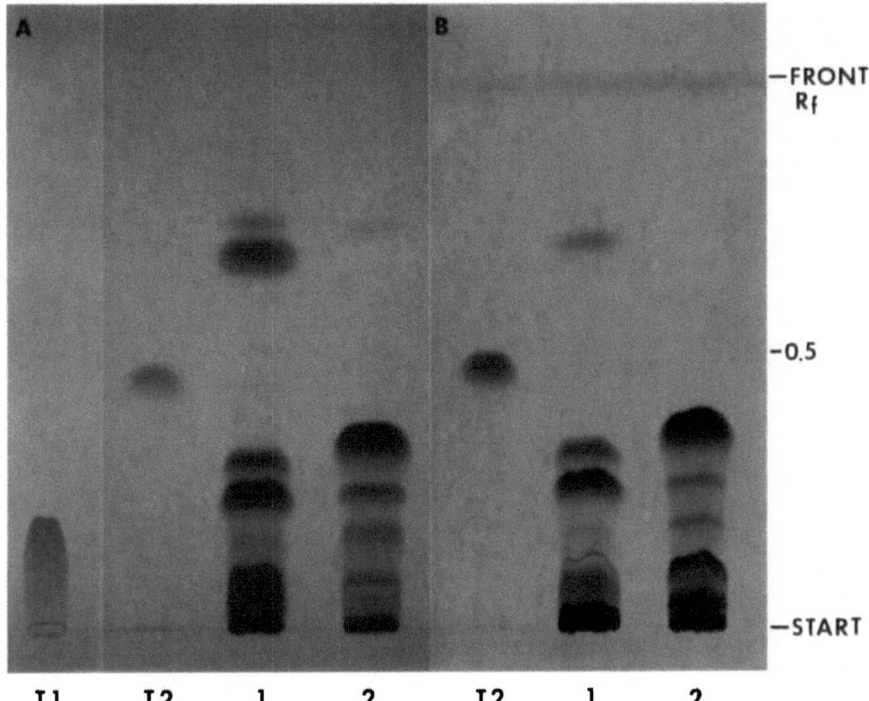

T 1   T 2   1   2   T 2   1   2

Abb. 28

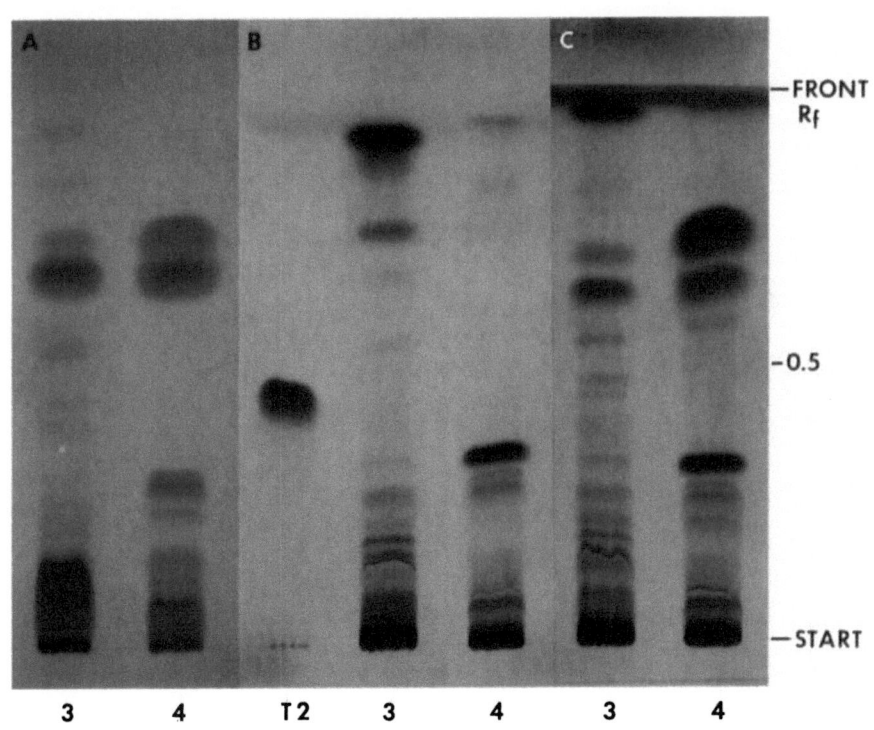

3   4   T 2   3   4   3   4

49

Alkaloid-Drogen

Die pflanzlichen Alkaloide leiten sich zumeist von tertiären und zu einem geringeren Teil von primären und sekundären Aminen oder Anhydroniumbasen ab.

Je nach Zugehörigkeit zu diesen vier Typen unterscheiden sich die Einzelalkaloide stark in ihrer Basizität. Die pK_B-Werte (Dissoziationskonstanten) liegen bei sehr schwachen Basen (z.B. Purine) zwischen 10–12, bei schwachen Basen zwischen 7–10 (z.B. Chinaalkaloide) und bei mittelstarken Basen (z.B. Opiumalkaloide) zwischen 3–7.

I. Herstellung der Drogenauszüge zur DC

1. Alkaloiddrogen mit hohem und mittlerem Alkaloidgehalt ($\geq 1\%$)

1 g gepulverte Droge wird mit 1 ml 10%iger Ammoniaklösung oder 10%iger Na_2CO_3-Lösung durchfeuchtet und mit 5 ml Methanol bei 60° C (Wasserbad) ca. 5 min unter Schütteln extrahiert. Nach dem Abkühlen wird das Filtrat entsprechend seinem Alkaloidgehalt so eingeengt, daß die DC-Auftragemenge 100 µl ($\triangleq$ 50–100 µg Alkaloide) nicht übersteigt (siehe II, 1 *Auftragemenge*).

2. Alkaloiddrogen mit niedrigem Alkaloid-Gehalt ($< 1\%$)

a) *Anreicherung über eine Aluminiumoxidsäule*
2 g Drogenpulver werden mit 2 ml 10%-iger Ammoniaklösung etwa 1 min in einem Porzellanmörser verrieben; 7 g basisches Aluminiumoxid (Aktivitätsstufe I) werden zugemischt und die Anreibung locker in eine Glassäule ($\varnothing$ 1,5 cm, ca. 20 cm lang) gefüllt. Mit ca. 10 ml $CHCl_3$ werden nun die Alkaloidbasen eluiert. Die ersten 5 ml Eluat werden aufgefangen, auf 1 ml eingeengt und zur chromatographischen Prüfung verwendet.

Diese Methode eignet sich z.B. für die *Solanaceendrogen*, Belladonnae- bzw. Scopoliae radix u. Stramonii semen. Samendrogen müssen durch Petrolether vorher entfettet werden.

Blattdrogen-Extrakte geben bei der DC-Auftrennung Chlorophyllzonen, die störend wirken können. Hier empfiehlt sich die Arzneibuch-Methode (siehe b).

b) *Anreicherung durch Ausschüttelung nach DAB 8*
1 bzw. 2 g gepulverte Droge werden mit 10,0 ml 0,1 N-Schwefelsäure 2 min lang geschüttelt, anschließend wird filtriert. Das Filtrat wird mit 1,0 ml konz. Ammoniaklösung versetzt, die Mischung mit Wasser zu 10 ml verdünnt und mit 10 ml peroxidfreiem Ether ausgeschüttelt. Die Etherphase wird über wasserfreiem Natriumsulfat getrocknet, filtriert, die etherische Lösung im Wasserbad (Abzug) zur Trockne eingedampft und der Rückstand in 0,25 ml Methanol gelöst.

Diese Methode ist bei Belladonnae-, Stramonii folium (je 1 g) und Hyoscyami folium (2 g) anzuwenden.

II. Auftragemenge zur DC
Dünnschichtchromatographie

1. Drogenauszüge
Die erforderliche Auftragemenge kann ungefähr aus den angegebenen mittleren %-Gehalten einer Droge errechnet werden. Sie soll zwischen 50–100 µg Gesamtalkaloid liegen.

Beispiel: 1 g Drogenpulver mit einem Gesamtalkaloidgehalt von 0,3% liefert nach der Extraktion I. 1. ca. 3 mg Gesamtalkaloide, die in 5 ml Methanol gelöst werden. Demnach sind in 100 µl ca. 60 µg Gesamtalkaloide enthalten.

2. Referenzsubstanzen aus Arzneispezialitäten (siehe Tabelle)
Aus Arzneispezialitäten werden die Alkaloide durch Methanolextraktion gewonnen. Da die Arzneispezialitäten unterschiedlichste Alkaloidkonzentrationen aufweisen, richtet sich auch hier die Herstellung der jeweiligen Testlösung nach dem Alkaloid-Gehalt.
Die Auftragemenge soll zwischen 50–100 µg Alkaloid liegen.

Alkaloidgehalt von 10–250 mg pro Tablette oder Dragee:
1 Tablette bzw. 1 Dragee wird pulverisiert, pro 10 mg Alkaloid mit 1 ml Methanol versetzt und etwa 5 min bei 60° C geschüttelt. Nach dem Filtrieren oder Zentrifugieren wird direkt aufgetragen; 10 µl entsprechen demnach 100 µg Alkaloid.

Alkaloidgehalt von 0,075 bis 1 mg pro Tablette oder Dragee:
10 Tabletten bzw. Dragees werden pulverisiert, mit 5 ml Methanol versetzt, etwa 5 min bei 60° C geschüttelt und das klare Filtrat zur Trockne eingeengt. Der Rückstand wird in 1 ml Methanol gelöst und die Lösung nach eventuellem Zentrifugieren aufgetragen. In 10 µl sind demnach 100 µg der höheren Konzentration (1 mg), in 100 µl 75 µg der niedrigen Konzentration (0,075 mg) enthalten.

Referenzsubstanzen aus Arzneispezialitäten zur Identifizierung von Alkaloiddrogen

Droge mit Hauptalkaloiden	Spezialität®	Droge mit Hauptalkaloiden	Spezialität®
Aconiti tuber		*Opium*	
Aconitin	Aconitysat-Tropf.	Codein	Codein phos. Compr.
Chinae cortex		Morphin	–
Chinin	Chinin Compr.	Noscapin (Narcotin)	Noflu
Chinidin	Chinidin Compr.	Papaverin	Papaverin Tabl.
Cinchonin	Sedovegan	*Rauwolfia-Arten*	
Cinchonidin	Sedovegan	Ajmalin	Gilurytmal
Coffein-Drogen		Raubasin	Triraupin
Coffein	Coffein Compr.	Rescinnamin	Triraupin
Theobromin	Theo-Miroton	Raupin	Rauwopur
Theophyllin	Theo-Miroton	Reserpin	Sedaraupin
Colchici semen		*Secale cornutum*	
Colchicin	Colchicum Dispert	Ergobasin	Ergotren
Ipecacuanhae radix		Ergocristin	Ergotren
Cephaelin	–	Ergotamin	Gynergen
Emetin	Dicton	*Solanaceen-Drogen*	
Lobeliae herba		Atropin	Atropin sulf. Compr.
Lobelin	Lobelin Amp.	Scopolamin	Boro-Scopol Tropf.
		Strychni semen	
		Strychnin	Dysurgal

Anmerkung: Liegt in einem Arzneipräparat eine Mischung verschiedener Einzelalkaloide vor wie z.B. in *Rauwopur* Dragees

1 Dragee enthält   0,1 mg Reserpin-HCl
                      0.25 mg Rescinnamin
                      0,01 mg Raupin
                      0,19 mg Ajmalin
                      0,6 mg Yohimbin

so ergeben sich zu hohe Konzentrationen von Yohimbin in der Referenzlösung, wenn Raupin in nachweisbaren Mengen erfaßt werden soll.

3. Referenzsubstanzen

a) Es werden im allgemeinen 1%ige alkoholische Lösungen hergestellt und jeweils 10 µl aufgetragen z.B. *Atropin, Brucin, Strychnin, Morphin.*

b) *Rauwolfia-Alkaloide.* Von Reserpin, Rescinnamin, Rauwolscin, Ajmalin und Serpentin werden jeweils 0,5%ige alkoholische Lösungen hergestellt und davon 10 µl aufgetragen.

c) Bei *Colchicin* werden 10 µl von einer 0,5%igen Lösung in 70%igem Ethanol aufgetragen (DAC).

4. Testgemische der Arzneibücher

a) *Chinaalkaloid-Testgemisch Ph.Eur.* zur DC-Identifizierung von Chinae cortex. Eine Mischung aus 17,5 mg Chinin, 0,5 mg Chinidin, 10 mg Cinchonin und 10 mg Cinchonidin werden in 5 ml Ethanol gelöst und davon 5 µl aufgetragen.

b) *Testgemisch für Ipecacuanhae radix Ph.Eur.:* 4,6 mg Emetin und 5,7 mg Cephaelin werden in 20 ml Methanol gelöst und davon 5 µl aufgetragen.

c) *Testgemische für Solanaceendrogen nach Ph.Eur.*
24 mg Atropinsulfat werden in 9 ml Methanol gelöst. 7,5 mg Scopolaminhydrobromid werden in 10 ml Methanol gelöst.

für Belladonnae folium
1 ml der Scopolaminlösung wird mit der Lösung des Atropins gemischt.

für Hyoscyami folium
3 ml der Atropinsulfatlösung werden mit 0,4 ml der Scopolaminlösung gemischt und mit Methanol zu 10,0 ml verdünnt.

für Stramonii folium
5 ml der Atropinsulfatlösung werden mit 3 ml der Scopolaminlösung gemischt und mit Methanol zu 10 ml verdünnt.

5. Adsorbens

DC-Kieselgel 60 F-254 Fertigplatten (Fa. Merck)
Alle Alkaloiddrogen werden über Kieselgel aufgetrennt. Für die Trennung von Berberin, Columbamin und Jateorhizin eignet sich besser *Aluminiumoxid* (s. Abb. 16 B S. 80)

6. Trennsysteme

LM-System	Droge/Alkaloide
AL-1 Toluol-Ethylacetat-Diethylamin (70:20:10)	„Screeningsystem", geeignet für die Hauptalkaloide der meisten Alkaloiddrogen
AL-2 Chloroform-Diethylamin (90:10)	Chinae cortex/Chinaalkaloide nach Ph.Eur. III
AL-3 Toluol-Aceton-Ethanol-konz. Ammoniak (40:40:6:2)	Opium/Opiumalkaloide nach DAB 8
AL-4 Aceton-Wasser-konz. Ammoniak (90:7:3)	Solanaceen-Drogen (Atropin/Hyoscyamin) nach Ph.Eur.I
AN-1 Ethylacetat-Methanol-Wasser (100:13:5:10)	„Screeningsystem", geeignet für Rauwolfia-Alkaloide, Xanthinderivate (Coffeindrogen), Cochicum-Alkaloide u.a.
AL-5 Toluol-Chloroform-Ethanol (28,5:57:14,5)	Secale Alkaloide
AL-6 n-Heptan-Ethylmethylketon-Methanol (58:34:8)	Rauwolfia-Alkaloide nach DAB 8
AL-7 Chloroform-Methanol (85:15)	Isochinolinalkaloide Ipecacuanhae radix/Ph.Eur.
AL-8 Toluol-Methanol (86:14)	Colchici semen/DAC (2 × 15 cm Laufstrecke)
AL-9 n-Propanol-Ameisensäure-Wasser (90:1:9)	Berberidis cortex, Hydrastis rhizoma, Colombo radix und Chelidonii herba
AL-10 Cyclohexan-Chloroform-Eisessig (45:45:10)	Alkaloide vom Berberin- und Protoberberin-Typ

III. Detektion

1. Direktauswertung
UV-254 nm
Die meisten Alkaloide zeigen deutliche Fluoreszenzminderung im UV-254 nm (z.B. Strychnin, Brucin, Purine).

UV-365 nm
Einige Alkaloide (Abb. 2 S. 66) zeigen blaue bzw. gelbe Fluoreszenzen im UV-365 nm.

2. Sprühreagenzien
a. *Dragendorff-Reagenzien*
(DRG Nr. 11A–11E S. 300)
Es entstehen sofort nach dem Besprühen braun- bzw. braunorange Zonen im vis. Die Färbungen sind nur z.T. beständig.

Anmerkung. Eine 5%ige Natriumnitritlösung oder eine 5%ige ethanolische Schwefelsäurelösung kann auf eine mit Dragendorff-Reagens behandelte DC-Platte nachbesprüht werden. Häufig ergeben sich dadurch deutlichere Alkaloidzonen im vis.

b. **Jodplatinat-Reag.**

(JP Nr. 19 S. 302)

Es wird direkt nach dem Besprühen im vis ausgewertet. Alkaloide zeigen braune, blaue und weißliche Zonen auf blaugrauem Plattenhintergrund.

IV. Liste der Alkaloiddrogen

(Erläuterungen zu den Abb. 1–26 S. 66–91)

Abb.	Droge/Stammpflanze Familie	Hauptalkaloide/ Gesamtgehalt (*GA*)
4–6	**A. Indolalkaloide** **Rauvolfiae Radix** Rauwolfiawurzel	*GA* **0,6–1,5% (R. serpentina)** **1,3–3% (R. vomitoria)**
	Rauvolfia serpentina (L.) Bentham ex Kurz Rauvolfia vomitoria Afzel	DAB 8 (GA mind. 1% ber. als Reserpin) ca. **50** Indolalkaloide, die sich zumeist vom Yohimban-Grundgerüst ableiten.
	Apocynaceae DAB 8 (R. serp.)	Hauptalkaloide: **Reserpin, Rescinnamin** (tert. Indolalk.), Rauwolscin (nur R. vomitoria), **Ajmalin** (tert. Indolalk.), **Serpentin** (quatern. Anhydroniumbase).
		Nebenalkaloide: Raubasin (Corynanthein-Typ), Raupin (Sarpagintyp).
	Yohimbe Cortex Yohimberinde	*GA* **2,3–5,9%** (mind. 1,5%) ber. als Yohimbin)
	Pausinystalia yohimba Pierre Rubiaceae	mit **Yohimbin** als Hauptalkaloid, α- und β-Yohimban neben Pseudoyohimbin und Coryanthein als wichtigste Nebenalkaloide.
	Quebracho Cortex Quebrachorinde	*GA* **0,3–1,5%**
	Aspidosperma quebracho blanco Schlecht. Apocynaceae	Hauptalkaloide: **Yohimbin**, Pseudoyohimbin, Aspidospermin, Aspidospermatin, Quebrachamin, Hypoquebrachin, Quebrachocidin
7, 8	**Secale cornutum** Mutterkorn	*GA* **0,2–1%** (variiert stark) Lysergsäure-Alkaloide
	Claviceps purpurea (Fries.) Tulasne Clavicipitaceae (Ascomycetes) ÖAB	**Säureamidalkaloide** (*Ergometrin* = Ergobasin „wasserlöslich") und **Peptidalkaloide** (*Ergotamin*) bzw. Alkaloide der *Ergotoxingruppe* („wasserunlöslich")

Abb.	Droge/Stammpflanze Familie	Hauptalkaloide/ Gesamtgehalt (*GA*)
	Strychni Semen „Brechnuß" (Same) Strychnos nux vomica L. Loganiaceae 2. AB-DDR, Helv. VI, ÖAB	*GA* **2–3%** ca. 1% **Strychnin** und 1,5% **Brucin**, Nebenalkaloide α- und β-Colubrin
	Ignatii Semen Ignatiusbohne (Same) Strychnos ignatii BERG Loganiaceae	*GA* **2,5–3%** davon ca. 45–50% **Strychnin** neben **Brucin**
	B. Chinolin-, Isochinolinalkaloide Alkaloide vom Morphinantyp (Phenanthrentyp)	
9, 10	**Chinae Cortex** Cinchonae cortex Chinarinde Cinchona pubescens VAHL (syn. C. succirubra PAVON) Ph.Eur.III, ÖAB, 2. AB-DDR, Helv. VI Cinchona ledgeriana MOENS. gelbe Chinarinde Rubiaceae	*GA* **4–12%** (mind. 6,5% Ph.Eur./7–10% Chinin/Cinchonin 2. AB-DDR) Hauptalkaloide sind die Diastereomerenpaare **Chinin/Chinidin** und **Cinchonin/Cinchonidin**. Von ca. 20 bekannten Alkaloiden (≙100%) sind in der off. Chinarinde ca. 25% Chinin, ca. 45% Cinchonin und ca. 5% Chinidin. In der gelben Chinarinde („Fabrikrinde") sind bis zu 90% Chinin nachgewiesen.
11, 12	**Ipecacuanhae Radix** Ipecacuanhawurzel Brechwurzel Cephaelis ipecacuanha (BROT.) RICH. (Rio-, Matto-Grosso-Droge) Cephaelis acuminata KARSTEN (Cartagena-, Panama-, Costa-Rica-Droge) Rubiaceae Ph.Eur. I, 2. AB-DDR, USP XIX	*GA* **1,8–6%** (mind. 2% Ph.Eur./mind. 2% mit 60% Emetin-Anteil 2. AB-DDR) Hauptalkaloide sind **Emetin, Cephaelin** sowie die entsprechenden Dehydroverbindungen O-Methylpsychotrin und Psychotrin. **Rio-Droge** zeigt Emetin zu Cephaelin im Verhältnis 3:1 (2/3:1/3). **Panama-Droge** zeigt Emetin zu Cephaelin im Verhältnis 1:1. Die Nebenalkaloide liegen zu etwa 0,05% vor.
13, 14	**Opium** Opium Papaver somniferum L. subsp. somniferum und Varietäten Papaveraceae DAB 8., 2. AB-DDR, Helv. VI, ÖAB, USP XIX	*GA* (Rohopium) **20–29%** mit ca. 30 Alkaloiden; Hauptalkaloide vom Phenanthren-Typ: **Morphin** (3–23%), **Codein** (0,3–3%), **Thebain** (0,1–3%) Benzylisochinolin-Typ: **Papaverin** (0,1–2%), **Noscapin** (Narcotin) (2–12%), **Narcein** (0,1–2%) Opium DAB 8 (eingetrockneter Milchsaft mit mind. **9,5%** Morphin) Opium 2. AB-DDR (mind. **12%** Morphin) Opium titratum DAB 8 (auf **9,8** Morphingehalt eingestellt) Opii extractum DAB 8 (Morphingehalt **19,6–20,4%**/Trockenextrakt aus Rohopium) Opii tinctura DAB 8 (Morphingehalt **0,95–1,05%** aus Rohopium)

Abb.	Droge/Stammpflanze Familie	Hauptalkaloide/ Gesamtgehalt (*GA*)

C. Verschiedene Alkaloidtypen

15–18	**Chelidonii Herba** Schöllkraut Chelidonium majus L. Papaveraceae DAB 8, 2. AB-DDR	*GA* **0,35–0,9%** (mind. 0,6% DAB 8/0,4–0,8% 2. AB-DDR) mit ca. 20 Alkaloiden **Benzophenanthridin-Typ**: Chelidonin, Chelerythrin und Sanguinarin **Protoberberintyp**: Berberin **Protopin-Typ**: Protopin, α-, β-Allokryptopin
	Berberidis radicis Cortex Berberitzenrinde Berberis vulgaris L. Berberidaceae	*GA* **0,95–3%** mit den Hauptalkaloiden **Berberin**, Jateorhizin und Palmatin (Protoberberin-Typ)
	Hydrastis Rhizoma Hydrastis-Wurzel Hydrastis canadensis L. Ranunculaceae	*GA* **2,5% bis 6%** mit ca. 3% **Berberin**, ca. 1% Tetrahydroberberin (= *Canadin*) und ca. 1,5–4% **Hydrastin**, ein Phtalidisochinolin-Alkaloid
	Colombo Radix Colombo-Wurzel Jateorhiza palmata (LAM.) MIERS Menispermaceae	*GA* ca. **1–2%** mit den Protoberberin-Alkaloiden **Palmatin**, **Jateorhizin** und **Columbamin**
	Colchici Semen Herbstzeitlosensamen Colchicum autumnale L. Liliaceae DAC	*GA* **0,5–1%** ca. 20 Alkaloide mit **Colchicin** als Hauptalkaloid und Demecolcin als Nebenalkaloid.
19, 20, 22	**Aconiti Tuber** Eisenhutknolle Aconitum napellus L. Ranunculaceae Helv. VI, (Aconitinum: Helv. VI, ÖAB)	*GA* **0,3–1,5%** (mind. 0,6% etherlösliche Alkaloide ber. als Aconitin Helv. VI) Esteralkaloide (Alkaminester) mit **Aconitin** als Hauptalkaloid, Benzoylaconin und Aconin als hydrolytische Spaltprodukte.
	Boldo Folium Boldoblatt Peumus boldus J.I. MOLINA Monimiaceae Helv. VI	*GA* mind. **0.1%** Helv. VI Aporphinalkaloid **Boldin**
	Ephedrae Herba Ephedrakraut Ephedra distachya L. u. andere Arten Ephedraceae (Ephedrin DAB 8)	*GA* bis **3,3%** ca. 75% L-**Ephedrin** und 25% (+)-Pseudoephedrin, Nor-Pseudoephedrin u.a. Die Pseudoephedrine sind Diastereoisomere der Ephedrine.

Abb.	Droge/Stammpflanze Familie	Hauptalkaloide/ Gesamtgehalt (*GA*)
	Jaborandi Folium Jaborandiblatt Pilocarpus jaborandi HOLMES (Pernambuco-Jaborandi) Pilocarpus pennatifolius LEMAIRE (Paraguay-Jaborandi) u. andere Arten Rutaceae Helv. VI (Pilocarpin-HCl DAB 8 u.a. Ph.)	*GA* 0,5–7% (mind. 0.5% Helv. VI) mit den Imidazolalkaloiden **Pilocarpin** und **Isopilocarpin**, die 25–50% des Gesamtalkaloidgehaltes betragen können.
	Lobeliae Herba Lobelienkraut Lobelia inflata L. Lobeliaceae 2. AB-DDR, ÖAB	*GA* mind. **6,2%** 2. AB-DDR mit **Lobelin** als Hauptalkaloid (Piperidin-Grundgerüst) und dem Nebenalkaloid Isolobinin (Dehydropiperidin-Grundgerüst).
	Sabadillae Semen Sabadillsamen Schoenocaulon officinale ASAGRAY Liliaceae	*GA* **1–5%** Steroidalkaloide („**Veratrinum**-Alkaloidgemisch"), die sich vom C-nor-C-homo-Cholestan ableiten
	Veratri Rhizoma weiße Nießwurz, Germerwurzel Veratrum album subsp. album und V. lobelianum BERHN. Liliaceae 2. AB-DDR, Helv. VI	*GA* mind. **1%** Helv. VI Tetraester des Protoverins besonders **Protoverin A** und **B** neben freien Alkaloiden
	Sarothamni (Spartii) scoparii Herba Besenginsterkraut Sarothamnus scoparius (L.) WIMMER ex KOCH Fabaceae	*GA* **0,8–1,5%** mit **Spartein** (tetracyclisches Chinolizidin-Alkaloid) als Haupt- und dem α-Isospartein (= Genistein) als Nebenalkaloid **Flavonoide** (s.S. 184, Abb. 14 Flavonoid-Kapitel)
	Nicotianae Folium Tabakblatt Nicotiana tabacum L., N. rustica L. u.a. Varietäten Solanaceae	*GA* variiert stark L-**Nicotin (0,05–10%)**, Nornicotin, Anabasin und Nicotyrin.
	D. Purinalkaloide	
21	**Cacao Semen** Kakaobohne Theobroma cacao L. Sterculiaceae	**0,2–0,5% Coffein,** 1–2% Theobromin
	Coffeae Semen Kaffeebohne Coffeae arabica L. u. andere Arten Rubiaceae	**0,3–2,5% Coffein** (Theophyllin i. Spuren) Chlorogensäure

Abb.	Droge/Stammpflanze Familie	Hauptalkaloide/ Gesamtgehalt (*GA*)
	Colae Semen Kolanuß Cola nitida SCHOTT et ENDL. Cola acuminata SCHOTT et ENDL. Sterculiaceae Helv. VI, ÖAB	**0,6–3% Coffein,** ca. 0,1% Theobromin
	Mate Folium Mateblatt Ilex paraguariensis St. HILAIRE Aquifoliaceae	**0,5–1,5% Coffein** ca. 0,05% Theophyllin, ca. 0,2–0,45% Theobromin Chlorogensäure
	Theae Folium Teeblatt Camellia sinensis (L.) KUNTZE u.a. Varietäten Theaceae	**2,5–4,5% Coffein** 0,02–0,05% Theophyllin, 0,05% Theobromin
	E. Tropin-Alkaloide	
23–26	**Belladonnae Folium** Tollkirschenblatt Ph.Eur.I, ÖAB, 2. AB-DDR, Helv. VI	*GA* **0,2–0,5%** (mind. 0,3% Ph.Eur.I) mit *l*-**Hyoscyamin/Atropin** und **Scopolamin** als Hauptalkaloide im Verhältnis ca. 3:1
	Belladonnae radix Tollkirschenwurzel Belladonna-Wurzel Atropa belladonna L. Solanaceae 2. AB-DDR, ÖAB	*GA* **0,3–0,8%** (mind. 0,4% 2. AB-DDR) mit *l*-**Hyoscyamin, Scopolamin** als Hauptalkaloide und Apoatropin, Belladonnin, Cuskhygrin, Norhyoscyamin, Noratropin und Meteloidin als Nebenalkaloide
	Scopoliae Radix Glockenbilsenkraut-Wurzel Scopolia carniolica JACQ. Solanaceae	*GA* **0,4–0,95%** mit ähnlicher Zusammensetzung wie Belladonnae radix. (Abgrenzung anhand des Cumarinmusters s. Abb. 26 S. 90).
	Hyoscyami Folium Bilsenkraut Hyoscyamus niger L. Ph.Eur.I, Helv. VI, 2. AB-DDR	*GA* **0,04–0,17%** (mind. 0,05% Ph.Eur.) mit *l*-**Hyoscyamin/Atropin** und **Scopolamin** im Verhältnis ca. 1,2:1
	Hyoscyami mutici Folium Hyoscyamus muticus L. Solanaceae	*GA* **mind. 0,8%** (0,8–1,4%) neben *l*-**Hyoscyamin/Atropin**, **Scopolamin** sind als Nebenalkaloide Apoatropin und Belladonnin nachweisbar.

Abb.	Droge/Stammpflanze Familie	Hauptalkaloide/ Gesamtgehalt (GA)
	Stramonii Folium Stechapfelblatt Datura stramonium L. Solanaceae Ph.Eur. I., Helv. VI, 2. AB-DDR, ÖAB	GA **0,1–0,6%** (mind. 0,25% Ph.Eur.) mit *l*-**Hyoscyamin** und **Scopolamin** im Verhältnis ca. 2:1 als Hauptalkaloide, Nebenalkaloid Atropamin

Alle Solanaceen-Blattdrogen enthalten zusätzlich **Flavonoide**, zum Teil **Cumarine** und **Pflanzensäuren** (s. Abb. 26 S. 90)

V. Formelübersicht Alkaloid-Drogen

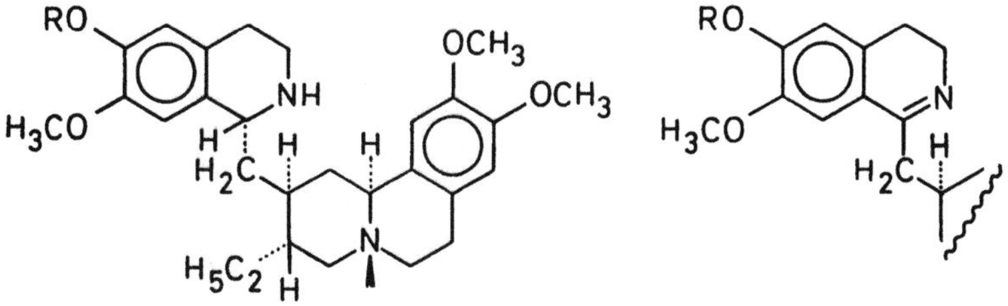

(−)-Emetin: R = CH₃ ————⁻²ᴴ————▶ O-Methylpsychotrin

Cephaelin: R = H ————⁻²ᴴ————▶ Psychotrin

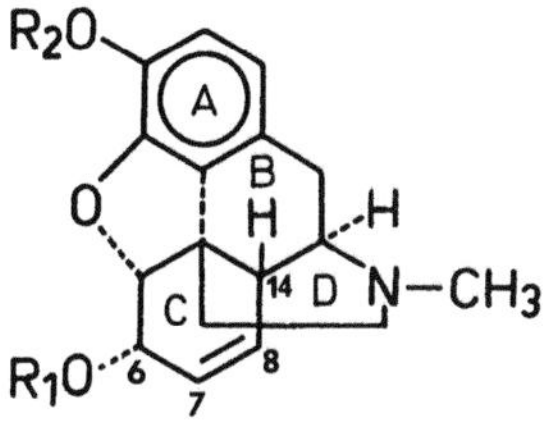

Morphin: R₁ = R₂ = H
Codein: R₁ = H; R₂ = CH₃
Thebain: R₁ = R₂ = CH₃
zus. Doppelb. 6/7 u. 8/14

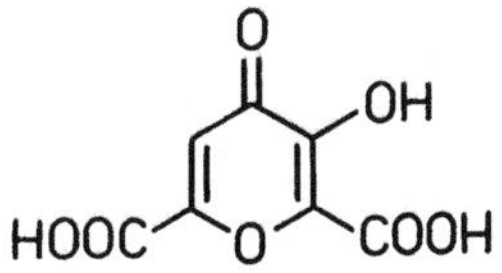

Meconsäure

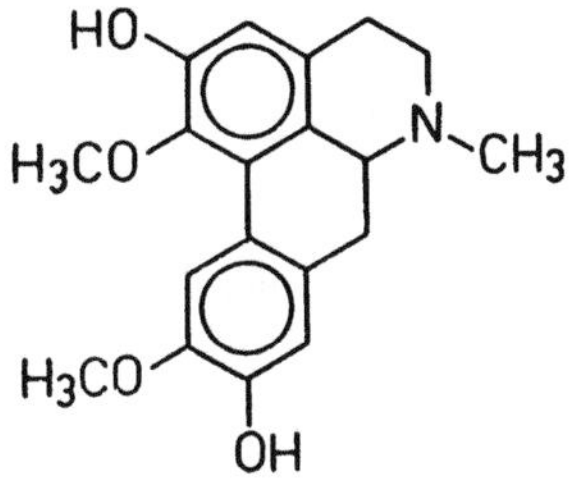

Boldin

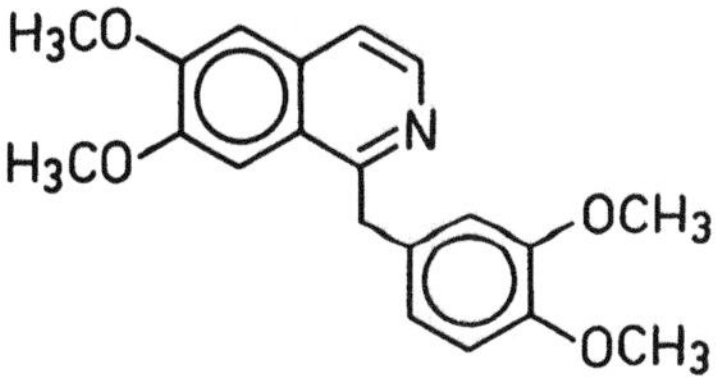

Papaverin

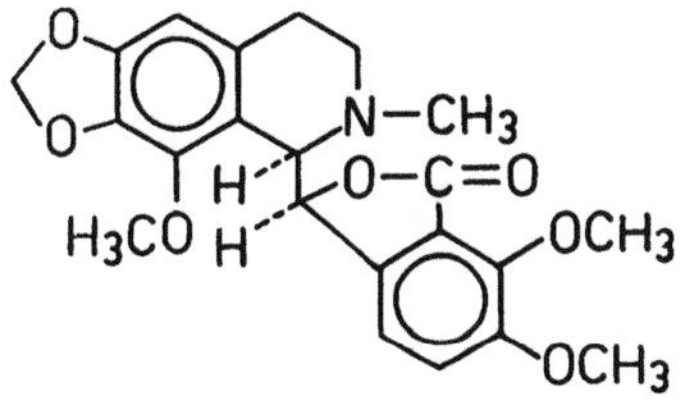

Noscapin
(= Narcotin)

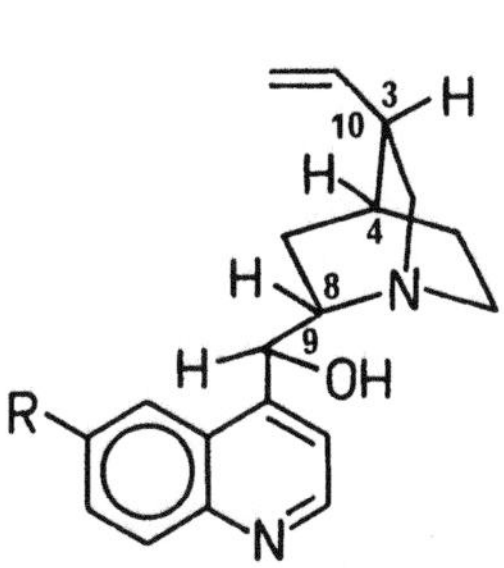

(−) Chinin   R = OCH₃
(−) Cinchonidin R = H

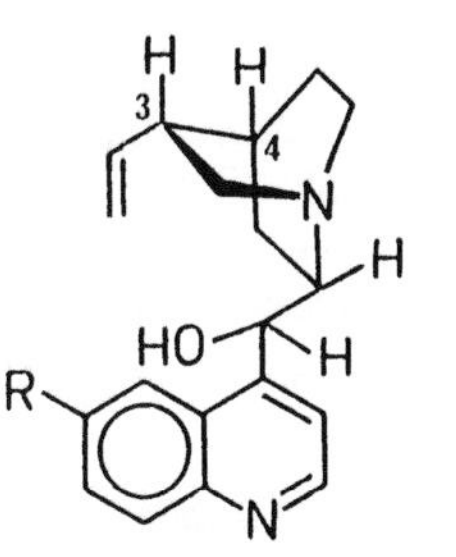

(+) Chinidin   R = OCH₃
(+) Cinchonin R = H

61

β-Carbolin

Chinolizidin

A B C N–CH₃
N H H D H
H
E
R₁
R₂

Yohimban: R₁ = R₂ = H
Yohimbin: R₁ = CH₃OOC; R₂ = OH

R₁
N N–CH₃
N H H H
H
H
H₃COOC OR₂
OCH₃

Reserpin: R₁ = OCH₃;
R₂ = 3,4,5-Trimethoxybenzoyl
Rescinnamin: R₁ = OCH₃;
R₂ = 3,4,5-Trimethoxycinnamoyl

N N
N H H H
H CH₃
H₃COOC O H

Raubasin
(= Ajmalicin)

OH
H
N N OH
H₃C H
H C₂H₅
H

Ajmalin

HO H H CH₂OH
N
N H
R H

Sarpagin: R = H
Raupin : R = CH₃

N⊕
N⊖
H H
H CH₃
H₃COOC O

Serpentin

R₁ H N
R₂ H
N H
H H
O O H

Strychnin: R₁ = R₂ = H
Brucin: R₁ = R₂ = OCH₃
α-Colubrin: R₁ = H; R₂ = OCH₃
β-Colubrin: R₁ = OCH₃; R₂ = H

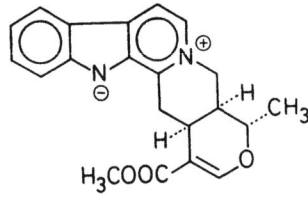

ROC H N–CH₃
H
N
H

SÄUREAMID-ALKALOIDE

Ergometrin (Ergobasin)	R = NH–CH–CH₂OH 　　　　CH₃

PEPTID-ALKALOIDE

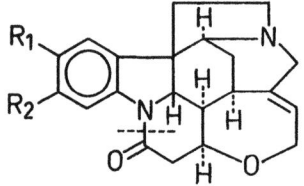

LYSERGYL-REST —N⋯C O C N Prolin
H R₁ OH
O=C N C=O
H C R₂

Alkaloide	R₁	Aminosäuren	R₂	Aminosäuren
1. Ergotamingruppe 　Ergotamin	CH₃	α-Hydroxy-alanin	CH₂–⬡	Phenylalanin
2. Ergotoxingruppe 　Ergocristin	CH(CH₃)₂	α-Hydroxy-valin	CH₂–⬡	Phenylalanin

62

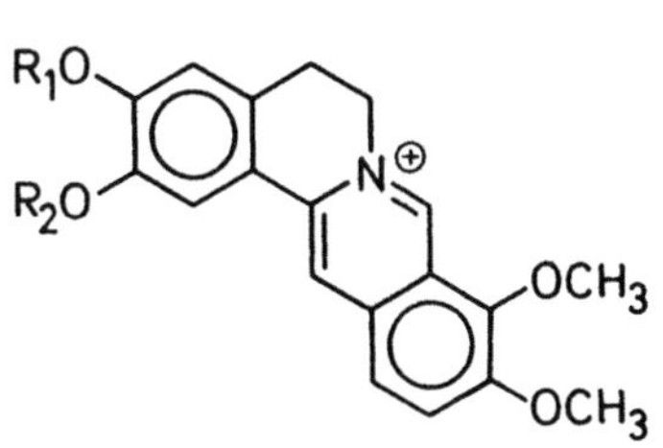
R1O
R2O
N⊕
OCH3
OCH3

Berberin: $R_1;R_2 = -CH_2-$
Palmatin: $R_1 = R_2 = CH_3$
Jateorhizin: $R_1 = H; R_2 = CH_3$

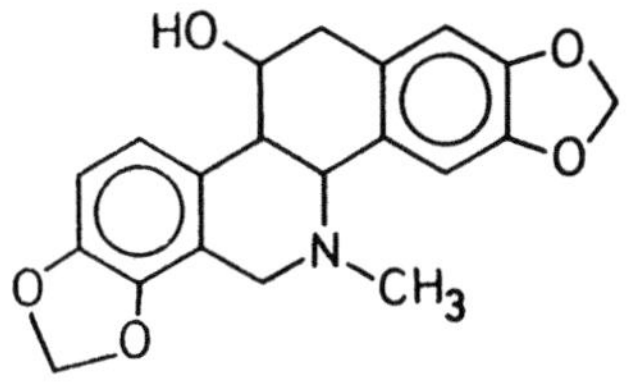
HO
O
O
O
O
N
CH3

Chelidonin

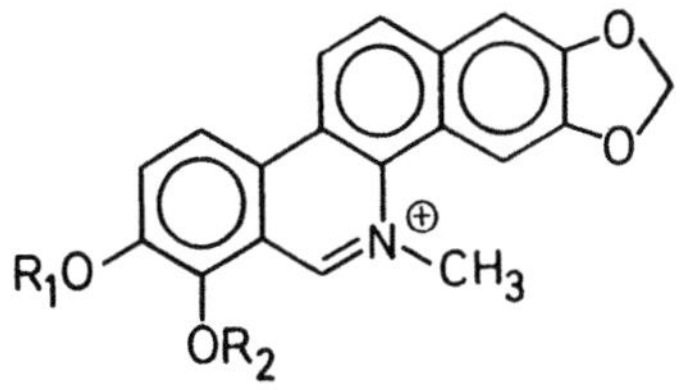
O
O
R1O
OR2
N⊕
CH3

Chelerythrin: $R_1 = R_2 = CH_3$
Sanguinarin: $R_1;R_2 = -CH_2-$

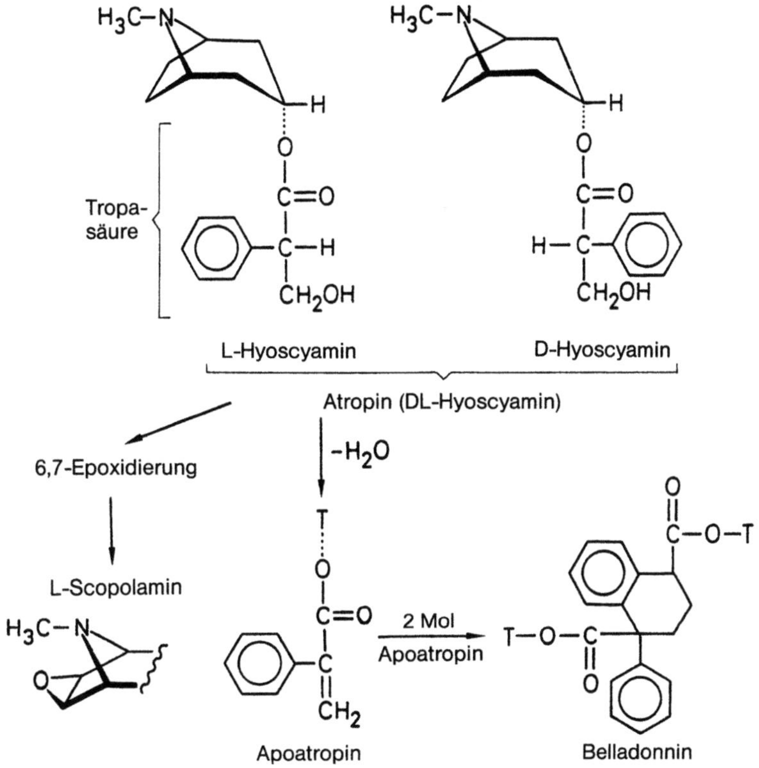
H3C–N
H
O
C=O
C–H
CH2OH
Tropa-
säure
H–C
L-Hyoscyamin
D-Hyoscyamin
Atropin (DL-Hyoscyamin)
6,7-Epoxidierung
L-Scopolamin
-H2O
T
2 Mol
Apoatropin
T–O–C
C–O–T
CH2
Apoatropin
Belladonnin

T = Tropylrest

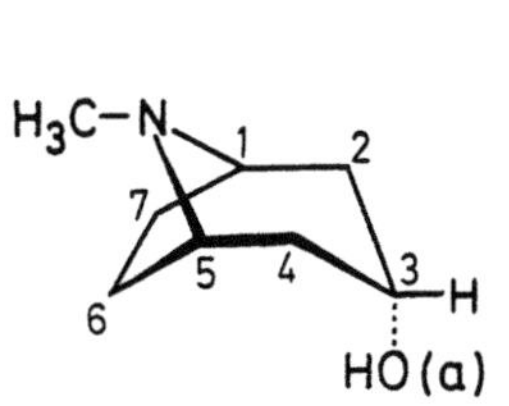
H3C–N
1
2
7
5
4
3
6
H
HO (a)

Tropin
(Tropan-3-α-ol)

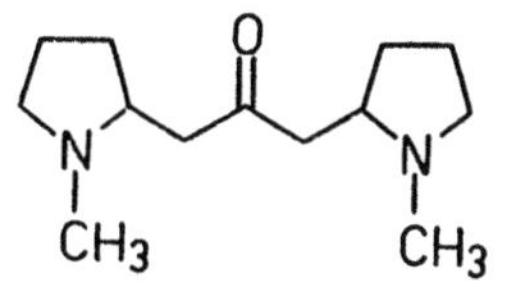
O
N
N
CH3
CH3

Cuskhygrin

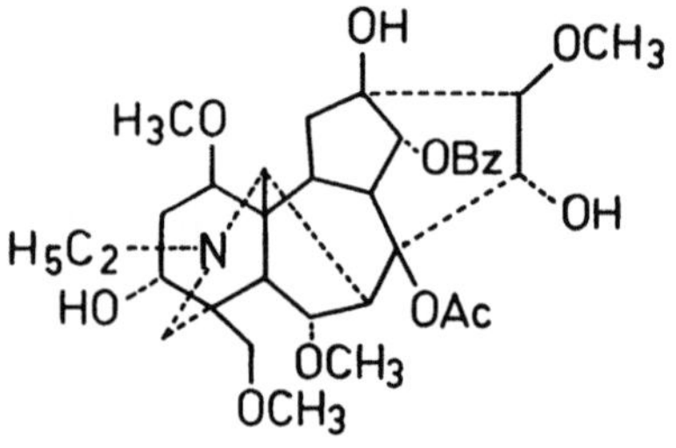

Aconitin

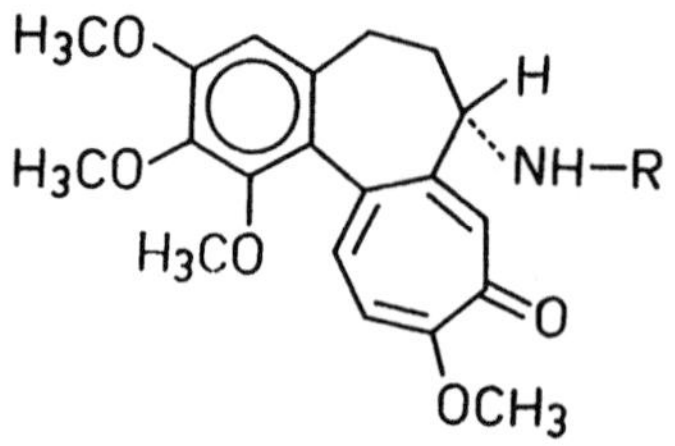

Colchicin: R = COCH₃
Demecolcin: R = CH₃

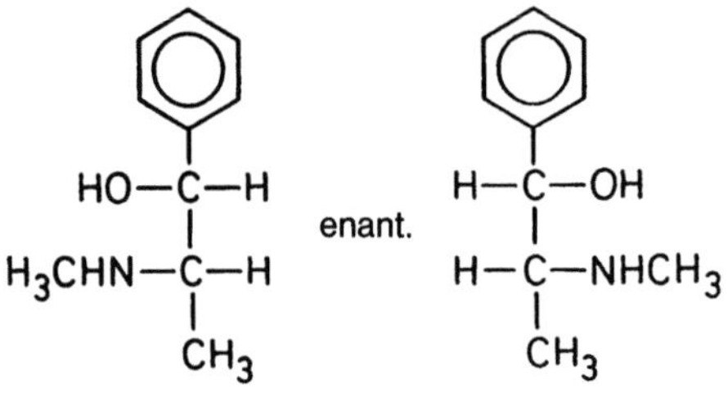

L-Ephedrin   enant.   D-Ephedrin

erythro

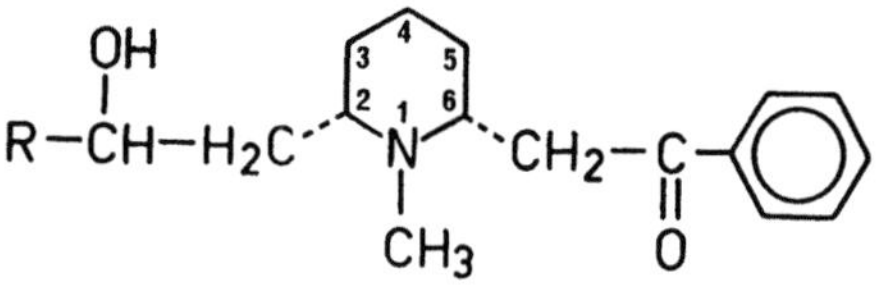

(−) Lobelin: R = —◯ 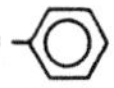
Isolobinin: R = C₂H₅   4,5=

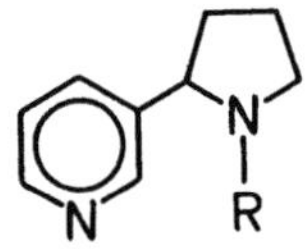

Nicotin: R = CH₃
Nornicotin: R = H

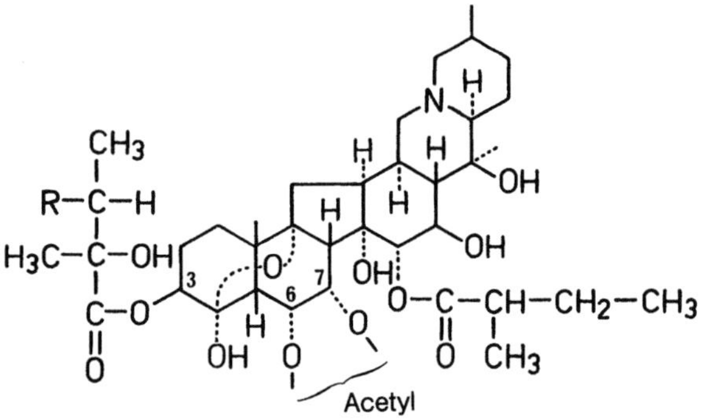

Protoveratrin A R = H
Protoveratrin B R = OH

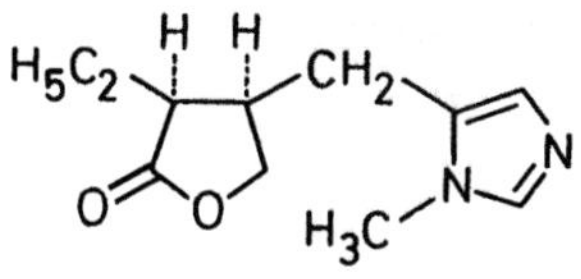

Pilocarpin

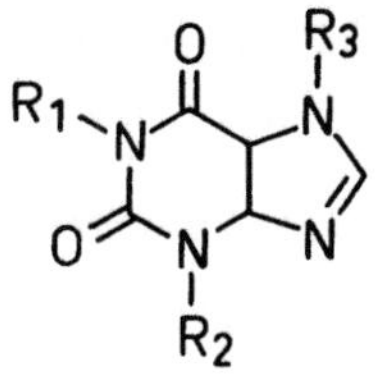

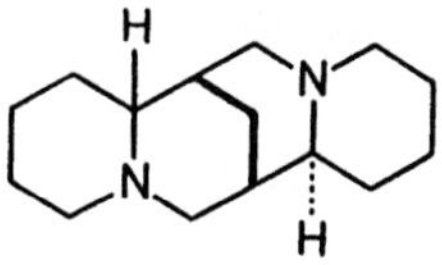

Spartein

	R₁	R₂	R₃
Theobromin	H	CH₃	CH₃
Theophyllin	CH₃	CH₃	H
Coffein	CH₃	CH₃	CH₃

Übersichts-DC der wichtigsten Alkaloide

Alkaloide I – Referenzsubstanzen mit Dragendorff

Bahnen		
	1 = Colchicin	12 = Scopolamin
	2 = Boldin	13 = Strychnin
	3 = Morphin	14 = Yohimbin
	4 = Pilocarpin	15 = Physostigmin
	5 = Chinin	16 = Nicotin
	6 = Brucin	17 = Veratrin
	7 = Cephaelin	18 = Emetin
	8 = Chinidin	19 = Papaverin
	9 = Atropin	20 = Lobelin
	10 = Codein	21 = Aconitin
	11 = Cinchonin	22 = Noscapin (Narcotin)

LM-System AL-1 Toluol-Ethylacetat-Diethylamin (70:20:10)

Detektion	Dragendorff-Reagens (Nr. 11 C s.S. 300)	vis	**Abb. 1 A**
	Drg. Reag. mit Natriumnitrit (Nr. 11 F s.S. 301)	vis	**Abb. 1 B; 2 A**

DC-Bild 1 A Alkaloide geben spontan mit dem Reagens eine orangebraune, zumeist beständige Färbung im vis.
Einige Alkaloide, z.B. Boldin (*2*), Morphin (*3*) und Nicotin (*16*) verblassen schnell.

1 B, 2 A Eine Intensivierung der Farbe wird durch das Nachbesprühen mit dem **Natriumnitrit**-Reagens erreicht. Die Zonen erscheinen dann mit dunkelbrauner (z.B. Morphin (*3*)) oder violettbrauner (z.B. Atropin (*9*)) Färbung. Unbeständig sind die Färbungen von Pilocarpin (*4*) und Nicotin (*16*).

Alkaloide II – Referenzsubstanzen mit Eigenfluoreszenz im UV-365 nm

Bahnen		
	23 = Serpentin	29 = Emetin
	24 = Chinin	30 = Yohimbin
	25 = Cinchonin	31 = Noscapin (Narcotin)
	26 = Chinidin	32 = Hydrastin
	27 = Cinchonidin	33 = Berberin
	28 = Cephaelin	34 = Sanguinarin

LM-System AL-1 Toluol-Ethylacetat-Diethylamin (70:20:10)

Detektion	Schwefelsäure (5%ig)-Reag. (Nr. 34 S. 304)	UV-365 nm	**Abb. 2 B**

DC-Bild 2 B Die vorwiegend blau fluoreszierenden Alkaloide erfahren durch Nachbehandlung mit 5%iger Schwefelsäure eine Fluoreszenzverstärkung
Bei den Chinaalkaloiden wird die vorher nur schwache Blaufluoreszenz von Chinin und Chinidin nach strahlend blau (in der Abbildungswiedergabe von weißer Fluoreszenzfarbe) und bei Cinchonin und Cinchonidin nach tiefviolett verändert.
Berberin und Sanguinarin fluoreszieren als Ausnahme gelb.

Anmerkung: Die handelsüblichen Alkaloid-Referenzsubstanzen (z.B. Hydrastin) zeigen häufig Nebenalkaloidzonen. Bei einigen Alkaloiden bilden sich Abbauprodukte in Lösung oder beim Entwicklen der DC-Platte.

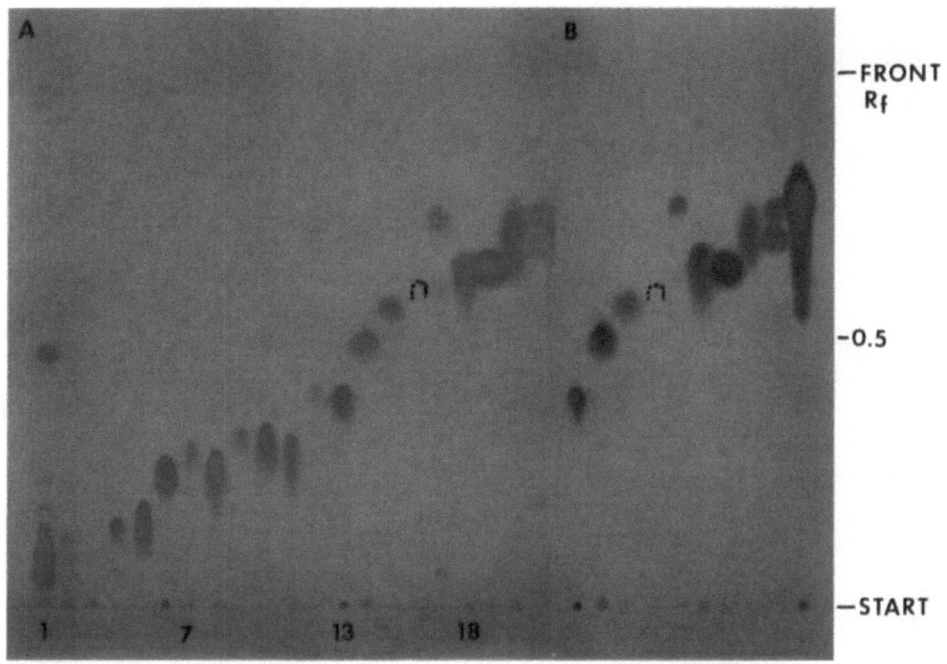

Abb. 1

T1 – 21   T13 – 22

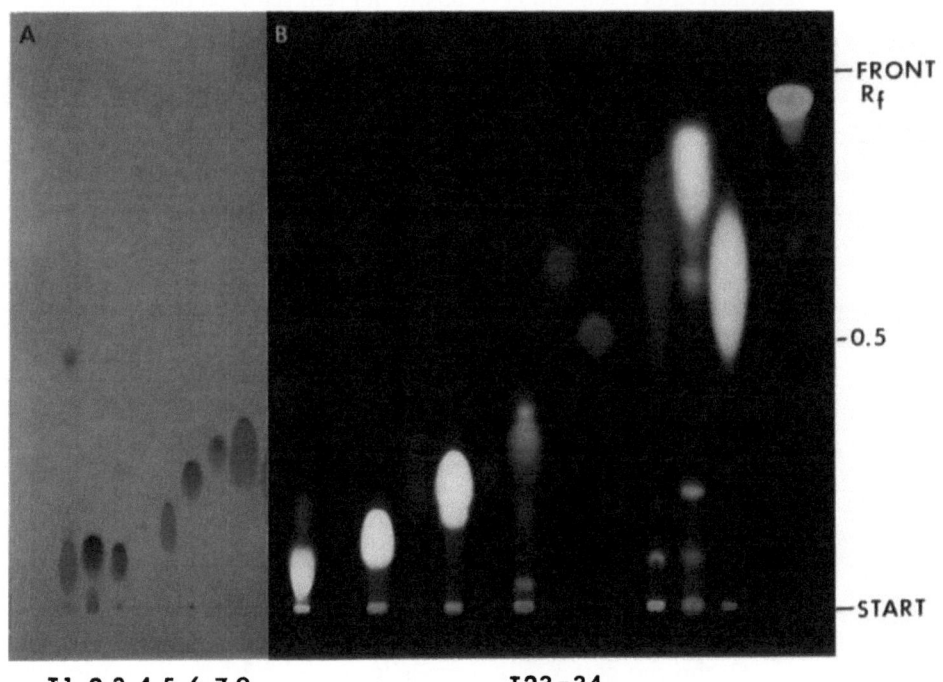

Abb. 2

T1 2 3 4 5 6 7 9   T23 – 34

Alkaloide III

Quebracho und Yohimbe Cortex

Bahnen	*1* = Quebracho cortex	
	2 = Yohimbe cortex	
Test	T1 = Serpentin	
	T2 = Ajmalin	
	T3 = Yohimbin	
	T4 = Reserpin	
	T5 = Rescinnamin	
LM-System	AL-1 Toluol-Ethylacetat-Diethylamin (70:20:10)	**Abb. 3A; 4A**
	AL-6 n-Heptan-Ethylmethylketon-Methanol (58:34:8)	**Abb. 3B; 4 B**
	AN-1 Ethylacetat-Methanol-Wasser (100:13,5:10)	**Abb. 3C; 4C**
Detektion	Direktauswertung UV-365 nm	**Abb. 3B, C; 4A, B**
	Jodplatinat-Reagens (JP Nr. 19 S. 302) UV-365 nm	**Abb. 3A**
	Dragendorff-Reagens (Nr. 11 F, S. 301) vis	**Abb. 4C**

Droge	Beschreibung s.S. 55, Formelbilder s.S. 62
DC-Bild	*„Rauwolfia-Alkaloide (Teste)*. Alkaloide des Yohimbin- und Corynanthein-Typs
3	*(„Rauwolfia-Alkaloide"* T1–5) zeigen in der UV-365 nm Direktauswertung intensiv blaue Fluoreszenz. *Ajmalin*, im UV-254 nm durch eine starke Fluoreszenzminderung gekennzeichnet, zeigt im UV-365 nm nur sehr schwach blaue Fluoreszenz, die jedoch nach Jodplatinat-Reagens-Behandlung verstärkt wird. (Abb. 3A).

3A–C   *AL-1* Von den drei aufgeführten LM-Systemen ergibt das *AL-1* System die beste Trenneigenschaft für *Ajmalin* und *Serpentin*, die in anderen Systemen im Startbereich verbleiben.

      AL-6 zeigt eine Trennung zwischen *Reserpin* und *Rescinnamin*

      AN-1 gibt einen deutlichen Rf-Unterschied zwischen *Yohimbin* und *Reserpin/Rescinnamin*-Gemischen.

      Anmerkung: Bei Drogenauszügen mit Alkaloiden des Yohimbin- und Corynantheintyps, die in einer Vielzahl von Strukturvarianten vorliegen, ist die Anwendung verschiedener Laufmittelsysteme zur Zuordnung erforderlich (s. Rauvolfiae radix Abb. 5/6 S. 70).

4A   *1, 2 Quebracho und Yohimbe cortex*. Im basischen LM-System *AL-1* zeigen *Quebracho*- und *Yohimbe*-Rinden-Extrakte eine Vielzahl blau fluoreszierender Zonen über den gesamten Rf-Bereich verteilt mit *Yohimbin* (vgl. T3) als Hauptverbindung im mittleren Rf-Bereich.

4B   Im neutralen System *AL-6* (vgl. DAB 8/Rauvolfiae radix) finden sich die meisten Verbindungen in tieferen Rf-Bereichen. Zur Unterscheidung von Quebracho- und Yohimbe cortex ist die bei Rf ca. 0,7 stark hervortretende Fluoreszenzzone heranzuziehen.

4C   *AN-1* Die *Dragendorff-Reagens*-Behandlung liefert braune, schnell verblassende Zonen im vis. Quebracho cortex zeigt beständigere und stärkere Zonen im unteren und im Rf-Bereich des Yohimbin-Testes verglichen mit Yohimbe cortex. Bei Yohimbe cortex erscheint eine zusätzliche Zone bei Rf ca. 0,8.

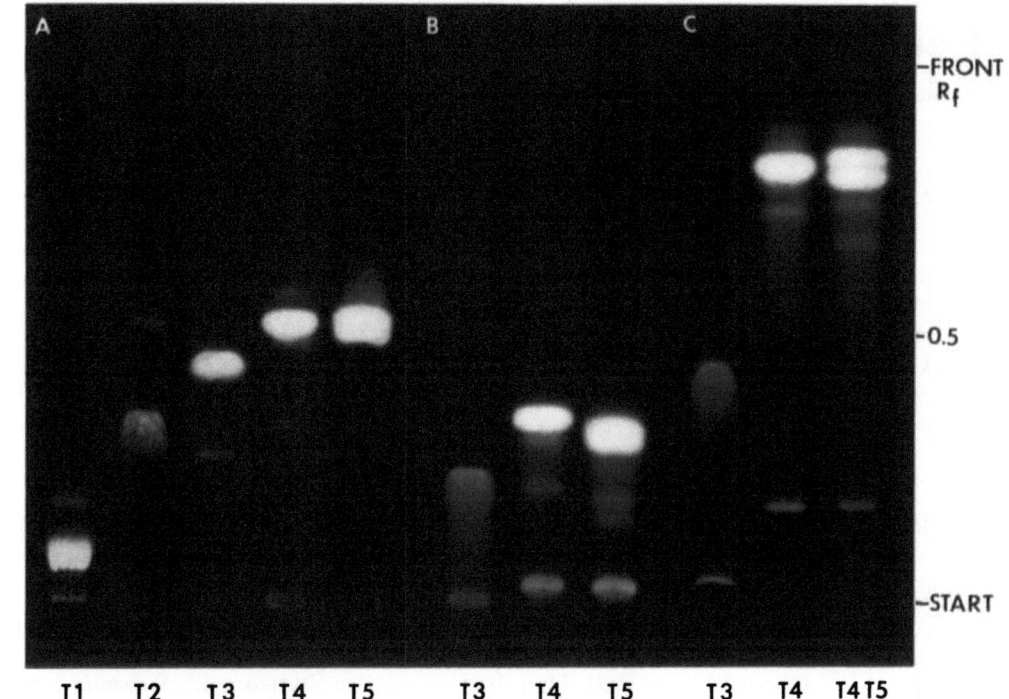

Abb. 3

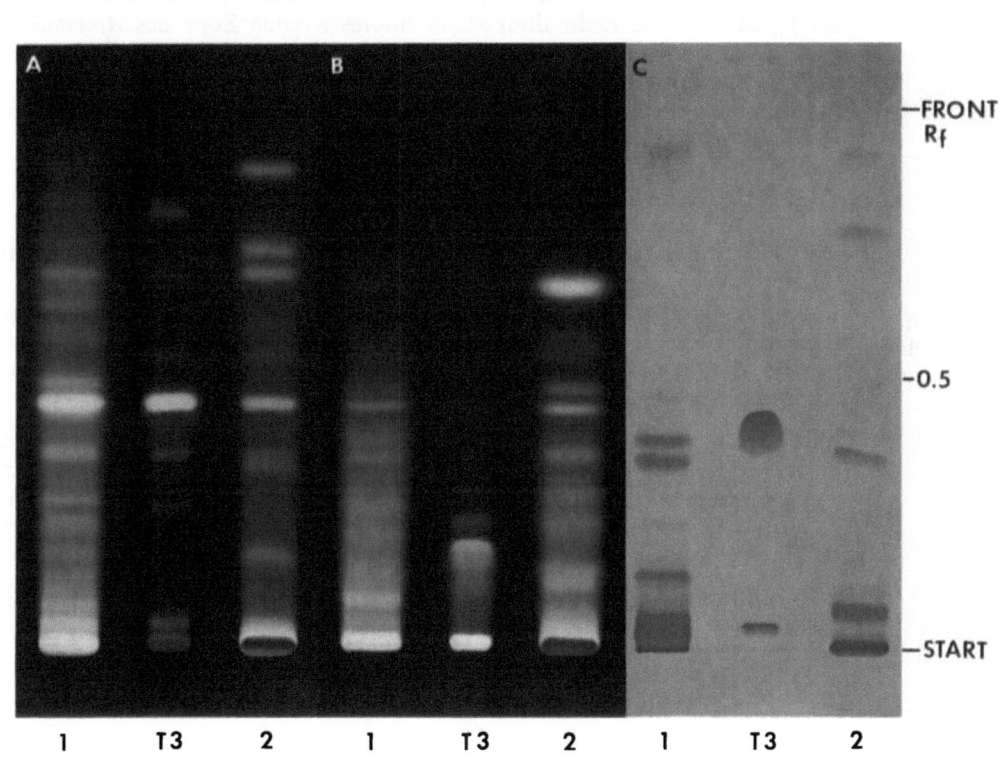

Abb. 4

Rauvolfiae Radix

Bahnen	1 = Rauvolfiae radix (R. serpentina – „Siam-Droge")
	2 = Rauvolfiae radix (R. vomitoria – „Afrikanische Droge")
	3 = Rauvolfiae radix (R. serpentina – „Indische Droge")
Teste	T1 = Serpentin T4 = Reserpin/Rescinnamin-Testgemisch
	T2 = Ajmalin T5 = Rauwolscin (mit Reserpin)
	T3 = Reserpin T6 = Rauwopur® (s.S. 53 Zusammensetzung)
LM-System	AL-1 Toluol-Ethylacetat-Diethylamin (70:20:10) **Abb. 5**
	AL-6 n-Heptan-Ethylmethylketon-Methanol (58:34:8) **Abb. 6**
Detektion	Direktauswertung UV-365 nm **Abb. 5A; 6A**
	Dragendorff-Reagens (Nr. 11 F S. 301) vis **Abb. 5B; 6B**

Droge Beschreibung s.S. 55, Formelbilder s.S. 62

DC-Bild *Rauvolfia-Wurzelauszüge* geben nach Trennung in den LM-Systemen AL-1 und AL-6 im UV-365 nm zahlreiche hellblau fluoreszierende Zonen vom Start- bis zum Rf-Bereich ca. 0,8.

5   *1 Rauvolfiae serpentinae radix* (Siam-Droge). Im LM-System *AL-1* erhält man mit steigendem Rf-Wert folgendes DC-Bild:
Oberhalb einer stark blau fluoreszierenden Startzone ist *Serpentin* (vgl. T1) bei Rf ca. 0,1 nur schwach sichtbar. Bei Rf ca. 0,2 und 0,25 sind zwei deutlich blaue, bei Rf ca. 0,35 die mehr dunkelblau fluoreszierende Zone des *Ajmalins* (vgl. T2) nachzuweisen. Direkt über einer weiteren blau fluoreszierenden Zone bei Rf ca. 0,4 liegen kaum getrennt die Zonen des *Reserpins* und *Rescinnamins* (vgl. T3/T4). Im oberen Rf-Bereich erscheinen meist nur schwach konzentrierte Zonen, von denen *Raubasin* bei Rf ca. 0,75 stärker hervortritt.

3 Rauvolfiae serpentinae radix (Indische Droge). Das DC-Bild ist im Vergleich zur Siam-Droge bei etwa gleicher Konzentration an *Reserpin/Rescinnamin* durch einen sehr hohen Serpentin-Gehalt (vgl. T1) charakterisiert. Die Zonen bis zum *Ajmalin* (vgl. T2) sind ebenso wie die Zonen im oberen Rf-Bereich stärker konzentriert als bei der Siam-Droge.

2 Rauvolfiae vomitoriae radix (Afrikanische Droge). Die vom DAB 8 nicht zugelassene Droge zeigt im DC-Bild einen deutlich höheren *Ajmalin-, Reserpin-* und *Rescinnamin-*Gehalt. Zusätzlich sind *Rauwolscin* (vgl. T5) bei Rf ca. 0,45 und weitere Zonen unmittelbar darüber nachweisbar.

6   Im LM-System *AL-6* (DAB 8) besitzen die Hauptalkaloide bei ähnlicher Trennfolge niedrigere Rf-Werte. Die Verbindungen *Serpentin* und *Ajmalin* verbleiben im Startbereich (vgl. T1/T2). *Reserpin* und *Rescinnamin* (vgl. T3/T4) sind den zwei direkt aufeinanderfolgenden Zonen bei Rf ca. 0,3–0,35 zuzuordnen. *Rauwolscin* zeigt im Gegensatz zum basischen LM-System einen höheren Rf-Wert als Reserpin.

Anmerkung: Mit Dragendorff-Reagens geben alle Rauwolfia-Alkaloide Braunfärbung im vis. *Ajmalin* kann zusätzlich durch Behandlung mit *konz. HNO₃* (Rotfärbung im vis) sichtbar gemacht werden.

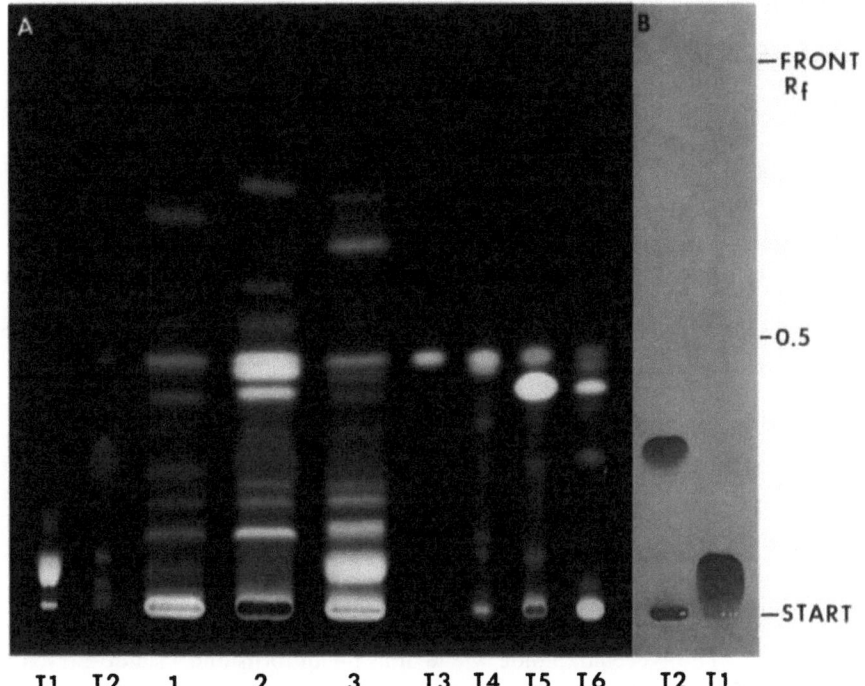

Abb. 5

T1 T2 1 2 3 T3 T4 T5 T6 T2 T1

—FRONT
R_f

—0.5

—START

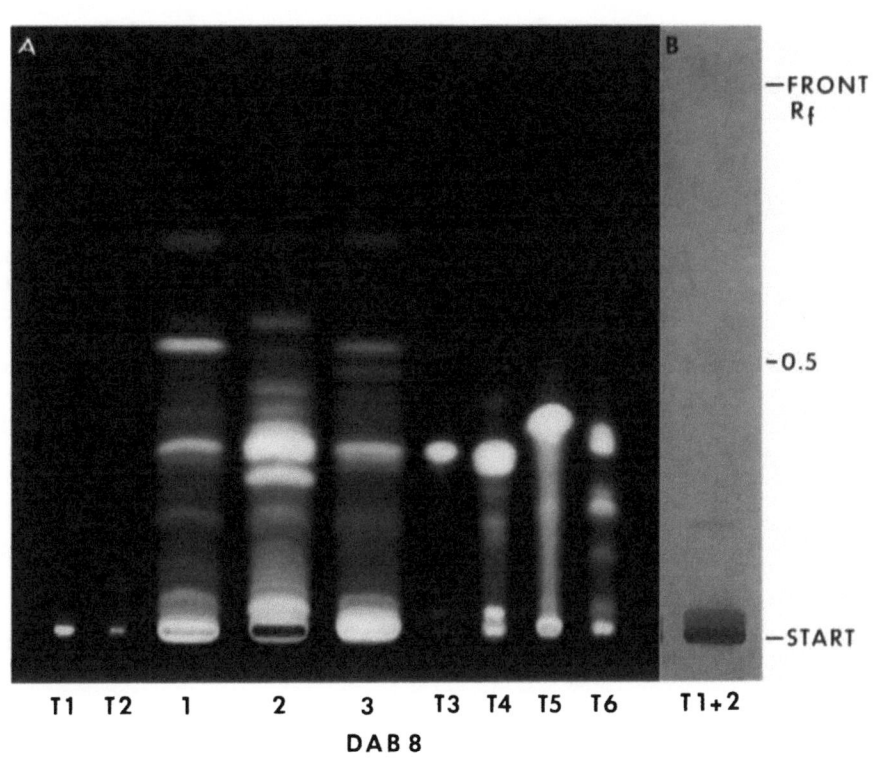

Abb. 6

T1 T2 1 2 3 T3 T4 T5 T6 T1+2

DAB 8

—FRONT
R_f

—0.5

—START

Strychni-, Ignatii Semen

Bahnen	*1* = Ignatii semen	**Teste** T1 = Brucin
	2 = Strychni semen	T2 = Strychnin
LM-System	AL-1 Toluol-Ethylacetat-Diethylamin (70:20:10)	**Abb. 7A, B**
	AL-2 Chloroform-Diethylamin (90:10)	**Abb. 7C**
Detektion	Dragendorff-Reagens (Nr. 11B)	
	mit Natriumnitrit (Nr. 11F S. 301)	vis **Abb. 7A, C**
	konz. Salpetersäure	vis **Abb. 7B**

Droge	Beschreibung s.S. 56, Formelbilder s.S. 62
DC-Bild 7A	Die DC-Trennung im LM AL-1 liefert nach Dragendorff-Reagens-Behandlung für beide Drogen-Auszüge im Rf-Bereich 0,15–0,4 jeweils 4–6 orangebraune Zonen unterschiedlicher Konzentration.

1 Ignatii semen enthält **Brucin** (vgl. T1) und **Strychnin** (vgl. T2) im Verhältnis von ca. 1:3

2 Strychni semen zeigt bei einem geringeren Gesamtalkaloidgehalt **Strychnin** und **Brucin** etwa im gleichen Verhältnis.
Die Nebenalkaloide wie α- und β-Colubrin und Pseudo-Strychnin liegen z.T. oberhalb der Strychnin-Zone.

Anmerkung: Die ursprüngliche kräftige Strychnin-Zone verblaßt schnell

7B	**Brucin** (vgl. T1/Rf ca. 0,15) gibt im vis mit **konz. HNO_3** eine typische Rotfärbung. Strychnin reagiert nicht.
7C	Im LM-System AL-2 liegen die Hauptalkaloide Brucin und Strychnin im oberen Rf-Bereich (vgl. T1/T2).

Secale cornutum

Bahn	*3* = Secale cornutum	**Teste** T3 = Ergometrin
		T4 = Ergotamin
		T5 = Ergocristin
LM-System	AL-1 Toluol-Ethylacetat-Diethylamin (70:20:10)	**Abb. 8A**
	AL-5 Toluol-Chloroform-Ethanol (28,5:57:14,5)	**Abb. 8B**
Detektion	Van URK-Reagens (Nr. 39 S. 305)	vis **Abb. 8A, B**

Droge	Beschreibung s.S. 55, Formelbilder s.S. 62
DC-Bild 8A, B	*Secale-Auszüge* geben nach van Urk-Reagens-Behandlung 5–6 blauviolett gefärbte Alkaloidzonen im Rf-Bereich 0,05–0,25 (LM-System AL-1) bzw. 0,05–0,6 (LM-System AL-5). Die Zone bei Rf = 0,05 ist **Ergometrin**[1], bei Rf ca. 0,3 **Ergotamin**[1] und bei Rf ca. 0,45 **Ergocristin**[1] zuzuordnen (LM-AL-5).

---

[1] Handelsübliche Testsubstanzen (T3–T5) liefern im DC-Bild eine zweite, meist schwächer ausgeprägte Zone. Diese lassen sich auch in Secale-Auszügen nachweisen. Es handelt sich um Abbauprodukte (Lumiverbindungen o.ä.).

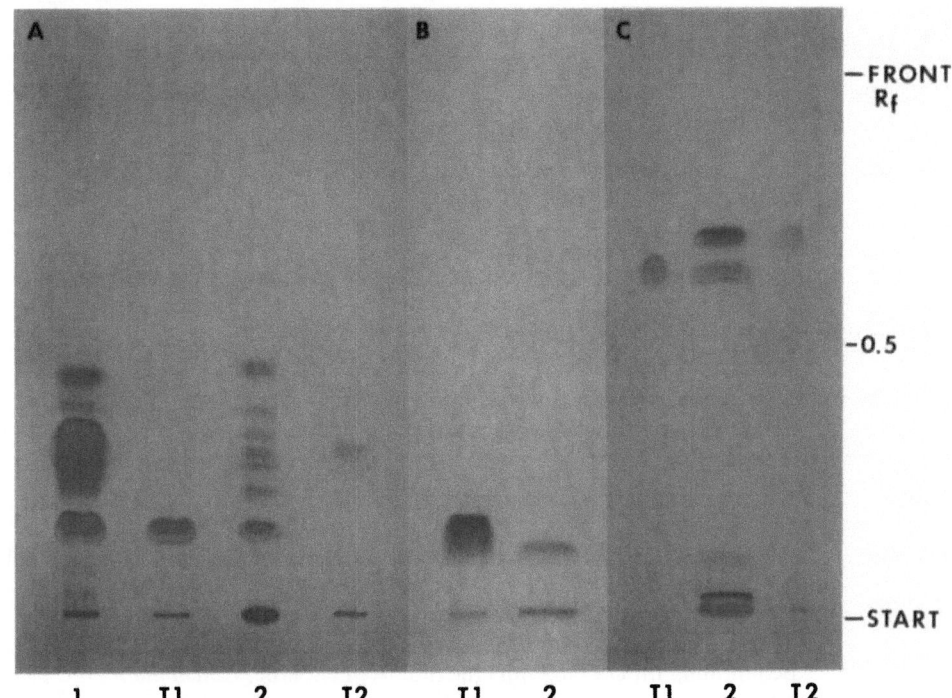

Abb. 7

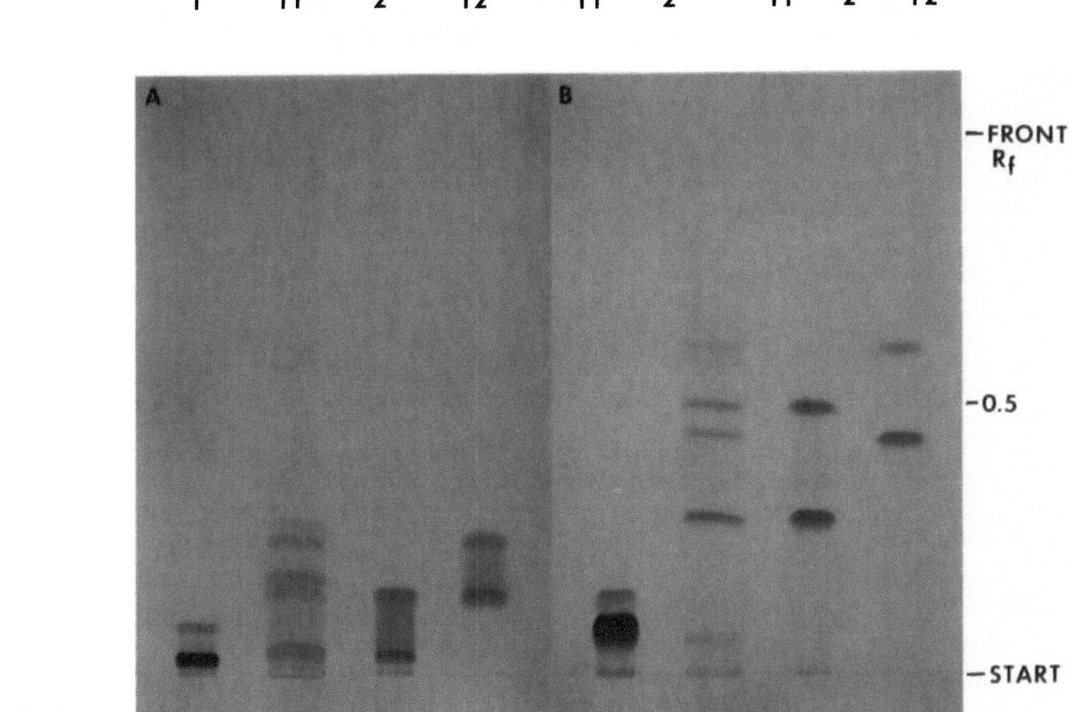

Abb. 8

73

Chinae Cortex

Bahnen   *1* = Chinae (C. ledgeriana) cortex
              2 = Chinae (C. succirubra) cortex

Teste   TG = Chinaalkaloid-Testgemisch Ph.Eur.III (Zusammensetzung s.S. 53)
              T1 = Chinin
              T2 = Cinchonidin
              T3 = Chinidin
              T4 = Cinchonin

LM-System AL-2 Chloroform-Diethylamin (90:10) Ph.Eur.III   **Abb. 9; 10 A**
              AL-1 Toluol-Ethylacetat-Diethylamin (70:20:10)   **Abb. 10 B, C**

Detektion Schwefelsäure-Reagens (Nr. 34 S. 304)   UV-365 nm   **Abb. 9; 10 C**
              Schwefelsäure-Jodplatinat-Reagens (Nr. 19 S. 302)   vis   **Abb. 10 A, B**

Droge   Beschreibung s.S. 56, Formelbilder s.S. 61.

DC-Bild *1, 2* Die Auszüge beider *China-Drogen* geben im LM *AL-2* (Ph.Eur.) nach Schwefelsäure-
9   behandlung mindestens 6 intensiv hellblau und 5–6 schwächer dunkelviolett im UV-
            365 nm fluoreszierende Zonen vom Start bis zur LM-Front.
              Die Hauptalkaloide *Chinin* (vgl. T1) und *Chinidin* (vgl. T3) zeigen nach H$_2$SO$_4$-
            Behandlung im UV-365 nm eine intensiv hellblaue, *Cinchonidin* (vgl. T2) und *Cincho-
            nin* (vgl. T4) eine dunkelviolette Fluoreszenz. Das Cinchonidin wird in China-Extrak-
            ten von stark blau fluoreszierendem Chinidin überlagert.

10 A   Die Nachbehandlungen mit dem Jodplatinat-Reagens gibt Violettfärbung im vis.
            Cinchonidin hebt sich durch eine mehr grauviolette Farbe von der violettbraunen
            Färbung des *Chinins*, *Chinidins* und *Cinchonins* ab.

10 B, C Das „Screening System" für Alkaloide *AL-1* trennt die 4 Hauptalkaloide nur im
            Rf-Bereich 0–0,2.

            Anmerkung: Neben den vier Hauptalkaloiden sind weitere China-Alkaloide und Epichininbasen
            nachweisbar. Die Epibasen (threo-Verbindungen) des Chinins und Chinidins liegen in dem
            unteren Rf-Bereich. Die Dihydroverbindungen des Chinin/Chinidins, Cinchonin und Cinchoni-
            dins zeigen keine Fluoreszenz im UV-365 nm! Bei gelbgrün fluoreszierenden Zonen dürfte
            es sich um chinonoide Strukturen handeln.

            Eine *Abgrenzung* beider China-Auszüge ist durch den unterschiedlichen Gehalt an
            Chinin gegeben.
            2 Chinchonae succirubrae cortex zeigt die 4 China-Hauptalkaloide etwa in dem Verhält-
            nis der aufgeführten Testmischung TG (Abb. 9/10A).
            1 Bei *C. ledgerianae cortex*-Auszügen überwiegt deutlich der *Chiningehalt* (Abb. 9).

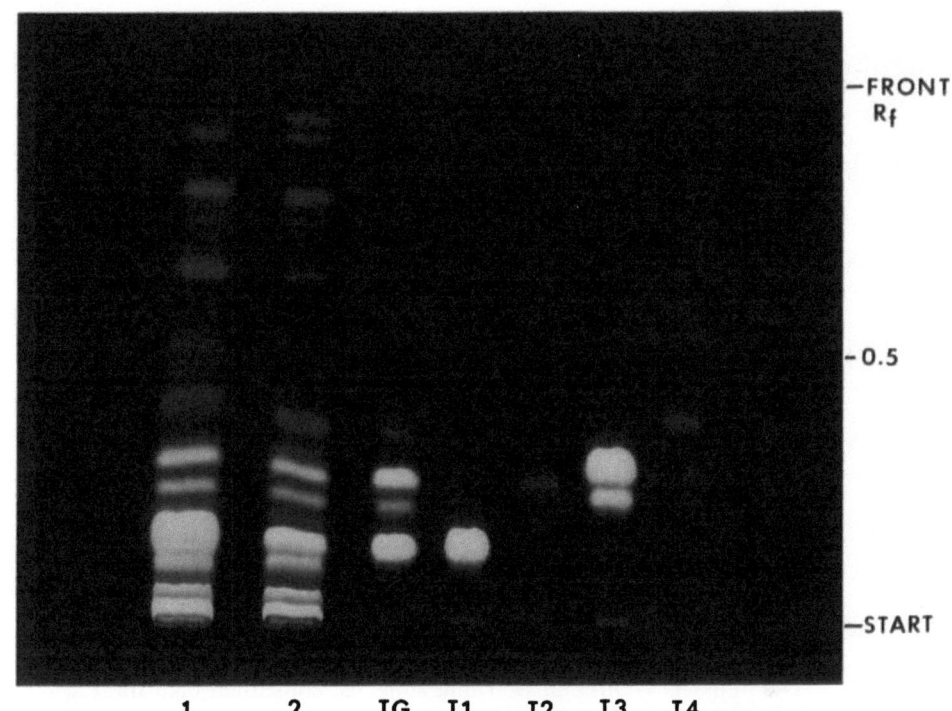

Abb. 9

1   2   TG   T1   T2   T3   T4

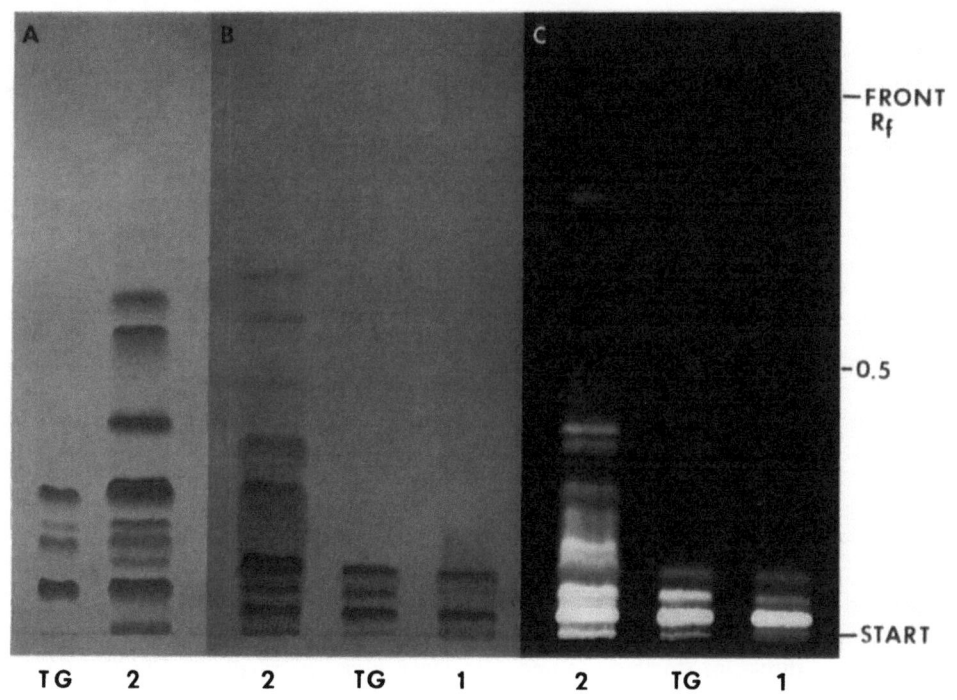

Abb. 10

TG   2   2   TG   1   2   TG   1

75

Ipecacuanhae Radix

Bahnen   *1* = Ipecacuanhae radix (Cephaelis acuminata „Cartagena/Panama-Droge")
    2 = Ipecacuanhae radix (C. ipecacuanha „Rio/Matto-Grosso-Droge")
    3 = Ipecacuanhae radix (Handelsmuster ohne Angabe einer Stammpflanze)
    4 = Ipecacuanhae radix (Handelsmuster „Jahore")

Test   TG = Testgemisch aus Cephaelin (Rf ca. 0,2), Emetin (Rf ca. 0,4) Ph.Eur. (s.S. 53)
    T1 = Cephaelin
    T2 = Emetin

LM-System AL-1 Toluol-Ethylacetat-Diethylamin

(70:20:10)	**Abb. 11 A, B, C**
AL-1 nach Kammersättigung	**Abb. 12 A**
AL-7 Chloroform-Methanol (85:15) Ph.Eur.	**Abb. 12 B**

Detektion

Jod-Chloroform-Reagens	UV 365 nm	**Abb. 11 A; 12 A, 12 B**
(J/CHCl$_3$ Nr. 17 S. 302)	vis	**Abb. 11 B**
Dragendorff-Reagens (Nr. 11 B S. 301)	vis	**Abb. 11 C**

Droge   Beschreibung s.S. 56, Formelbilder s.S. 61

DC-Bild *1–4 Ipecacuanhae radix*
11 A   Die in der UV-Direktauswertung zunächst einheitlich blau fluoreszierenden Haupt-
12 A, B alkaloide *Emetin* und *Cephaelin* (vgl. TG) zeigen nach Jod-Reagens-Behandlung und kurzem Erwärmen eine charakteristische Gelbweiß- bzw. Hellblaufärbung im UV-365 nm (Abb. 11 A; 12 A, B) und rotbraune bzw. gelbliche Farbzonen im vis (Abb. 11 B).

1, 2 Cartagena- und *Rio*-Drogen liefern beide die intensiv hellblaue Zone des *Cephaelins* (vgl. T1) und die gelbweiße Zone des *Emetins* (vgl. T2). Zusätzlich erscheinen im Startbereich und direkt unterhalb und oberhalb des Emetins (vgl. T2) schwächer konzentrierte Zonen mit blauer bzw. gelblicher Fluoreszenz. Das Nebenalkaloid *O-Methylpsychotrin* im Rf-Bereich des Emetins und *Emetamins* fluoreszieren ebenfalls gelb. *Psychotrin* im Rf-Bereich unterhalb von Cephaelin gibt dagegen eine blaue Fluoreszenz.

11 C   Das *Dragendorff-Reagens* zeigt die Hauptalkaloide im vis als rotbraune Zonen. Die Nebenalkaloide werden nur teilweise erfaßt.
Eine *Unterscheidung* von Ipecacuanha-Handelsdrogen ist über das Cephaelin-Emetin-Verhältnis möglich.

1 Bei Cartagena-(Panama bzw. Costa-Rica)-Droge von *Cephaelis acuminata* sind Emetin und Cephaelin etwa *gleichstark* vertreten.

2 Bei Rio-(Matto-Grosso)-Droge von *C. ipecacuanha* liegt das Emetin – Cephaelin-Verhältnis bei *2–3:1*.

3, 4 Ipecacuanha-Drogen anderer Herkünfte (z.B. Jahore-Droge *4*) haben z.T. geringfügig höheren Emetin- als Cephaelingehalt.

12 B   Im LM-System des Ph.Eur. (AL-7) verbleiben bei Einfachentwicklung über 15 cm *Emetin* und *Cephaelin* (T6) weniger gut getrennt im unteren Rf-Bereich, *Psychotrin* direkt im Startbereich und *Methylpsychotrin* oberhalb des Emetins. Die Zweifachentwicklung ergibt etwas höhere Rf-Werte für Emetin und Cephaelin.

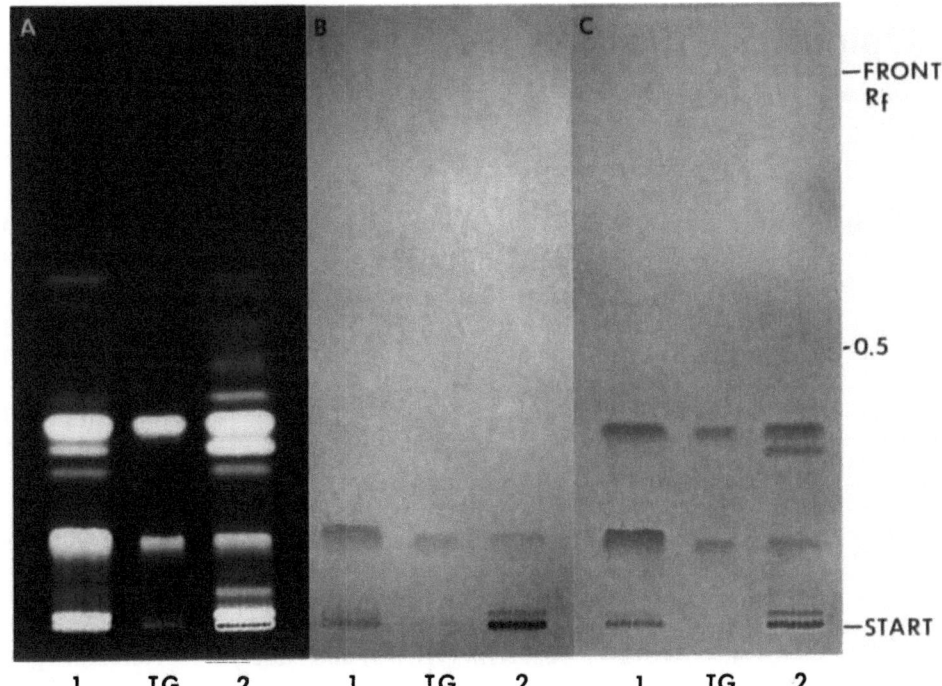

Abb. 11

A			B			C		
1	TG	2	1	TG	2	1	TG	2

—FRONT
Rf

-0.5

—START

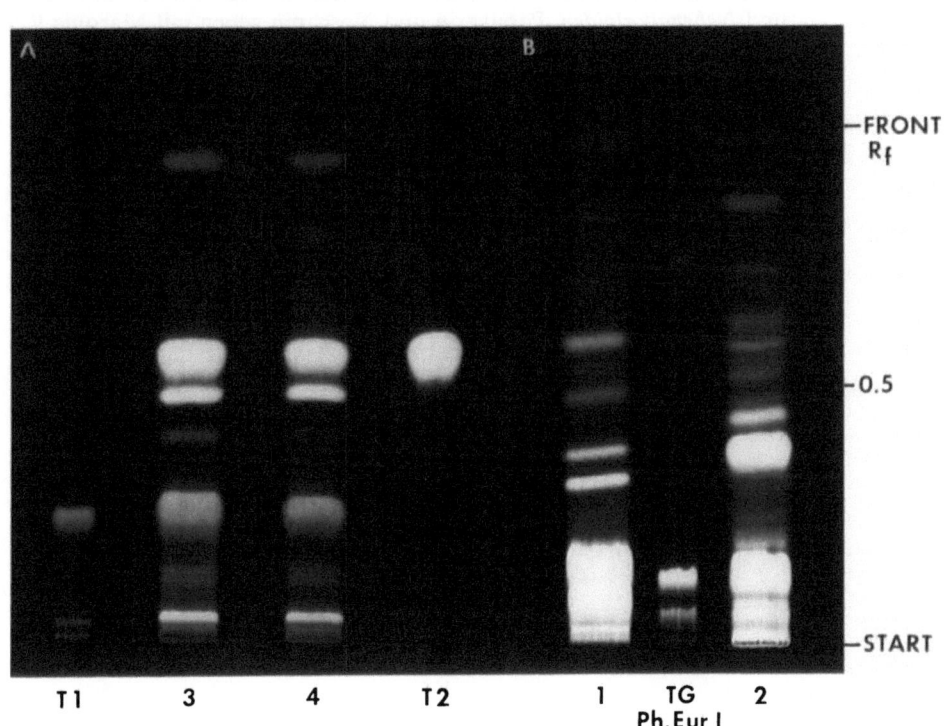

Abb. 12

A				B		
T 1	3	4	T 2	1	TG Ph.Eur I	2

—FRONT
Rf

-0.5

—START

Opium

LM-System AL-3 Toluol-Aceton-Ethanol-konz. Ammoniak (40:40:6:2)   **Abb. 13A, B**
              AL-1 Toluol-Ethylacetat-Diethylamin (70:20:10)   **Abb. 14A, B**

Detektion Dragendorff-Reagens mit $NaNO_2$-Reag.
              (Nr. 11 C/F S. 301)   vis   **Abb. 13A; 14B**
              Marquis-Reag. (Nr. 25 S. 303)   vis   **Abb. 13B**
              Naturstoff-Polyethylenglykol-Reag.
              (NST/PEG Nr. 28 S. 304)   UV-365 nm   **Abb. 14A**

Droge   Beschreibung s.S. 56, Formelbilder s.S. 61

DC-Bild *1,2,3* *Opium*-Auszüge liefern nach ***Dragendorff-NaNO_2***-Reagensbehandlung sechs orangebraune Hauptzonen vom Start bis Rf-Bereich ca. 0,85:

13A,   *Narcein* verbleibt am Start. Mit zunehmenden Rf-Werten folgen *Morphin* (vgl. T1),
14B   *Codein*, (vgl. T2), *Thebain* und Nebenalkaloide (Rf 0,3–0,5/LM AL-3 bzw.
       0,4–0,5/LM AL-1), *Papaverin* (vgl. T3) und *Noscapin* (= Narcotin/vgl. T4).

13B   Mit *Marquis-Reagens* färben sich *Morphin* und *Codein* sofort violett an. Im mittleren
       Rf-Bereich erscheinen schwachviolette bzw. orangebraune Farbzonen von *Thebain*
       und *Nebenalkaloiden*. Papaverin und Noscapin geben mit Marquis-Reagens violette
       bzw. bräunliche Färbungen im vis.

14   Im LM-System *AL-1* (Screening) werden die Opiumkaloide (T1–T4) analog getrennt,
       nur mit dem Unterschied, daß hier Morphin und Codein in etwas höheren Rf-
       Bereichen liegen.

14A   In der *UV-365 nm* Direktauswertung zeigt ein Opium-Auszug (*1*) fahlblaue Fluores-
       zenzzonen im gesamten Rf-Bereich. Nach *NST-PEG*-Reagens-Behandlung kommt
       es zu einer Verstärkung der Fluoreszenz. *Morphin* (vgl. T1) zeigt hellblaue, *Papaverin*
       (vgl. T3) fahlgrüne und *Noscapin* (vgl. T4) eine intensiv blaue Fluoreszenz. *Codein*
       gibt ***keine Fluoreszenz.***

14B   Mit Dragendorff-R. erhält man braune bis braunrote Farbzonen.

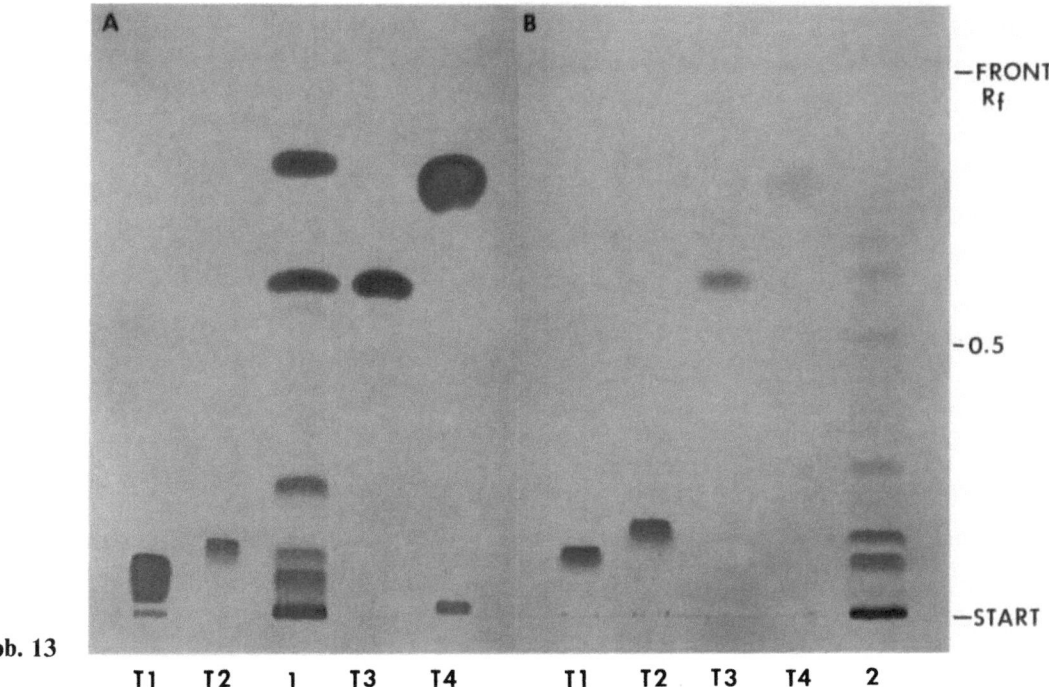

Abb. 13

A

B

—FRONT
Rf

—0.5

—START

T1   T2   1   T3   T4   T1   T2   T3   T4   2

DAB 8

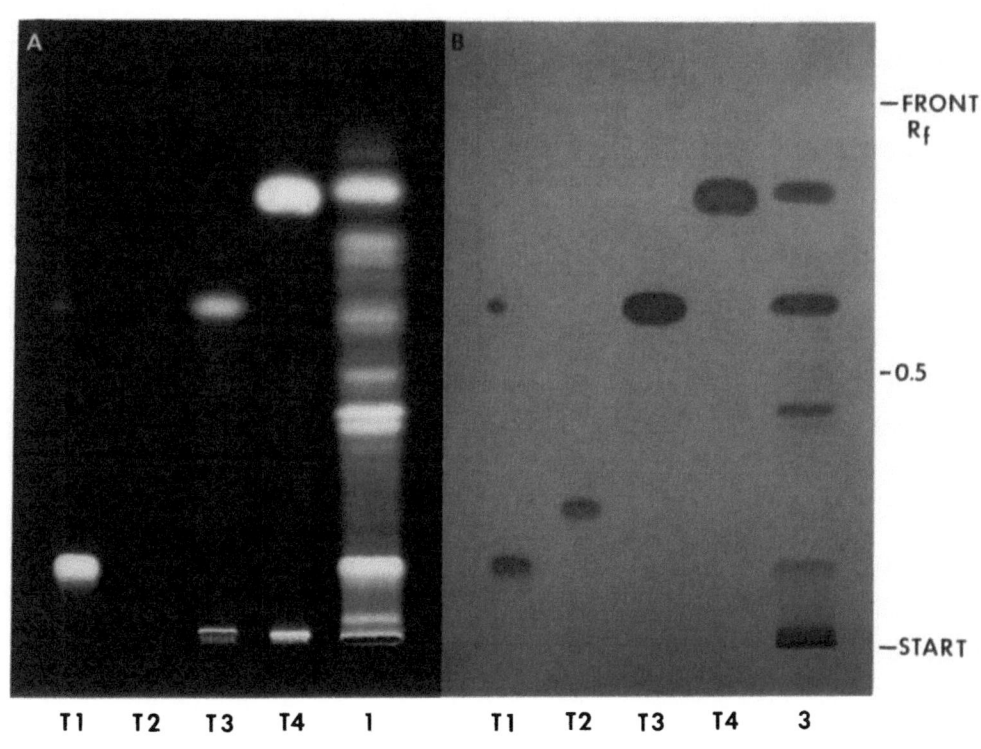

Abb. 14

A

B

—FRONT
Rf

—0.5

—START

T1   T2   T3   T4   1   T1   T2   T3   T4   3

Berberidis-, Colombo Radix   Hydrastis Rhizoma

Bahnen
 1 = Berberidis radix
 2 = Hydrastis rhizoma
 3 = Colombo radix

Teste
 T1 = Berberin
 T2 = Palmatin-Jateorhizin-
   Alkaloid-Gemisch
 T3 = Hydrastin (Rf ca. 0.05, Abb. 15 C)

 T4 = Sanguinarin
 T5 = Jateorhizin
 T6 = Columbamin
 T7 = Palmatin

Adsorbens
 DC-Kieselgel 60 F 254 Fertigplatten   **Abb. 15 A, B, C; 16 A**
 DC-Aluminiumoxid, Folien   **Abb. 16 B**

LM-System
 AL-9 n-Propanol-Ameisensäure-Wasser (90:1:9)   **Abb. 15 A, B, C**
 AL-1 Toluol-Ethylacetat-Diethylamin (70:20:10)   **Abb. 16 A**
 AL-10 Cyclohexan-Chloroform-Eisessig (45:45:10)   **Abb. 16 B**
   für Al$_2$O$_3$-Adsorbens

Detektion
 Direktauswertung   vis/UV-365 nm   **Abb. 15 A, C; 16 A, B**
 Dragendorff-Reag. (Nr. 11 S. 301)   vis   **Abb. 15 B**

Drogen   Beschreibung s.S. 57, Formelbilder s.S. 63

DC-Bild *1, 2, 3* Die drei Drogenauszüge sind im UV-365 nm durch gelb fluoreszierende Alkaloidgemische gekennzeichnet.

15 A
15 B
15 C
 1 Berberidis radix. Das DC-Bild charakterisiert die bereits im vis hellgelbe und mit Dragendorff-Reagens kräftig braunrote Zone des *Berberins* (vgl. T1). Im UV-365 nm gibt Berberin eine zitronengelbe Eigenfluoreszenz. Zusätzlich erscheinen im unteren Rf-Bereich einige blau fluoreszierende Alkaloidzonen schwacher Konzentration.

15 C
 2 Hydrastis rhizoma. Im UV-365 nm zeigt sich wieder die Hauptzone des gelb fluoreszierenden *Berberins* (vgl. T1). Durch die blauweiß fluoreszierende Zone des *Hydrastins* (vgl. T3) im Startbereich ist der Drogenauszug von Berberidis radix zu unterscheiden. Bei Rf ca. 0,9 erscheint eine zweite hellblaue Fluoreszenz-Zone, die auch im Hydrastin-Test enthalten ist (T3).

15 C
 3 Colombo radix. Im UV-365 nm wird in dem System AL-9 das *Jateorhizin-Palmatin-Columbamin*-Gemisch als eine gelb fluoreszierende Hauptzone (vgl. T2) sichtbar.

16 A
 Werden die drei Drogenauszüge im „Screening-System AL-1" entwickelt, so findet man die gelb fluoreszierende *Berberinzone* (vgl. T1) im mittleren und die blau fluoreszierende *Hydrastin*-Zone (vgl. T3) im oberen Rf-Bereich als eine einfache Unterscheidung zwischen Hydrastis- und Berberis-Auszügen. Colombo radix liefert das gelb fluoreszierende Alkaloidgemisch im tieferen Rf-Bereich.

16 B
 Deutliche Rf-Unterschiede ergeben die Alkaloide bei Trennungen auf einem Aluminiumoxid-Adsorbens (vgl. T5, T6, T1, T7) im LM-System AL-10.

 Anmerkung.: Sanguinarin (vgl. T4/Abb. 15 C), ein ebenfalls gelb fluoreszierendes Alkaloid, ist in Chelidonii herba-Auszügen (s. Abb. 17) nachweisbar.

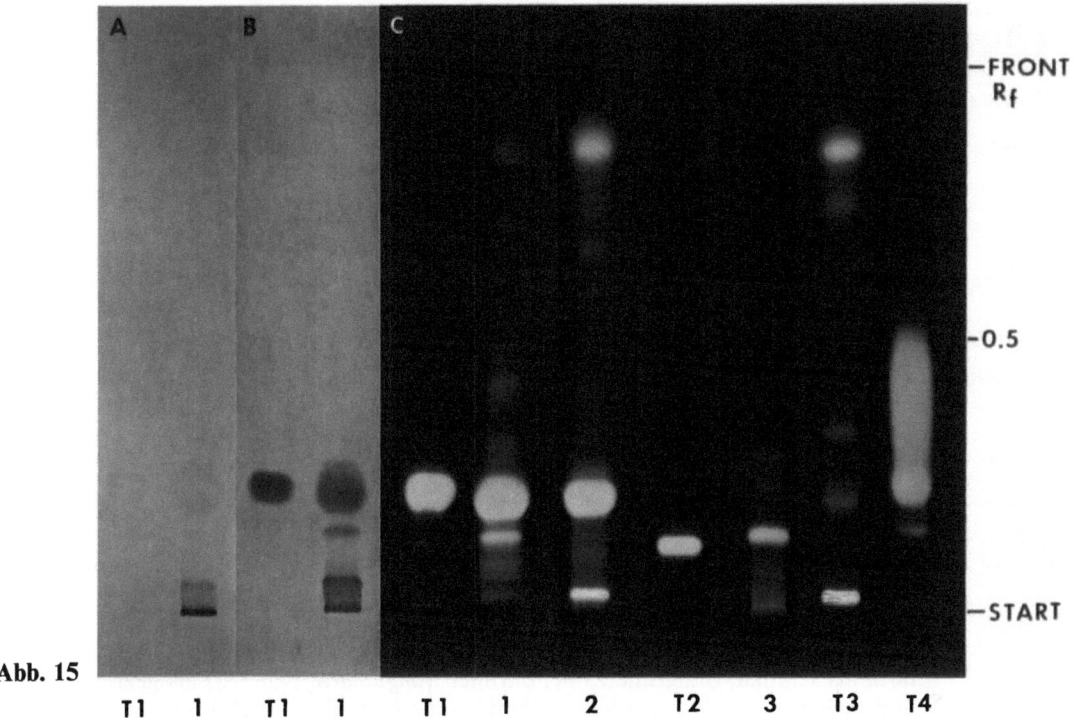

Abb. 15

A   B   C

—FRONT
R_f

—0.5

—START

T1 1   T1 1   T1 1 2 T2 3 T3 T4

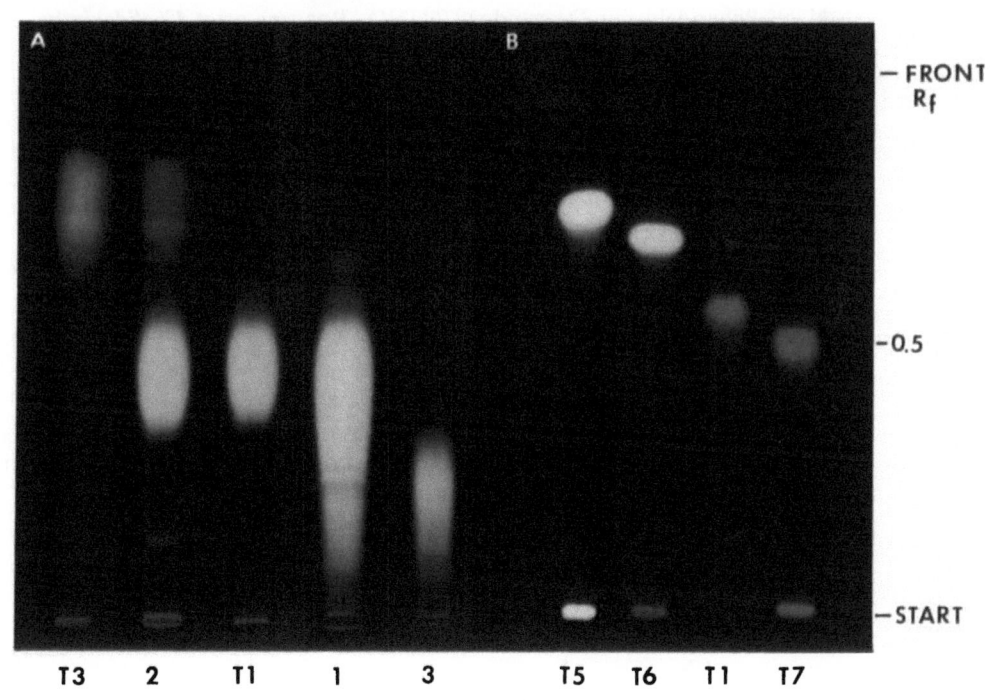

Abb. 16

A   B

—FRONT
R_f

—0.5

—START

T3 2 T1 1 3   T5 T6 T1 T7

Chelidonii Herba

Colchici Semen

Bahnen	*1* = Chelidonii herba	*2* = Colchici semen

Teste
T1 = Berberin
T2 = Sanguinarin
T3 = Papaverin
T4 = Colchicin

LM-System	AL-9 n-Propanol-Ameisensäure-Wasser (90:1:9)	**Abb. 17A, B**
	AN-1 Ethylacetat-Methanol-Wasser (100:13,5:10)	**Abb. 18A, B**
	AL-8 Toluol-Methanol (86:14) 2 × 15 cm/*DAC*	**Abb. 18C**

Detektion	Direktauswertung	UV-365 nm	**Abb. 17A; 18A**
	Dragendorff-NaNO$_2$-Reagens (Nr. 11C/F S.301)	vis	**Abb. 17B; 18B**
	10%ige ethanolische Salzsäure (DAC)	vis	**Abb. 18C**

Droge   Beschreibung s.S. 57, Formelbilder s.S. 63, 64

DC-Bild
17A

1 Chelidonii herba. Das DC-Bild zeigt in der UV-365 nm Direktauswertung im unteren Rf-Bereich ca. 0,1–0,4 meist zwei bis drei kräftig gelbe und im oberen Rf-Bereich ca. 0,75–0,9 drei schwächer konzentrierte blaue bzw. gelbgrüne Fluoreszenzzonen.

Direkt über einer gelb fluoreszierenden Hauptzone bei Rf ca. 0,2 liegt *Chelerythrin* als schmale gelbgrüne Zone, darüber *Sanguinarin* (vgl. T2) als gezogene gelbe und in Höhe der Berberin-Vergleichssubstanz (vgl. T1) das *Protropin* als fahlweiße Fluoreszenzzone. Diese wird meist von *Sanguinarin* überlagert.

17B

Nach Behandeln mit Dragendorff/NaNO$_2$-Reagens zeigt *Chelidonin* bei Rf ca. 0,6 ebenso wie die anderen Alkaloidzonen eine schnell verblassende Braunfärbung im vis. *Papaverin* (T3) kann zum Rf-Wert-Vergleich herangezogen werden.

18
18A

2 Colchici semen. Im UV-365 nm erscheint über den gesamten Rf-Bereich verteilt eine Vielzahl von blau bzw. gelbgrün fluoreszierenden Zonen. Auffallend sind zwei gelbe Zonen in Höhe der Colchicin-Referenz-Substanz (T4). *Colchicin* zeigt, wie die Nebenalkaloide Colchicein, N-Acetyldemecolcin, 1-Ethyl-2-demethylcolchicein und Cornigerin im UV-365 nm gelbliche Fluoreszenz.

Blaue Fluoreszenz wird von O-Benzoylcolchicein, N-Formyl-desacetyl-colchicin, Colchicosid, N-Methyldemecolcin und anderen Alkaloiden gegeben.

18B
18C

Mit *Dragendorff-Reagens* wird *Colchicin* als braune, mit ethanol. *Salzsäure* als zitronengelbe Zone im vis nachgewiesen. Im LM AL-8 (DAC) zeigt Colchicin (vgl. T4) einen Rf-Wert ca. 0,15.

Anmerkung: Die im Handel übliche Referenzsubstanz „Colchicin" zeigt nach Dragendorff-NaNO$_2$-Behandlung eine zusätzliche violette Zone im oberen Rf-Bereich, die auch im Extrakt schwach nachweisbar ist.

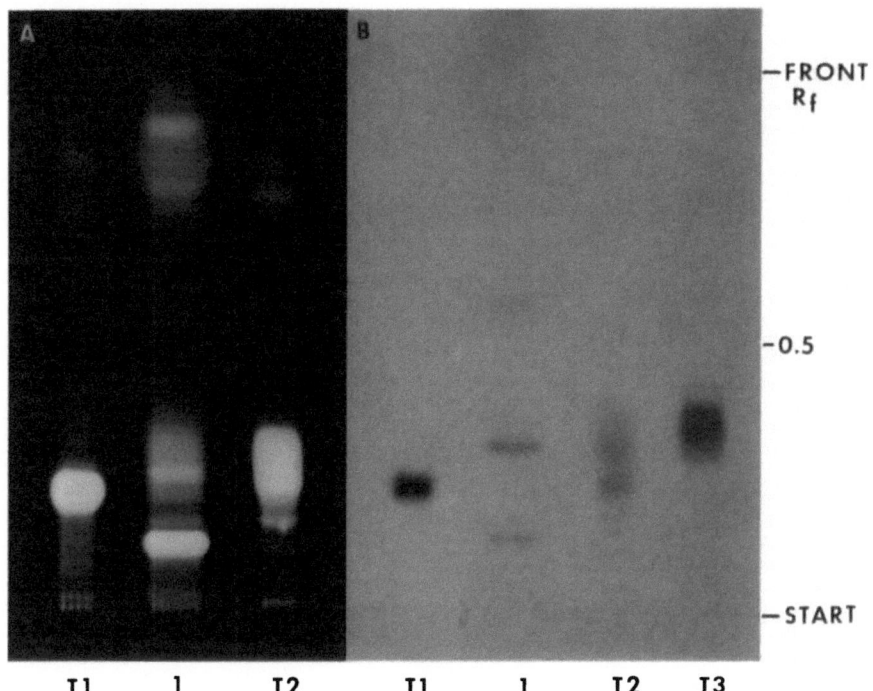

Abb. 17

| T1 | 1 | T2 | | T1 | 1 | T2 | T3 |

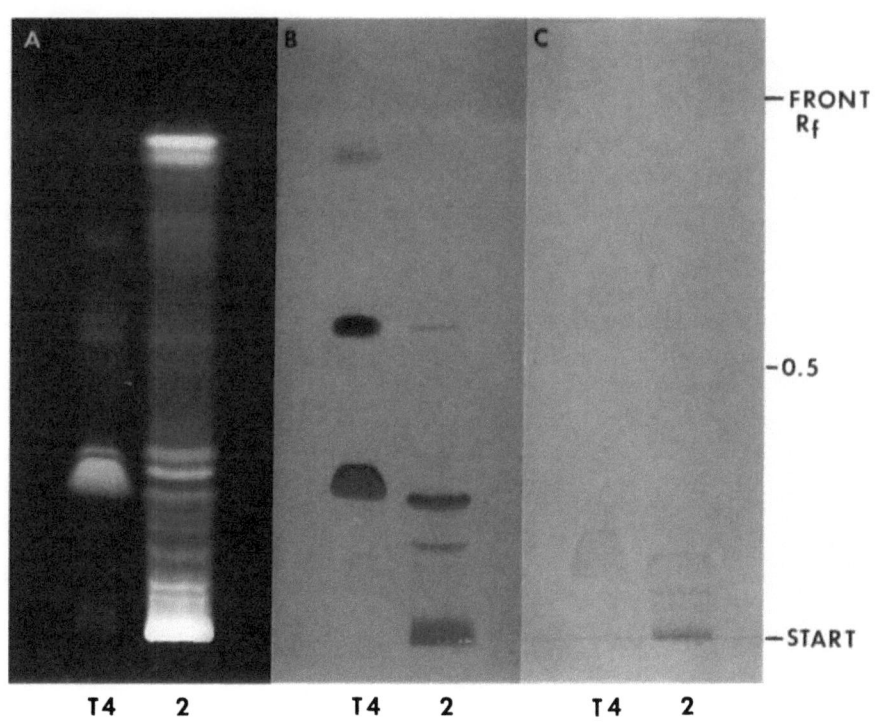

Abb. 18

| T4 | 2 | | T4 | 2 | | T4 | 2 |

83

Aconiti Tuber/Herba   Sabadillae Semen   Lobeliae Herba
Jaborandi-, Boldo Folium

Bahnen	*1* = Aconiti tuber	*4* = Lobeliae herba
	2 = Aconiti herba	*5* = Jaborandi folium
	3 = Sabadillae semen	*6* = Boldo folium
Teste	T1 = Aconitin (Alkaloidgemisch)	T4 = Pilocarpin
	T2 = Veratrin (Alkaloidgemisch)	T5 = Boldin
	T3 = Lobelin	

LM-System AL-1 Toluol-Ethylacetat-Diethylamin (70:20:10)

Detektion	Dragendorff-Reag. (DRG Nr. 11C/F S. 301)	vis	**Abb. 19A, B; 20B**
	Jodplatinat-Reag. (JPL Nr. 19 S. 302)	vis	**Abb. 20A**

Droge   Beschreibung s.S. 57–58, Formelbilder s.S. 61, 64, 65

DC-Bild 19A   Bei den Drogenauszügen von *Aconiti tuber bzw. herba, Sabadillae semen* und *Lobeliae herba* findet man im vis nach Dragendorff-Reagens-Behandlung übereinstimmend die Hauptalkaloid-Zonen im Rf-Bereich 0,6–0,75.

1, 2 Aconiti tuber bzw. herba. Beide Drogenauszüge liefern in unterschiedlicher Konzentration jeweils zwei Alkaloidzonen bei Rf ca. 0,6–0,65 entsprechend dem *Aconitin-*Alkaloidgemisch (T1).

3 Sabadillae semen. Die Droge liefert zwei Hauptalkaloid-Zonen im Rf-Bereich 0,5–0,7 („*Veratrin*-Alkaloid-Gemisch"/T2), bei Rf ca. 0,8 und 0,4 je eine schwächer und bei Rf ca. 0,1 eine stärker ausgeprägte Zone.

4 Lobeliae herba. Das Hauptalkaloid *Lobelin* (vgl. T3) bei Rf ca. 0,65 charakterisiert den Auszug.

20A   Mit dem *Jodplatinat-Reagens* geben alle Alkaloide im vis zunächst braunviolette Färbung, die später als weiße Zonen auf graublauem Plattenhintergrund beständig bleiben.
Mit diesem Reagens werden auch *Nebenalkaloide* sichtbar, sodaß eine bessere Beurteilung der Drogen-Auszüge möglich ist.

19B   *5 Jaborandi folium* zeigt als Hauptalkaloid *Pilocarpin* (vgl. T4) bei Rf ca. 0,1.

20B   *6 Boldo folium.* Das Hauptalkaloid *Boldin* (vgl. T5) gibt im System AL-1 einen Rf-Wert von ca. 0,25. *Boldin* zeigt in der UV-365 nm Direktauswertung eine dunkelblaue Fluoreszenz und gibt nach Dragendorff-Reagenz eine deutliche Braunfärbung im vis.

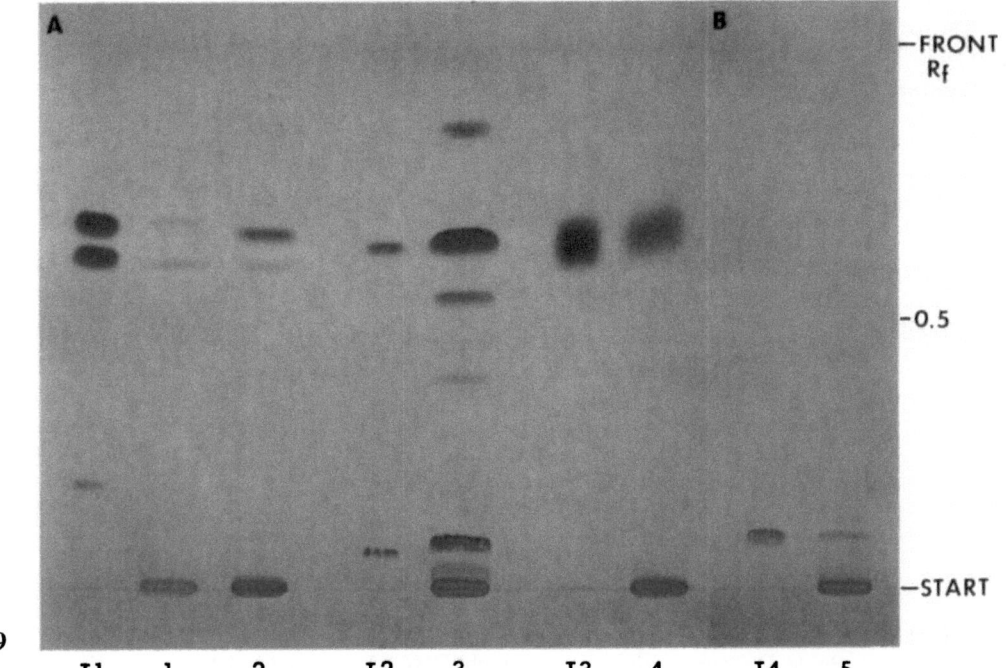

Abb. 19

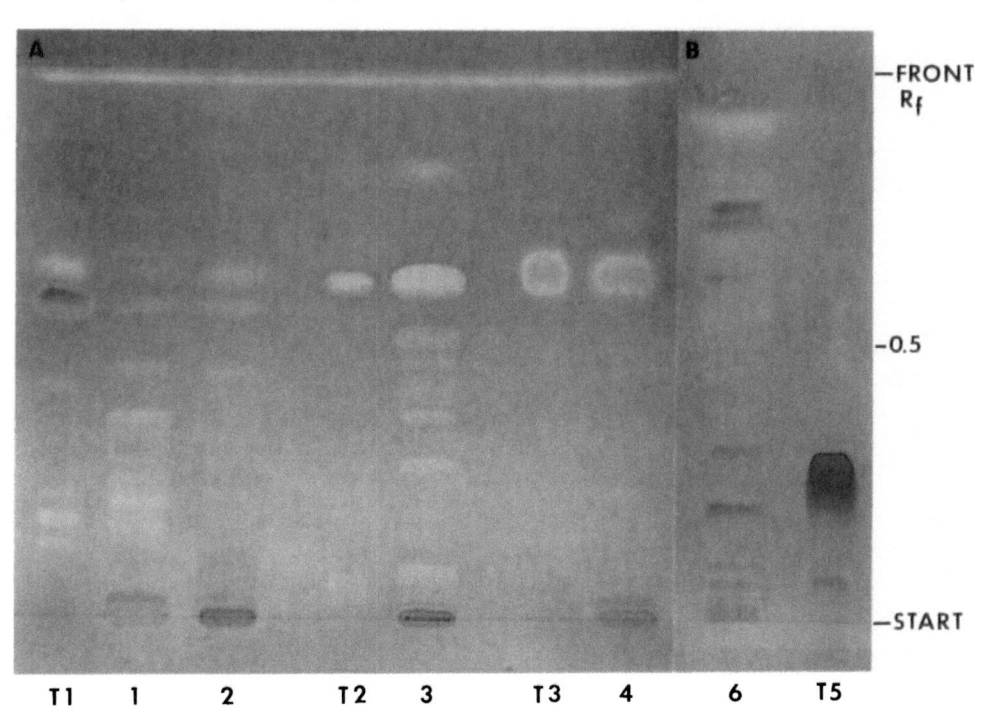

Abb. 20

Purin- und Einzel-Drogen

Bahnen	*1* = Cacao semen		*3* = Nicotianae folium	
	2 = Coffeae semen		*4* = Ephedrae herba	
			5 = Spartii herba	

Teste	T1 = Trigonellin	T3 = Coffein	T5 = Chlorogensäure	T7 = Ephedrin
	T2 = Theobromin	T4 = Theophyllin	T6 = Nicotin	T8 = Spartein

LM-System	AN-1 Ethylacetat-Methanol-Wasser (100:13,5:10)		**Abb. 21 A, B**
	AL-1 Toluol-Ethylacetat-Diethylamin (70:20:10)		**Abb. 22 A–C**

Detektion	Jod-Kaliumjodid-HCl-Reag. (J/HCl Nr. 20 S. 302)	vis	**Abb. 21 A**
	Naturstoff-Polyethylenglykol-Reag. (NST/PEG Nr. 28 S. 304)	UV-365 nm	**Abb. 21 B**
	Dragendorff-Reagens mit $NaNO_2$ (Nr. 11 C/F S. 301)	vis	**Abb. 22 A**
	Ninhydrin-Reagens (NIH Nr. 29 S. 304)	vis	**Abb. 22 B**
	Jodplatinat-Reagens (JPL Nr. 19 S. 302)	vis	**Abb. 22 C, D**

Droge	Beschreibung s.S. 57–59, Formelbilder s.S. 64–65

DC-Bild
21 A

1, 2 Cacao semen – Coffeae semen

Beide Drogenauszüge zeigen nach J/HCl-Reagens im LM AN-1 die braune Zone des *Coffeins* (vgl. T2) im Rf-Bereich 0,5.

1 Cacao semen: Neben *Coffein* ist unterhalb von Coffein noch *Theobromin* (vgl. T2) nachweisbar.

2 Coffeae semen: Außer *Coffein* wird am Startpunkt noch *Trigonellin* sichtbar (vgl. T1).

21 B

Nach NST-/PEG-Reagens-Behandlung ist im UV-365 nm bei Rf ca. 0,1 *Chlorogensäure* und bei Rf ca. 0,75 Kaffeesäure zur Unterscheidung von anderen Coffein-Drogen nachweisbar.

Anmerkung. Der Theophyllin-Nachweis bei Coffeae semen ist wegen zu geringer Konzentration erst nach Anreicherung möglich.

In anderen Purindrogen, wie z.B. *Colae semen*, *Theae folium* und *Mate folium*, sind außer Coffein z.T. auch Theobromin und Theophyllin nachweisbar (% Angaben siehe Drogenliste S. 58–59)

22 A

3 Nicotianae folium. Das Hauptalkaloid *Nicotin* (vgl. T6) zeigt deutliche Fluoreszenzminderung im UV-254 nm. Nach Dragendorff-Reagens gibt es im vis (LM-AL-1) nur eine unbeständige Färbung. Die Nebenalkaloide Nornicotin und Anabasin sind ohne Anreicherung nur schwach im mittleren und unteren Rf-Bereich nachweisbar.

22 B/C

4 Ephedrae herba. Mit Ninhydrin-Reagens wird *Ephedrin* als helle Zone auf rotviolettem Plattenhintergrund oder nach dem Grad des Erhitzens mehr violett angefärbt. Andere Reagenzien, wie das Dragendorff- oder Jodplatinat-Reagens (Abb. 22 C), ergeben nur schwach sichtbare Zonen im vis.

Das isomere Pseudo-Ephedrin und Nor-pseudo-Ephedrin lassen sich nicht von Ephedrin trennen.

22 D

5 Sarothamni (Spartii) scoparii herba. Im Drogenauszug ist *Spartein* (vgl. T8) das charakteristische Hauptalkaloid. Es gibt im vis mit JPL-Reagens eine tiefblau-violette Färbung auf rotviolettem Plattenuntergrund (*Flavonoide* vgl. Abb. 14 S. 184).

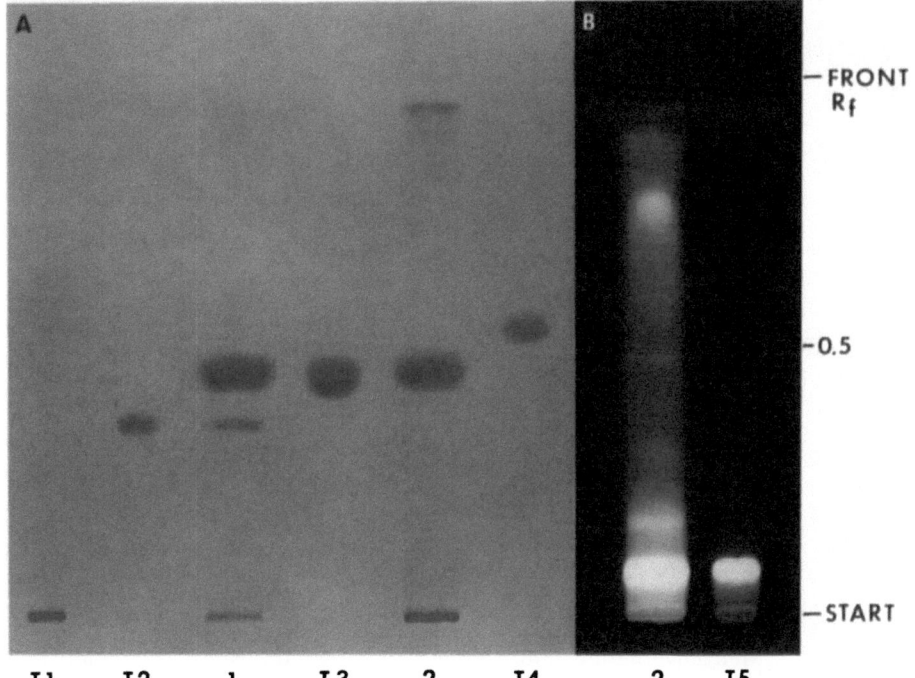

Abb. 21

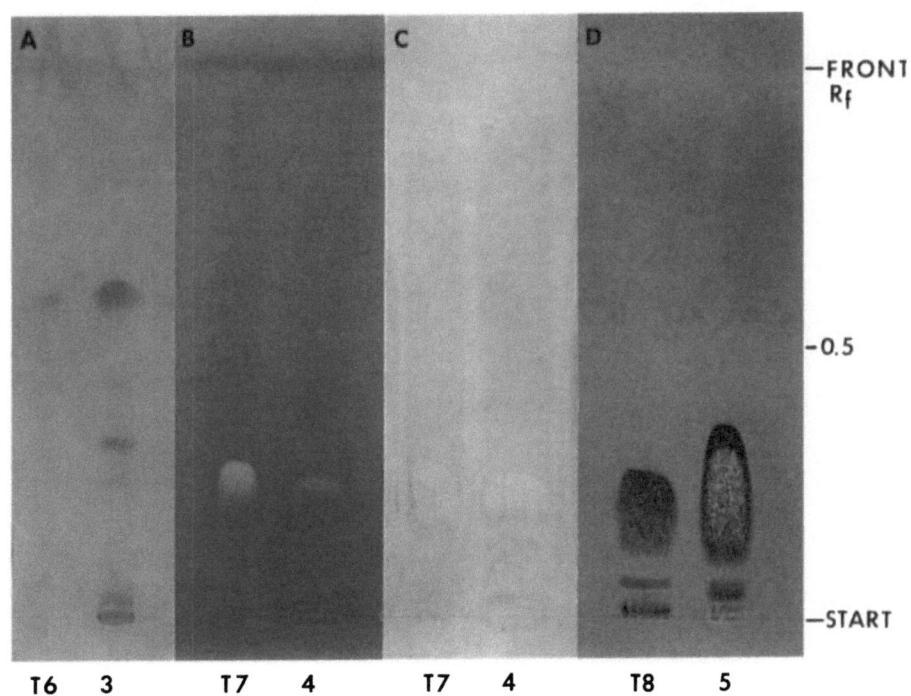

Abb. 22

Solanaceen – Drogen I

Droge   Beschreibung s.S. 59–60, Formelbilder s.S. 63

DC-Bild   ***Belladonnae-, Hyoscyami-* und *Stramonii folium***
23 A   In den drei Solanaceendrogen liegt *l-Hyoscyamin* (bzw. Atropin) als Hauptalkaloid vor.

Die DC-Unterscheidung dieser Drogen ist über ein ***Hyoscyamin/Scopolamin*-**Mengenverhältnis und begrenzt auch über die Neben-Alkaloide *Belladonin, Atropamin* oder *Cuskhygrin* möglich. Für den DC-Nachweis dieser Alkaloide sind allerdings spezielle Anreicherungsverfahren erforderlich.

Das Ph.Eur. gibt zur Identitäts- und Gehaltsprüfung der einzelnen Drogen einen DC-Vergleich mit bestimmten Mischungen von Atropin-SO$_4$ zu Scopolamin-HBr-Mengenverhältnissen (T1–T3) an. Die Ähnlichkeit von Farbintensität und Fleck-größe zwischen Vergleichs- und Drogenlösung ist ein Hinweis auf die Identität der Droge.

1 Belladonnae folium. Das Mengenverhältnis Hyoscyamin/Atropin (Rf ca. 0,25) zu Scopolamin (Rf ca. 0,4) entspricht etwa dem der Referenzmischung T1.

2 Hyoscyami folium. Das Hyoscyamin/Atropin: Scopolamin-Mengenverhältnis der Referenzmischung T-2 beträgt etwa 3:1. Der Gesamtalkaloidgehalt in der Droge entspricht nicht der Qualitätsforderung des Arzneibuchs. Gelagerte Handelsdroge zeigt in der Regel einen zu niedrigen Gesamtgehalt.

3 Stramonii folium. Das für diese Droge typische Mengenverhältnis Hyoscyamin/Atropin zu Scopolamin soll etwa 2:1 betragen. Die Droge zeigt einen Gesamtalkaloidgehalt, der über der Arzneibuchforderung liegt. Das Scopolamin ist im Vergleich zu T3 in der Droge höher konzentriert.

24 A   Im LM-System AL-4 (Ph.Eur.) liegt Hyoscyamin/Atropin (Rf ca. 0.1–0.15) in tieferem und Scopolamin im höheren Rf-Bereich (Rf ca. 0,8)

Anmerkung. Das auch von Ph.Eur. vorgeschriebene Dragendorff-Reagens (orange Zonen/vis) hat den Nachteil, daß die Tropan-Alkaloide hier nur wenig beständige Farbe geben. Eine Nachbehandlung mit Natriumnitrit vertieft die Färbung und Stabilität nur von Hyoscyamin/Atropin, nicht aber von Scopolamin (Abb. 23 B, 24 A).

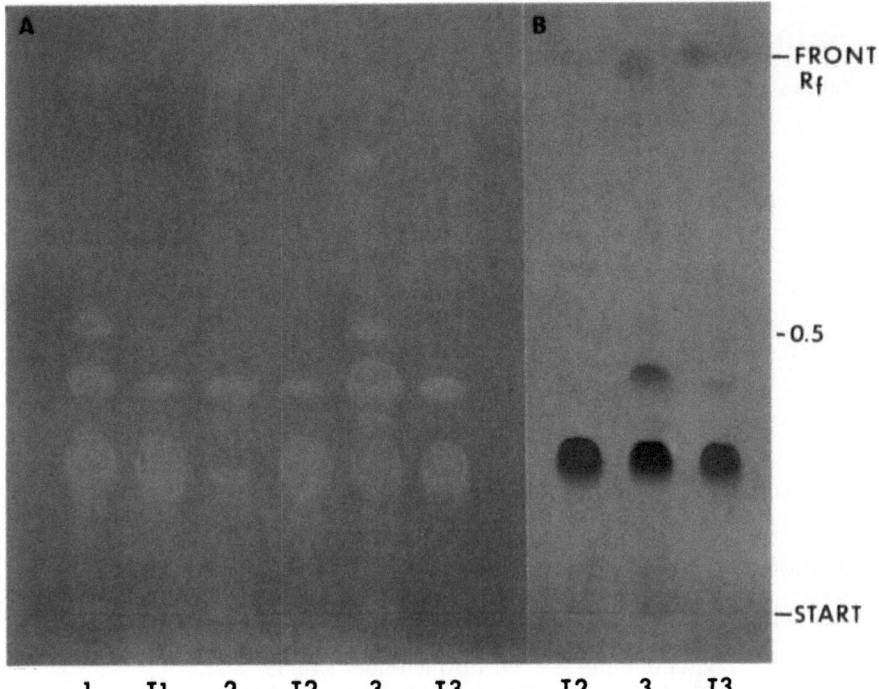

Abb. 23

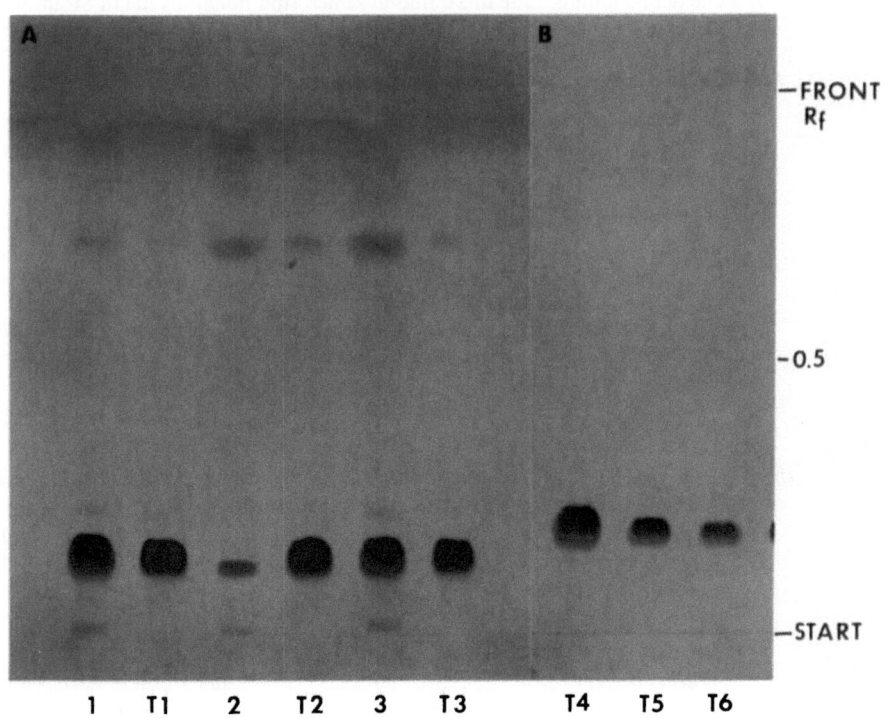

Abb. 24

Solanaceen – Drogen II

Bahnen		
	1 = Belladonnae folium	8 = Scopoliae radix
	2 = Stramonii folium	9 = Belladonnae radix
	3 = Stramonii semen	10 = Belladonnae folium
	4 = Hyoscyami mutici folium	11 = Stramonii folium
	5 = Hyoscyami nigri folium	12 = Hyoscyami nigri folium
	6 = Belladonnae semen	13 = Hyoscyami mutici folium
	7 = Belladonnae radix	(8–13: MeOH-Extrakte;
	(1–7: Chloroformauszüge	s.S. 163, Flavonoide
	nach Anreicherung/150 µg)	Auftragmenge 20 µl)

Teste
T1 = Atropin (Rf ca. 0,25), Scopolamin (Rf ca. 0,35)
T2 = Atropin

T3 = Rutin (Rf ca. 0,35), Chlorogensäure (Rf ca. 0,45), Hyperosid (Rf ca. 0,6)
T4 = Kaffeesäure
T5 = Scopoletin

LM-System AL-1 Toluol-Ethylacetat-Diäthylamin (70:20:10)   **Abb. 25 A, B**
           F-1   Ethylacetat-Ameisensäure-Eisessig-Wasser (100:11:11:27)   **Abb. 26**

Detektion Dragendorff-Reag. (Nr. 11 C) mit NaNO$_2$ (Nr. 11 F S. 301)   vis **Abb. 25**
          Naturstoff-Polyethylenglykol-Reag. (NST/PEG Nr. 28 S. 304) UV-365 nm   **Abb. 26**

Droge Beschreibung s.S. 59, Formelbilder s.S. 63
DC-Bild **Tropinalkaloide.** Die in Abb. 25 A mit höheren Auftragemengen (ca. 150 µg vgl.
25 A, B S. 89) erhaltenen DC-Bilder (vgl. Abb. 23/24) lassen folgende Unterscheidungen zu:

2, 3 Die Scopolamingehalte in Stramonii semen sind höher als die in Stramonii folium –

4, 5 Der Hyoscyamin- und Scopolamingehalt der Industriedroge Hyoscymus muticus (Lit. ca. 1%) ist wesentlich höher als in der offiz. Droge.

1, 6, 7 Belladonnae folium zeigt hier einen höheren Hyoscyamin-Gehalt als die anderen Drogen-Teile.

Anmerkung. Es ist schwierig Solanaceen-Drogenauszüge nur anhand der Alkaloide eindeutig zuzuordnen. Eine sichere Zuordnung der Solanaceendrogen kann über das Flavonoid- bzw. Cumarin-Muster der Droge geführt werden

26   **8–13 Flavonoide, Cumarine**

8 *Scopoliae radix* weist 5 intensiv blau fluoreszierende Zonen im Rf-Bereich 0,1–0,5 mit einer Hauptzone bei Rf = 0,2 auf. *Scopoletin* (T5) neben Spuren von *Kaffeesäure* (T4) geben im Frontbereich blaue Fluoreszenz.

9 *Belladonnae radix* zeigt die blau fluoreszierende Hauptzone des *Scopoletins* (T5) im Frontbereich neben 4 schwach ausgeprägten dunkelblau bzw. blaugrün fluoreszierenden Zonen vom Start- bis Rf-Bereich 0,50.

10–13 Bei allen *Blattdrogen* ist rot fluoreszierendes Chlorophyll an der Laufmittelfront im UV-365 nm nachweisbar.

10, 12 Das DC-Bild von *Belladonnae-* und *Hyoscyami folium* zeigt *Chlorogensäure* mit blauer Fluoreszenz (Rf ca. 0,45) und *Rutin* mit oranger Fluoreszenz (Rf ca. 0,4) als Hauptzonen. In Hyoscyami nigri folium sind nur diese beiden Hauptzonen nachweisbar, Belladonnae folium zeigt zusätzlich blaue Zonen sowie gelbgrün und orange fluoreszierende Zonen *(Kämpferol-* bzw. *Quercetin-7-glucosyl-3-rhamnogalactosid)* im Rf-Bereich 0,05–0,1.

11 *Stramonii folium* ist durch 5 orange fluoreszierende Zonen im Rf-Bereich 0,03–0,25 *(Quercetinglykoside)* gekennzeichnet. Durch das Fehlen von Rutin und Chlorogensäure ist eine deutliche Unterscheidung zu Belladonnae u. Hyoscyami folium möglich.

13 *Hyoscyami mutici folium* weist nur einen geringen Gesamtflavonoidgehalt auf. Begleitstoffe führen zu Rf-Wert-Depressionen.

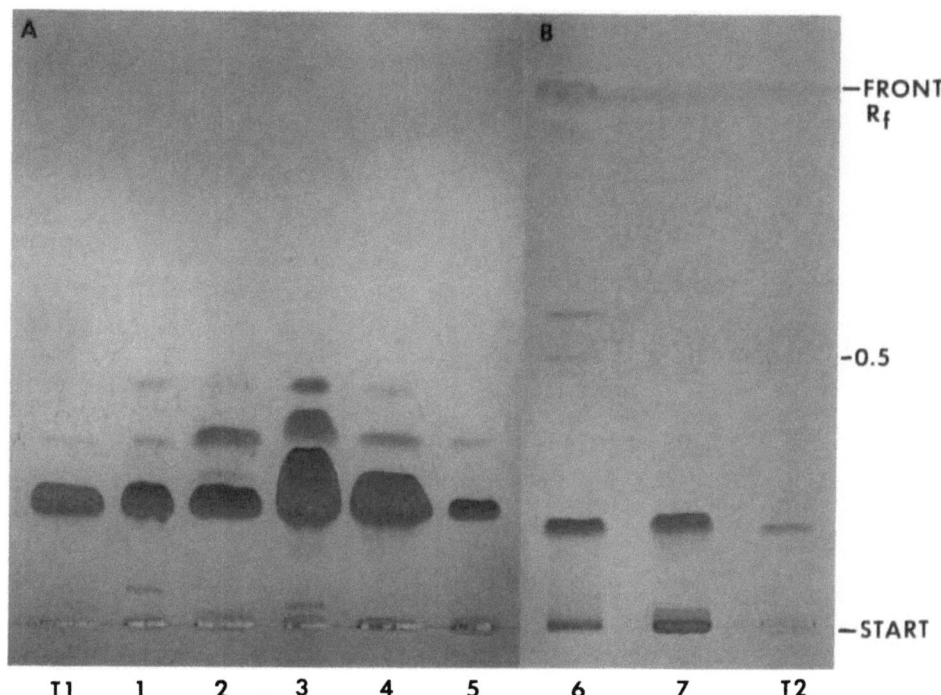

Abb. 25

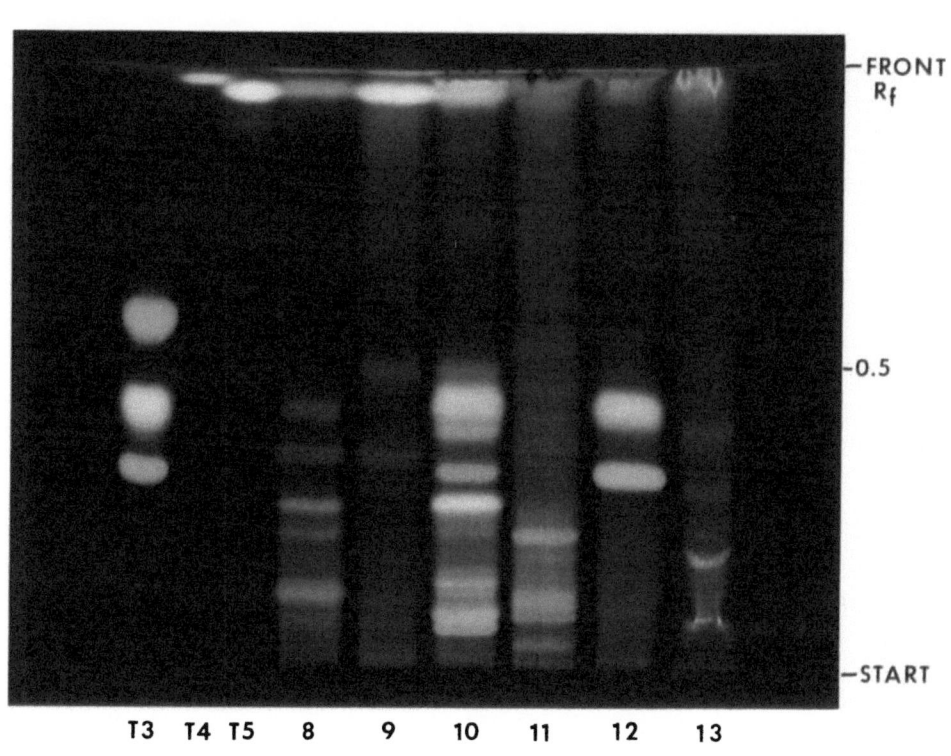

Abb. 26

Anthracen-Drogen

Die für diese Drogengruppe charakteristischen Inhaltsstoffe leiten sich vom Anthracen ab. Die abführend wirkenden Anthrachinone besitzen am C-1 und C-8 je eine phenolische OH- und am C-9 und C-10 eine Ketogruppe.

Bei den Anthronen bzw. Anthranolen trägt nur das C-9 eine Sauerstoff-Funktion. Zusätzlich können Methyl-, Oxymethyl- oder Carboxylgruppen am C-3 und eine Hydroxy- bzw. Methoxygruppe am C-6 vorliegen.

Die meisten Verbindungen kommen glykosidisch gebunden in der Pflanze vor. Die Glykosidierung erfolgt bevorzugt an den OH-Gruppen am C-1, C-8 oder C-6. Die ebenfalls bekannten C-Glykoside leiten sich vom Anthron ab. Die C-C-Bindung ist immer am C-10.

Als Zucker wurden bisher in den O- und C-Glykosiden nur Glucose, Rhamnose und Apiose gefunden.

I. Herstellung der Drogenextrakte bzw. Auszüge aus Spezialitäten zur DC

1. Drogen
0,5 g gepulverte Droge werden mit 5 ml Methanol 5 min unter Erwärmen auf dem Wasserbad extrahiert. Das klare Filtrat wird direkt zur DC verwendet.
Ausnahme: Sennae folium bzw. fructus werden mit 50%igem Methanol extrahiert.

2. Spezialitäten
3 Drag. bzw. Tabletten werden fein gepulvert und mit 5 ml Methanol unter Erwärmen extrahiert. Das klare Filtrat wird direkt aufgetragen.

3. Hydrolyse von Rhei radix nach DAB 8
0,5 g Droge werden mit 25 ml 7,5%iger Salzsäure 15 min unter Rückfluß erhitzt. Nach dem Abkühlen wird mit 20 ml Ether ausgeschüttelt. Die Etherphase wird eingeengt und zur DC aufgetragen (siehe DAB 8).

II. Dünnschichtchromatographie

1. Referenzlösungen
Aloin, Frangulin A/B, Glucofrangulin A/B und die Aglyka *Rhein, Aloe-Emodin* und *Frangula-Emodin* werden als 0,1%ige methanolische Lösungen zur DC aufgetragen.

Von dem *Sennosid A/B*-Gemisch wird eine 0,1%ige Lösung in n-Propanol-Ethylacetat-Wasser (4:4:3) hergestellt.

Das Stilbenglucosid *Rhaponticin* (= *Rhaponticosid*) wird als 0,1%ige methanolische Lösung aufgetragen. Käufliches „Rhaponticin" enthält neben Rhaponticin noch Desoxyrhaponticin.

2. Adsorbens

Die Chromatographie wird über DC-Kieselgel 60 F-254 Fertigplatten (Fa. Merck/ Darmstadt) durchgeführt (siehe auch Zirkular-DC IV. S. 95).

3. Auftragemenge

Aloe-Auszüge 5 µl.
Rheum-, Frangula-, Cascara- und Senna-Auszüge 10 µl.
Von Referenzlösungen werden 10 µl aufgetragen.

4. Trennsysteme

Für alle Drogenauszüge mit Ausnahme der Senna-Zubereitungen ist das LM-System Ethylacetat-Methanol-Wasser (100:17:13/DAB 8 bzw. Ph.Eur.) geeignet.

AN-1 Ethylacetat-Methanol-Wasser (100:17:13)

AN-2 Ethylacetat-Methanol-Wasser (100:13,5:10)
Durch die veränderte Komponentenzusammensetzung wird die häufig bei AN-1 beobachtete „wellenförmige Auftrennung" verhindert.
AN-2 ist gleichzeitig für andere Inhaltsstoffgruppen wie *Herzglykoside, Bitterstoffe* und z.T. *Alkaloide* geeignet.

AN-3 n-Propanol-Ethylacetat-Wasser (40:40:30)
Sennae folium und fructus (Ph. Eur. I)

AN-4 Toluol-Ethylformiat-Ameisensäure (50:40:10)
Hypericine von Hyperici herba (DAC)

AN-5 Petrolether-Ethylacetat-Ameisensäure (75:25:1)
Anthrachinon-Aglyka (Rhei radix DAB 8)

III. Detektion

1. Direktauswertung

UV-254 nm
Alle Anthracen-Inhaltsstoffe zeigen eine Fluoreszenzminderung
UV-365 nm
Alle Verbindungen geben gelbe oder rotbraune Fluoreszenz.

2. Sprühreagenzien

a) Kalilauge (KOH Nr. 21 S. 303 „Bornträger-Reaktion")
Nach Besprühen mit 5%iger oder 10%iger ethanolischer Kalilauge zeigen Anthrachinonverbindungen eine Rotfärbung im vis und rötliche Fluoreszenzen im UV-365 nm. Anthrone und Anthranole geben Gelbfärbung im vis bzw. gelbe Fluoreszenz im UV-365 nm.
Dianthron-Nachweise siehe 2c.

b) *Naturstoff-Polyethylenglykol-Reagens* (NST/PEG Nr. 28 S. 304)
Anthrone und Anthranole zeigen intensive gelbe Fluoreszenz im UV-365 nm.

c) *Sennosid-Nachweis*
Salpetersäure-Reag. (HNO₃ Nr. 33 S. 304) + *Kalilauge-Reagens* (KOH Nr. 21 S. 303)
Ph.Eur.: Die DC-Platte wird mit konz. HNO₃ besprüht und 10 min bei 120° C erhitzt.
Anschließend wird eine 5%ige ethanolische Kalilauge aufgesprüht. Nach weiterem
Erhitzen geben die Sennoside gelb- bzw. rotbraune Zonen im UV-365 nm bzw. vis.

Anmerkung. Sennoside können auch mit einer 1%igen Lösung von Natriummetaperjodat in
10%iger ethanolischer Kalilauge nachgewiesen werden. Nach Besprühen und Erhitzen (ca.
5 min) erhält man im UV-365 nm gelbbraune Zonen.

d) *Phosphormolybdänsäure-H₂SO₄-Reagens* (PMS-H₂SO₄ Nr. 27 S. 303)
Rhaponticin und seine Desoxyverbindung geben im vis nach dem Besprühen stark
blau gefärbte Zonen.

e) *Hypericin-Nachweis DAC*
Eine 10%ige Lösung von Pyridin in Aceton verstärkt die rote Eigenfluoreszenz
der Hypericine im UV-365 nm.

IV. DC-Methoden

Die DC-Auftrennung von Anthracen-Verbindungen kann mit der gebräuchlichen
aufsteigenden DC-Technik oder mit der Methode der *Zirkular-DC* erfolgen.

Zirkular-Dünnschichtchromatographie

1. Methode. Bei dieser Chromatographie-Technik erfolgt eine kreisförmige Trennung
von Substanzen bzw. Gemischen.

2. Adsorbens. DC-Kieselgel 60 F 254 Fertigplatten (Fa. Merck, Darmstadt)
20 × 20 cm

3. LM-Systeme. Es können die gleichen LM-Systeme wie für die aufsteigende DC
verwendet werden.

4. Auftragetechnik. Auf einer DC-Kieselgel 60 F 254 Fertigplatte (20 × 20 cm) wird
durch 2 mit Bleistift gezogene Diagonalen die Mitte markiert und dort ein Kreis
mit einem Durchmesser von ca. 2 cm gezogen.
Durch die Diagonalen erhält man 4 Kreissegmente, die als Auftragefläche für
die zu untersuchenden Drogenextrakte und entsprechende Referenzlösungen die-
nen. (Abb. 1, siehe S. 96).

5. Entwicklung. Eine Rundkammer (Glastrog mit 10 cm Höhe und 20 cm Durchmesser) wird mit 100 ml Lösungsmittel gefüllt. Durch einen Glastrichter von der Höhe
des Troges wird nun ein Cellulosedocht aus Zellstoff o.ä. gezogen. Der untere
Teil des Zellstoffes bleibt locker im Trichter. Den Glastrichter stellt man so in
das gewählte Laufmittelsystem, daß nun der Zellstoff Lösungsmittel ansaugt.
Die DC-Platte wird mit der beschichteten Seite nach unten auf den Glastrog
gelegt. Der Docht muß genau auf das markierte Zentrum der DC-Platte ausgerich-
tet sein.

Das Laufmittel breitet sich kreisförmig über die DC-Platte aus und trennt die Substanzzonen ringförmig auf. Man erhält schmale Ringzonen, die sich zur Kreisperipherie hin verbreitern.

6. *Detektion.* Es können alle Detektionsverfahren wie für die aufsteigende DC angewendet werden.

7. *Anwendung.* Diese Methode bewährt sich besonders bei Drogenextrakten, die einen hohen Anteil an Ballaststoffen, wie z.B. Schleime bei Sennae folium, enthalten. Bereits nach 5–6 cm Wegstrecke erhält man gute Trennungen.

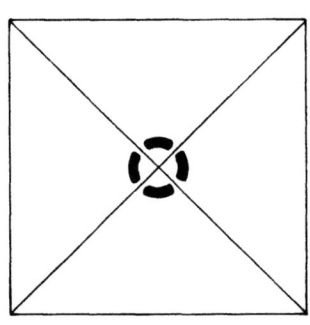

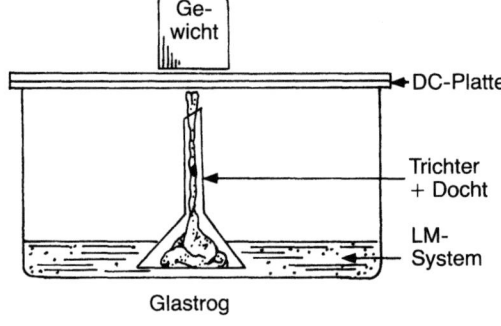

Abb. 1

V. Liste der Anthraglykosid-Drogen

Erläuterung zu den Abbildungen 1–14 S. 102–114

Abb.	Droge/Stammpflanze Familie/Arzneibuch	Gehalt/Hauptverbindungen (Anthracenderivate)
1, 2	**Aloe Extractum** Aloe-Extrakt Verschiedene Aloe-Sorten der Arzneibücher: „*Kap-Aloe*" bzw. „*Curacao-Aloe*" oder des Handels: „Uganda-Aloe, Kenia-Aloe oder Indien-Aloe" Zuordnung s. unten	Wässriger und wieder zur Trockene eingeengte Extrakt von Aloe-Arten mit **Aloin** (10-C-β-D-Glucopyranosid des Aloe-Emodinanthrons), das zumeist als α-β-Stereo-isomerengemisch vorliegt **Aloinosid A** und **B** (Stereoisomere des Aloin-11-α-L-rhamnosids) **Aloesin A** und **B**, „Aloe-Harz" ohne abführende Wirkung Aloesin B (Chromon-C-glucosid) Aloesin A (p-Cumarsäureester des Aloesin B) **Aglykon** Aloe-Emodin
	Aloe barbadensis Curacao-Aloe Aloe barbadensis MILLER Liliaceae Ph.Eur.III, Helv. VI	Gehalt mind. **28%** Hydroxyanthracenderivate ber. als Aloin (Ph.Eur.) **Aloin** **Aloesin A** und **B** („Aloe-Harz")
	Aloe capensis Kap-Aloe Aloe ferox MILLER und Hybriden Liliaceae Ph.Eur.III, Helv. VI, ÖAB, 2. AB-DDR	Gehalt mind. **18%** Hydroxyanthracenderivate ber. als Aloin (Ph Eur.) **Aloin, Aloinoside A/B, Aloesine A/B** (Typ Kap A) **Aloin, Aloesine A/B** (Typ Kap B)
	Aloe perryi Socotra-Aloe Aloe perryi BAKER Liliaceae	Gehalt ca. **14%** Hydroxyanthracenderivate ber. als Aloin **Aloin, Aloinoside A/B, Aloesine A/B**

Isobarbaloin-Test nach KLUNGE zur Unterscheidung von Aloe capensis und Aloe barbadensis.

20 ml einer wässrigen Lösung von Aloe barbadensis (Curacao-Aloe) (1:200) geben nach Zusatz von 1 Tropfen gesättigter $CuSO_4$-Lösung, 1 g NaCl und 10 ml 90%igem Ethanol eine weinrote, mindestens 12 h beständige Färbung.
Lösungen von Aloe capensis (Kap-Aloe) verblassen dagegen rasch nach gelb.

| 3 | **Rhamni purshiani Cortex**
Cascarae sagradae cortex
Cascara-Rinde
amerikan. Faulbaumrinde
Rhamnus purshianus DE CANDOLLE
Rhamnaceae

Ph.Eur.II, ÖAB | Gehalt mind. **8%** Hydroxyanthracenderivate mit mind. 60% Cascarosiden ber. als Cascarosid A (Ph.Eur.II):

Cascarosid A und **B** (Diastereoisomere des Aloin-8-O-β-D-glucosides)

Cascarosid C und **D** (Diastereoisomere des Desoxyaloin-8-O-β-D-glucosides)

Aloin und **Desoxyaloin** |

Abb.	Droge/Stammpflanze Familie/Arzneibuch	Gehalt/Hauptverbindungen (Anthracenderivate)
5, 6	**Frangulae Cortex** Rhamni frangulae cortex Faulbaumrinde Rhamnus frangula L. Rhamnaceae Ph.Eur.II, 2. AB-DDR, Helv. VI ÖAB	Gehalt mind. **6%** Anthrachinonglykoside (Ph.Eur.II) Gehalt an Anthranolderivaten darf nicht mehr als 30% betragen (Helv. VI) Hauptglykoside: **Glucofrangulin A** und **B** (Emodin-6-O-α-L-rhamnosyl-8-O-β-D-gluco-sid bzw. Emodin-6-O-α-L-apiosyl-8-O-β-D-glucosid) **Frangulin A** und **B** (Emodin-6-O-α-L-rham-nosid bzw. Emodin-6-O-α-L-apiosid) Emodinmono-, Emodindiglucosid, Physcion- und Chrysophanolglykoside und freie Aglyka
	Frangulae Fructus Faulbaumfrüchte Rhamnus frangula L., Rhamnaceae	Anthrachinon-Aglyka in geringer Konzentra-tion und Anthrachinonglykoside in Spuren nachweisbar
	Oreoherzogiae Cortex Rhamni fallaci cortex Fallax-Rinde Rhamnus fallax (Boiss.) VENT. Rhamnaceae	Gehalt an Hydroxyanthracenderivaten 1–3%. Fallaxrinde gilt als Verfälschung der Frangu-larinde
	Rhamni cathartici Fructus Kreuzdornbeere Rhamnus catharticus L. Rhamnaceae	Niedriger Gehalt an **Frangulin** und **Glucofran-gulin**. In hoher Konzentration die **Flavonol-glykoside**: Catharticin (= Rhamnocitrin-3-O-β-rhamninosid), *„Xanthorhamin (= Rhamni-noside des Rhamnetins* (= 7-Methylquercetin) und *Rhamnazins* (= 3,7'-Dimethylquercetin); Kämpferol-3-O-β-D-rhamninosid

Anmerkung. Rhamni cathartici cortex gilt als Verfälschung von Frangulae cortex, da Naphthalidglykoside (α-Sorigenin-glucosid, -primverosid und β-Sorigenin-prim-verosid) neben wenig Anthracenverbindungen vorliegen.

| 7, 8
13, 14 | **Rhei Radix**
Rhabarberwurzel
Rheum palmatum L.
Rheum officinale BAILLON (und Hybriden)
Polygonaceae
DAB 8, ÖAB, Helv. VI,
2. AB-DDR | Gehalt **3–7,5%** Hydroxyanthracenderivate (mind. 3% ber. als Rhein DAB 8)
Hauptglykoside: **Physcion-, Chrysophanol-, Rhein-mono-** bzw. **diglucoside**
Aglyka: **Rhein**, Physcion, Chrysophanol, Emodin
Anthrone: Rheidine, Sennidine
Verfälschung: Rhei rhapontici radix
(R. rhaponticum L.) mit den Stilbenderivaten Rhaponticosid (Rhapontizin) und Desoxy-rhaponticosid |

Abb.	Droge/Stammpflanze Familie/Arzneibuch	Gehalt/Hauptverbindungen (Anthracenderivate)
9, 10 11, 12	**Sennae Folium** Sennesblätter	Gehalt an Dianthronglykosiden bei beiden Drogen zwischen **2–3,5%**
	Cassia senna L. (Alexandriner- Senna) Cassia angustifolia VAHL (Tinne- velly-Senna)	**Sennae folium** (mind. **2,5%** ber. als Senno- sid B (Ph.Eur.I))
	Sennae Fructus Sennesfrüchte	**Sennae acutifoliae fructus** (Alexandriner-Sen- nesfrüchte) mind. **3,6%** (Ph.Eur.I)
	Cassia senna L. Cassia angustifolia VAHL Caesalpiniaceae	**Sennae angustifoliae fructus** (Tinnevelly-Sen- nesfrüchte) mind. **2,5%** ber. als Sennosid B (Ph.Eur.I)
	Ph.Eur.I, ÖAB, Helv. VI, 2. AB-DDR	Dianthronglykoside **Sennosid A, B, C, D** mit Sennosid A und B als Hauptverbindungen.
		Mono- und Diglykoside des Emodins und Rheins bzw. deren Anthronformen
		Rhein ist in freier Form besonders in Sennae folium enthalten
		Flavonoide in Sennae fructus und folium, **Ru- tin** ist nur in Sennae folium nachzuweisen
10	**Hyperici Herba** Johanniskraut	Hauptinhaltsstoffe:
	Hypericum perforatum L. Hypericaceae	*Dehydrodianthronverbindungen* (keine abfüh- rende Wirkung): **Hypericin, Isohypericin, Protohypericin**
	DAC	**Flavonoide**: Rutin, Hyperosid **Chlorogensäure**

VI. Formelübersicht Anthraglykosid-Drogen

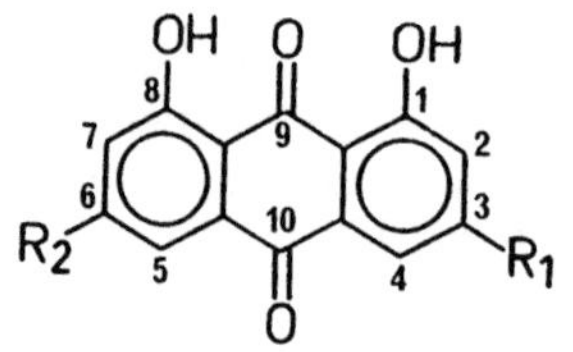

R$_1$	R$_2$	
CH$_3$	OH	Rheum (= Frangula)-Emodin
CH$_3$	OCH$_3$	Physcion
CH$_3$	H	Chrysophanol
CH$_2$OH	H	Aloe-Emodin
COOH	H	Rhein

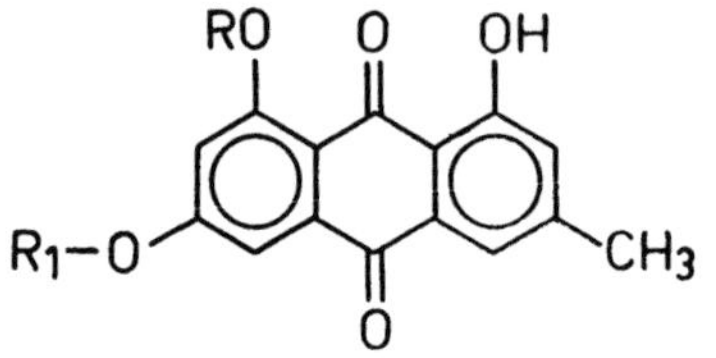

R	R$_1$	
Glucosyl	Rhamnosyl	Glucofrangulin A
Glucosyl	Apiosyl	Glucofrangulin B
H	Rhamnosyl	Frangulin A
H	Apiosyl	Frangulin B

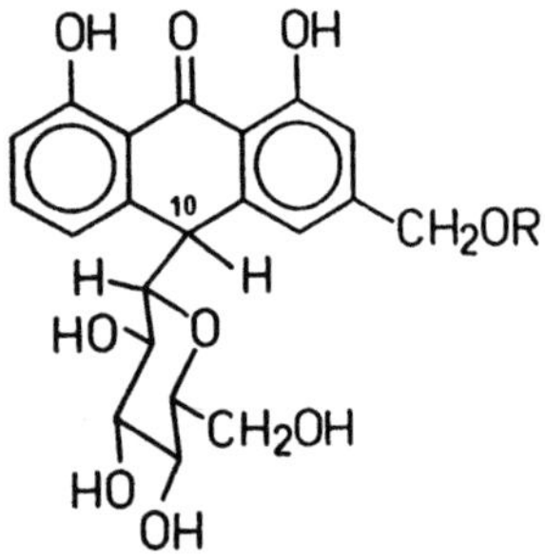

Aloin A
Aloinosid A

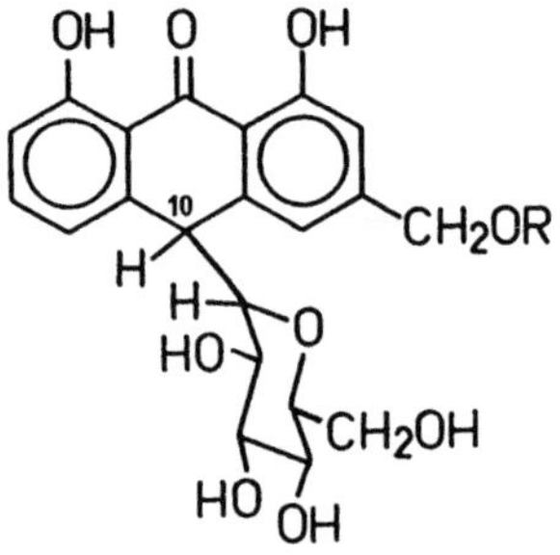

Aloin B
Aloinosid B

R	
H	Aloin A,B
Rhamnosyl	Aloinosid A,B

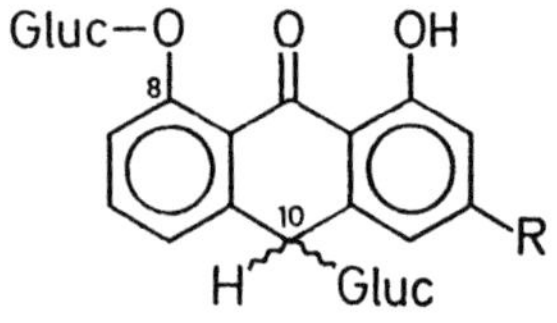

R	
CH$_2$OH	Cascarosid A,B
CH$_3$	Cascarosid C,D

Sennosid A: R, R₁ = COOH (+)-Form
Sennosid B: R, R₁ = COOH Mesoform

Sennosid C: R = COOH   R₁ = CH₂OH (+)-Form
Sennosid D: R = COOH   R₁ = CH₂OH Mesoform

Hypericin

R = Glucosyl   Rhaponticosid
R = H   Rhapontigenin

Aloe Resina

Bahnen	1 = Aloe capensis (Kap Typ A)		5 = Aloe (Kenia-Droge)
	2 = Aloe capensis (Kap Typ B)		6 = Aloe (Uganda-Droge)
	3 = Aloe barbadensis (Curacao-Aloe)		7 = Aloe (indische Droge)
	4 = Aloe perryi (Socotra-Aloe)		

Test T = Aloin (Rf 0,45–0.50), Aloe-Emodin (LM-Front)

LM-System AN-2 Ethylacetat-Methanol-Wasser (100:13,5:10)

Detektion	Kalilauge (KOH Nr. 21 S. 303)	UV-365 nm	**Abb. 1**
	Naturstoff-Polyethylenglykol-Reagens		
	(NST/PEG Nr. 28 S. 304)	UV-365 nm	**Abb. 2**

Droge Beschreibung s.S. 97, Formelbilder s.S. 100

DC-Bild Die *Aloeharze (1–7)* unterscheiden sich im DC-Bild nach *KOH*-Reagens-Behandlung
1 außer in den wechselnden Gehalten an *Aloin* (Rf ca. 0,4) hauptsächlich in der An-
bzw. Abwesenheit der *Aloinoside A* und *B* (Rf 0.2–0.25) und der *Aloesine*. Aloesin A
liegt unmittelbar über dem Aloin und *Aloesin B* knapp unterhalb der Aloinoside.

Aloin und die *Aloinoside A* und *B* zeigen im UV-365 nm die für Anthrone typisch
gelb-orange Fluoreszenz. Die *Aloesine* geben stark hellblaue Fluoreszenzzonen. An
der LM-Front liegt das rot fluoreszierende *Aloeemodin*.

Im oberen und unteren Rf-Bereich erscheinen weitere blau fluoreszierende Zonen,
die zur Unterscheidung herangezogen werden können.

2 Durch das *NST/PEG*-Reagens wird die Gelbfluoreszenz des *Aloins* und der *Aloinoside* im UV-365 nm verstärkt. Die Aloesine zeigen hiermit nur geringe Fluoreszenz.

Unterscheidung der Aloe-Harze verschiedener Herkünfte:

Aloe-Harz	Aloin	Aloinoside	Aloesine A/B	Bemerkung
1 Kap Aloe Typ A	+ +	+ +!	+ +	[1])
2 Kap Aloe Typ B	+ +	−	+ +	[1])
3 Curacao-Aloe	+ +	−	+ +	[1, 2]) Zone X
4 Socotra-Aloe	+ +	+ +!	+ +	[2]) Zone X
5 Kenia-Aloe	+ +	+	(+)	
6 Uganda-Aloe	+ +	−	(+)	
7 Indien-Aloe	(+)	+ + +	(+)	

[1]) Durch den *Isobarbaloin*-Test nach *Klunge* (s.S. 97) kann Curacao- und Kap-Aloe durch
eine weinrote bzw. gelbe Färbung unterschieden werden.
[2]) Zone X erscheint im UV-365 nm als dunkle und im vis als rotbraune Zone direkt unterhalb
von Aloin.

Kap Aloe Typ A enthält im Gegensatz zu *Kap Aloe Typ B Aloinoside.*
Socotra-Aloe führt *Aloinoside* und eine zusätzliche dunkelbraune Zone *X* unterhalb
des Aloins.
Curacao-Aloe ist im Gegensatz zur Socotra-Aloe Aloinosid-frei.
Die *Aloe-Arten 5–7* enthalten nur Spuren an Aloesinen.
Die *indische Aloe* zeigt nur Aloinoside, jedoch kein Aloin.

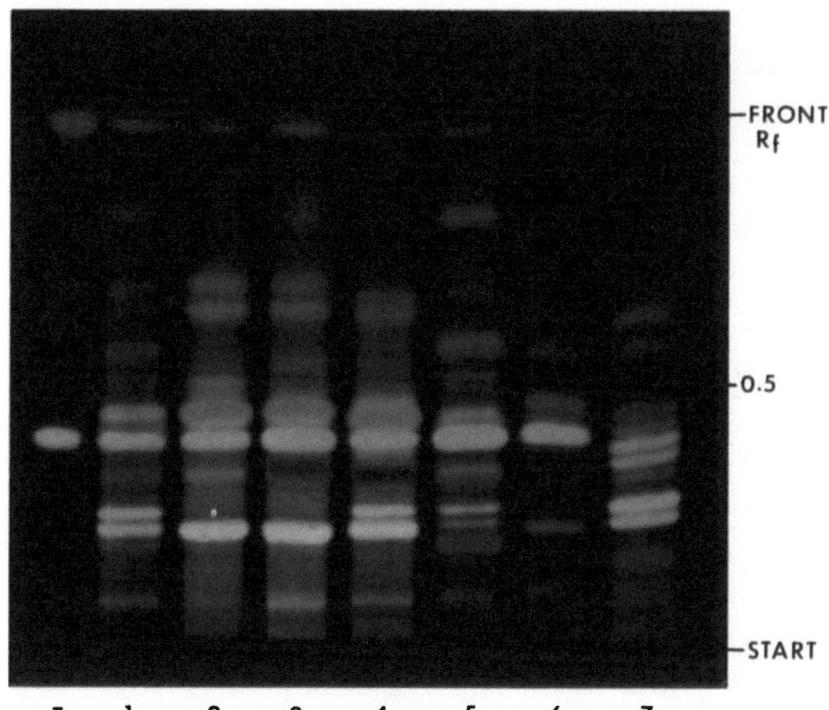

Abb. 1

FRONT
Rf

0.5

START

T 1 2 3 4 5 6 7

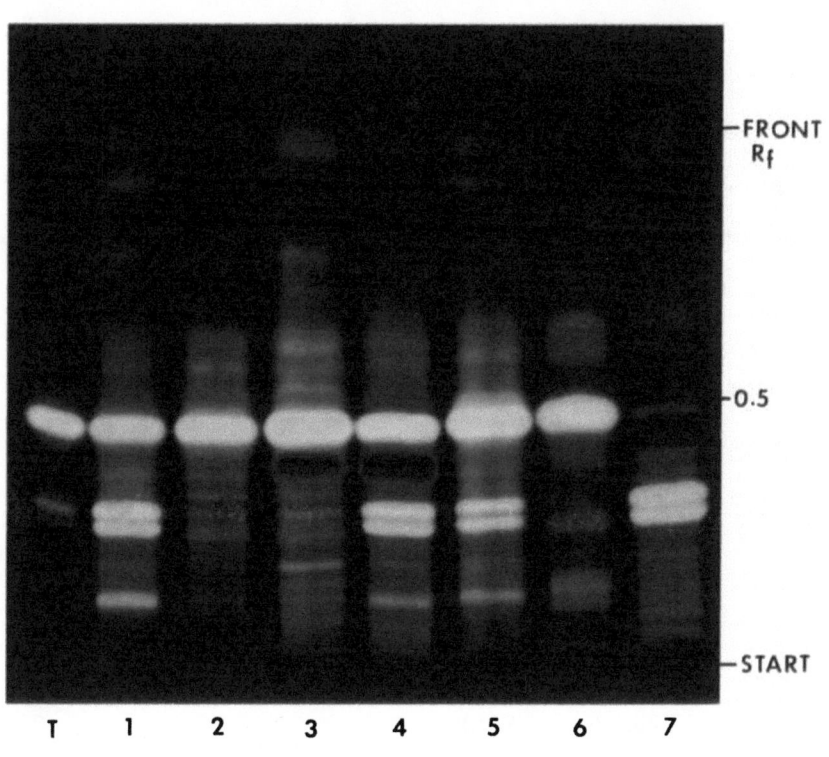

Abb. 2

FRONT
Rf

0.5

START

T 1 2 3 4 5 6 7

Rhamni purshiani Cortex

Bahnen   *1–4* = Rhamni purshiani cortex (= Cascarae cortex)
               (Handelsdrogen verschiedener Herkünfte)

Test   T1 = Aloin (Rf ca. 0,5), Aloinosid A (Rf ca. 0,45)

LM-System AN-1 Ethylacetat-Methanol-Wasser (100:17:13)

Detektion Naturstoff-Polyethylenglykol-Reagens
               (NST/PEG Nr. 28 S. 304)   UV-365 nm   **Abb. 3**

Droge   Beschreibung s.S. 97, Formelbilder s.S. 100

DC-Bild   *1–4 Cascarae cortex*-Auszüge liefern nach NST/PEG-Reagens-Behandlung im UV-
4   365 nm je zwei Paare auffallend gelb fluoreszierender Substanzzonen im Rf-Bereich
               ca. 0,10–0,15, die **Cascaroside A** und **B** und die **Cascaroside C** und **D** im Rf-Bereich
               ca. 0,2–0,25. Zwei schwach gelbe Zonen erscheinen bei Rf ca. 0,5 (**Aloin**) und bei
               Rf ca. 0,6 (**Desoxyaloin**). Von den Cascarosiden dominieren im allgemeinen die
               Substanzpaare A/B.
               Im Frontbereich liegen ungetrennt die rot fluoreszierenden Zonen der Aglyka
               Emodin, *Aloe-Emodin* und *Chrysophanol*.
               Im Rf-Bereich 0,35–0,75 erscheinen zusätzliche blau und grünbraun fluoreszie-
               rende Verbindungen. Bei allen Drogenmustern liegen 4–5 blau fluoreszierende Zonen
               unterhalb des Aloin-Testes (vermutlich Naphthalidverbindungen).

DC-Übersicht Anthracen-Arzneibuchdrogen

Bahnen   5 = Aloe capensis   7 = Rhamni purshiani cortex
               6 = Aloe barbadensis   8 = Frangulae cortex

Test   T2 = Aloin-(Rf ca. 0,5), Frangulin A (Rf ca. 0,85)

LM-System AN-1 Ethylacetat-Methanol-Wasser (100:17:13)

Detektion Kalilauge-Reagens (KOH Nr. 21 S. 303)   UV-365 nm   **Abb. 4**

Droge   Beschreibung s.S. 97–98, Formelbilder s.S. 100

DC-Bild   *5–8* Die vier Arzneibuch-Drogen **Kap-Aloe**, **Curacao-Aloe**, amerik. und offiz. **Faulbaum-**
4   **Rinde** sind im UV-365 nm nach KOH-Reagens-Behandlung durch charakteristische
               gelb- oder rot fluoreszierende Zonen in bestimmten Rf-Bereichen leicht zu unter-
               scheiden:
               Gelbe Fluoreszenzzonen zeigen die Anthronglykoside Aloin, Desoxyaloin, Aloino-
               side und Cascaroside (Zuordnung s.S. 102–104).
               Rote Fluoreszenzzonen geben Frangulin A/B, Glucofrangulin A/B und ihre Aglyka
               (Zuordnung s.S. 106).

               Anmerkung. Das **LM-AN 1**, das einen höheren Methanol/Wassergehalt als **LM-AN-2** besitzt,
               trennt Aloin und Aloinoside in höheren Rf-Bereichen (vgl. *Aloin* Rf ca. 0,4 LM-AN-2/Abb. 1
               S. 102). Der höhere Methanol/Wassergehalt führt oft zu einem „wellenförmigen" Zonenverlauf
               (s. Abb. 3/4).

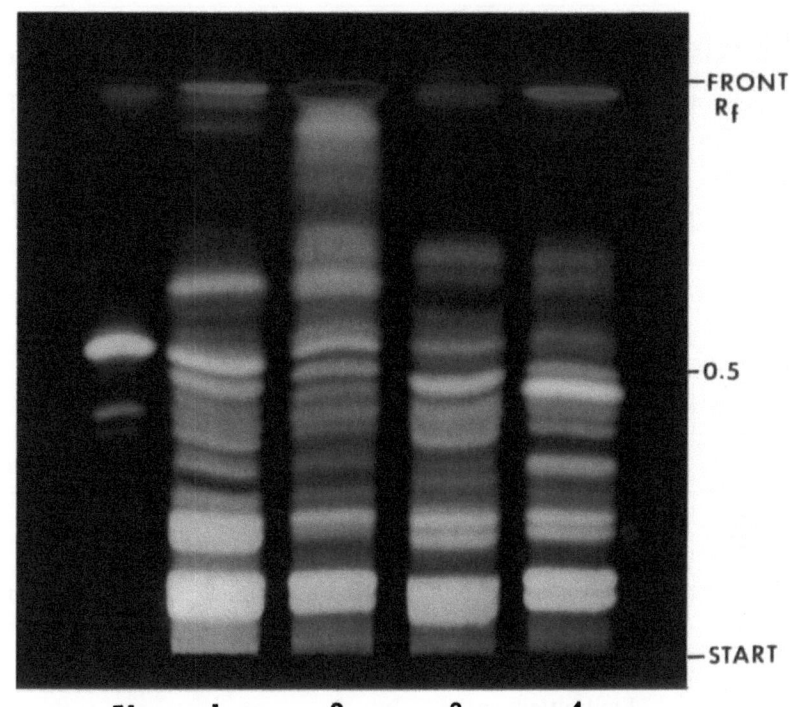

Abb. 3

T1   1   2   3   4

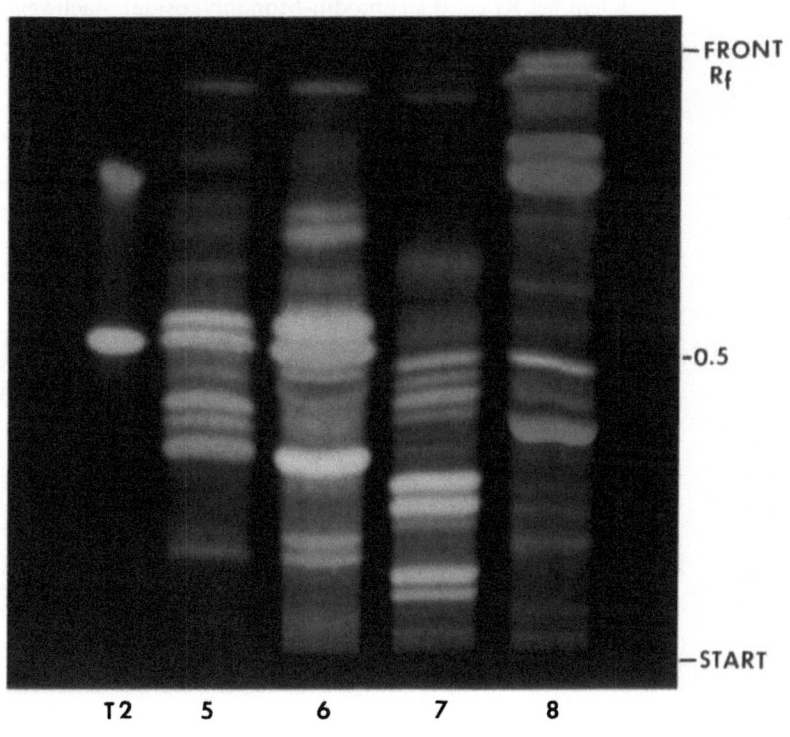

Abb. 4

T2   5   6   7   8

Frangulae Cortex und Verfälschung, Rhamni cath. Fructus

Bahnen	*1* = Frangulae cortex		*3* = Frangulae fructus
	2 = Oreoherzogiae cortex		*4* = Rhamni cath. fructus

Test T1 = Glucofranguline A/B (Rf ca. 0,25–0,3), Aloin (Rf ca. 0,45),
Frangulin A (Rf ca. 0,75), Frangula-Emodin (LM-Front)
T2 = Rutin (Rf ca. 0,4), Chlorogensäure (Rf ca. 0,45),
Hyperosid (Rf ca. 0,6)

LM-System	AN-2	Ethylacetat-Methanol-Wasser (100:13,5:10)		**Abb. 5A, B; 6A**
	F-1	Ethylacetat-Ameisensäure-Eisessig-Wasser (100:11:11:27)		**Abb. 6B**

Detektion	Kalilauge-Reagens (KOH-Nr. 21 S. 303)	vis	**Abb. 5A**
	Naturstoff-Polyethylenglykol-Reagens	UV-365 nm	**Abb. 5B**
	(NST/PEG Nr. 28 S. 304)	UV-365 nm	**Abb. 6A, B**

Droge Beschreibung s.S. 98, Formelbilder s.S. 100

DC-Bild
5A *1 Frangulae cortex.* Das DC-Bild ist nach *KOH*-Behandlung durch vier im vis rotgefärbte und im UV-365 nm rot fluoreszierende Zonen im Rf-Bereich 0,75–0,85 (*Frangulin A* und *B*) bzw. Rf ca. 0,25–0,35 (*Glucofrangulin A* und *B*) charakterisiert. Die
Aglyka *Frangula-Emodin*, *Physcion* und *Chrysophanol* liegen ungetrennt an der
Laufmittelfront.
Zusätzlich lassen sich noch Anthrachinone über den Glucofrangulin-Zonen, vor
allem bei Rf ca. 0,5 (Emodin-Monoglykoside), nachweisen.
Die gelbe Zone direkt unterhalb der Glucofranguline stammt von einem Flavo-
nolglykosid (siehe auch UV-365 nm Abb. 6A).

5A, B *2 Oreoherzogiae cortex.* Nach KOH-Reagens-Behandlung erscheinen im *vis* und *UV-365 nm* die
Aglyka an der LM-Front, bei Rf ca. 0,50 *Anthrachinon-Monoglykoside* und im Rf-Bereich
0,2–0,35 *A.-Diglykoside, Glucofrangulin A/B* bei Rf ca. 0,25. Franguline sind nur in Spuren
nachweisbar. Im Gegensatz zur offizinellen Frangula-Rinde findet man oberhalb der Glucofranguline 4 charakteristische Zonen von *Emodin-* und *Physcionglykosiden*. Ein Flavonolglyko-
sid ist unterhalb des Glucofrangulins entsprechend Frangulae cortex nachzuweisen.

5B *3 Frangulae fructus.* Nach *KOH*-Reagens-Behandlung erscheint im UV-365 nm und
vis nur eine rote Zone im Aglykonbereich.
6A/B Nach *NST/PEG*-Behandlung sind im UV-365 nm gelbgrün fluoreszierende Zonen
im Rf-Bereich 0,15/0,4–0,45 und an der LM-Front nachweisbar. Die unterste Fluoreszenzzone (siehe auch LM-System F-1/Abb. 6B) entspricht *Catharticin*, einem Fla-
vonolglykosid.

5B *4 Rhamni cathartici fructus.* Nach *KOH*-Reagens-Behandlung sind im UV-365 nm und
im vis nur *Glucofrangulin A, Frangulin A* und *Emodin* nachzuweisen (vgl. T1).
6A Das *NST/PEG*-Reagens liefert im UV-365 nm mehrere gelb- bzw. grünorange Zonen
im Rf-Bereich 0–0,25 bzw. 0,7 bis zur LM-Front (LM-AN-2).

5B Im unteren Rf-Bereich finden sich überlagert gelbe und orange Fluoreszenzzonen
(*Catharticin*, „*Xanthorhamnin*" und *Kämpferol-3-O-rhamninosid*). Das gelb fluoreszierende Catharticin ist bei Frangulae- und Rhamni cath. fructus nachzuweisen.

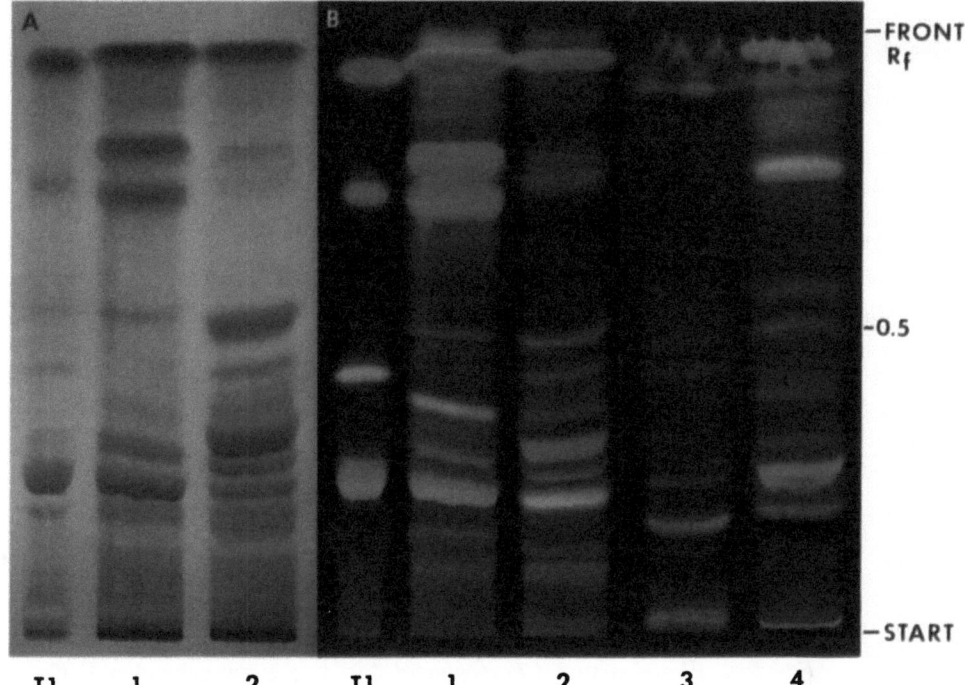

Abb. 5

A			B				
T1	1	2	T1	1	2	3	4

FRONT
R_f

-0.5

-START

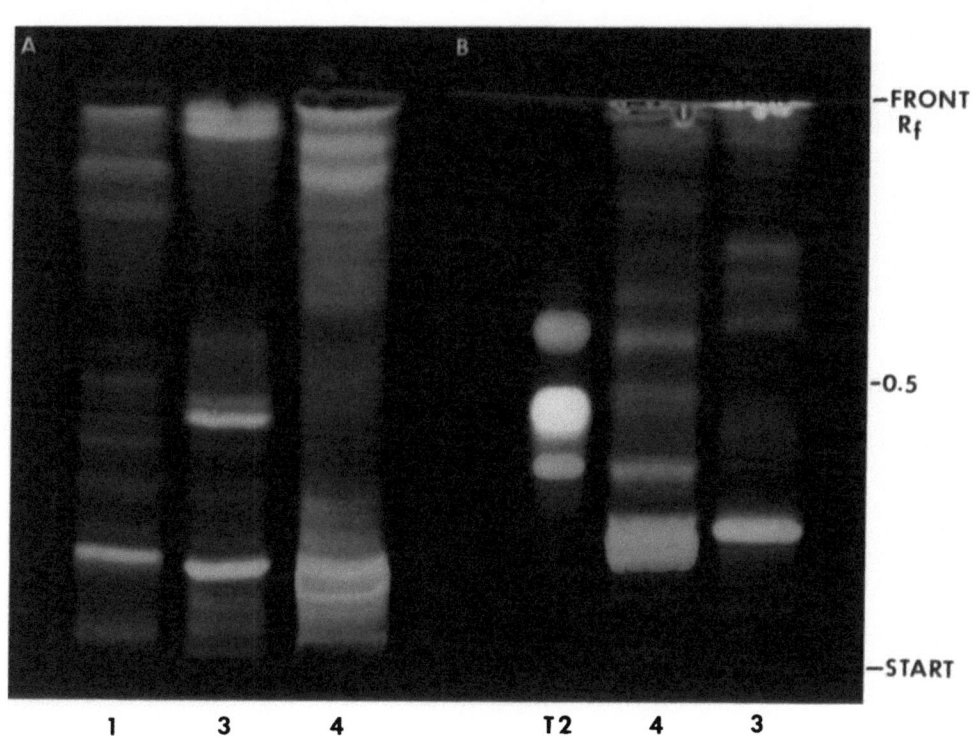

Abb. 6

A			B		
1	3	4	T2	4	3

FRONT
R_f

-0.5

-START

107

Rhei Radix

Bahnen   *1* = Rhei rhapontici radix   *3* = Rhei radix-Hydrolysat (s.S. 93)
              2 = Rhei palmati radix

Teste   T1 = Rhein
              T2 = Rhapontizin-Desoxyrhapontizin-Gemisch isol. (Rf ca. 0,45–0,55)

LM-System AN-2 Ethylacetat-Methanol-Wasser (100:13,5:10)   **Abb. 7A, B; 8A, B**
              AN-5 Petrolether-Ethylacetat-Ameisensäure (75:25:1)   **Abb. 8C**

Detektion Kalilauge-Reagens (KOH-10% Nr. 21 S. 303) UV-365 nm/vis   **Abb. 7A, B; 8C**
              Naturstoff-Polyethylenglykol-Reagens
              (NST/PEG Nr. 28 S. 304)   UV-365 nm   **Abb. 8A**
              Phosphormolybdänsäure-H_2SO_4-Reagens   vis   **Abb. 8B**
              (PMS/Nr. 27 S. 303)

Droge   Beschreibung s.S. 98, Formelbilder s.S. 100

DC-Bild *2 Rhei radix.* Der Auszug der offizinellen Droge ist nach **KOH**-Reagens-Behandlung
7A, B   im UV 365 nm durch zwei orangerot fluoreszierende bzw. im vis rote Zonen im
             Rf-Bereich 0,45 bzw. 0,55 charakterisiert. Die untere Zone entspricht dem *Rhein*
             (vgl. T1). Die breite obere Zone stellt eine Mischung aus *8-O-Monoglucosiden* des
             Emodins, Physcion und *Chrysophanol* dar. Die entsprechenden Diglucoside liegen
             in schwächerer Konzentration im Rf-Bereich 0,05–0,3 vor. Das Aglykongemisch
             findet sich in der orangeroten Zone an der LM-Front.

             1 Rhei rhapontici radix (Verfälschung). Das Anthrachinon-Muster entspricht weitge-
             hend dem der offizinellen Rheum-Droge.
8A   Zusätzlich erscheint besonders nach *NST/PEG*-Behandlung im mittleren Rf-Bereich
             eine breite, im UV-365 nm hellblau fluoreszierende Zone zwischen Rhein und dem
             Monoglykosid-Gemisch. Die Zone besteht aus den Stilbenderivaten *Rhapontizin* und
             Desoxyrhapontizin.
8B   Mit dem *PMS-H_2SO_4*-Reagens geben die Stilbenglykoside im vis kräftig dunkel-
             blaue Farbzonen.

8C   *3 Rhei radix (Aglyka).* Nach salzsaurer Hydrolyse (s.S. 93) des Rheum-Auszuges er-
             hält man ein Aglykongemisch. *Aloeemodin* und *Rhein* sind bei Rf ca. 0,25, *Emodin*
             bei Rf ca. 0,35, *Chrysophanol* und *Physcion* bei Rf ca. 0,6–0,7 zuzuordnen.
             Im UV-365 nm fluoreszieren alle Aglyka einheitlich gelb bzw. nach *KOH*-Be-
             handlung orangerot (ohne Abb.).
             Erhitzt man die DC-Platte nach *KOH*-Reagensbehandlung (Abb. 8C) so er-
             scheint Frangula-(Rheum)-Emodin als dunkle Zone im UV-365 nm.

             Anmerkung. s. auch Zirkular-DC Abb. 13/14, S. 114.

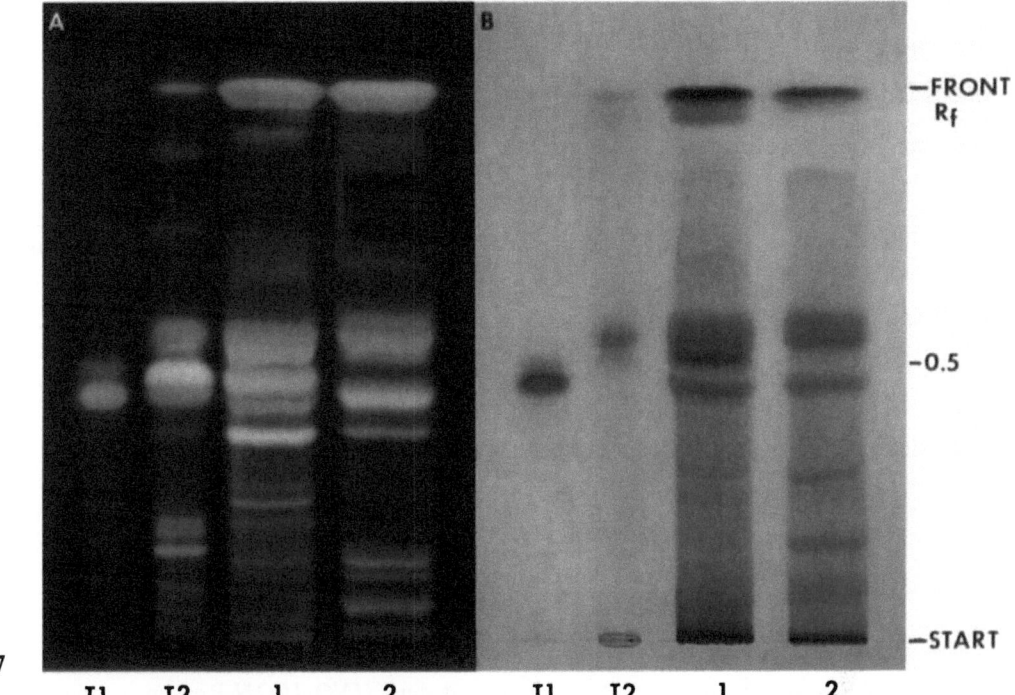

Abb. 7

T1   T2   1   2   T1   T2   1   2

FRONT
R_f

–0.5

–START

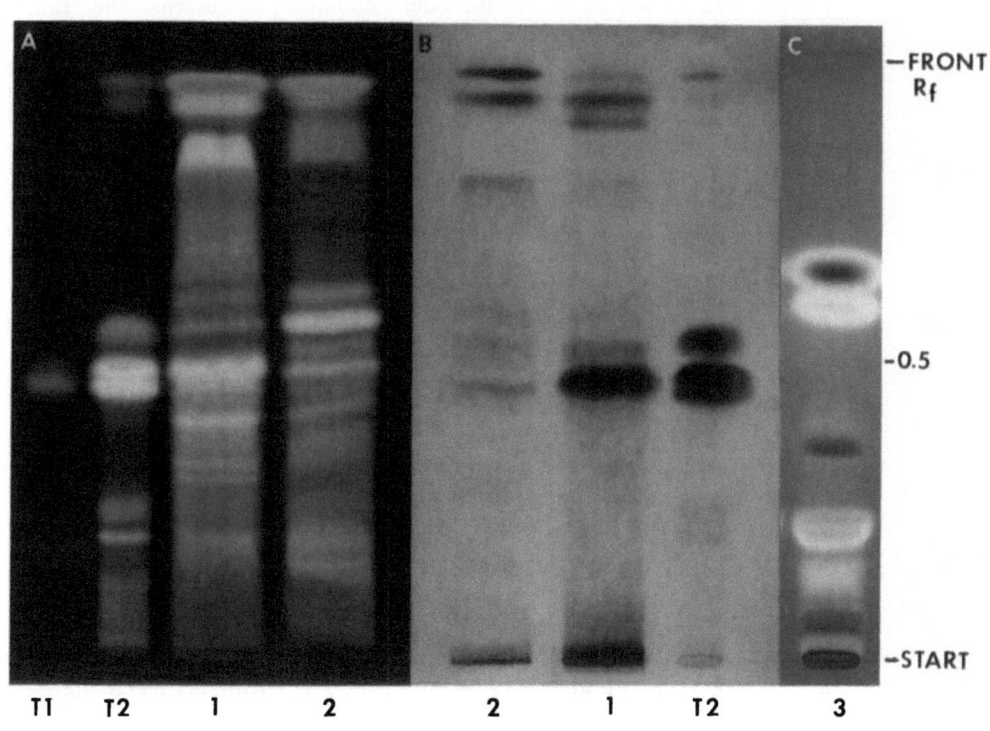

Abb. 8

T1   T2   1   2   2   1   T2   3

FRONT
R_f

–0.5

–START

Dianthrone		Dehydrodianthrone		
Sennae Folium, Fructus		**Hyperici** Herba		

Bahnen	1 = Sennae folium 2 = Sennae fructus	3 = Hyperici herba		
Test	T1 = Rhein T2 = Sennosid A T3 = Sennosid B	TA = Rutin (Rf ca. 0,4), Chlorogensäure (Rf ca. 0,45), Hyperosid (Rf ca. 0,6)		
LM-System	AN-3 n-Propanol-Ethylacetat-Wasser (40:40:30) AN-4 Toluol-Ethylformiat-Ameisensäure (50:40:10) F-1 Ethylacetat-Ameisensäure-Eisessig-Wasser (100:11:11:27)			**Abb. 9A, B** **Abb. 10 C** **Abb. 10 A, B**
Detektion	Salpetersäure-KOH-Reagens (Nr. 33 S. 304) Naturstoff-Polyethylenglykol-Reagens (NST/PEG Nr. 28 S. 304) Pyridin (10% in Ethanol)		vis bzw. UV-365 nm UV-365 nm UV-365 nm	**Abb. 9A, B** **Abb. 10 A, B** **Abb. 10 C**

Droge	Beschreibung s.S. 99, Formelbilder s.S. 101
DC-Bild 9 A, B	*1 Sennae folium.* Nach Behandlung mit dem *HNO₃/KOH*-Reagens erscheinen im vis über den gesamten Rf-Bereich verteilt 7–9 rotbraune Zonen. Im UV-365 nm zeigen die gleichen Zonen zitronengelbe oder hellblaue Fluoreszenz. Die Hauptzonen im Rf-Bereich 0,4 (vgl. T2) und 0,2 (vgl. T3) sind den *Sennosiden A* und *B* zuzuordnen. Bei Rf ca. 0,5–0,55 erscheint *Sennosid D* und darüberliegend *Rhein 8-O-glucosid*. *Sennosid C* ist als schwach gefärbte Zone im Rf-Bereich ca. 0,7, *Rhein* als orangerote Zone (vgl. T1) bei Rf ca. 0,8 nachzuweisen. Das Gemisch der anderen Aglyka findet sich an der LM-Front.
10 A	Das *Flavonoid-Muster* (LM-F1 und *NST/PEG*-Reagens) besteht aus mindestens 8 im UV-365 nm gelb bis gelbgrün fluoreszierenden Zonen. Die Hauptzone findet sich im Rf-Bereich des *Rutins* (vgl. TA). Je zwei weitere Zonen liegen unter- bzw. oberhalb von Rutin, je zwei schwache Zonen oberhalb der Hyperosid-Referenz-Substanz (vgl. TA Rf ca. 0,6) und eine Zone (Flavonoid-Aglyka) an der LM-Front.
9 A, B	*2 Sennae fructus.* Die *Sennoside A, B, C, D* sowie *Rhein* liegen verglichen mit Sennae folium in etwas niedriger Konzentration vor.
10 A	Das *Flavonoid-Muster* besteht aus zwei Hauptzonen unterhalb von Rutin, zwei Zonen oberhalb von Hyperosid und einer Zone an der LM-Front.
10 C	*3 Hyperici herba.* Im LM-System AN-4 erscheinen die *Hypericine* als rötliche Zonen in der UV-365 nm Direktauswertung bzw. nach Pyridin-Reagens-Behandlung als orangerote Zonen im Rf-Bereich 0,45–0,5.
10 B	Im LM-System F-1 und nach NST/PEG-Reagens-Behandlung sind die *Flavonoide Rutin* und *Hyperosid* im Rf-Bereich 0,35 bzw. 0,6 (vgl. TA) und weitere schwächer ausgeprägte Flavonoidzonen bei Rf ca. 0,7–0,8 bzw. Aglyka an der LM-Front nachzuweisen. Hellblaue Fluoreszenz zeigen *Chlorogen- und Neochlorogensäure* bei Rf 0,45–0,55 (vgl. TA) und rote Fluoreszenz die *Hypericine* bei Rf ca. 0,9.

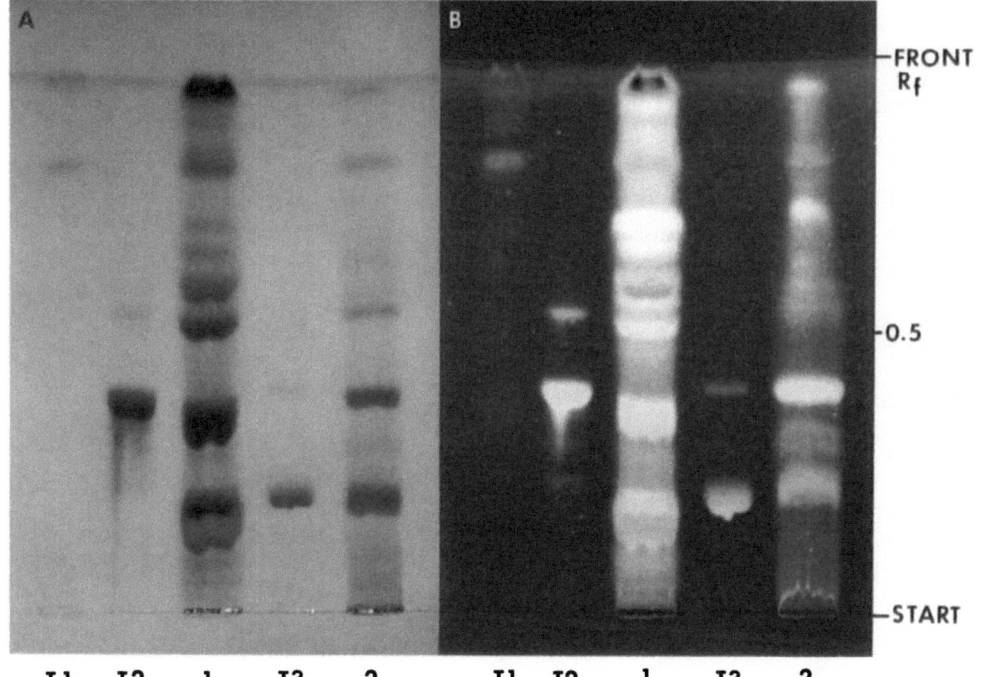

Abb. 9

FRONT
R_f

0.5

START

T 1 T 2 1 T 3 2 T 1 T 2 1 T 3 2

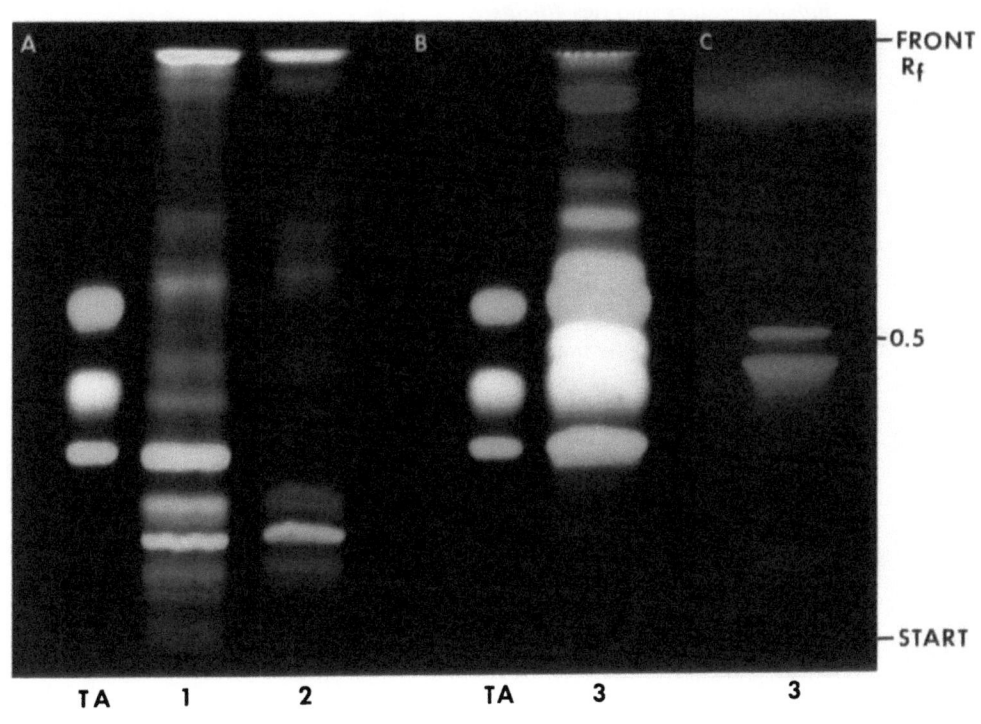

Abb. 10

FRONT
R_f

0.5

START

TA 1 2 TA 3 3

111

Segment   Sennae folium (oberes Segment)
Sennae fructus (unteres Segment)
Sennosid A = Test 1 + Rhein = Test 4
Sennosid B = Test 2 + Aloin = Test 5

LM-System n-Propanol-Ethylacetat-Wasser (40:40:30)
Detektion   HNO$_3$-KOH-Reagens (Nr. 33 S. 304)   vis   **Abb. 11**
                                                       UV-365 nm **Abb. 12**

Droge   Beschreibung s.S. 99, Formelbild s.S. 101
Erläuterung zur **Zirkular-DC** s.S. 95

DC-Bild   *Sennae folium.* Im *vis* erscheinen im mittleren Rf-Bereich die beiden gelben Ringzo-
11   nen von *Sennosid B* (Test 2) und *Sennosid A* (Test 1).
           Darüber liegen die schwach rotviolette Ringzone des *Rhein-8-O-monoglucosides*
und die gelben Zonen von *Sennosid D* und *Sennosid C* jeweils über und unter der
Monoglucosid-Zone (vgl. 3).
Rhein wird von gelben Zonen überlagert (Test 4). An der LM-Front oberhalb einer
Aloin-Referenzsubstanz (Test 5) liegen schwach ausgeprägt die Zonen von Anthrachinon-Aglyka und Flavonoiden.

        Sennae fructus. Wie bei Sennae folium erscheint die Zonenfolge der *Sennoside B*
und *A* (vgl. Test 2 und 1) und darüberliegend die rote Ringzone des *Rhein-8-O-
monoglucosides* und des *Rheins.*

12   *Im UV-365 nm* erscheint bei beiden Drogenteilen in ungefähr gleicher Konzentration
das *Sennosid B* als gelbfluoreszierende Ringzone (vgl. Test 2). *Sennosid A* ist bei
Sennae folium stärker konzentriert als bei Sennae fructus.
Rhein-8-O-monoglucosid und *Rhein* sind im vis deutlicher als in der UV-365 nm
Auswertung zu erkennen. Sie zeigen nur schwach orangerote Fluoreszenz oberhalb
der Testsubstanz 4.
Bei Sennae folium ist eine rosa fluoreszierende Ringzone etwas oberhalb der Aloin-
Referenzsubstanz (nicht im Auszug vorhanden) als deutliche Unterscheidung zu
Sennae fructus heranzuziehen.

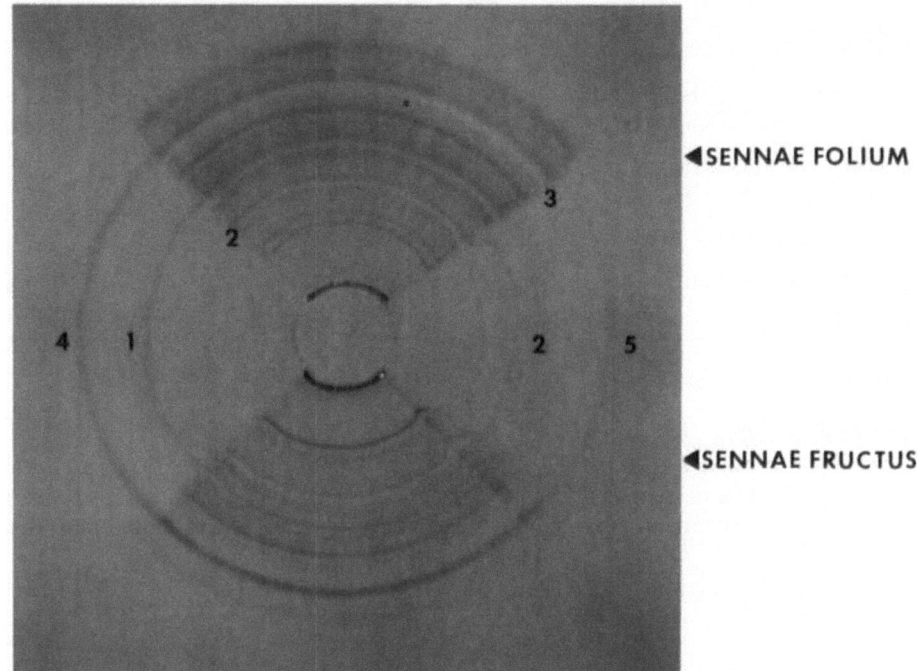

Abb. 11

◀SENNAE FOLIUM

◀SENNAE FRUCTUS

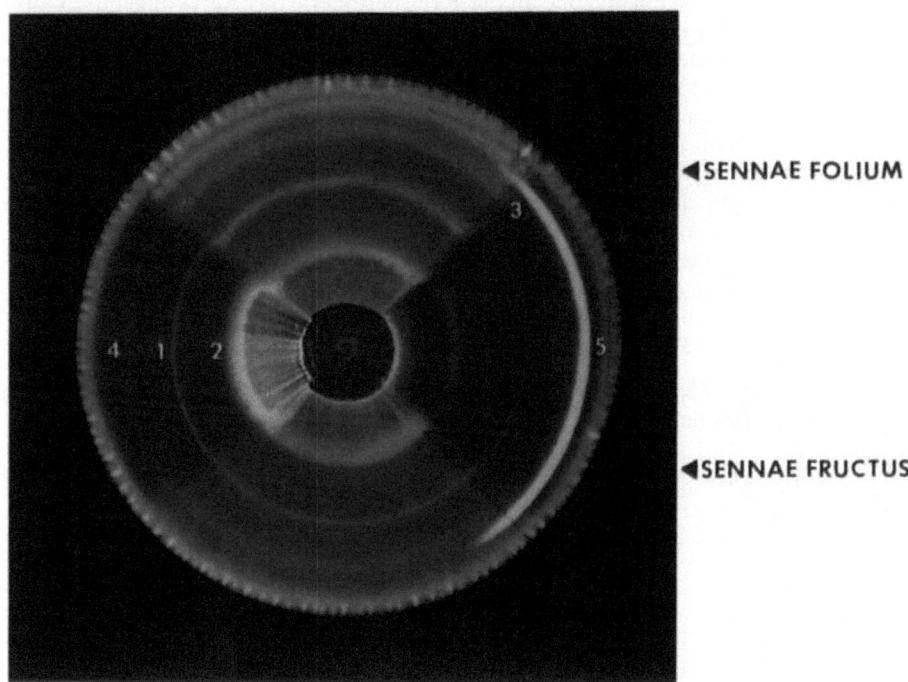

Abb. 12

◀SENNAE FOLIUM

◀SENNAE FRUCTUS

Rhei Radix Zirkular-DC im Vergleich zur **aufsteigenden DC**

Bahnen	*1* = Rhei rhapontici radix
	2 = Rhei palmati radix
Test	*3* = Rhapontizin-Desoxyrhapontizin-Gemisch
	4 = Rhein
LM-System	AN-2 Ethylacetat-Methanol-Wasser (100:13,5:10)

Detektion Kalilauge-Reagens (KOH Nr. 21 S. 303)   vis   **Abb. 13A, B**
                                                              UV-365 nm   **Abb. 14A, B**

Droge Beschreibung s.S. 98, Formelbilder s.S. 100

DC-Bild *1, 2 Rhei radix*

Aufsteigende DC-Methode

Die beiden im vis roten bzw. im UV-365 nm rotorange fluoreszierenden Anthrachinonzonen bei Rf ca. 0,5 sind dem *Rhein* und bei Rf ca. 0,6 dem *Emodin-, Physcion-* und *Chrysophanol-8-O-monoglucosid*-Gemisch zuzuordnen.

(Weitere Angaben siehe Abb. 7/8 S. 108)

Zirkular-DC-Methode

Bei einer Entwicklung über 5–6 cm sind folgende Zonen zu erkennen:
im vis
– als rote Ringzone an der Kreisperipherie das Aglykongemisch aus ***Rheum-Emodin***, ***Physcion*** und ***Chrysophanol***
  weiter zur Kreismitte folgend
– eine schwächer orange Zone
– die orange Hauptzone des ***Monoglucosid***-Gemisches der drei Aglyka und
– eine schwach ausgeprägte ***Rhein***-Zone
im *UV-365 nm*
– die deutlich orange fluoreszierende Zone des ***Aglykon***-Gemisches an der Kreisperipherie
  weiter zur Kreismitte folgend
– eine dunkle Zone zwischen zwei blau fluoreszierenden Zonen
– die orange Zone des ***Monoglucosid***-Gemisches
– die ***Rhein***-Zone z.T. von blau fluoreszierenden Zonen überdeckt.

Bei ***Rhei rhapontici radix*** ist die auffallend hellblau fluoreszierende Zone von ***Rhapontizin*** deutlich erkennbar (vgl. T 3).

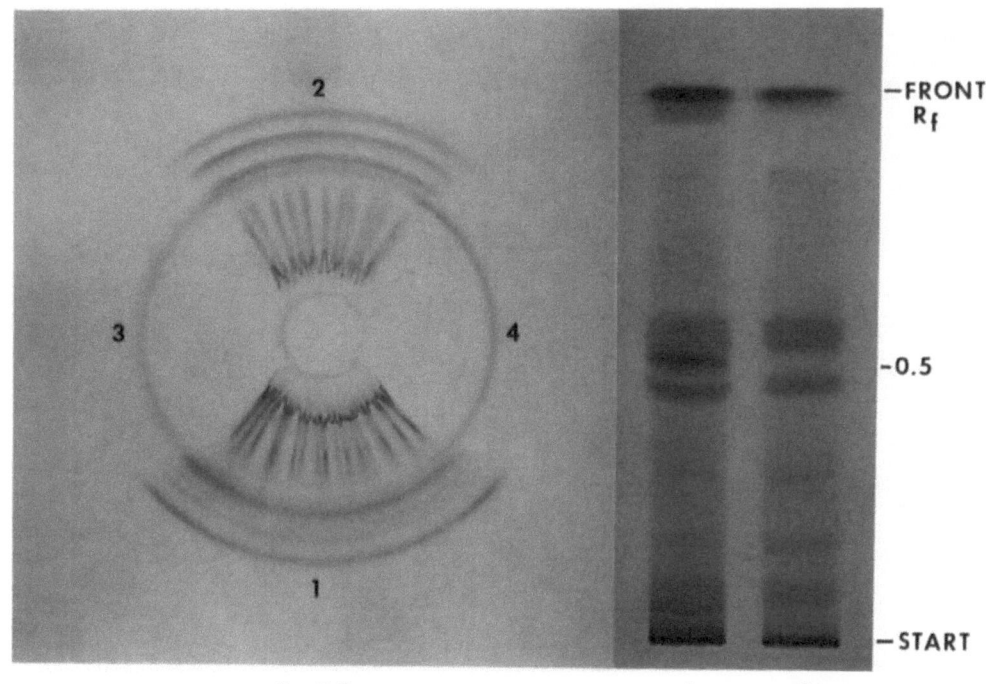

Abb. 13

C − DC

1 2

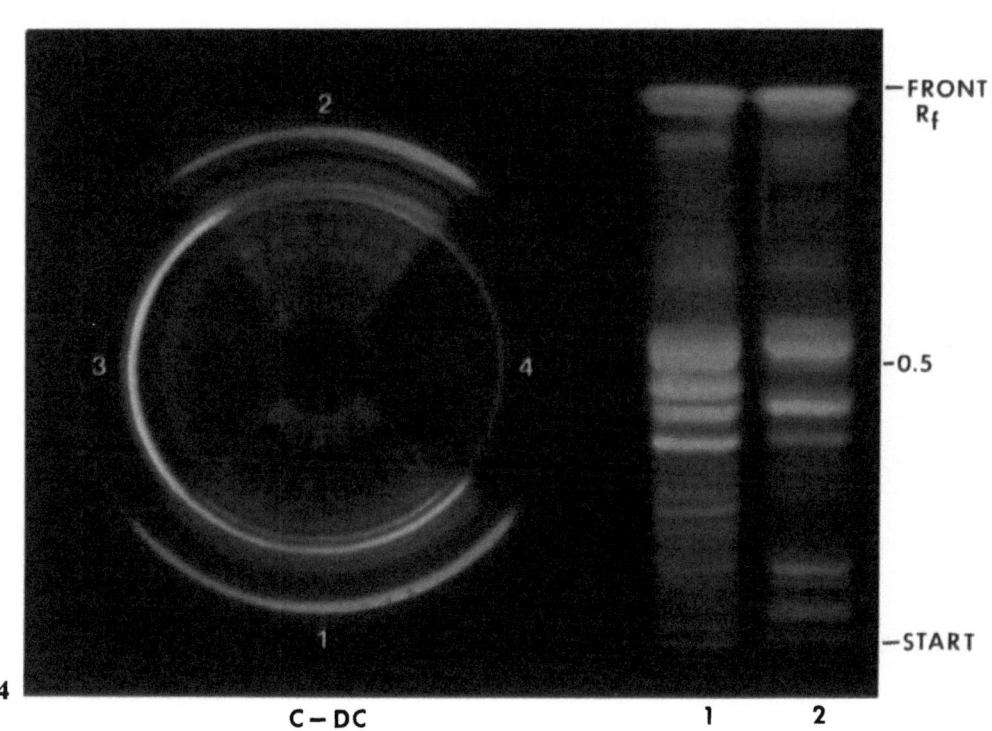

Abb. 14

C − DC

1 2

115

Arbutin-Drogen

Hauptinhaltsstoffe der Arbutindrogen sind die Hydrochinon-β-O-glucoside *Arbutin* und *Methylarbutin*, neben wenig 2-O-Galloyl-Arbutin, 6'-O-Acetyl-Arbutin und freiem *Hydrochinon*.
Charakteristisch für diese Drogen ist außerdem der Gehalt an *Gallo-* und *Ellagtanninen*.

I. Herstellung bzw. Aufbereitung der Drogenextrakte und Spezialitäten zur DC

1. Drogenextrakte (Arbutinnachweis)
2 g gepulverte Droge werden (unter Zusatz von 0,2 g Calciumcarbonat) mit 20 ml 50%igem Methanol unter Rückfluß 15 min auf dem Wasserbad extrahiert. Man filtriert und wäscht den Drogenrückstand mit 50%igem Methanol bis zum Gesamtvolumen von 20 ml nach. 10 ml dieser Lösung werden zur Gerbstoffabtrennung mit 0,5 g basischem Bleiacetat versetzt. Nach dem Umschütteln wird filtriert und das blaßgelbe Filtrat direkt zur DC verwendet. Es werden 30 µl aufgetragen.

2. Drogenauszug aus Bärentraubenblättern nach DAB 8
5 g gepulverte Droge werden mit 37,5 ml Methanol und 12,5 ml Wasser versetzt und 30 min unter Rückfluß zum Sieden erhitzt. Das Filtrat wird auf ca. 12 ml eingeengt und mit insgesamt 50 ml Wasser in einen Scheidetrichter überführt. Die Lösung wird zweimal mit 30 ml Ether ausgeschüttelt. Die Etherauszüge werden verworfen. Anschließend wird die Lösung 3 mal mit je 50 ml Ethylacetat ausgeschüttelt, die vereinigten Ethylacetatauszüge zur Trockne eingeengt und der Rückstand in 10 ml Methanol gelöst.
Der Auszug wird zur DC der Phenolglucoside und der Flavonoide verwendet. Es werden 20 µl aufgetragen.

3. Drogenauszug aus Viburni prunifolii- bzw. V. opuli cortex
2 g gepulverte Droge werden mit 50 ml Petrolether etwa 15 min am Rückfluß zur Entfernung störender Harz- und Fettbestandteile extrahiert. Der Drogenrückstand wird anschließend mit 20 ml Methanol etwa 20 min gekocht. Das Filtrat wird auf ca. 1 ml eingeengt und davon zur DC 50 µl aufgetragen.

Anmerkung. Das Filtrat kann Trübung oder Fällung beim Einengen zeigen, die aber ohne Bedeutung sind.

4. Spezialitätenauszüge
5 Tabletten bzw. Dragees werden pulverisiert und nach Zugabe von 0,1 g Calciumcarbonat mit 25 ml 50%igem Methanol ca. 10 min auf dem Wasserbad extrahiert. Die ersten 10 ml des Filtrates werden mit 0,2 g bas. Bleiacetat versetzt und nach erneuter Filtration zur DC verwendet.

II. Dünnschichtchromatographie

1. Referenzlösungen
T1: 25 mg Arbutin und 25 mg Hydrochinon werden in 10 ml 50%igem Methanol gelöst und davon 10 µl aufgetragen.
T2: 25 mg Hydrochinon, 25 mg Gallussäure und 25 mg Arbutin werden in 10 ml Methanol gelöst und davon 10 µl aufgetragen (DAB 8).

Von Scopoletin, Amentoflavon und Catechin/Epicatechin werden jeweils 0,1% methanolische Lösungen hergestellt. Man trägt 10 µl zur DC auf.

2. Adsorbens
DC-Kieselgel 60 F 254 Fertigplatten (Fa. Merck, Darmstadt).

3. Trennsysteme
AN 2   Ethylacetat-Methanol-Wasser (100:13,5:10)

DAB 8 Ethylacetat-Ameisensäure-Wasser (88:6:6)

F-3   Chloroform-Aceton-Ameisensäure (75:16,5:8,5)

III. Detektion

1. Direktauswertung
Im UV-254 nm zeigen Arbutin und andere phenolische Verbindungen eine deutliche Fluoreszenzminderung.

2. Sprühreagenzien
a) *Berliner-Blau-Reaktion* (BB Nr. 5 S. 299)
Arbutin, Methylarbutin, Hydrochinon, Methylhydrochinon erscheinen im vis als blaue Zonen.

b) *Millons-Reagens* (ML Nr. 26 S. 303)
Arbutin, Methylarbutin, Hydrochinon und Methylhydrochinon werden im vis als gelbe Zonen sichtbar.

c) *Reagens nach DAB 8*
a) *Arbutin und Hydrochinone*: 1%ige Lösung von 2,6-Dichlorchinonchlorimid in Methanol (DCC Nr. 8 S. 300).
   Nach dem Besprühen und anschließendem Bedampfen mit Ammoniak erscheint Arbutin im vis mit violetter Farbe.

b) *Flavonoide*: Mit gesättigter methanolischer Aluminiumchloridlösung entstehen im UV-365 nm orange und blaue Fluoreszenzzonen.

d) *Naturstoff-Polyethylenglykol-Reagens* (NST/PEG Nr. 28 S. 304)
Man erhält im UV-365 nm intensiv orange und blaue Fluoreszenzzonen. Amentoflavon zeigt eine gelbbraune Fluoreszenz.

e) *Kalilauge-Reagens* (KOH Nr. 21 S. 303)
Nach Besprühen mit 5% ethanolischer Kalilauge sind im UV-365 nm mit gelbgrüner Fluoreszenz Amentoflavon, mit hellblauer Fluoreszenz Cumarine und Phenolcarbonsäuren nachzuweisen.

f) *Echtblausalz-Reagens* (EBS/KOH Nr. 12 S. 301)
Phenolische Verbindungen ergeben rotbraune Zonen im vis.

IV. Liste der wichtigsten Arbutindrogen

	Droge	Stammpflanze Familie	Gesamthydro-chinon-Gehalt	Pharma-kopoe
Abb. 1, 2	**Uvae ursi folium** Bärentraubenblätter	Arctostaphylos uva-ursi (L.) SPRENGEL Ericaceae	**4–12%**	DAB 8 (mind. 6%), Helv. VI, ÖAB
	Vitis idaeae folium Preißelbeerblätter	Vaccinium vitis idaea L. Ericaceae	**5,5–7%**	ÖAB (mind. 3%)
	Myrtilli folium Heidelbeerblätter	Vaccinium myrtillus L. Ericaceae	**0,4–1,5%**	(Erg. Bd. 6)
	Ericae (Callunae) herba Heidekraut	Calluna vulgaris (L.) HULL. Ericaceae	**0,6–0,68%**	(Erg. Bd. 6)
	Pyri communis folium Birnenblätter	Pyrus communis L. Rosaceae	**bis 4,7%** (junge Bl.)	–
Abb. 3, 4	**Viburni prunifolii cortex** amerik. Schneeballrinde	Viburnum prunifolium L. Caprifoliaceae	**0,5%**	(Erg. Bd. 6)
	Bergeniae crassifoliae folium Wickelwurzelblatt	Bergenia crassifolia (L.) FRITSCH Saxifragaceae	**ca. 12%** (Gerbstoffe 15–25%!)	

Anmerkung. Zur Identifizierung von Arbutindrogen können auch „Sekundärstoffe" herangezogen werden.
Uvae ursi folium: die **Flavonoide** Quercitrin, Isoquercitrin, Myricitrin und Quercetin-3-β-D-6-O-galloyl-galactosid
Viburni prunifoli cortex: das **Biflavon** *Amentoflavon* (s.S. 170); die **Cumarine** Scopoletin und Scopolin

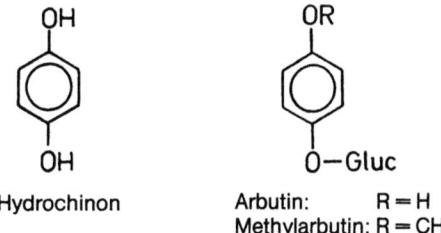

Hydrochinon

Arbutin: R = H
Methylarbutin: R = CH$_3$

Arbutin-Drogen

Bahnen
 1 = Uvae ursi folium
 2 = Vitis idaeae folium
 3 = Myrtilli folium

Teste
 T1 = Arbutin (Rf ca. 0,4), Hydrochinon (Rf ca. 0,95)
 T2 = Arbutin (Rf ca. 0,25), Gallussäure-Hydrochinon (Rf 0,9–0,95)

LM-System AN-2 Ethylacetat-Methanol-Wasser (100:13,5:10)   **Abb. 1**
 DAB 8 Ethylacetat-Ameisensäure-H_2O (88:6:6)   **Abb. 2**

Detektion
 Berliner Blau-Reaktion (BB Nr. 5 S. 299)   vis   **Abb. 1 A**
 Millons-Reagens (ML Nr. 26 S. 303)   vis   **Abb. 1 B**
 Dichlorchinonchlorimid/NH_3-Reag. (DCC Nr. 8 S. 300)   vis   **Abb. 2 A**
 Naturstoff-Polyethylenglykol-Reagens
 (NST/PEG Nr. 28 S. 304)   UV-365 nm   **Abb. 2 B**

Droge   Beschreibung s.S. 119, Inhaltsstoffe s.S. 119

DC-Bild *1–3*   Im DC-Bild von *Uvae ursi-* und *Vitis idaeae folium* wird eine deutliche blaue (*BB*)
1 A, B   bzw. gelbe (*ML*) *Arbutin*-Zone bei Rf ca. 0,4 sichtbar. In *Myrtilli folium* ist *Arbutin*
 nur sehr schwach nachweisbar. Dafür erscheinen mehrere sehr schwach blau (BB)
 bzw. gelb (ML) gefärbte Zonen im Rf-Bereich ober- bzw. unterhalb von Arbutin.
 Alle drei Extrakte enthalten freies *Hydrochinon* (Rf ca. 0,95) nur in Spuren.
 Blaugefärbte Substanzzonen (BB) am Start und umittelbar darüber stammen von
 dem Gerbstoffanteil der Drogen.

2 A   *1 Uvae ursi folium* liefert nach *DCC*-Reagens-Behdlg. im vis bei Rf ca. 0,25 (vgl.
 T2) eine kräftige violette Zone (*Arbutin*), darüber bis Rf ca. 0,75 sechs weitere Zonen
 (Flavone, Säuren) und unter der LM-Front drei braunviolett gefärbte Zonen (Gallus-
 säure bzw. Hydrochinon, vgl. T2).

2 B   Im Rf-Bereich 0,2–0,4 finden sich bei *Uvae ursi folium* vier (*NST/PEG*-Reagens)
 im UV-365 nm orange fluoreszierende *Flavonolglykoside*: Quercetin-3-β-D-6-O-gal-
 loyl-galactosid, Isoquercitrin, Quercitrin und Myricitrin. Fahlblaue Fluoreszenzzonen im Rf-Bereich 0,5–0,8 sind z.B. für *Zimtsäurederivate* typisch. Gallussäure zeigt
 intensiv blaue Fluoreszenz bei Rf ca. 0,9 (vgl. T3).

 Anmerkung. Arbutin zeigt keine Fluoreszenz im UV-365 nm

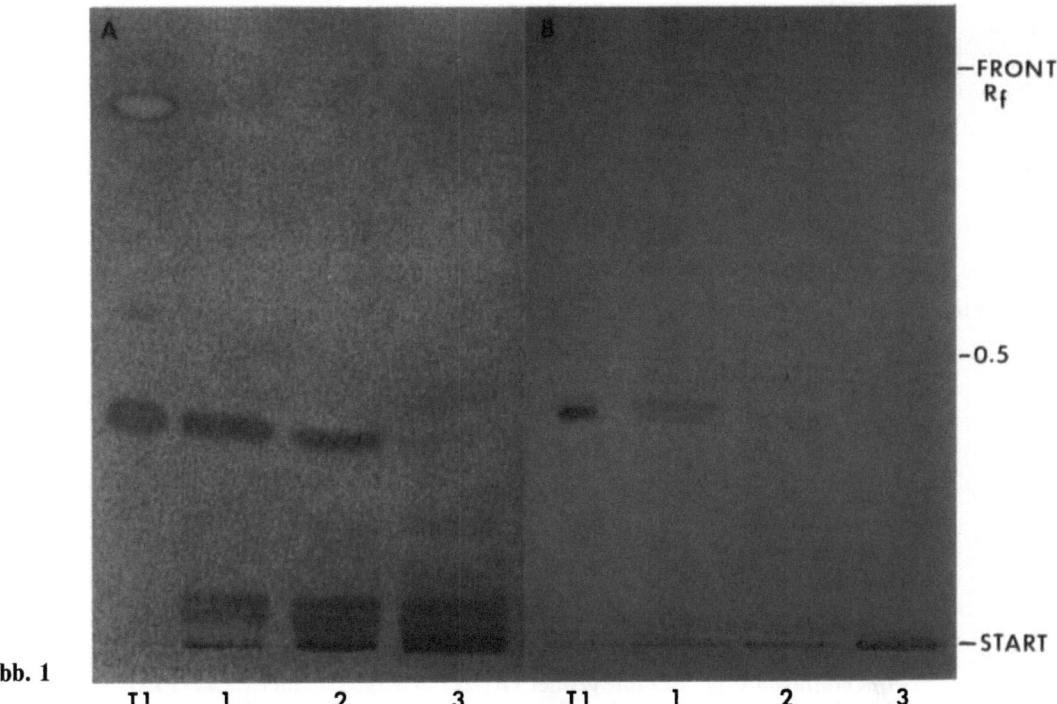

Abb. 1

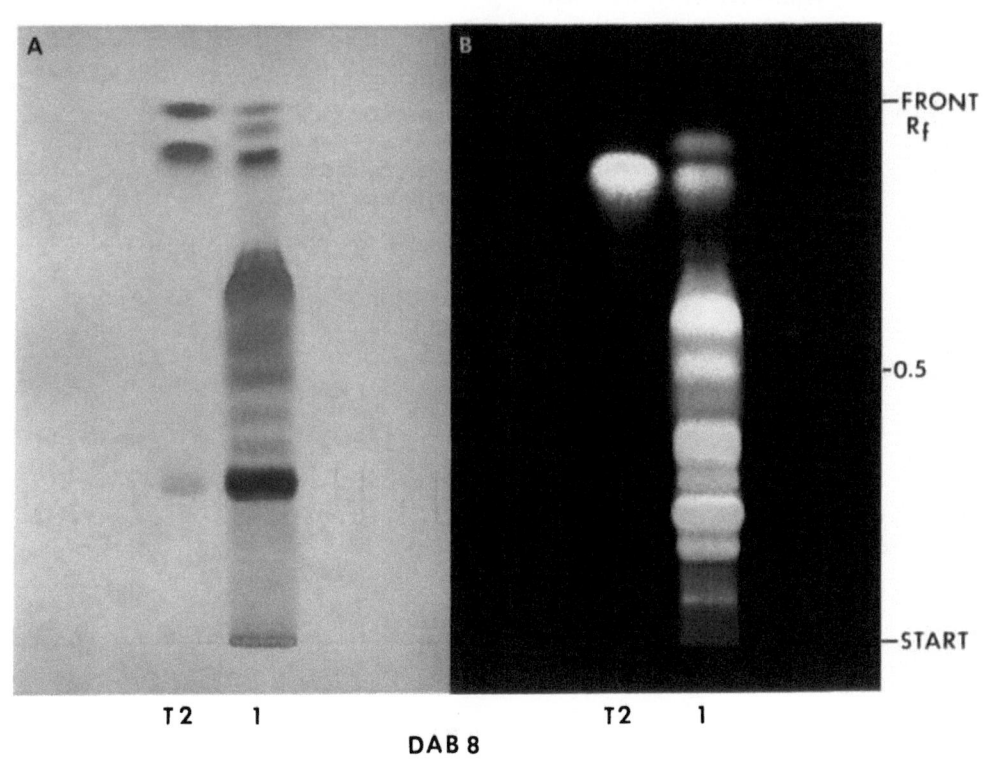

Abb. 2

DAB 8

121

Viburni Cortex

Droge   Beschreibung s.S. 119, Formelbilder s.S. 150 bzw. S. 170

DC-Bild   ***Viburni prunifolii-, Viburni opuli cortex***
3A   Beide Auszüge zeigen nach ***KOH*** -Reag.-Behandlung mind. 7 im UV-365 nm blau fluoreszierende Substanzzonen vom Start- bis Rf-Bereich ca. 0,7 neben je einer blau bzw. orange fluoreszierenden Zone an der LM-Front.

               1 Viburni prunifolii cortex wird durch die Cumarine ***Scopoletin*** (vgl. T1) und ***Scopolin*** (Startbereich) als deutliche Hauptzonen mit hellblauer Fluoreszenz, das Biflavon ***Amentoflavon*** (vgl. T2) mit grüner (***KOH***) bzw. gelbgrüner (***NST/PEG***) Fluoreszenz charakterisiert. Weitere blau fluoreszierende Zonen sind den Pflanzensäuren (z.B. Kaffeesäure) zuzuordnen.

               2 Viburni opuli cortex zeigt blau fluoreszierende Zonen in etwa gleichen Rf-Bereichen wie V. prunifolium, Scopoletin ist schwächer ausgeprägt, ***Amentoflavon*** fehlt vollständig.

3B   Zusätzlich kann nach ***EBS-KOH***-Reagens-Behandlung im Rf-Bereich 0,1–0,2 das nur bei V. opulus vorliegende ***Catechin/Epicatechin***-Gemisch als braunrote Zone (vis) zur Unterscheidung herangezogen werden (vgl. T3).

Anmerkung. Arbutin (ca. 0,5%) ist ohne spezielle Anreicherungsverfahren nicht nachweisbar.

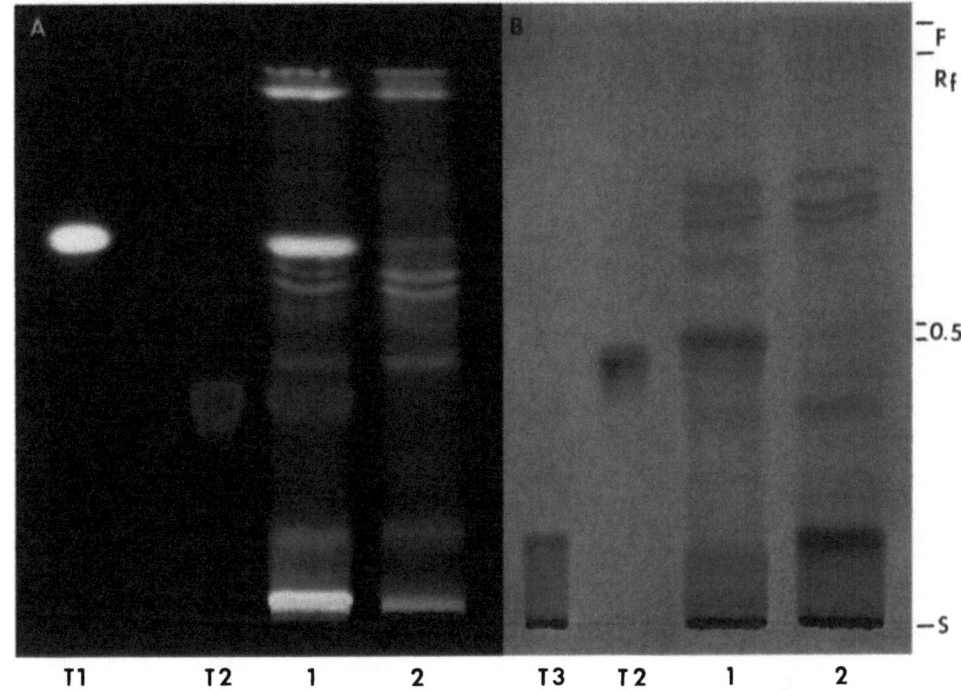

Abb. 3

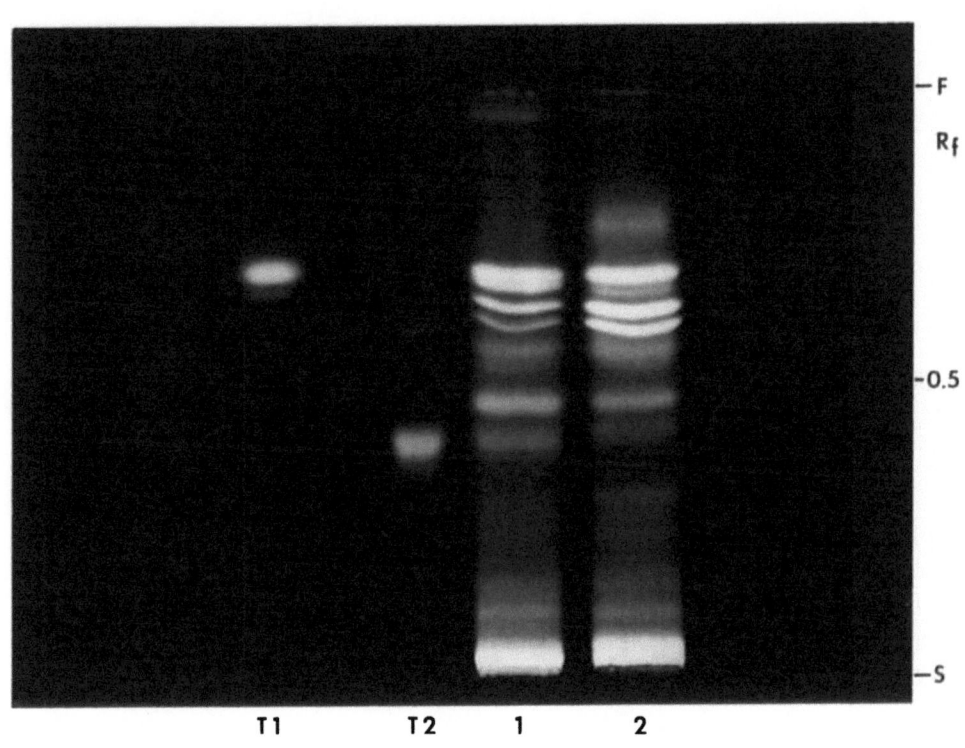

Abb. 4

123

Bitterstoff-Drogen

Die meisten Bitterstoffe der wichtigsten Arzneibuchdrogen besitzen terpenoide Strukturen, die sich von Monoterpenen (Secoiridoide), Sesquiterpenen, Diterpenen und Triterpenen ableiten.

I. Herstellung der Drogenextrakte zur DC

1 g gepulverte Droge wird mit 10 ml Methanol 10 min bei ca. 60° C auf dem Wasserbad extrahiert. Das Filtrat wird auf ca. 2 ml eingeengt.

Ausnahmen:

1. *Humuli lupuli strobulus*
   a) 1 g Droge wird mit 15 ml Ether 24 h kalt extrahiert. Man läßt 12 h im Kühlschrank stehen, filtriert von ausgefallenen wachsartigen Stoffen ab, engt bei Zimmertemperatur zur Trockene ein, nimmt in 1 ml Methanol auf und trägt zur DC auf.

   b) 1 g Droge wird mit 10 ml Dichlormethan bei Zimmertemperatur 3 h extrahiert. Das Filtrat wird auf ca. 3 ml eingeengt und zur DC aufgetragen.

2. *Salviae- und Rosmarini folium*
   3 g grob gepulverte Blätter werden mit 100 ml Ether auf dem Wasserbad eine Stunde lang unter Rückfluß erhitzt. Das Filtrat wird auf ca. 3 ml eingeengt und die etherische Lösung zur DC aufgetragen.

II. Dünnschichtchromatographie

1. Referenzlösung
Von allen Referenzsubstanzen werden 1%ige methanolische Lösungen hergestellt.

2. Adsorbens
DC-Kieselgel 60 F 254 Fertigplatten (Fa. Merck, Darmstadt)

3. Auftragemenge
Drogenauszüge 40 µl
Referenzlösung 20 µl

4. Trennsysteme

	System	zum Nachweis von:
B-1	**Ethylacetat-Methanol-Wasser (77:15:8)**	**„Screening-System"**
B-2	Aceton-Chloroform-Wasser (70:30:2)	*Amarogentin*/Gentianae radix
B-3	Chloroform-Methanol (95:5)	*Absinthin*/Absinthii herba *Quassin*/Quassiae lignum
B-4	Chloroform-Methanol (97:3)	*Carnosolsäure* (Carnosol) Rosmarini-, Salviae folium
B-5	Aceton-Chloroform (30:40)	*Cnicin*/Cardui benedicti herba
B-6	n-Propanol-Toluol-Eisessig-Wasser (25:20:10:10)	*Aucubin*/Plantaginis herba
B-7	Ethylacetat-Dioxan-Wasser (30:10:0,3)	*Oleuropein*/Oleae folium
B-8	iso-Octan-iso-Propanol-Ameisensäure (83,5:16,5:0,5)	*Humulon*/*Lupulon* (Bittersäuren),
B-9	n-Heptan-iso-Propanol-Ameisensäure (90:15:0,5)	Humulus lupulus
B-10	Chloroform-Ethanol (95:5)	*Cucurbitacine*/Bryoniae radix

III. Detektion

1. Direktauswertung

UV-254 nm:
Substanzen mit konjugierten Doppelbindungssystemen zeigen eine Fluoreszenz-Minderung (z.B. Quassin)

UV-365 nm:

Unspezifische Fluoreszenzfarben (Ausnahme z.B. flavonoide Verbindungen in Aurantii pericarpium).

2. Sprühreagenzien

a) *Vanillin-Schwefelsäure-Reagens* (VS Nr. 38 S. 305)
Nach ca. 10 min/100° C wird im vis ausgewertet:

Neohesperidin, Naringin, Harpagosid	rotviolett
Gentiopikrosid, Swertiamarin	braunrot
Condurangine	blaugrün
Foliamenthin, Menthiafolin, Quassin	blau
Marubiin, Absinthin, Cnicin	blau

b) *Anisaldehyd-Schwefelsäure-Reagens* (AS Nr. 2 S. 299)
Es entstehen ähnliche Färbungen im vis wie mit dem VS-Reagens.

c) *Liebermann-Burchard-Reagens* (LB Nr. 16 S. 302)
Die DC-Platte wird mit frisch bereiteter Lösung besprüht, 10 min/100° C erhitzt und im UV-365 nm bzw. vis ausgewertet.
Absinthin: sandfarben im UV-365 nm, dunkelbraun im vis
Cnicin: hellgrau im UV-365 nm, schwach grau im vis

d) *Echtrotsalz B-Reagens* (ERS Nr. 13 S. 301)
(für reduzierende Verbindungen bzw. solche mit phenolischen OH-Gruppen)
Es wird im vis ausgewertet.
Amarogentin: orange
Gentiopikrosid: rot

e) *Benzidin-Reagens* (BZ Nr. 4 S. 299)
Aucubin: braunschwarz vis

f) *FeCl₃-Reagens* (10%ige FeCl$_3$-Lösung Nr. 14 S. 302)
Die DC-Platte wird sofort nach dem Besprühen im vis betrachtet. *Oleuropein, Carnosolsäure* (Carnosol) und *Hopfen-Bitterstoffe* zeigen gelbbraune bis gelbgrüne Farben im vis.

g) *Vanillin-Phosphorsäure-Reagens* (VPS/Nr. 36 B S. 305)
Cucurbitacine: blau bzw. rotviolette Zonen im vis;
blaue, rosa, gelbe und grüne Fluoreszenzen im UV-365 nm

h) *Naturstoff-Polyethylenglykol-Reagens* (NST/PEG Nr. 28 S. 304)
Dicaffeoylchinasäuren (z.B. Cynarin/Cynarae herba) zeigen intensiv blau- bis blaugrüne Fluoreszenz im UV-365 nm.

IV. Liste der Bitterstoffdrogen

Erläuterungen zu den Abbildungen 1–12 S. 132–S. 142

Abb.	Droge/Stammpflanze Familie/Arzneibuch	Hauptinhaltsstoffe/ Bitterwert (**BW**)
	Drogen mit bevorzugt terpenoiden Bitterstoffen	
		1. Monoterpene (C-10)
1, 2	**Centaurii Herba** Tausendgüldenkraut Centaurium minus MOENCH Gentianaceae DAB 8, Helv. VI, ÖAB	Secoiridoidbitterstoffe: Swertiamarin, Gentiopikrosid (= Gentiopikrin); Amarogentin in Spuren **BW** Kraut mind. 2000 (10000 Helv. VI) **BW** Blüten ca. 12000
	Gentianae Radix Enzianwurzel Gentiana lutea L. Gentianaceae Ph.Eur. I, 2. AB-DDR, Helv. VI, ÖAB	Secoiridoidbitterstoffe: Gentiopikrin (2–3,5%/BW 12000) Amarogentin (0,05%/BW 58 Mill.) **Trisaccharid-Bitterstoff:** Gentianose (BW 120) **BW** der Droge 10000–30000
	Harpagophyti Radix Harpagophytwurzel „Teufelskralle" Harpagophytum procumbens (BRUCH) DC ex MEISSEN Pedaliaceae	Iridoidbitterstoffe: Harpagosid, Isoharpagosid, Procumbid, (Harpagid) **BW** der Droge 600–2000
	Scrophulariae Herba Braunwurzkraut Scrophularia nodosa L. Scrophulariaceae	Ersatzdroge für Harpagophyti radix mit Bitterstoffen gleicher qualitativer Zusammensetzung, bei geringerem Harpagosidgehalt (ca. $^1/_2$)

Abb.	Droge/Stammpflanze Familie/Arzneibuch	Hauptinhaltsstoffe/ Bitterwert (BW)
1	**Menyanthidis Folium** Trifolii fibrini folium Bitterkleeblatt Fieberkleeblatt Menyanthes trifoliata L. Menyanthaceae Helv. VI, ÖAB	**Secoiridoidbitterstoffe:** Foliamenthin, Menthiafolin, 7′,8′-Dihydrofoliamenthin und Swerosid **Verbenalintyp-Bitterstoff:** Loganin **Monoterpen-Alkaloide:** Gentianin, Gentianidin **BW** der Droge 4000–10000
6	**Oleae Folium** Olivenblatt Olea europea L. ssp. silvestris Oleaceae	**Iridoidbitterstoffe:** **Gentianin-Typ: Oleuropein** zu ca. 0,75% in frischen Blättern. Bei der Lagerung erfolgt Spaltung zu 3,4-Dihydroxyphenylethylalkohol und einem Dicarbonsäure-Methylester Oliven enthalten bis 2% Oleuropein.
5	**Plantaginis Folium** Spitzwegerichblatt Plantago lanceolata L. Plantaginaceae Helv. VI, ÖAB (Folium), 2. AB-DDR (Herba-Droge)	**Iridoidbitterstoff:** **Aucubin** (1,9–2,4%) *Anmerkung*: Aucubin ist auch in Aucuba japonica und Vitex agnus castus enthalten.
		2. Sesquiterpene (C-15)
3	**Cardui benedicti Herba** **Cnici herba** Benediktenkraut Cnicus benedictus L. Asteraceae DAC, Helv. VI, ÖAB	Bitterstoffe vom **Germacran-Typ** (ca. 0,25%) mit **Cnicin**, einen ungesättigte Sesquiterpendihydrolacton und Artemisiifolin (Sesquiterpenlacton) **BW** der Droge 800–1 800
	Absinthii Herba Wermuthkraut Artemisia absinthium L. Asteraceae DAB 8, 2.AB-DDR, Helv. VI, ÖAB	Bitterstoffgehalt ca. 0,3% in Blättern, 0,15% in Blüten **Sesquiterpenlactone: Absinthin** (ca. 0,2%) und das isomere **Anabsinthin** Artabsin ist nur in der frisch geernteten Pflanze nachweisbar **BW** der Droge 10000–25000 **BW** von Absinthin 12700000
		3. Diterpene (C-20)
4	**Marrubii Herba** weißes Andornkraut Marrubium vulgare L. Lamiaceae ÖAB	Bitterstoffgehalt 0,3–1% mit **Marrubiin** (BW 65000) als Hauptverbindung. Marrubiol, Marrubenol und sein Halbacetal schmecken nicht bitter.
11	**Salviae Folium** Salbeiblatt **Rosmarini Folium** Rosmarinblatt (für weitere Angaben siehe Kapitel Ätherischöl-Drogen Seite 11 bzw. 13)	Der Bitterstoff liegt in beiden Drogen als **Pikrosalvin** (=Carnosol) vor. Bei der Extraktion wird Pikrosalvin in die nicht bitterschmeckende ringoffene Form, die **Carnosolsäure** umgewandelt.

Abb.	Droge/Stammpflanze Familie/Arzneibuch	Hauptinhaltsstoffe/ Bitterwert (**BW**)
		4. Triterpene (C-30)
7	**Bryoniae Radix** weiße bzw. rote Zaunrübe Bryonia alba L. bzw. Bryonia cretica ssp. dioica JAQU. Cucurbitaceae	**Tetracyclische Triterpenbitterstoffe:** **Cucurbitacine B, D, E, I, J, K, L** und **Dihydro-cucurbitacine E** und **B** leiten sich vom gleichen Grundgerüst ab, unterscheiden sich aber im Substitutionsmuster des A-Ringes. Bryonia alba und B. dioica zeigen etwa gleiche qualitative Zusammensetzung. B. dioica besitzt jedoch einen ca. 10fach höheren Gehalt.
8	**Cucurbitae pepo Semen** Kürbiskern Cucurbita pepo L. Cucurbitaceae	In geringer Konzentration liegen **Cucurbitacine** weitgehend unbekannter Struktur vor. Eine charakteristische Verbindung ist. das Amin **Cucurbitin**.
3	**Quassiae Lignum** Bitterholz Quassia amara L. Picrasma excelsa PLANCH. Simarubaceae	**Secotriterpen-Bitterstoffe** ca. 0,25%: **Quassin** (0,1–0,15%), **Neoquassin** und **18-Hydroxy-Quassin** **BW** der Droge 40000–50000 **BW** von Quassin/Neoquassin 17 Millionen
		5. Pregnan-Typ (Steroide)
1	**Condurango Cortex** Condurangorinde Marsdenia condurango REICHB. f. Asclepidiaceae Helv. VI, ÖAB	Bitterstoffe ca. 1–2% Die **Condurangine** sind Esterglykoside abgeleitet von einem Pregnanderivat der Digitanolgruppe. Das Condurangenin A ist mit einem Pentasaccharid glykosidiert und mit Zimt- bzw. Essigsäure verestert. **BW** der Droge ca. 15000
	Drogen mit nichtterpenoiden Bitterstoffen	
1	**Aurantii Pericarpium** Pomeranzenschale Citrus aurantium L. ssp. aurantium Rutaceae DAB 8, Helv. VI, ÖAB (siehe Kapitel Flavonoide S. 169 und Kapitel Ätherischöle S. 15)	**Bitterstoffe:** **Flavanonglykoside** Neohesperidin und Naringin Der **Triterpenbitterstoff** Limonin (BW 1 Mill.) findet sich hauptsächlich im Samen. Er liegt genuin in einer nicht bitterschmeckenden Form vor. **BW** der Flavanonglykoside ca. 500000 **BW** der Droge 600–1500
9, 10	**Humuli lupuli Strobulus** Hopfen Humulus lupulus L. Moraceae ÖAB	**Bitterstoffe:** Hauptverbindungen sind die prenylierten **Phloroglucinderivate Iso-Humulon** und **Lupulon.** Sie sind sehr instabil und zersetzen sich zu den sogenannten „Bittersäuren".
12	**Cynarae Herba** Artischocke Cynara scolymus L. Asteraceae	**Sesquiterpenlactone:** Cynaropicrin, Grosheimin u.a. **Phenolcarbonsäuren** 1,3 Dicaffeoylchinasäure (Cynarin) u.a.

V. Formelübersicht Bitterstoff-Drogen

MONOTERPENE

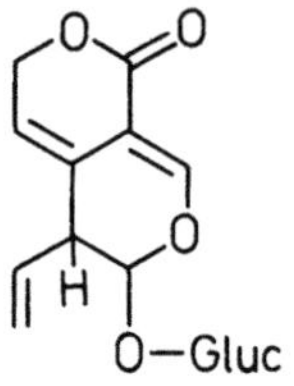

Gentiopikrin
(= Gentiopikrosid)

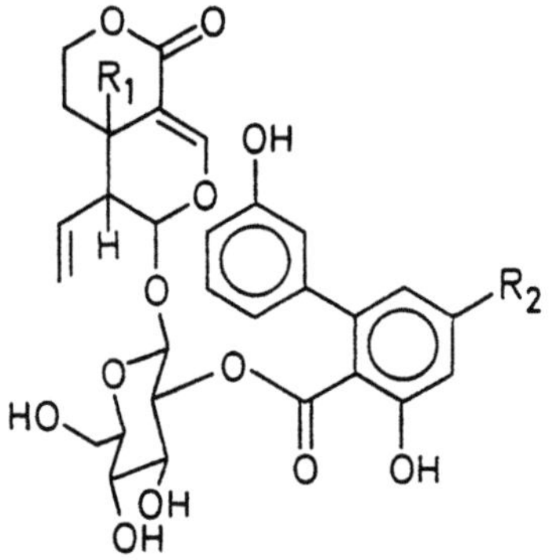

Amarogentin: $R_1 = H$, $R_2 = OH$
Amaroswerin: $R_1 = OH$, $R_2 = OH$
Amaropanin: $R_1 = H$, $R_2 = H$

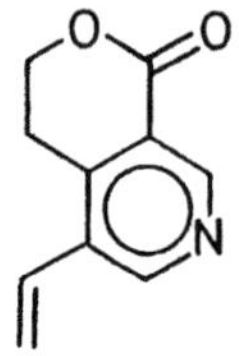

Gentianin

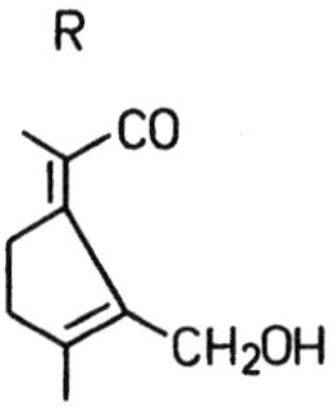

Foliamenthin

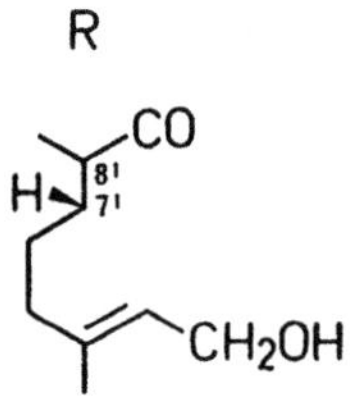

Dihydrofolia-
menthin

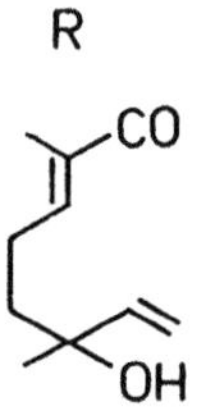

Menthiafolin

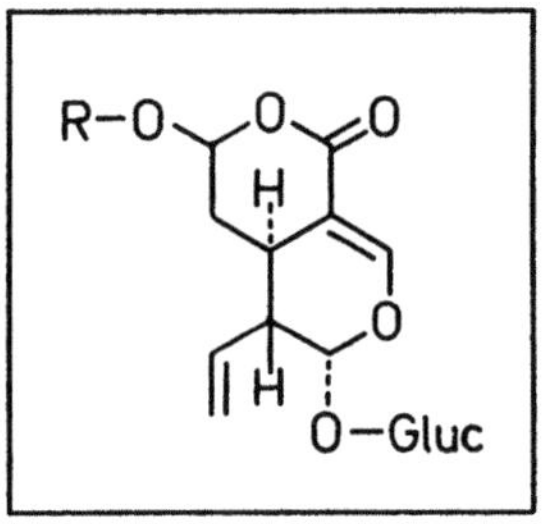

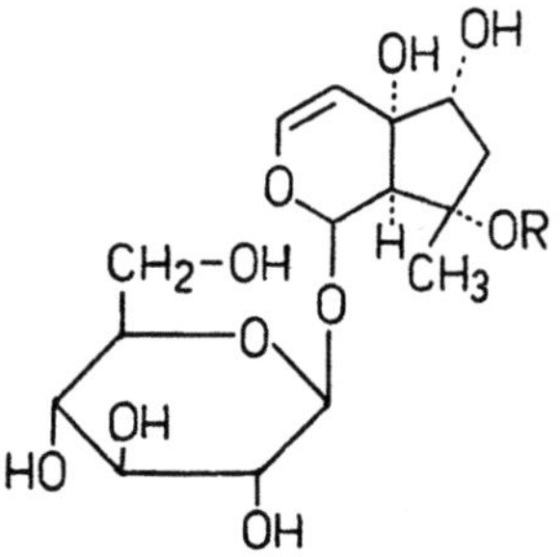

Harpagid   R = H
Harpagosid R = Cinnamoyl

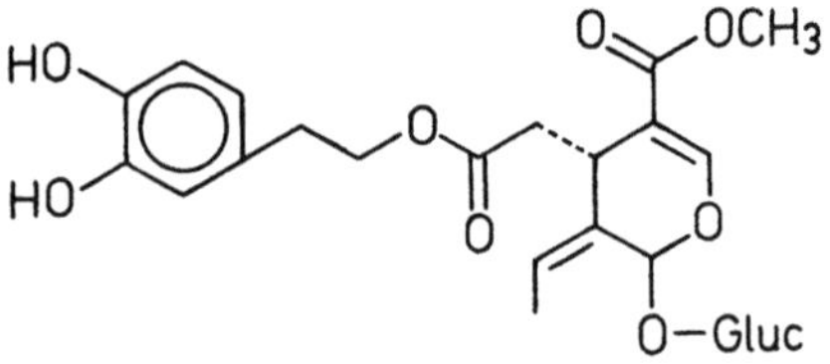

Oleuropein (= Oleuropaeosid)

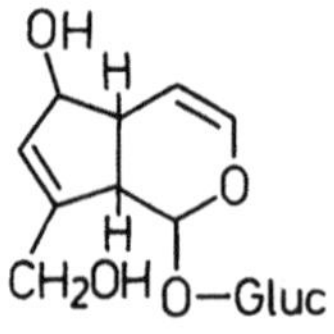

Aucubin

SESQUITERPENE

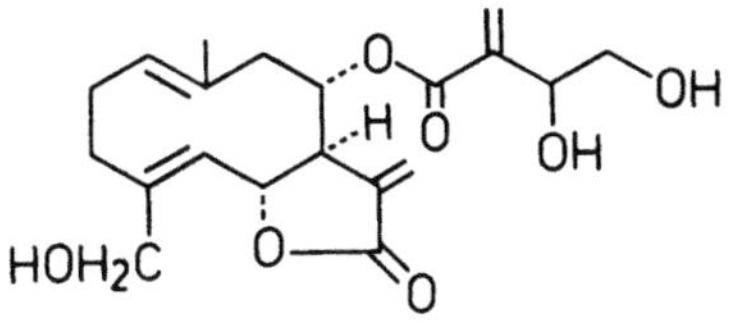

Cnicin

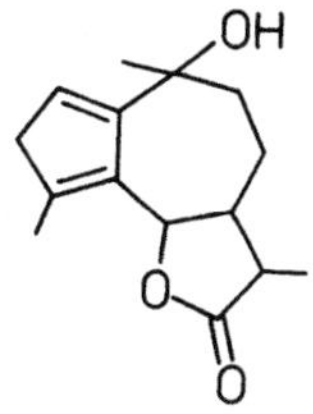

Artabsin

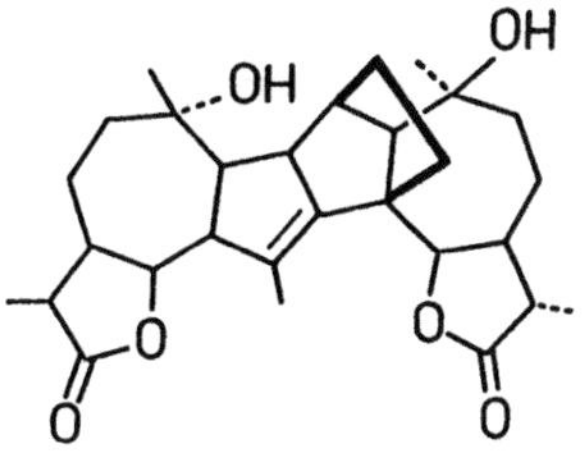

Absinthin

DITERPENE

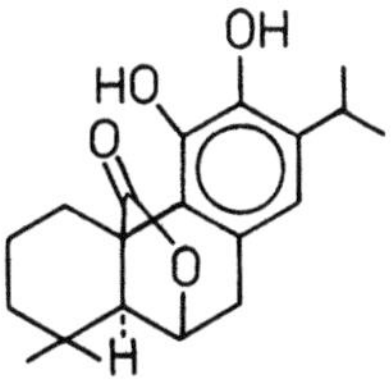

Carnosol
(Picrosalvin)

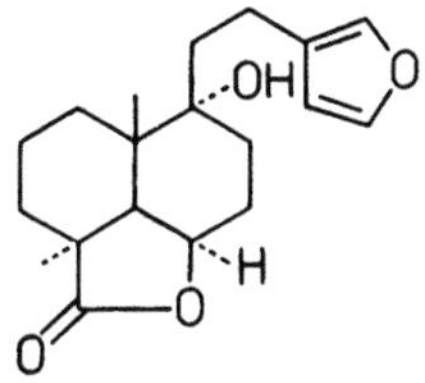

Marrubiin

TRITERPENE

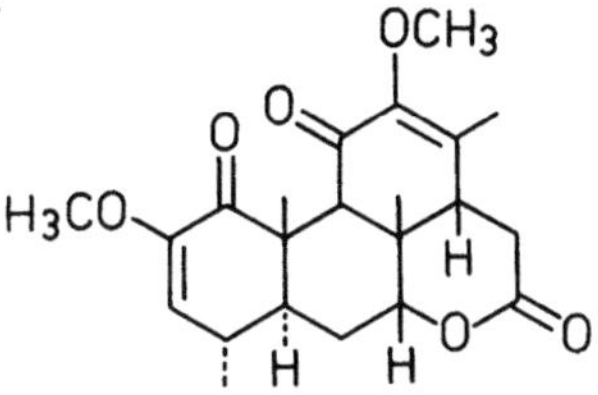

Quassin

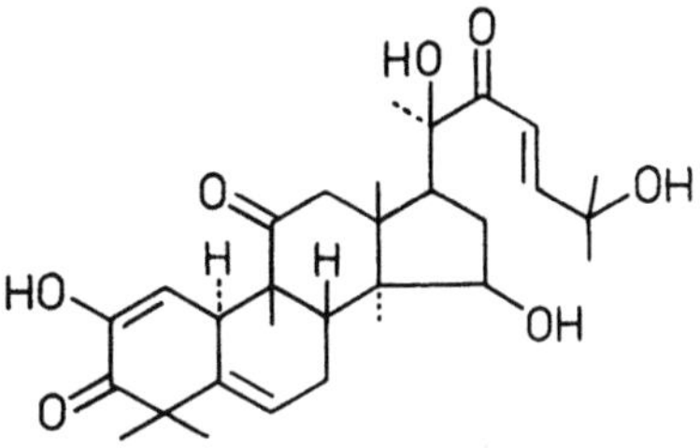

Cucurbitacin I

ANDERE BITTERSTOFFE

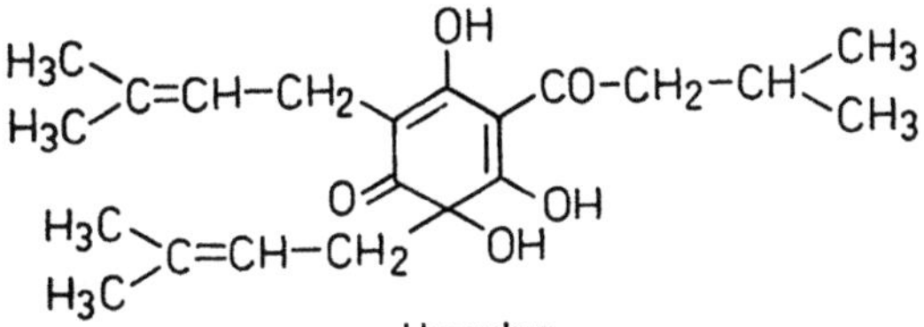

Humulon

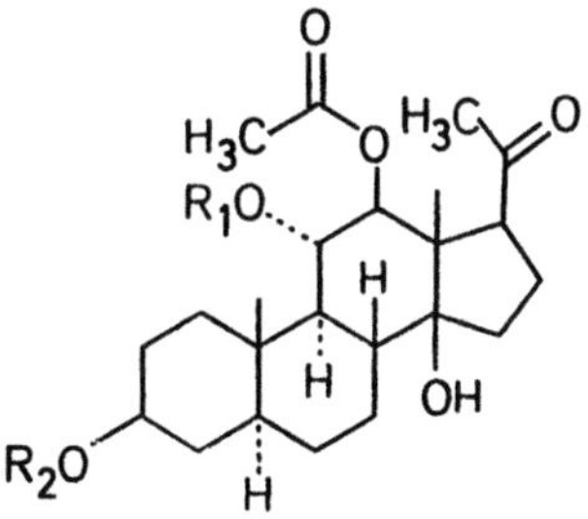

Condurangin A: R_1 = Cinnamoyl
R_2 = Pentaglycosyl

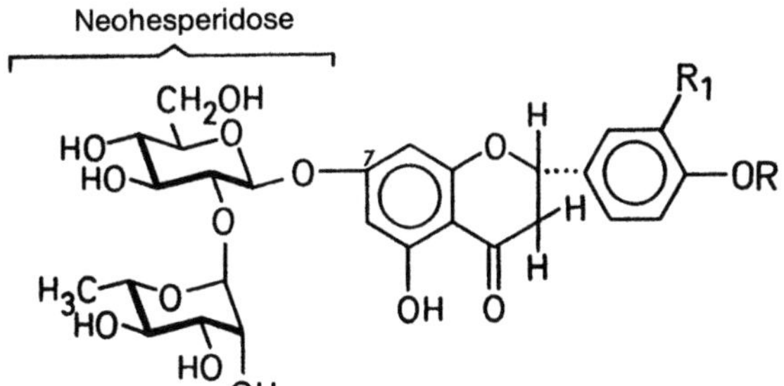

Neohesperidose

Naringin: R, R_1 = H
Neohesperidin: R = CH_3; R_1 = OH

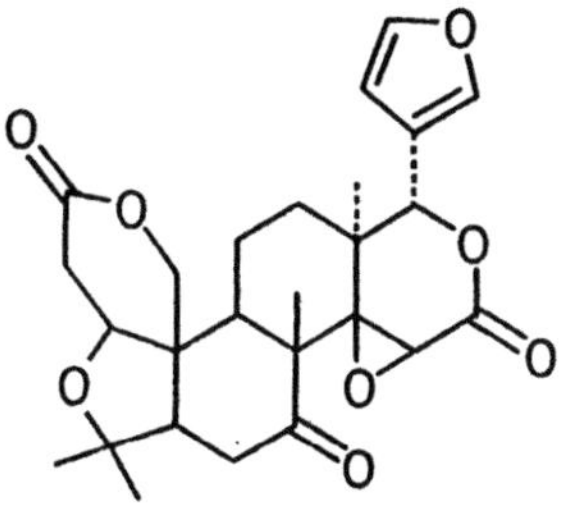

Limonin

131

Bitterstoffdrogen

DC-Übersicht

Bahnen *1* = Aurantii pericarpium   *4* = Centaurii herba
          2 = Harpagophyti radix   *5* = Condurango cortex
          3 = Gentianae radix   *6* = Menyanthidis folium

Test   T = Neohesperidin

LM-System B-1 Ethylacetat-Methanol-Wasser (77:15:8)   **Abb. 1**
           F-1 Ethylacetat-Ameisensäure-Eisessig-Wasser (100:11:11:26) **Abb. 2**

Detektion Vanillin-Schwefelsäure-Reag. (VS/Nr. 38 S. 305)   vis **Abb. 1**
           Anisaldehyd-Schwefelsäure-Reag. (AS/Nr. 2 S. 299)   vis **Abb. 2**

Droge   Beschreibung s.S. 127, Formelbilder s.S. 130–131

DC-Bild   *1 Aurantii pericarpium.* Charakteristisch sind zwei intensiv rotorange (*VS*) bzw. braun-
1, 2   violette (*AS*) Zonen im Rf-Bereich 0,45–0,5 (*Naringin* und *Neohesperidin*).
           Die nicht bitteren Flavonoide Rutin, Eriocitrin und die Chlorogensäure erschei-
           nen mit dem *NST/PEG*-Reagens im UV-365 nm mit oranger, violettroter bzw. blau-
           grüner Fluoreszenz (s. *Flavonoide* S. 188 Abb. 17 A/B).

           2 Harpagophyti radix ist durch zwei auffallend rotviolette Zonen bei Rf ca. 0,50 und
           0,1–0,2 (*Harpagosid,* Procumbid bzw. Harpagid) charakterisiert.
           Anmerkung: Scrophulariae herba mit etwa 50% Harpagosid gilt als Ersatzdroge.

           3 Gentianae radix zeigt *Gentiopikrin* (= Gentiopikrosid) als braunviolette Hauptzone
           im Rf-Bereich ca. 0,45 (B-1) bzw. bei Rf ca. 0,35 (F-1). Direkt darunter liegt als
           schwach braune Zone *Swertiamarin,* die Hauptverbindung von Centaurii herba
           (vgl. *4*).
           Amarogentin, das in der Direktauswertung im UV-254 nm eine Fluoreszenzminde-
           rung bei Rf ca. 0,8 zeigt, ist nur mit dem Echtrotsalzreagens im vis nachzuweisen
           (s.S. 136 Abb. 5A).

           4 Centaurii herba kennzeichnen etwa 4 gelb- bzw. orangebraune Hauptzonen im Rf-
           Bereich 0,25–0,50 (B-1) bzw. 0,20–0,40 (F-1). Die Hauptzone bei ca. 0,4 (B-1) bzw.
           0,3 (F-1) ist *Swertiamarin* zuzuordnen. *Gentiopikrin* (vgl. *3* Gentianae radix) ist mit
           schwach brauner Färbung direkt darüber nachweisbar.

           5 Condurango cortex ist durch mehrere intensiv schwarzgrüne Zonen im Rf-Bereich
           0,45–0,55, den *Conduranginen,* gekennzeichnet.

           6 Menyanthidis folium zeigt hauptsächlich nach Behandlung mit dem *VS*-Reagens im
           Rf-Bereich 0,6 je eine und im Rf-Bereich 0,8–0,85 je zwei für die Droge typisch
           dunkelblaue Zonen (B-1). In diesem Rf-Bereich liegen *Foliamenthin, Menthiafolin
           und Dehydrofoliamenthin.* Mit dem *AS*-Reagens (LM-F1) sind die Zonen nicht deut-
           lich.

           Anmerkung: Die DC-Bilder von *1–6* zeigen unterhalb der Lösungsmittelfront dunkelblau ge-
           färbte Zonen von Terpenoiden und aromatischen Säuren. Die sich schwarzgrün oder braun
           anfärbenden Zonen am und über dem Startbereich stammen zum Teil von Zuckern.

Abb. 1

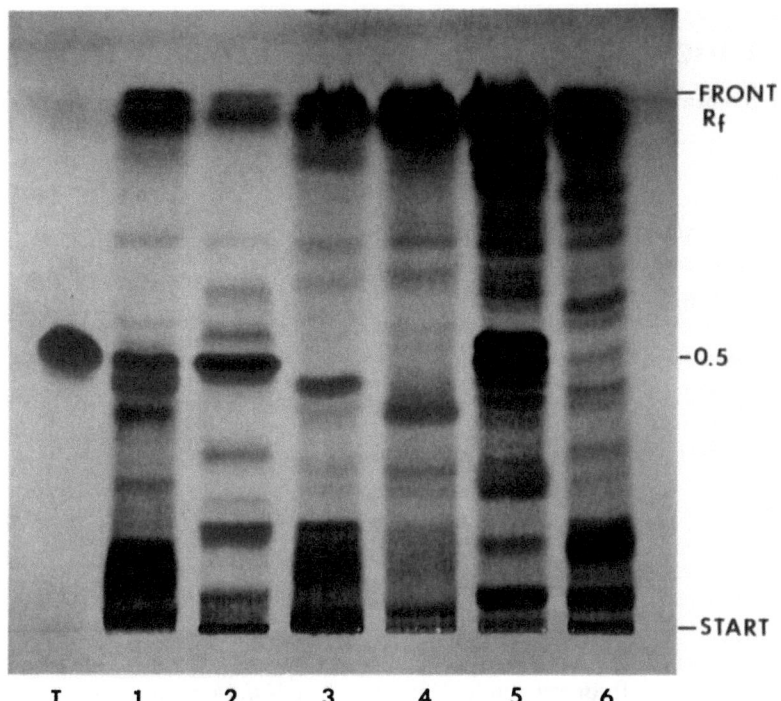

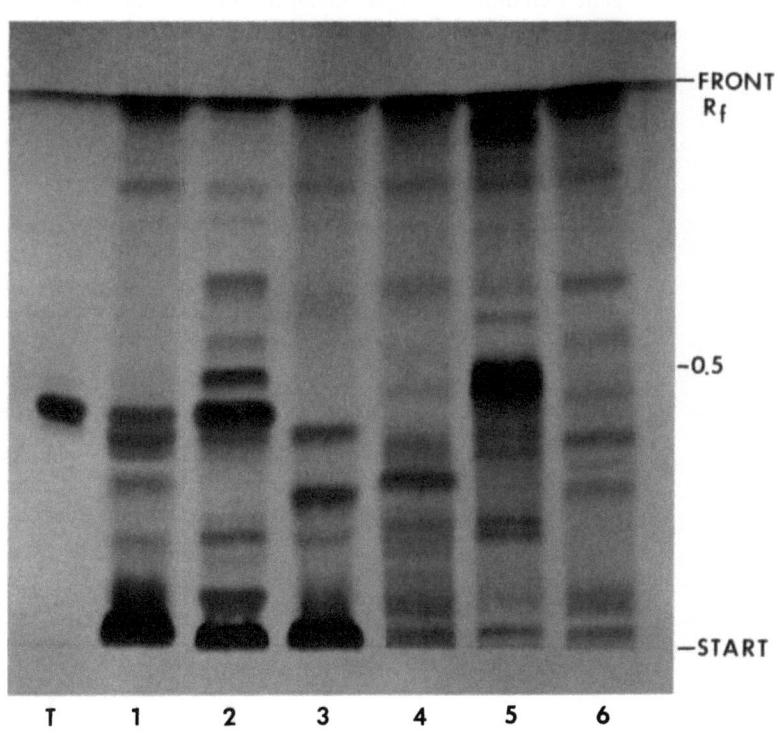

Abb. 2

133

Cnici-, Absinthii-, Marrubii Herba, Quassiae Lignum

Bahnen
1 = Cnici herba
2 = Absinthii herba
3 = Quassiae lignum
4 = Marrubii herba

Teste
T1 = Cnicin
T2 = Absinthin (+ Anabsinthin)
T3 = Quassin
T4 = Marrubiin

LM-System B-3 Chloroform-Methanol (95:5)   **Abb. 3A, B; 4C**
B-5 Aceton-Chloroform (30:40)   **Abb. 4A, B**

Detektion Liebermann-Burchard-Reagens (LB Nr. 16 S. 302) UV-365 nm   **Abb. 3A; 4A**
Vanillin-Schwefelsäure-Reagens (VS Nr. 38 S. 305)   vis   **Abb. 3B; 4B, C**

Droge   Beschreibung s.S. 128–129, Formelbilder s.S. 131

DC-Bild
3A

1 Cnici herba. Nach *LB*-Reagens-Behandlung zeigen sich im UV-365 nm mindestens 14 vorwiegend hellblau, rotbraun oder gelbgrün fluoreszierende Zonen vom Start bis zur LM-Front. *Cnicin* ist im UV-365 nm mit *gelbgrüner* Fluoreszenz bei Rf ca. 0,05 nachweisbar.

4A, B

Im LM-System B-5 liegt *Cnicin* bei Rf ca. 0,4 (vgl. T1). Im vis gibt das *LB*- ebenso wie *VS*-Reagens nur schwache grauviolette Färbungen.

3A

2 Absinthii herba. Nach *LB*-Reagens entstehen im UV-365 nm zwei intensiv ocker fluoreszierende Hauptzonen (*Absinthin/Anabsinthin*) im Rf-Bereich 0,3–0,4 neben mindestens 10 hauptsächlich blau bzw. grün fluoreszierenden Zonen. Nach *VS*-Reagens-Behandlung zeigen Absinthin und Anabsinthin im vis dunkelblaue bzw. violette Färbungen (vgl. T2 + 3 Abb. 4B).

Anmerkung: Mit 50%iger H_2SO_4 geben Absinthin/Anabsinthin ebenfalls ocker fluoreszierende Zonen im UV-365 nm.

3A, B

3 Quassiae lignum. Im UV-365 nm zeigen sich nach *LB*-Reagens-Behandlung etwa 11 schwach blau bzw. blaugrün fluoreszierende Zonen im Rf-Bereich 0,1 bis zur LM-Front (z.T. Alkaloide und Cumarine).
Der Bitterstoff *Quassin* zeigt zwar eine deutliche Fluoreszenzminderung im UV-254 nm aber *keine* Eigenfluoreszenz im UV-365 nm. Die bei dem *Quassin-Test* (T3) im UV-365 nm sehr schwach auftretenden blau und grün fluoreszierenden Zonen stammen von Begleitstoffen (Alkaloide und Cumarine), die bei der Isolierung der Testsubstanz miterfaßt werden.

3B

Nach *VS*-Reagens-Behandlung zeigt der Auszug das *Quassin* (vgl. T3) als violette Zone im vis. Im LM B-5 erscheint Quassin bei Rf ca. 0.9 (vgl. Abb. 4B).

4C

4 Marrubii herba. Nach *VS*-Reagens-Behandlung erscheinen besonders im Rf-Bereich 0,5–0,90 im vis 3 stärker ausgeprägte violette Zonen. Bei Rf ca. 0,8 ist *Marrubiin* (vgl. T4), bei Rf ca. 0,5 vermutlich Prämarubiin zuzuordnen.

Anmerkung: In der UV-365 nm Direktauswertung zeigen sich nur uncharakteristische Fluoreszenzzonen.

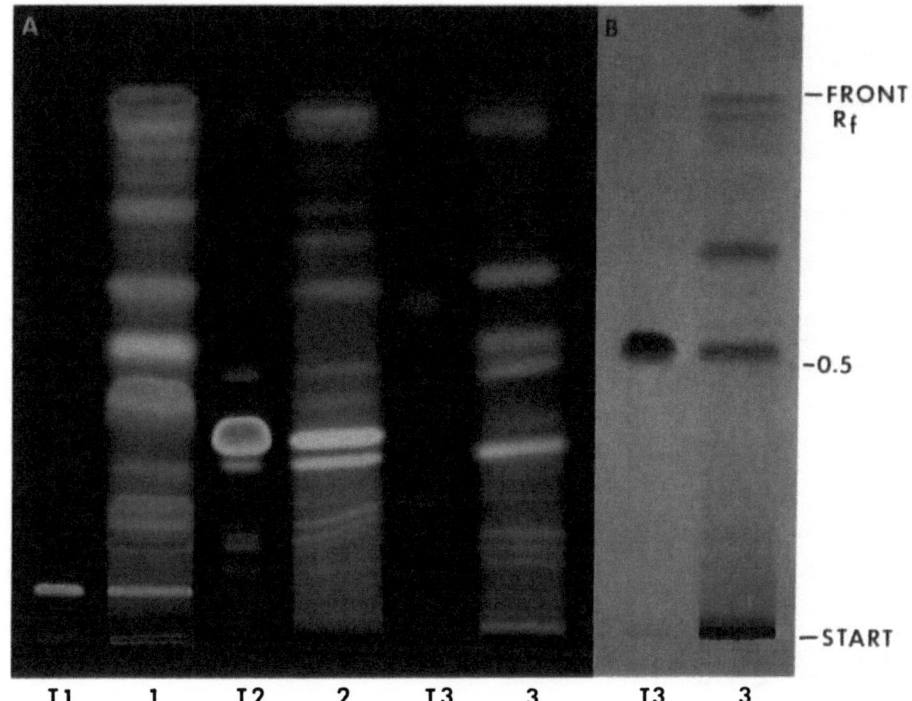

Abb. 3

T1   1   T2   2   T3   3   T3   3

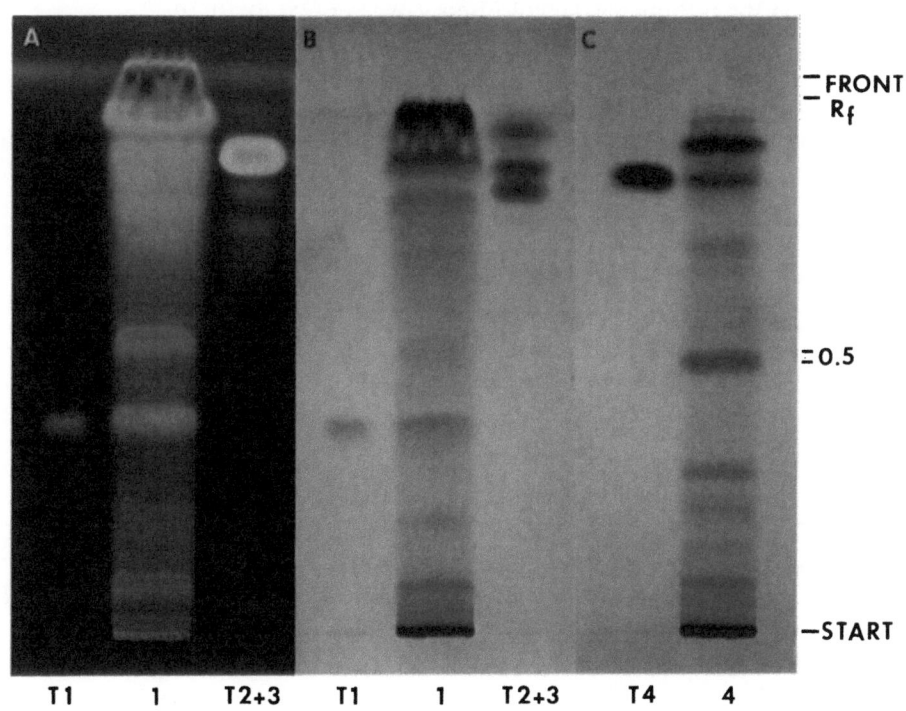

Abb. 4

T1   1   T2+3   T1   1   T2+3   T4   4

Gentianae Radix/Amarogentin

Bahn	*1* = Gentianae radix (G. lutea)		**Test** T1 = Amarogentin	
LM-System	B-1 Ethylacetat-Methanol-Wasser (77:15:8)			**Abb. 5 A**
	B-2 Aceton-Chloroform-Wasser (70:30:2)			**Abb. 5 B**
Detektion	Echtrotsalz-Reagens (ERS/Nr. 13 S. 301) + NaOH		vis	**Abb. 5 A**
	bzw. 25%igem NH$_3$		vis	**Abb. 5 B**

Amarogentin ist in Gentianae radix zu 0,01–0,04%, in Centaurii herba in Spuren enthalten.

DC-Bild 5 A, B Amarogentin gibt mit Echtrotsalz-Reagens eine orange (*KOH*) bzw. eine rotviolette Färbung (*NH$_3$*) im vis. Im LM-B1 zeigt es einen Rf von ca. 0,8, im LM-B 2 einen Rf von ca. 0,45.

Bei Gentianae radix erscheint neben der Amarogentin-Zone die kräftige Zone des Xanthons **Gentisin** an der LM-Front.

Die DC-Bilder der Wurzeln von G. pannonica, purpurea und punctata unterscheiden sich von G. lutea durch die zusätzlichen Bitterstoffe **Amaropanin** und **Amaroswerin**, die im Rf direkt über bzw. unter dem Amarogentin liegen und mit dem ERS-Reag. ebenfalls Rotfärbung zeigen.

Plantaginis Herba/Aucubin

Bahn	*2* = Plantaginis herba (Plantago lanceolata L.)	**Test** T2 = Aucubin	
LM-System	B-6 n-Propanol-Toluol-Eisessig-Wasser (25:20:10:10)		
Detektion	Benzidin-Reagens (BZ Nr. 4 S. 299)	vis	**Abb. 5 C**

DC-Bild 5 C Nach Detektion mit Benzidin-Reagens wird *Aucubin* als braune Zone bei Rf ca. 0,35 sichtbar. Plantaginis herba zeigt vom Start bis Rf-Bereich 0,3 zusätzliche gelbgefärbte Zonen und unter der LM-Front eine weitere braune Zone.

Oleae Folium, Fructus/Oleuropein

Bahnen	*3* = Oleae folium		
	4 = Oleae fructus (frisch geerntet)	**Test** T3 = Oleuropein (Rf ca. 0,25)	
	5 = Oleae fructus (konserviert)		
LM-System	B-7 Ethylacetat-Dioxan-Wasser (30:10:0,3)		
Detektion	Direktauswertung	vis	**Abb. 6 A**
	10%ige FeCl$_3$-Lösung	vis	**Abb. 6 B**

Oleuropein ist gut in frisch geernteten Olivenblättern und Früchten nachweisbar. Bei der Lagerung wird es in den 3,4-Dihydroxyphenylethylalkohol und eine Iridoidcarbonsäure gespalten.

DC-Bild 6 A, B *Oleuropein* ist im Extrakt im vis mit schwach brauner Farbe bei Rf 0,25–0,35 sichtbar. Die *FeCl$_3$*-Behandlung ergibt eine stärker braune Zone im vis. Darunter liegt noch eine zweite Zone. Die Abbauprodukte erscheinen als graugrüne Zonen unter der LM-Front und am Start.

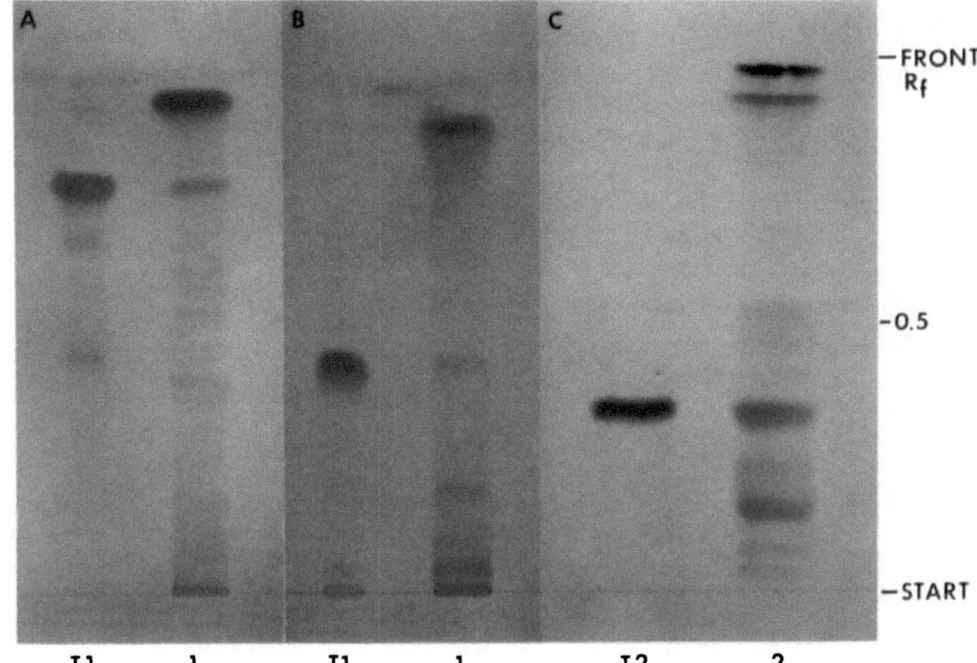

Abb. 5

T1   1   T1   1   T2   2

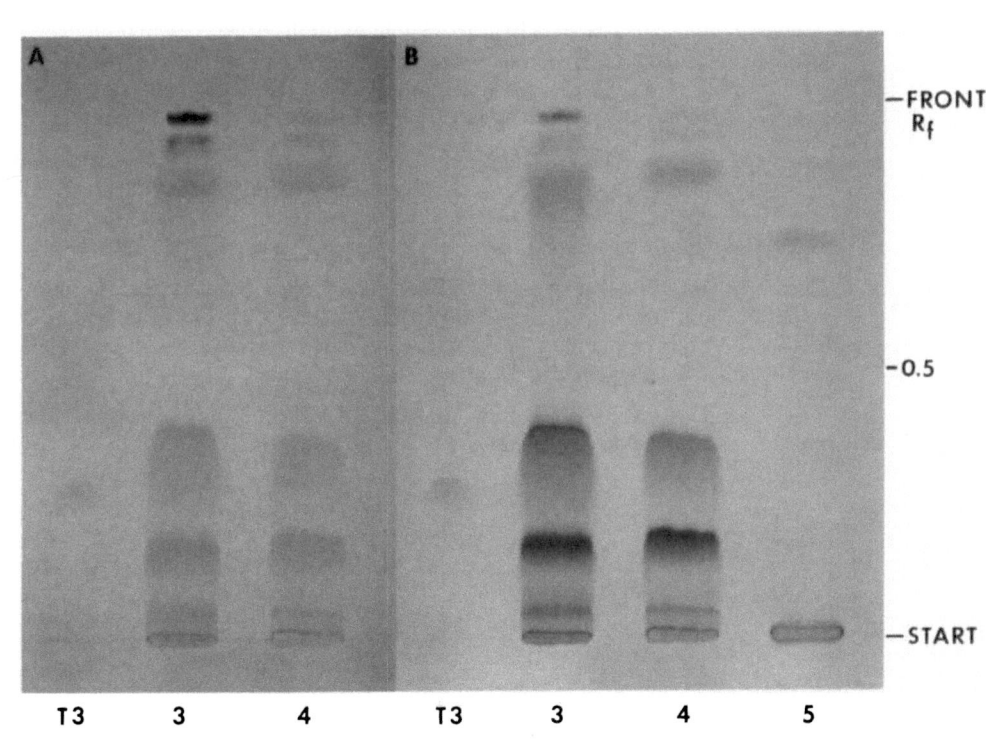

Abb. 6

T3   3   4   T3   3   4   5

137

Bryoniae Radix   Cucurbitae Semen

Bahnen   *1* = Bryoniae dioicae radix ⎫ Handelsdrogen   *3* = Bryoniae albae radix
              2 = Bryoniae dioicae radix ⎭   *4* = Cucurbitae semen

Teste   T1 = 25-O-Acetylbryomarid
             T2 = Cucurbitacin D
             T3 = Dihydrocucurbitacin D
             T4 = Cucurbitacin I
             T5 = Cucurbitacin L

LM-System B-10 Chloroform-Ethanol (95:5)

Detektion Vanillin-Phosphorsäure-Reagens   UV-365 nm   **Abb. 7A, 8B**
               (VPS Nr. 36 S. 305)   vis   **Abb. 7B, 8A, C**

Droge   Beschreibung s.S. 129, Formelbilder s.S. 131

DC-Bild *1, 2 Bryoniae dioicae radix.* Nach *VPS*-Reagens Behandlung liefern Auszüge aus Bryo-
7A, B   niae dioicae radix im UV-365 nm mindestens 12 über den gesamten Rf-Bereich ver-
8A   teilte blaue, blaugrüne oder orange Fluoreszenzzonen. Im vis erscheinen die gleichen
             Zonen mit violetter bzw. braunvioletter Färbung.
                 Die *Cucurbitacine B, D, E, I, K, L* und entsprechende *Dihydrocucurbitacine* liegen
             im Rf-Bereich ca. 0,20–0,4. *Bryomarid* bzw. *Acetylbryomarid* (vgl. T1) geben im
             UV-365 nm fahlblau fluoreszierende und im vis violette Zonen am Start bzw. unmit-
             telbar darüber.

             3 Bryoniae albae radix besitzt bei fast gleichem qualitativen Cucurbitacin-Muster einen
             wesentlich niedrigeren Bitterstoff-Gehalt.
                 Bryoniae radix-Handelsdrogen sind nicht eindeutig einer Stammpflanze zuzuord-
             nen. Der Cucurbitacingehalt ist außerdem von der Erntezeit abhängig.

8B, C   *4 Cucurbitae semen.* Die Auszüge liefern vier kräftige im UV-365 nm charakteristisch
             orangebraun fluoreszierende Zonen bei Rf ca. 0,4/0,6/0,85 und an der LM-Front.
             Die Fluoreszenz verändert sich beim Liegenlassen der DC-Platte nach blau. Im
             vis erscheinen die gleichen Zonen mit violetter Farbe. (Keine Cucurbitacine!)

             4, 1 Cucurbita- und *Bryonia*-Auszüge zeigen nach *VPS*-Reag.-Behandlung ein z.T. ähn-
             liches DC-Bild im UV-365 nm und im vis. Um jedoch die Zonen des Rf-Bereiches
             0,1–0,3 sichtbar zu machen, ist bei *Cucurbitae semen* eine etwa 5fache Auftragemenge
             im Vergleich zu *Bryoniae radix* notwendig.

             Anmerkung. Das LM-System B-10 ist temperaturabhängig. Es ergeben sich Rf-Wert-Verschie-
             bungen der Einzelzonen (vgl. Abb. 8A/7B). Günstig erweisen sich hier kurze Laufstrecken
             (Abb. 8C).

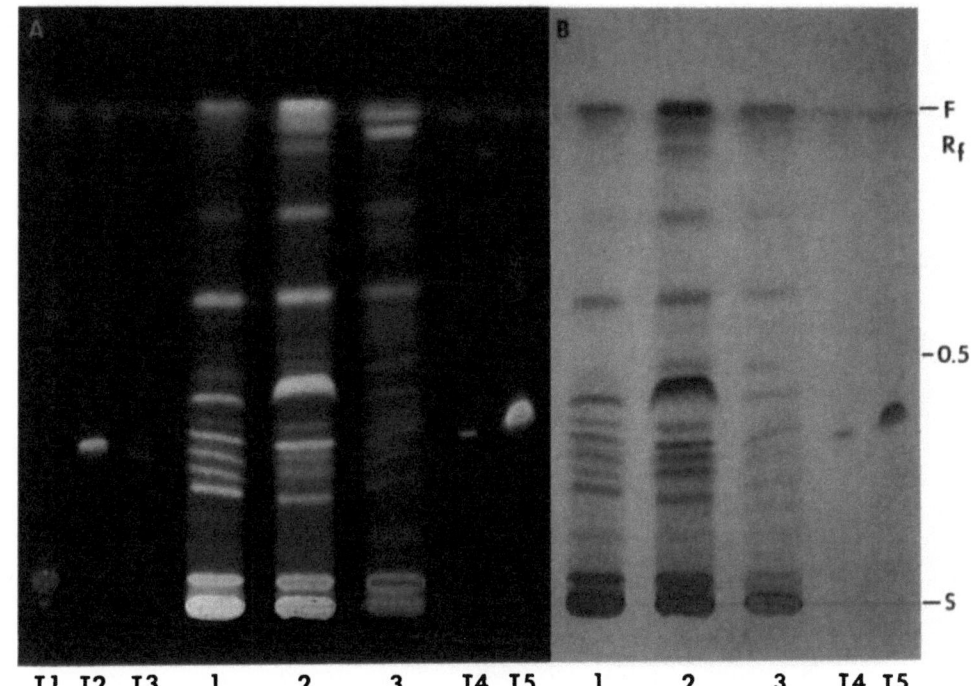

Abb. 7

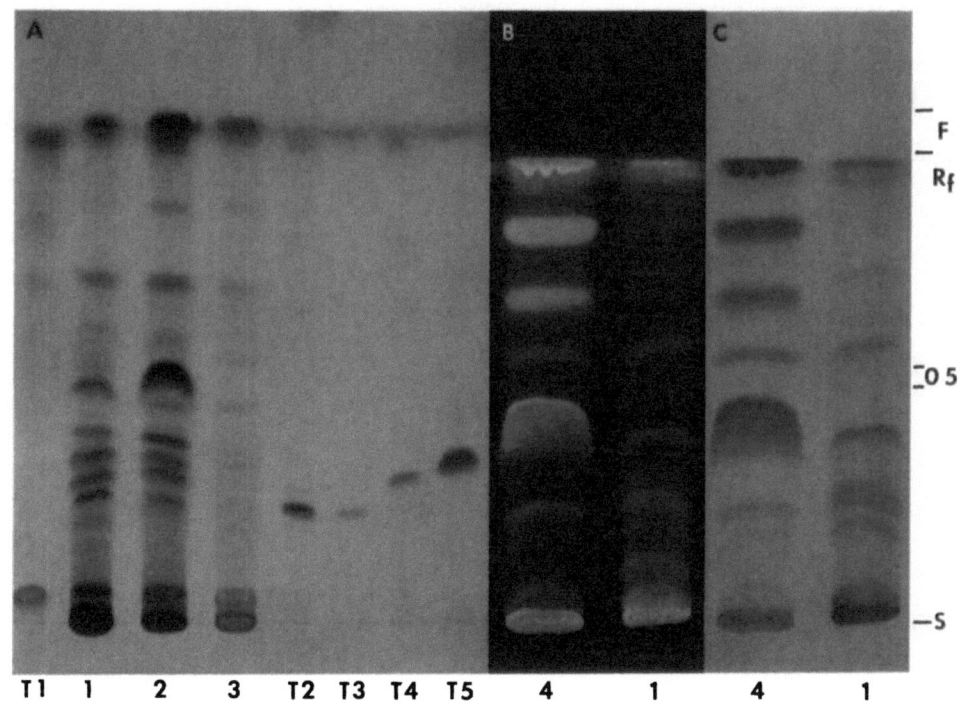

Abb. 8

139

Humuli Strobuli (Glandulae)

Bahnen
1 = Humuli strobuli DCM-Auszug (Handelsmuster I)
2 = Humuli strobuli Ether-Auszug (Handelsmuster II)
3 = Humuli strobuli Methanol-Auszug (Handelsmuster I)
4 = Humuli strobuli (Hopfenpellets Muster I)
5 = Humuli strobuli (Hopfenpellets Muster II)

Teste
T1 = Lupulon mit „Bittersäuren"
T2 = Humulon mit „Bittersäuren"
TG = Flavonoidgemisch Rutin (Rf ca. 0,4), Chlorogensäure Rf ca. 0,5),
Hyperosid (Rf ca. 0,6)

LM-System B-8 iso-Octan-Isopropanol-Ameisensäure   **Abb. 9 A, B**
(83,5:16,5:0,5) über 15 cm entwickelt

B-9 n-Heptan-i-Propanol-Ameisensäure   **Abb. 10 A, B, C**
(90:15:0,5) über 2 × 15 cm entwickelt

F-1 Ethylacetat-Ameisensäure-Eisessig-Wasser   **Abb. 9 C**
(100:11:11:27)

Detektion
Echtblausalz-KOH-Reagens (EBS/KOH-Nr. 12 S. 301)   vis   **Abb. 9 A**
Direktauswertung   UV-365 nm   **Abb. 9 B; 10 C**
FeCl$_3$-Reagens (Nr. 14 S. 302)   vis   **Abb. 10 A, B**
Naturstoff-Polyethylenglykol-Reagens
(NST/PEG Nr. 28 S. 304)   UV-365 nm   **Abb. 9 C**

Droge   Beschreibung s.S. 129, Formelbilder s.S. 131

DC-Bild   *Bitterstoffe:*
9 A, B   *1, 2 Handelsdroge.* Da die Phloroglucinderivate *Lupulon* und *Humulon* sehr instabil sind, können in der Handelsdroge meist nur die Zersetzungs- bzw. Abbauprodukte als *„Bittersäuren"* nachgewiesen werden.

Bei DCM- bzw. Etherauszügen (Bahn *1, 2*) ist nach *EBS*-Reagens-Behandlung im vis im Rf-Bereich 0,4–0,45 eine breite rotbraune Zone (Bittersäuren) sichtbar. Im UV-365 nm erscheinen im gleichem Rf-Bereich schwach blau bzw. rötlich fluoreszierende Substanzzonen.

10 A   *1* Wird die DC-Platte zweimal über 15 cm im LM-System B-9 entwickelt, können die Einzelzonen im Rf-Bereich 0,3–0,6 besser getrennt werden.

10 B, C   *4, 5 Frisch geerntete gefriergetrocknete Droge.* Die Etherauszüge aus Hopfenpellets (Muster I und II) enthalten noch *Lupulon* (Rf ca. 0,5) und/oder *Humulon* (Rf ca. 0,75). Bei *4* ist aber bereits ein starker Abbau zu den „Bittersäuren" erkennbar (Rf ca. 0,4 bzw. 0,4–0,6).

9 C   *3 Flavonoide/Chlorogensäure:*
Im methanolischen Drogenauszug sind nach *NST/PEG*-Reagens-Behandlung im UV-365 nm deutlich *Rutin* bei Rf ca. 0,30, *Hyperosid* bei Rf ca. 0,55, *Chlorogensäure* bei Rf ca. 0,45 (vgl. TG) und ein Flavonoid-Monoglykosid bei Rf ca. 0,70 mit gelbgrüner Fluoreszenz nachweisbar.

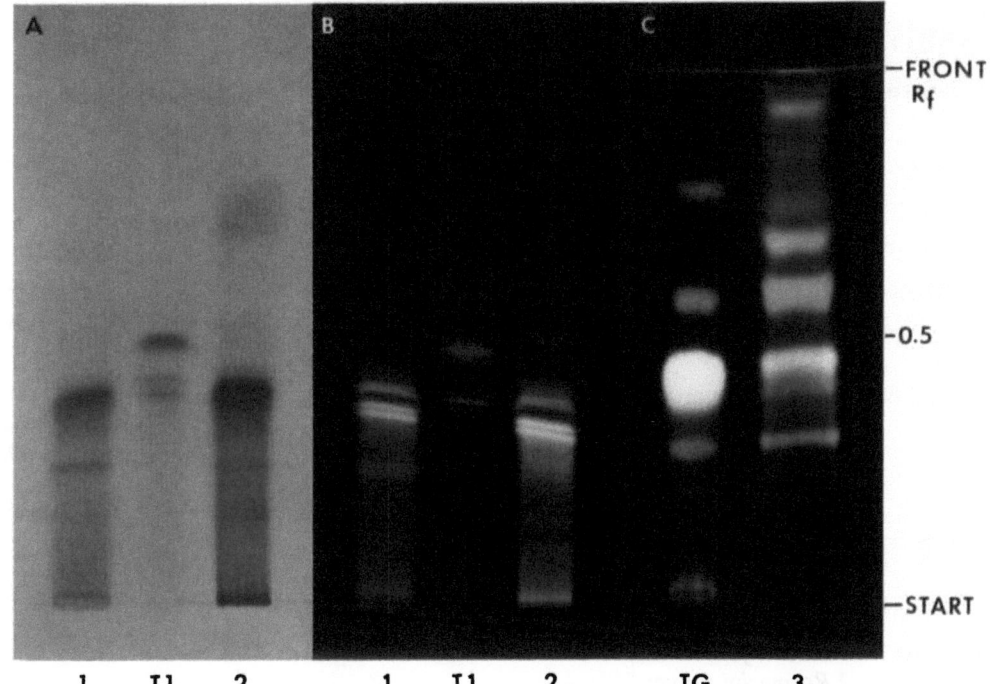

Abb. 9

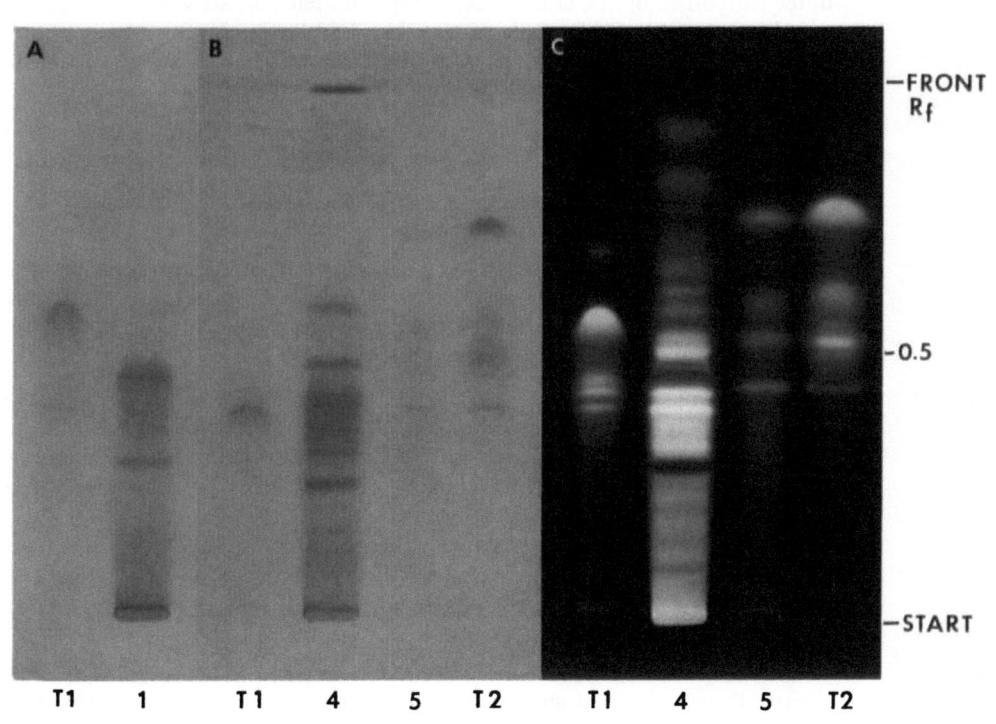

Abb. 10

Salviae-, Rosmarini Folium/Carnosol (Carnosolsäure) Cynarae Herba

Bahnen *1* = Salviae folium   *3* = Cynarae herba (Frischpflanze)
          2 = Rosmarini folium   *4* = Cynarae herba (getrocknete Droge)

Teste T = Carnosol (Picrosalvin) T1 = Rutin   T3 = Luteolin-7-O-glucosid
                                         T2 = Chlorogensäure   T4 = Cynarin
          T5 = Kaffeesäure (Rf ca. 0,9), Isochlorogensäure (Rf ca. 0,8),
              Chlorogensäure (Rf ca. 0,4)

LM-System B-4 Chloroform-Methanol (97:3)   **Abb. 11**
               F-1 Ethylacetat-Ameisensäure-Eisessig-Wasser   **Abb. 12**
                    (100:11:11:27)

Detektion Direktauswertung   vis **Abb. 11 A**
              FeCl$_3$-Reag. (FeCl$_3$ Nr. 14 S. 302)   vis **Abb. 11 B**
              Vanillin-Schwefelsäure-Reag. (VS Nr. 38 S. 305)   vis **Abb. 11 C**
              Naturstoff-Polyethylenglykol-Reag.
              (NST/PEG Nr. 28 S. 304)   UV-365 nm **Abb. 12**

Droge Beschreibung s.S. 128 bzw. S. 129, Formelbilder s.S. 131 bzw. s.S. 171

DC-Bild *1 Salviae folium*
11 A, B *2 Rosmarini folium*

In beiden Drogen liegt genuin der Bitterstoff *Carnosol* vor. Er wird bei der Extraktion unter Ringöffnung in *Carnosolsäure* umgewandelt und als solche nachgewiesen. Carnosolsäure ist im Rf-Bereich ca. 0,2 bei Direktauswertung als gelbbraune, nach FeCl$_3$-Reag.-Behandlung als grünbraune Zone im vis nachzuweisen. Bei Rosmarini folium tritt eine zweite starke Zone bei Rf ca. 0,4 auf.

11 C Nach *VS*-Reagens-Behandlung sind die terpenoiden Verbindungen des Ätherischöl-Anteils (s.S. 30 Abb. 10, S. 38 Abb. 17) als violette Zonen im vis nachzuweisen.

Anmerkung. Rosmarini folium zeigt zusätzlich *Rosmarinsäure* (Start) und das *Flavonoid Sinensetin* (Rf ca. 0,7–0,8) mit blauer Fluoreszenz im UV-365 nm.

12 *3, 4 Cynarae herba.* Da die Bitterstoffe *Cynaropikrin*, *Dehydrocynaropikrin* und *Grosheimin* nur nach Anreicherung im DC gut nachweisbar sind, wird die Identifizierung am besten über das leberwirksame *Cynarin*[1], eine 1,3-Dicaffeoylchinasäure, und andere Phenolcarbonsäuren bzw. Flavonoide geführt.

3 In Frischpflanzenauszügen[1] ist *Cynarin* nach *NST/PEG*-Reag.-Behandlung im UV-365 nm als blaufluoreszierende Zone im Rf-Bereich 0,6–0,65 (vgl. T4) nachzuweisen. Die anderen Säuren erscheinen im Rf-Bereich 0,4–0,55 (vgl. T2/*Chlorogen*- bzw. *Neochlorogensäure*) und im Rf-Bereich 0,7- bis zur LM-Front (*Isochlorogen*- bzw. *Kaffeesäure* (vgl. T5)).
    Bei Rf ca. 0,6 findet sich als gelb fluoreszierende Hauptzone das *Luteolin-7-O-glucosid* (vgl. T3). Im Rf-Bereich des Rutin-Testes (vgl. T1) liegt *das Luteolin-3-O-rutinosid* und darunter schwach angedeutet das *Luteolin-7-O-rutinosyl-4'-O-glucosid*.

---

[1] *Anmerkung:* Cynarin isomerisiert bei Extraktion leicht zu 1,5-Dicaffeoylchinasäure. Bei gelagerter Droge (=*4*) sind im Extrakt neben wenig Cynarin (T4) hauptsächlich Kaffeesäure (Rf ca. 0,9) und Isomerisierungsprodukte (Rf ca. 0,75–0,85) nachzuweisen.

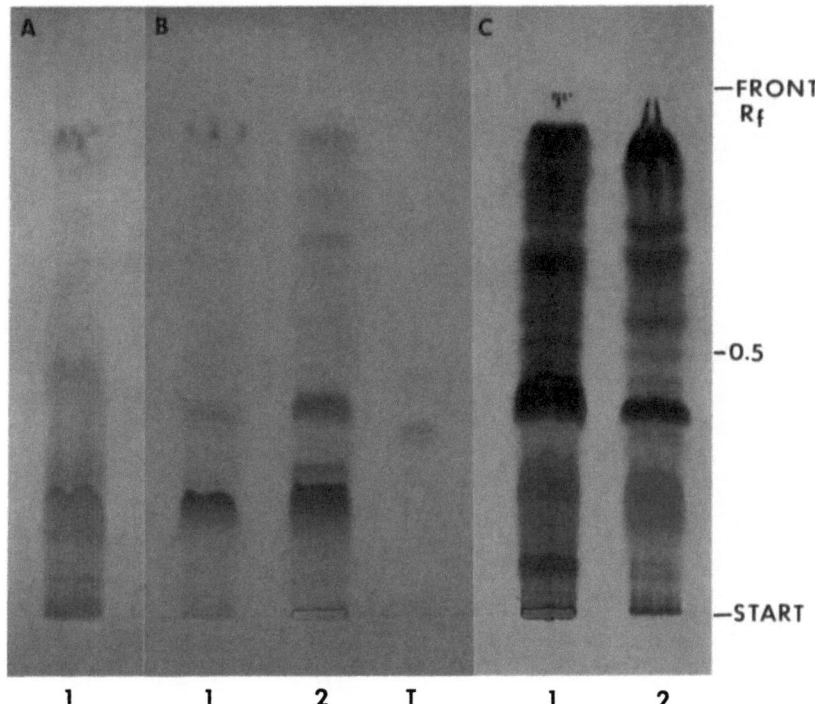

Abb. 11

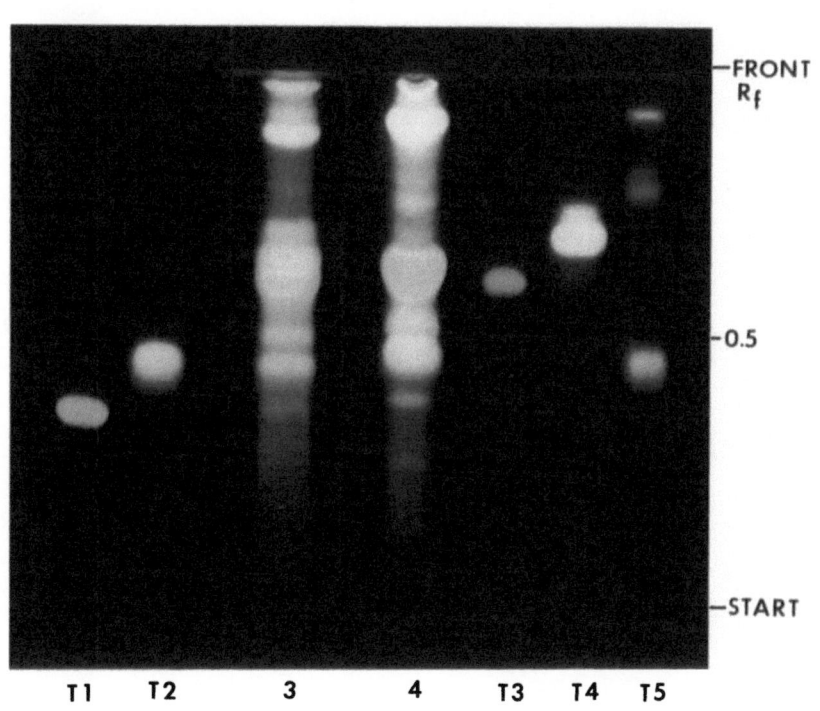

Abb. 12

143

Cumarin-Drogen

Cumarindrogen enthalten als Hauptwirkprinzipien Verbindungen, die sich vom **Benzo-α-pyron** ableiten.

Nach den vorkommenden Hauptstrukturtypen kann man die Drogen in folgende Gruppen unterteilen:

1. Einfache Cumarine

Die meisten Verbindungen dieser Reihe besitzen OH- oder OCH_3-Substituenten in den Stellungen C-6 und C-7. Weniger häufig sind Substituenten in C-5 und C-8 Position.

Drogen:
Angelicae-, Imperatoriae-, Levisticae-, Pimpinellae- und Heraclei radix, z.B. Umbelliferon
Scopoliae radix, z.B. Scopoletin
Abrotani herba, z.B. Scopoletin/Umbelliferon
Fraxini cortex, z.B. Fraxidin/Isofraxidin/Fraxetin
Herniariae herba, z.B. Herniarin

2. C-prenylierte Cumarine

Drogen:
Rutae herba, z.B. Rutamarin
Angelicae radix, z.B. Umbelliprenin
Imperatoriae radix, z.B. Ostruthin

3. „Kondensierte Cumarine"

a) *Furanocumarine*
Diese enthalten einen ankondensierten Furanring in C-6/C-7-Stellung (Psoralentyp) oder in C-7/C-8-Stellung (Angelicin-Typ).

Drogen:
Angelicae-, Imperatoriae-, Levisticae-, Pimpinellae- und Heraclei radix, z.B. Bergapten, Angelicin, Imperatorin
Ammi majoris fructus, z.B. Bergapten, Xanthotoxin
Rutae herba, z.B. Bergapten, Psoralen

b) *Pyranocumarine*
Diese enthalten in C-7/C-8-Stellung (Seselin-Typ) einen Pyran-Ring ankondensiert.

Droge:
Ammi majoris fructus, z.B. Visnadin, Samidin

4. Dimere Cumarine
Droge:
Daphne mezerei cortex, z.B. Daphnoretin

5.
Eine Sonderstellung nimmt **Ammi visnagae fructus** ein, da es neben **Benzo-α-pyronen** auch die hiermit isomeren **Benzo-γ-pyrone**, die **Furanochromone**, enthält.

I. Herstellung der Drogenextrakte bzw. Aufbereitung der Spezialitäten zur DC

1. Drogen

1 g gepulverte Droge wird mit 10 ml Methanol 30 min unter Schütteln am Wasserbad extrahiert. Das klare Filtrat wird auf ca. 1 ml eingeengt und zur DC 20 µl aufgetragen.

DAB 8: Ammeos visnagae fructus: 0,5 g Droge werden mit 10 ml 60%igem Ethanol 30 min unter Schütteln extrahiert. Das Filtrat wird schonend auf ca. 5 ml eingeengt und davon 20 µl zur DC aufgetragen.

2. Spezialitäten

Carduben® 35: 1 Dragee enthält 35 mg Visnadin.

1 Dragee wird pulverisiert und mit 5 ml Methanol 5 min unter Schütteln auf dem Wasserbad extrahiert. Vom klaren Filtrat werden 5 µl zur DC aufgetragen.

Eine Cumarinkonzentration von 20 µg pro Auftragefleck ergibt immer einen sicheren Nachweis.

II. Dünnschichtchromatographie

1. Referenzlösung

Von den Cumarinreferenzsubstanzen werden 0,1%ige methanolische Lösungen hergestellt.

2. Adsorbens

DC-Kieselgel 60 F 254 Fertigplatten (Fa. Merck, Darmstadt).

3. Auftragemenge

Von Drogenextrakten werden jeweils 20 µl, von Referenzlösungen 5 bzw. 10 µl, von Spezialitätenauszügen 5 µl aufgetragen.

4. Trennsysteme

C-1 Toluol-Ether (1:1/gesättigt mit Essigsäure)

In einem Scheidetrichter werden 50 ml Toluol und 50 ml Ether gemischt und mit 50 ml 10%iger Essigsäure mehrmals kräftig geschüttelt. Die Unterphase wird abgelassen und das Toluol-Ethergemisch zur DC verwendet.

C-1 ist ein universell anwendbares LM-System für Cumarinaglyka. Es ist jeweils frisch zu bereiten.

C-2 Ethylacetat

Ammeos visnagae fructus Auszüge (DAB 8).

C-2 trennt außerdem polarere Cumarine im höheren Rf-Bereich als vergleichsweise C-1.

Anmerkung. Cumarine aus Rutae herba-Auszügen können z.T. auch im LM-System Ethylacetat-Ameisensäure-Eisessig-Wasser (100:11:11:27) (s. Flavonoide S. 164) getrennt werden.

III. Detektion

1. Direktauswertung

UV-254 nm

Alle Cumarine geben eine deutliche Fluoreszenzminderung.

UV-365 nm

Alle einfachen Cumarine zeigen intensive blaue bzw. blaugrüne Fluoreszenzen. Furanocumarine fluoreszieren z.T. gelb, braun oder blau (Nachweisgrenze z.T. 1 µg).

Das nicht substituierte Cumarin zeigt erst nach *KOH*-Behandlung gelbgrüne Fluoreszenz im UV-365 nm.

Chromone zeigen weniger intensive Fluoreszenzen (z.B. Visnagin fahlblau, Khellin schwach gelbbraun).

2. Sprühreagenzien

a) Kalilauge-Reagens (KOH Nr. 21 S. 303)

Nach Besprühen mit einer 5%igen ethanolischen Kalilauge werden blaue Fluoreszenzen verstärkt. Den gleichen Effekt erreicht man durch Bedampfen der DC-Platte mit konz. Ammoniak.

b) Naturstoff-Polyethylenglykol-Reagens (NST/PEG Nr. 28/S. 304)

Mit dem Reagens wird eine Intensivierung und Stabilisierung einiger Fluoreszenzzonen erreicht.

c) Antimon-III-chlorid-Reagens (SbCl$_3$ Nr. 3 S. 299)

Visnagin zeigt zitronengelbe Fluoreszenz im UV-365 nm.

IV. Liste der Cumarindrogen

Erläuterungen zu den Abbildungen 1–10 S. 152–S. 161

Abb.	Droge/Stammpflanze Familie/Arzneibuch	Hauptinhaltsstoffe
2–4	**A. Apiaceae**	
	Angelicae Radix Angelikawurzel Engelwurz	**Cumarine**: 0,001%–0,008% pro Einzelverbindung Angelicin (2′, 3′:7,8-Furanocumarin);
	Angelica archangelica L. ÖAB, 2. AB-DDR (Aeth.)	Bergapten (5-Methoxy-(2′, 3′:7,6-FC)); Imperatorin (8-Oxy-γ-γ-dimethyl-allyl-2′, 3′:7,6-FC); Osthenol (7-Oxy-8-(8,8-dimethylallyl)-cumarin) und der Methylether Osthol; Oxypeucedaninhydrat (Hydrat des 5-Oxy(3,3′-dimethyl-2,3,-epoxy-propano-2′-3′-7:6-FC); Xanthotoxin (8-Methoxy-2′,3′:7,6-FC); Xanthotoxol (8-Oxy-2′, 3′:7,6-FC); Umbelliferon (7-Hydroxycumarin); Umbelliprenin (Farnesylether des Umbelliferons).
	Angelicae silvestris radix Wasser-Engelwurz Angelica sylvestris	Die **Verfälschung** von Angelica archang. enthält nur Umbelliferon, Isoimperatorin (5-Oxy-(γ-γ-dimethyl-allyl-2′, 3′:7,6-FC)), Oxypeucedanin und dessen Hydrat.

Abb.	Droge/Stammpflanze Familie/Arzneibuch	Hauptinhaltsstoffe
	Imperatoriae Radix Meisterwurz Peucedanum ostruthium L.	**Cumarine**: Oxypeucedanin, Oxypeucedaninhydrat, Imperatorin, Isoimperatorin, Osthol (vgl. Angelikawurzel); zusätzlich Ostruthin (6-(3-Methyl-6-dimethyl-2,5-hexen)-7-oxycumarin), Ostruthol (Angelicaester des Oxypeucedaninhydrates).
	Levistici Radix Liebstöckelwurzel Levisticum officinale KOCH ÖAB, 2.AB-DDR (Aeth.)	**Cumarine**: Der Gesamtcumaringehalt ist im Vergleich zu Angelicae- und Imperatoriae radix gering; Bergapten, Umbelliferon. **Phtalid**: In hoher Konzentration liegt **Ligustilid** vor, das ebenfalls in Meum-Arten nachweisbar ist.
	Pimpinellae Radix Bibernellwurzel Pimpinella saxifraga L. Pimpinella major (L.) HUDS. Helv. VI	**Cumarine** (in beiden Arten): Bergapten, Umbelliferon, Umbelliprenin, Scopoletin (6-Methoxy-7-oxy-cumarin); Sphondin (6-Methoxy-(2′, 3′:7,8-Furanocumarin)) Isobergapten (5-Methoxy-(2′, 3′:7,8-FC)), Pimpinellin (5,6-Dimethoxy-(2′, 3′:7,8-FC)), Isopimpinellin (5,8-Dimethoxy-(2′, 3′:7,6-FC))
	Heraclei Radix Bärenklauwurzel Heracleum spondylium L.	Die Droge gilt als **Ersatzdroge** für Pimpinellae radix. Der Cumaringehalt ist ca. 20mal höher als in Pimpinella-Auszügen.
	Pastinacae radix Pastinakwurzel Pastinaca sativa L.	Die Droge gilt als **Verfälschung** von Pimpinellae radix und zeigt einen geringen Gesamtcumaringehalt. Es sollen Bergapten, Imperatorin und Osthol vorliegen.
9, 10	**Ammi majoris Fructus** Ammifrucht Ammi majus L.	**Cumarine**: Bergapten, Imperatorin, Xanthotoxin (s. Angelicae radix), Ammajiin, ein Glucosid des Marmesins.
	Ammi visnagae Fructus Ammeos visnagae fructus Ammi-visnaga Früchte Ammi visnaga (L.) LAMARCK DAB 8	**Cumarine**: Visnagan-Gruppe mit Samidin, Dihydrosamidin und Visnadin. **Furanochromone**: (ca. 2–4%/mind. 1% DAB 8) **Khellin** (5,8-Dimethoxy-2-methylfuranochromon) zu 0,3–1% als Hauptverbindung neben **Visnagin**, Khellinol, Khellol, K.-glucosid, Ammiol und Visammiol.
7, 8	**Asa foetida** Stinkasant Ferula assa-foetida L.	Das **Gummiharz** besteht zu 25–65% aus dem Asaresin. Dieses enthält wiederum zu etwa 60% Ferulasäureester, das Asaresitannol, ca. 1,3% freie Ferulasäure, aus der bei trockener Destillation Umbelliferon entsteht. Es liegen zusätzliche Umbelliferon-Derivate vor.

Abb.	Droge/Stammpflanze Familie/Arzneibuch	Hauptinhaltsstoffe
	B. Drogen aus anderen Familien	
5, 6	**Asperulae Herba** Waldmeisterkraut Galium odoratum (L.) SCOP. Rubiaceae	Unsubstituiertes **Cumarin**
	Meliloti Herba Steinkleekraut Melilotus officinalis LAM. em. THUILL. Fabaceae	Unsubstituiertes **Cumarin**, Melilotosid *Anmerkung*: Bei Einwirkung von Bakterien auf feuchtes Drogenmaterial entsteht *Dicumarol*, das 3,3'-Methylen-bis-4-hydroxy-cumarin.
	Herniariae Herba Bruchkraut Herniaria glabra L. Herniaria hirsuta L. Caryophyllaceae ÖAB	**Cumarine**: Herniarin, Umbelliferon. **Flavonoide**: Rutin, Narcissin (siehe Kapitel Flavonoide Abb. 6 S. 176). **Saponine**: Die Herniaria-Saponine I/II.
	Rutae Herba Rautenkraut Ruta graveolens L. Rutaceae	**Cumarine**: Scopoletin, Umbelliferon, Bergapten, Isoimperatorin, Psoralen, Xanthotoxin, Rutarin, Rutamarin, Daphnoretin, D.-methylether, γ-Fagarin **Flavonoide**: Rutin (siehe Flavonoide Abb. 16 S. 186)
	Abrotani Herba Eberraute Artemisia abrotanum L. Asteraceae	**Cumarine**: Umbelliferon, Scopoletin.
7, 8	**Fraxini Cortex** Eschenrinde Fraxinus excelsior L. Fraxinus ornus L. Oleaceae	**Cumarine**: Fraxidin (0,6%), Isofraxidin (0,12%) Fraxetin, Fraxin, (Fraxetin-glucosid), Fraxinol (ca. 0,45%/6-Hydroxy-5,7-dimethoxycumarin).
	Mezerei Cortex Seidelbastrinde Daphne mezereum L. Thymelaeaceae	**Cumarine**: Daphnetin, Daphnin (7,8-Dihydroxy-cumarin-7-O-glucosid), Umbelliferon, Scopoletin (Spuren).
4	**Scopoliae Radix** Skopoliawurzel Scopolia carniolica L. Solanaceae	**Cumarine**: Scopoletin, Scopolin (Scopoletin-glucosid). **Alkaloide**: Hyoscyamin/Atropin, Scopolamin (siehe auch Abb. 26, S. 90).

V. Formelübersicht Cumarin-Drogen

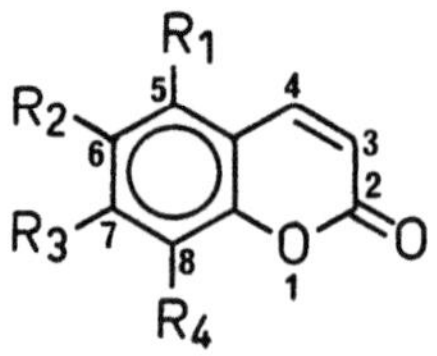

EINFACHE CUMARINE

R_1	R_2	R_3	R_4		
H	H	OH	H	Umbelliferon	(7-Hydroxycumarin)
H	H	OCH_3	H	Herniarin	(7-Methoxycumarin)
H	OH	OH	H	Aesculetin	(6,7-Hydroxycumarin)
H	H	OH	OH	Daphnetin	(7,8-Hydroxycumarin)
H	OCH_3	OH	H	Scopoletin	(6-Methoxy-7-hydroxycumarin)
H	OCH_3	OH	OCH_3	Isofraxidin	(7-Hydroxy-6,8-methoxycumarin)
OCH_3	OH	OCH_3	H	Fraxinol	(6-Hydroxy-5,7-methoxycumarin)

C-PRENYLIERTE CUMARINE

R_1	R_2	R_3	R_4	
H	H	X	H	Umbelliprenin
H	X	OH	H	Ostruthin

$$X = \underset{CH_3}{\overset{CH_3}{C}}(=CH-CH_2-CH_2-\underset{}{\overset{CH_3}{C}})_2=CH-CH_2O$$

R_1	R_2	R_3	
H	H	OH	Osthol
H	H	OCH_3	Osthenol

$$R_4: -CH_2-CH=C\underset{CH_3}{\overset{CH_3}{}}$$

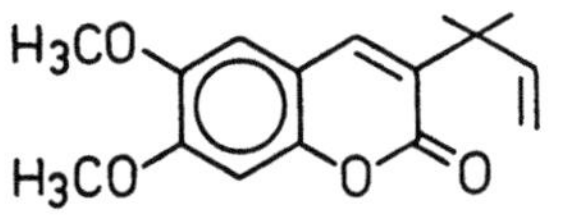

Rutacultin

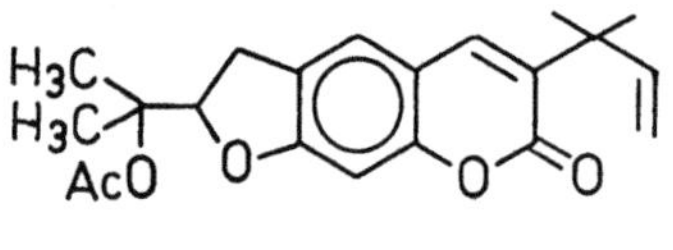

Rutamarin

DIMERES CUMARIN

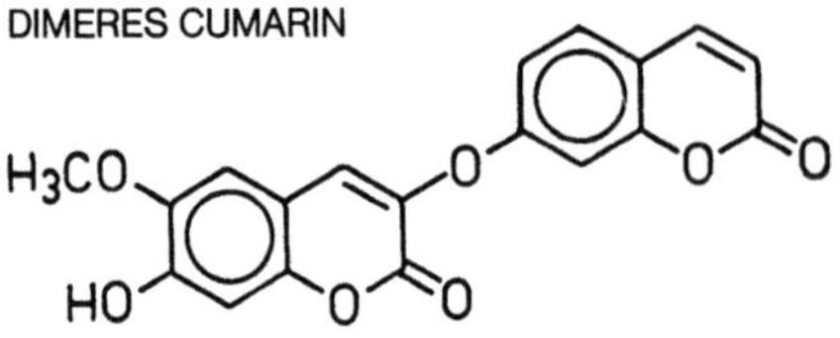

Daphnoretin

FURANOCUMARINE

7,6-Furanocumarine

R₁	R₂	Furanocumarin
H	H	Psoralen
OCH₃	H	Bergapten
H	OCH₃	Xanthotoxin
H	OH	Xanthotoxol
OCH₃	OCH₃	Isopimpinellin
H	—OCH₂—CH=C(CH₃)(CH₃)	Imperatorin
—OCH₂—CH=C(CH₃)(CH₃)	H	Isoimperatorin
—OCH₂—CH—C(O)(CH₃)(CH₃)	H	Oxypeucedanin
—OCH₂—CH(OH)—CH(OH)(CH₃)(CH₃)	H	Oxypeucedaninhydrat

7,8-Furanocumarine

R₁	R₂	Furanocumarin
H	H	Angelicin
OCH₃	H	Isobergapten
H	OCH₃	Sphondin
OCH₃	OCH₃	Pimpinellin

PYRANOCUMARINE (VISNAGAN-GRUPPE)

R = —CO—CH=C—CH₃ (CH₃) Samidin

R = —CO—CH₂—CH—CH₃ (CH₃) Dihydrosamidin

R = —CO—CH—CH₂—CH₃ (CH₃) Visnadin

FURANOCHROMONE

R₁	R₂	R₃	Chromon
OCH₃	OCH₃	CH₃	Khellin
OH	OCH₃	CH₃	Khellinol
OCH₃	H	CH₃	Visnagin
OCH₃	H	CH₂OH	Khellol
OCH₃	OCH₃	CH₂OH	Ammiol

Cumarine – Referenzsubstanzen

Teste			
	T1 = Daphnoretin	T5 = Herniarin	T 9 = Kaffeesäure*
	T2 = Scopoletin	T6 = Xanthotoxin	T10 = Isopimpinellin
	T3 = Isofraxidin	T7 = Imperatorin	T11 = Isobergapten (Rf ca. 0,75)
	T4 = Umbelliferon	T8 = Ferulasäure*	T12 = Oxypeucedanin

LM-System C-1 Toluol-Ether (1:1/gesättigt mit Essigsäure)

Detektion Direktauswertung   UV-365 nm   **Abb. 1**

DC-Bild UV-365 nm:
1
hellblau Daphnoretin, Scopoletin, Isofraxidin, Umbelliferon
violett Herniarin
hellblau Xanthotoxin, Isobergapten, Oxypeucedanin
gelbgrün Isopimpinellin

> * *Anmerkung: Cumarindrogen* enthalten häufig zusätzlich **Pflanzensäuren**, wie z.B. **Ferula-** und **Kaffesäure**, die ebenfalls blaue Fluoreszenzen zeigen, Kaffeesäure (T9) liefert in methanolischer Lösung immer zwei Zonen, die freie Säure und den entsprechenden Methylester mit höherem Rf-Wert.

Pimpinellae Radix   Heraclei Radix

Bahnen
1 = Pimpinellae radix (P. saxifraga)
2 = Pimpinellae radix (P. major)
3 = Heraclei radix

Teste
TG1 = Scopoletin (Rf ca. 0,3), Umbelliferon (Rf ca. 0,45),
Imperatorin (Rf ca. 0,6)
TG2 = Umbelliferon (Rf ca. 0,45), Xanthotoxin (Rf ca. 0,55)

LM-System C-1 Toluol-Ether (1:1/mit Essigsäure gesättigt)

Detektion Direktauswertung   UV-365 nm   **Abb. 2**

Droge Beschreibung s.S. 148, Formelbilder s.S. 150–151

DC-Bild *1, 2 Pimpinellae radix*: Im UV-365 nm eine stark blau fluoreszierende Startzone und
2 5 weitere schwächer blau fluoreszierende Zonen im Rf-Bereich 0,1–0,55.
Zuzuordnen sind *Scopoletin* (TG-1) und unterhalb des Xanthotoxin-Testes das **Sphondin.**

> *Anmerkung.* Andere in der Literatur beschriebene Cumarine z.B. Isobergapten oder Isopimpinellin sind nur in stark angereicherten Drogenextrakten nachweisbar.

3 Heraclei radix: Mindestens 10 blau bzw. grünblau fluoreszierende Zonen im Rf-Bereich ca. 0,1–0,8.
Das DC-Bild zeigt im Rf-Bereich 0–0,5 weitgehend Übereinstimmung mit dem von Pimpinella-Auszügen, *Sphondin* tritt als deutlich hellblau fluoreszierende Hauptzone (Rf ca. 0,5) hervor. Zusätzlich treten je zwei grünblau bzw. hellblau fluoreszierende Zonen im Rf-Bereich 0,5–0,75 auf, die *Isopimpinellin* (grünblaue Fluoreszenz bei Rf ca. 0,55), *Isobergapten* (blau Rf ca. 0,75) und dazwischenliegend *Pimpinellin,* mit *Bergapten* überlagert, zuzuordnen sind. Die oberste violette Fluoreszenzzone ist *Umbelliprenin* (Rf ca. 0,8).

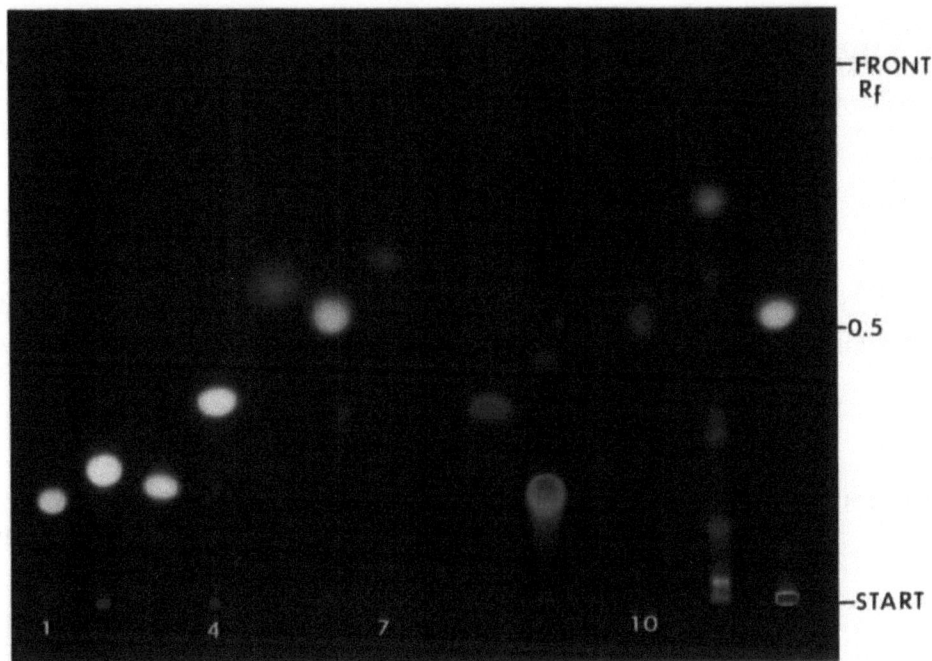

Abb. 1

FRONT
R$_f$

-0.5

-START

1   4   7   10

T 1-12

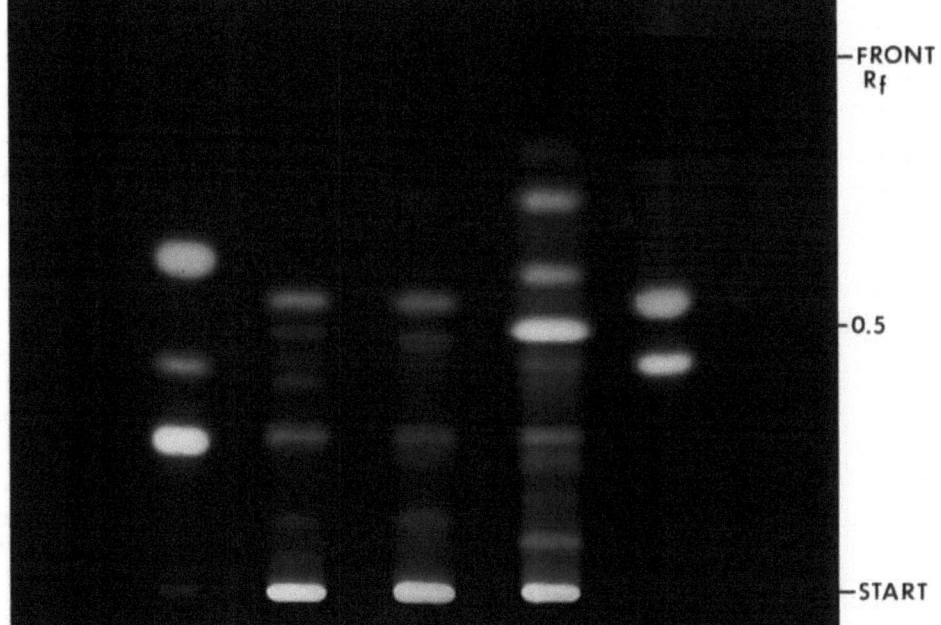

Abb. 2

FRONT
R$_f$

-0.5

-START

TG 1   1   2   3   TG 2

153

Angelicae-, Levistici-, Imperatoriae-, Scopoliae Radix

Bahnen   *1* = Angelicae radix   *4* = Mei athamantici radix
              2 = Levistici radix   *5* = Scopoliae radix
              3 = Imperatoriae radix

Teste   T1 = Xanthotoxin
              T2 = Umbelliferon (Rf ca. 0,4), Imperatorin (Rf ca. 0,6)
              T3 = Scopoletin

LM-System C-1 Toluol-Ether (1:1/mit Essigsäure gesättigt)   **Abb. 3, 4**

Detektion Direktauswertung   UV-365 nm   **Abb. 3**
              KOH-Reagens (Nr. 21 S. 303)   UV-365 nm   **Abb. 4**

Droge   Beschreibung s.S. 147–149, Formelbilder s.S. 150–151

DC-Bild   *Angelicae- (1)* u. *Imperatoriae (3) radix* enthalten eine Vielzahl strukturell ähnlicher
3, 4   Cumarine, die sich im DC-Bild teilweise überlagern. *Levistici radix (2)* führt wenige
              Cumarine.

Cumarine	1	2	3	Rf-Bereich ca.
Umbelliprenin	×			0,8
Bergapten	×	×	×	0,6
Ostruthin			×	
Xanthotoxin	×			
Imperatorin	×		×	
Angelicin	×			0,5
Umbelliferon	×	×	×	0,45
Scopoletin	×	×	×	0,25
Oxypeucedaninhydrat	×		×⎫	0,2 – 0,1
Pflanzensäuren	×	×	×⎭	

1 Angelicae radix: mindestens 15 hellblau, dunkelblau bzw. gelbgrün fluoreszierende
Zonen vom Start- bis zum Rf-Bereich 0,85. Stärker konzentriert sind Zonen im
Rf-Bereich 0,5–0,75. Hier liegen, sich teils überlagernd *Angelicin, Imperatorin, Xan-
thotoxin, Bergapten* und *Osthenol* (s. Tabelle).
Nach *KOH*-Behandlung beobachtet man vor allem im Rf-Bereich 0,7–0,75 eine Fluo-
reszenzverstärkung.

2 Levistici radix: 5–7 meist sehr schwache hell- oder dunkelblau fluoreszierende Zonen
im Rf-Bereich 0,25–0,9. Zuzuordnen sind *Bergapten* etwa im Rf-Bereich des Impera-
torin-Testes (Rf ca. 0,6) und *Umbelliferon* (vgl. T2). Die Hauptzone bei Rf ca.
0,9 ist dem Phtalid *Ligustilid* (vgl. *4*) zuzuordnen.

3 Imperatoriae radix: das DC-Bild ähnelt dem von Angelicae radix mit dem Unter-
schied, daß hier besonders vier hellblau fluoreszierende Zonen im mittleren Rf-
Bereich (ca. 0,3–0,6) besonders stark hervortreten. Eine Hauptzone oberhalb des
Umbelliferon-Testes (T2) ist *Ostruthin* zuzuordnen. *Imperatorin* (vgl. T2) zeigt nach
KOH-Reagens (Abb. 4A) eine grünblaue Fluoreszenz.

4 Mei athamantici radix: die einzige stark hervortretende blau fluoresz. Zone ist das
Ligustilid. Mei atham. radix ist als Testvergleich für Levistici radix heranzuziehen.

5 Scopoliae radix: *Scopoletin* (T3/Rf ca. 0,25) und *Scopolin* (Scopoletin-glucosid) im
Startbereich kennzeichnen das DC-Bild. (siehe auch Kapitel Alkaloide S. 90
Abb. 26).

154

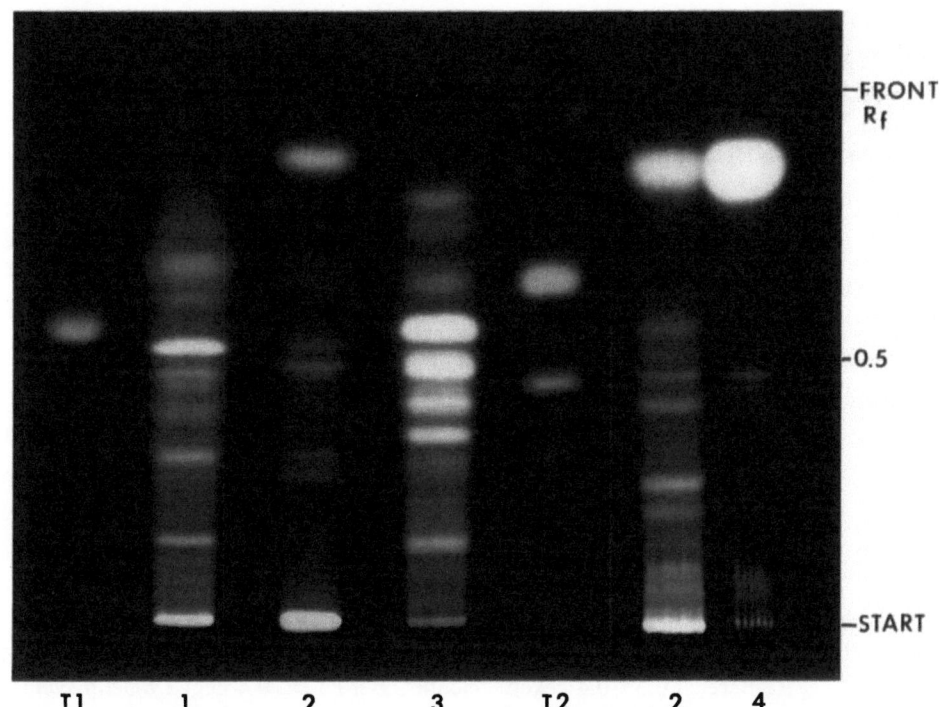

Abb. 3

T1   1   2   3   T2   2   4

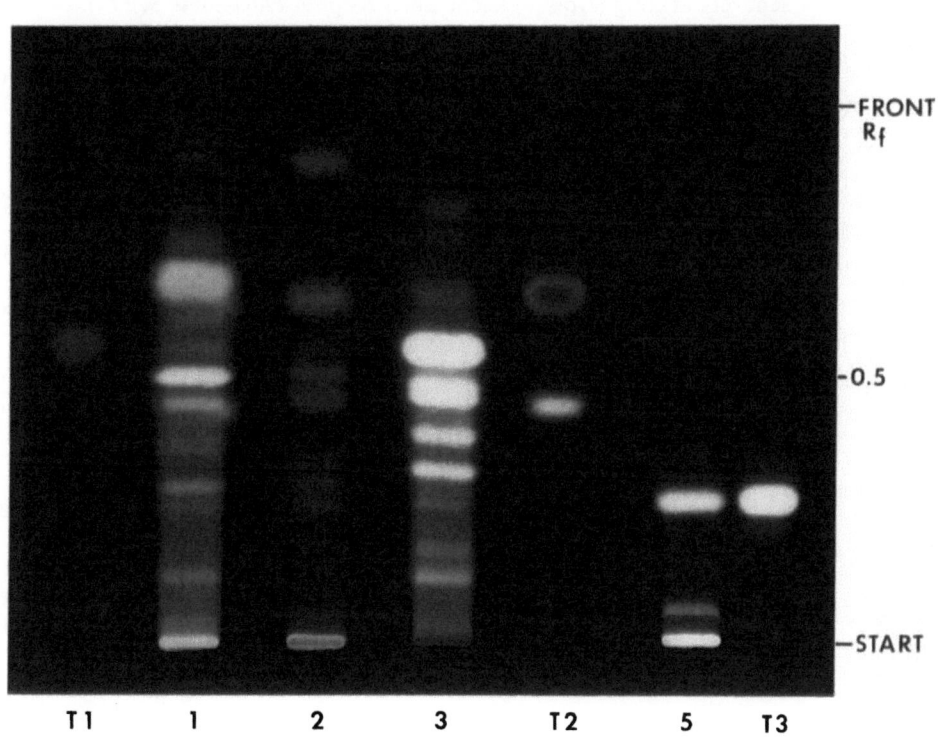

Abb. 4

T1   1   2   3   T2   5   T3

155

Herniariae-, Meliloti-, Asperulae Herba
Abrotani-, Rutae Herba

Bahnen   *1* = Herniariae herba   *4* = Abrotani herba
             2 = Meliloti herba   *5* = Rutae herba
             3 = Asperulae herba

Teste   T1 = Herniarin
             T2 = Cumarin
             T3 = Scopoletin (Rf ca. 0,25), Umbelliferon (Rf ca. 0,4)

LM-System C-1 Toluol-Ether (1:1/gesättigt mit Essigsäure)

Detektion UV-365 nm Direktauswertung   **Abb. 5**
              KOH-Reagens (Nr. 21 S. 303)   UV-365 nm   **Abb. 6**

Droge   Beschreibung s.S. 149, Formelbilder s.S. 150–151

DC-Bild Die bei den Drogen *1–4* auffallend rot fluoreszierenden Zonen stammen von verschie-
5, 6   denen Chlorophyllderivaten.

1 Herniariae herba ist im *UV-365 nm* durch die intensiv violett fluoreszierende Zone des *Herniarins* (vgl. T1) und zwei schwächer blauviolett fluoreszierende Zonen im Rf-Bereich 0,35–0,4 gekennzeichnet. Bei Rf ca. 0,4 liegt *Umbelliferon* (vgl. T3).

Nach *KOH*-Reagens-Behandlung zeigen *Herniarin* und *Umbelliferon* Fluoreszenzverstärkung (Abb. 6) (siehe auch Kapitel *Flavonoide* S. 176).

2 Meliloti herba und

3 Asperulae herba zeigen im *UV-365 nm* neben einer großen Zahl roter Fluoreszenzzonen nur 4 schwach blau bzw. violett fluoresz. Zonen im Rf-Bereich 0,25–0,5. Die Hauptzone des *Cumarins* (UV-254 nm Minderung!) wird erst nach Behandeln mit dem *KOH*-Reagens als intensiv grüngelbe Hauptzone bei Rf ca. 0,65 (Abb. 6 vgl. T2) sichtbar. In beiden Drogen sind außerdem schwach *Scopoletin* und *Umbelliferon* (vgl. T3) nachweisbar.

Meliloti herba kann von Asperulae herba durch eine zusätzliche blau fluoreszierende Zone bei Rf ca. 0,5 unterschieden werden.

Nach *KOH*-Reagens-Behandlung ist nur bei Asperulae herba eine stark blau fluoresz. Startzone nachweisbar.

4 Abrotani herba ist durch blau fluoreszierende Zonen in Höhe des Testgemisches T3, *Scopoletin* und *Umbelliferon*, gekennzeichnet. Zusätzlich findet sich direkt unterhalb von Scopoletin eine etwa gleichstark blau fluoreszierende Zone.

5 Rutae herba zeigt mindestens 12 blau fluoreszierende Zonen über den gesamten Rf-Bereich verteilt. Im oberen Rf-Bereich (Rf ca. 0,5–0,8) liegen die Furanocumarine (vgl. Apiaceae) *Xanthotoxin, Psoralen, Bergapten* und *Isoimperatorin*.

Im unteren Rf-Bereich sind *Rutaretin, Daphnoretin, Daphnoretinmethylether* und im Rf-Bereich 0,25–0,4 *Scopoletin* und *Umbelliferon* (vgl. T3) zuzuordnen.

Eine DC-Auftrennung der Ruta-Flavonoide wird im Kapitel Flavonoide S. 186 Abb. 16 beschrieben.

Abb. 5

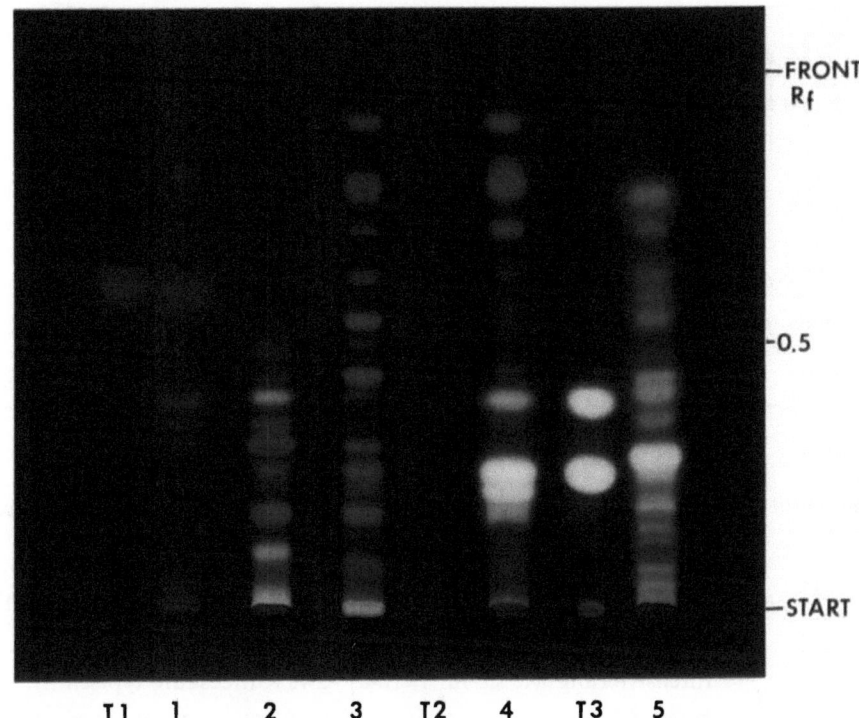

FRONT
R_f

-0.5

-START

T1   1   2   3   T2   4   T3   5

Abb. 6

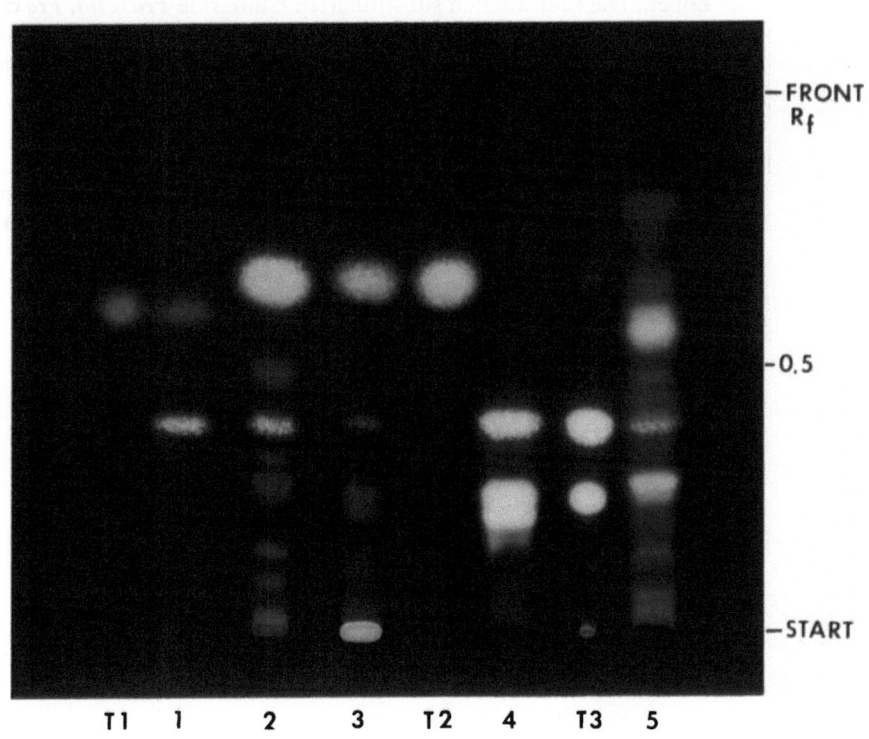

FRONT
R_f

-0.5

-START

T1   1   2   3   T2   4   T3   5

157

Mezerei-, Fraxini Cortex Asa foetida

Bahnen   *1* = Mezerei cortex
             2 = Fraxini cortex
             3 = Asa foetida

Teste   T1 = Scopoletin
             T2 = Umbelliferon

LM-System C-1 Toluol-Ether (1:1/gesättigt mit Essigsäure)

Detektion UV-365 nm Direktauswertung   **Abb. 7**
              Naturstoff-Polyethylenglykol-Reag. (NST/PEG Nr. 28 S. 304)
                                                          UV-365 nm   **Abb. 8**

Droge   Beschreibung s.S. 148–149, Formelbilder s.S. 150–151

DC-Bild *1 Mezerei cortex* ist im *UV-365 nm* im Rf-Bereich 0,2–0,75 durch ca. 5 blau fluoreszie-
7, 8   rende Zonen gekennzeichnet.
             Mit *NST/PEG*-Reagens erfolgt eine Intensivierung der Fluoreszenzen nach hell-
             blau. Zusätzlich treten gelbgrüne Fluoreszenzen bei Rf ca. 0,3 und über der Startzone
             auf. Die Cumaringlucoside wie z.B. Daphnetinglucosid verbleiben in der Startzone.
             Die Zonen bei Rf ca. 0,35–0,45 geben nach NST/PEG Reagens-Behandlung eine
             Intensivierung wie sie für Ferula- bzw. Kaffeesäure typisch ist.

             2 Fraxini cortex zeigt nur im unteren bis mittleren Rf-Bereich ca. 6 blau fluoreszierende
             Zonen. Die sehr ähnlich substituierten Cumarine *Fraxetin, Fraxidin, Isofraxidin* und
             Fraxinol sind den vier eng beieinanderliegenden Zonen im Rf-Bereich 0,25–0,4 zu-
             zuordnen. Cumaringlykoside (z.B. Fraxin) verbleiben im Startbereich.
             Nach *NST/PEG*-Reagens-Behandlung beobachtet man eine für die Droge typi-
             sche Fluoreszenzverstärkung des unteren Rf-Bereiches.

             3 Asa foetida ist im UV-365 nm durch eine Folge von mindestens 10 blau bzw. violett
             fluoreszierenden Zonen vom Start- bis Rf-Bereich ca. 0,8 gekennzeichnet. Die Haupt-
             zone der Droge liegt auf der Höhe der Umbelliferon-Testzone (T2). Sie besteht
             aus *Umbelliferon* und *Ferulasäure*. Weitere blau fluoreszierende Zonen stammen
             von Umbelliferonderivaten.

Abb. 7

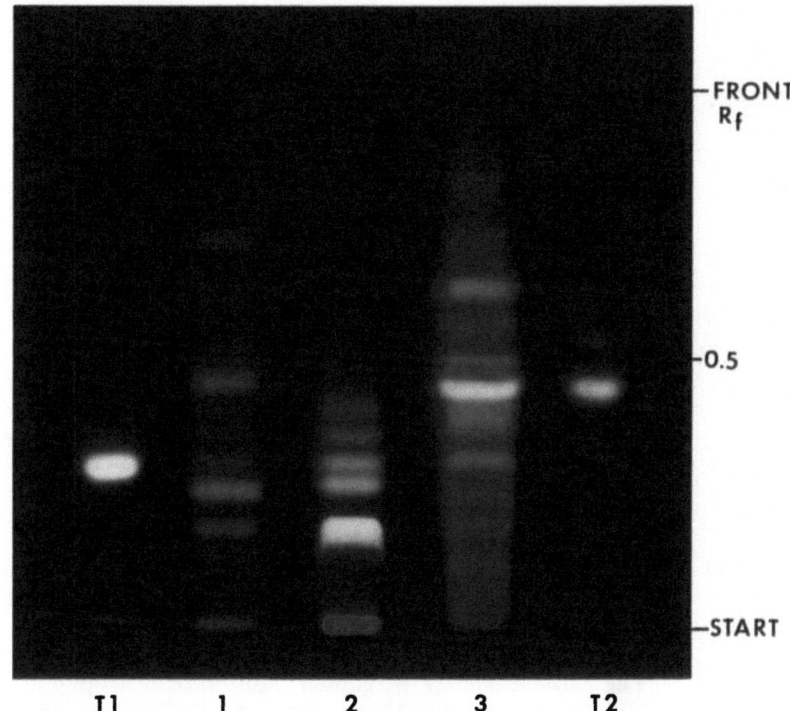

FRONT
R_f

−0.5

−START

T1   1   2   3   T2

Abb. 8

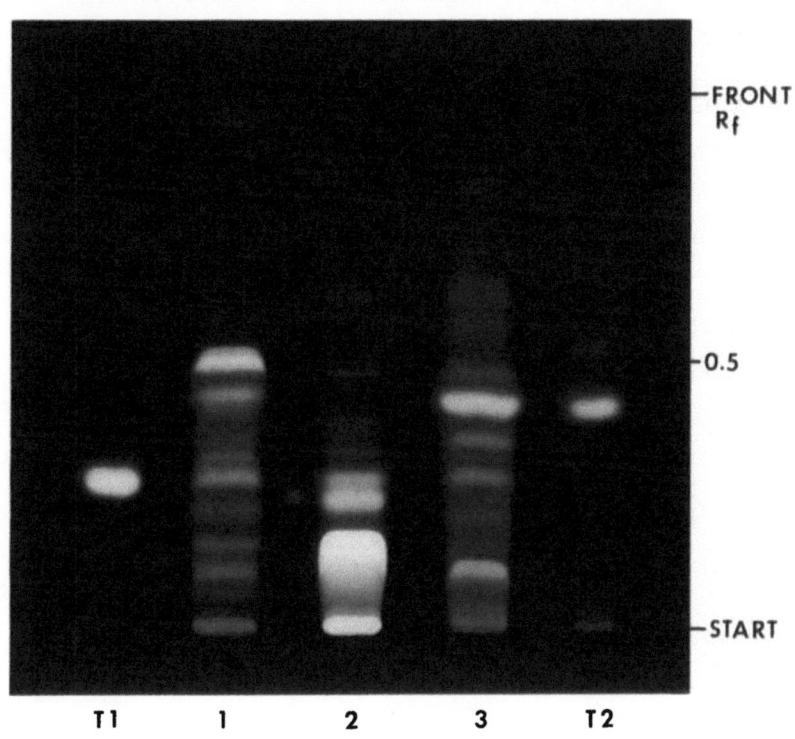

FRONT
R_f

−0.5

−START

T1   1   2   3   T2

Ammi (Ammeos) Fructus

Bahnen	*1* = Ammi fructus (A. major)	
	2 = Ammi fructus (A. visnaga)	
Teste	T1 = Visnadin (angereichert aus Carduben®)	
	Rf ca. 0,6 LM C-1/Rf ca. 0,9 LM C-2	
	T2 = Khellin	
	T3 = Visnagin	
LM-System	C-1 Toluol-Ether (1:1/gestättigt mit Essigsäure)	**Abb. 9 A, B**
	C-2 Ethylacetat	**Abb. 10 A, B**
Detektion	Direktauswertung	UV-365 nm	**Abb. 9 A**
	KOH-Reagens (Nr. 21 S. 303)	UV-365 nm	**Abb. 9 B; 10 A**
	SbCl₃-Reagens (Nr. 3 S. 299)	UV-365 nm	**Abb. 10 B**

Droge   Beschreibung s.S. 148, Formelbilder s.S. 151

DC-Bild
LM C-1
9 A, B

1 Ammi majoris fructus. Das DC-Bild ist durch eine Folge von mindestens 12 im *UV-365 nm* intensiv hellblau fluoreszierenden Zonen vom Start- bis Rf-Bereich ca. 0,7 gekennzeichnet.

Nach *KOH*-Reagens (Abb. 9 B) tritt Fluoreszenzverstärkung auf.

Die *Furanocumarine* Bergapten, Xanthotoxin, Isopimpinellin und Imperatorin (vgl. Referenzen Abb. 1 S. 152) findet man z.T. überlagert oberhalb von Rf 0,5. Unterhalb von Rf ca. 0,5 liegen laut Literaturangabe Marmesin, Marmesinin und Ammajiin.

2 Ammi (Ammeos) visnagae fructus zeigt im *UV-365 nm* nur einige schwach violett und fahlblau fluoreszierende Zonen im Startbereich und im Rf-Bereich 0,4–0,6 (Visnadin als Hauptzone). Die Zonen zeigen auch deutliche Fluoreszenz-Minderungen im UV-254 nm.

Nach *KOH*-Reagens-Behandlung tritt eine Fluoreszenzverstärkung besonders im mittleren Rf-Bereich 0,4–0,6 auf.

Visnagin und *Khellin* (vgl. T3 und T2), im UV-254 nm mit deutlicher Fl.-Minderung, zeigen im *UV-365 nm* eine hellblaue (Visnagin) bzw. eine schwach grünblaue Fluoreszenz (Khellin), die sich nach KOH-Reagens-Behandlung etwas verstärkt.

LM C-2
10 A

Im LM-System Ethylacetat werden alle Cumarin- und Chromonverbindungen in höheren Rf-Bereichen getrennt.

1 Bei *Ammi majoris fructus* überlagern sich zahlreiche Cumarine vor allem im Rf-Bereich 0,7–0,9.

2 Bei *Ammi visnagae fructus* ist eine bessere Trennung von Khellin und Visnagin zu beobachten.

10 B

Nach *SbCl₃*-Behandlung zeigt Visnagin eine typisch gelbgrüne Fluoreszenz. Khellin dagegen erscheint schwarzbraun und hebt sich nicht mehr gegen den Plattenhintergrund ab. Im Rf-Bereich 0,1–0,25 liegen Khellolglucosid, Khellol und Khellinol als blau fluoresz. Zonen. An der LM-Front sind *Visnadin* (T1) als blauviolett fluoreszierende Zone und darüber *Samidin* und *Dihydrosamidin* nachweisbar.

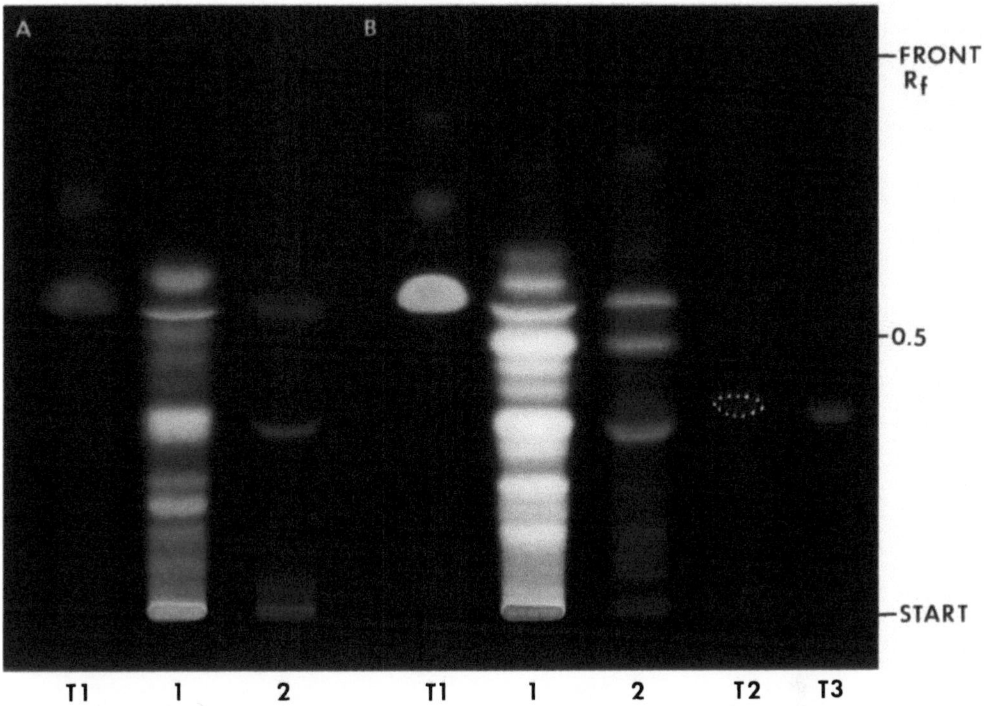

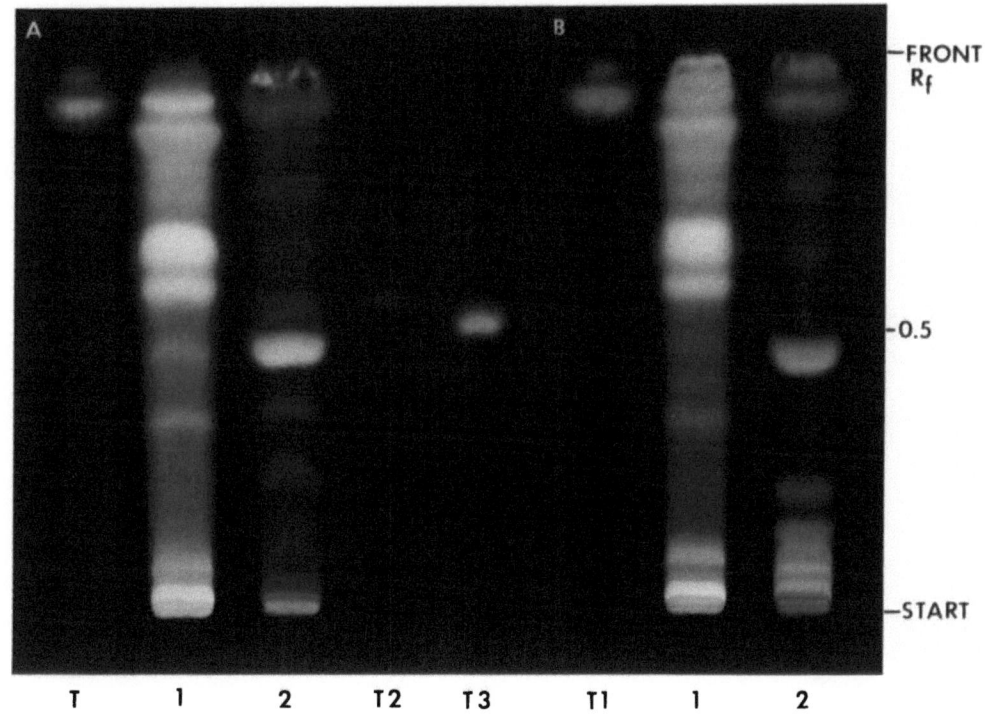

Abb. 9

FRONT
R_f

0.5

START

T1 1 2 T1 1 2 T2 T3

Abb. 10

FRONT
R_f

0.5

START

T 1 2 T2 T3 T1 1 2

161

Flavonoid-Drogen

Flavonoiddrogen enthalten als Hauptinhaltsstoffe 2-Phenyl-γ-Benzopyrone (2-Phenylchromone) oder davon abgeleitete Verbindungen von zumeist phenolischer Natur.

Die einzelnen Strukturtypen variieren in der Oxydationsstufe des C-Ringes und dem Substitutionsmuster im A- bzw. B-Ring (s. Formelbilder S. 170).

In der Droge liegen sie zumeist in Form von Mono- und Diglykosiden vor.

I. Herstellung der Drogenextrakte zur DC

1 g gepulverte Droge wird mit 10 ml Methanol 5 min auf dem Wasserbad bei ca. 60° C extrahiert. Das klare Filtrat dient als Untersuchungslösung.

Diese Schnellmethode erfaßt lipophile und hydrophile Flavonoide der aufgeführten Flavonoiddrogen.

Ausnahmen:

Cardui mariae fructus (Silybi fructus): 1 g gepulverte Droge wird zunächst mit 50 ml Petrolether 30 min unter Rückfluß entfettet. Der Petroletherextrakt wird verworfen und der Drogenrückstand mit 10 ml Methanol 15 min unter Rückfluß erhitzt. Das Filtrat wird auf 5 ml eingeengt und davon 30 µl aufgetragen.

Orthosiphonis folium DAB 8: 1 g gepulverte Droge wird 15 min mit 10 ml Dichlormethan unter Schütteln extrahiert. Vom klaren Filtrat trägt man 30 µl zur DC auf.

Farfarae folium, Petasites folium (*Prüfung auf Petasine*): 2 g gepulverte Droge werden mit ca. 40 ml Petrolether etwa 20 min unter Rückfluß auf dem Wasserbad extrahiert. Das klare Filtrat wird auf ca. 1 ml eingeengt und davon 30 µl zur DC aufgetragen.

II. Dünnschichtchromatographie

1. Referenzlösungen
Von der jeweiligen Referenzsubstanz werden 0,05%ige methanolische Lösungen hergestellt und jeweils 10 µl aufgetragen. Die mittlere Nachweisgrenze der Flavonoide liegt bei etwa 5–10 µg. Wenn nicht anders vermerkt, wird eine Testmischung (T) aus Rutin, Chlorogensäure und Hyperosid verwendet.

2. Adsorbens
DC-Kieselgel 60 F 254 Fertigplatten (Merck, Darmstadt).

3. Auftragemenge
Bei einem durchschnittlichen Flavonoidgehalt der Drogen von 0,5–1,5% ist eine Auftragemenge von 25–30 µl Extrakt ausreichend. Bei Arzneispezialitäten richtet sich die aufzutragende Menge nach dem Flavonoidgehalt (ca. 10 und 40 µl).

4. Trennsysteme

F-1 Ethylacetat-Ameisensäure-Eisessig-Wasser (100:11:11:27)
Es sind zuerst Ethylacetat, Ameisensäure und Eisessig zu mischen, unter kräftigem Schütteln wird langsam der Wasseranteil zugefügt. Bei Verwendung von techn. Ethylacetat ist die Zusammensetzung 100:11:11:26 zu wählen. Bei gleicher Trennfolge ergeben sich geringfügige Rf-Wert-Verschiebungen. F-1 eignet sich zur Trennung von Fl.-Glykosiden. **(Screening-System)**
Die Arzneibücher verwenden ein ähnliches Grundsystem aus Ethylacetat-Eisessig-Wasser, jedoch mit wechselnder Komponentenzusammensetzung:

Arnicae flos DAB 8   (66:15:20)
Tiliae flos DAB 8   (67:13:20)
Aurantii pericarpium DAB 8   (67:7:26)
Crataegi folium cum flore DAB 8 (67:7:26)

F-2 Ethylacetat-Ameisensäure-Eisessig-Ethylmethylketon-Wasser (50:7:3:30:10)
Für spezielle Trennprobleme, wie z.B. Crataegi folium bzw. flos (s.S. 179 Abb. 8), hat sich der Zusatz von Ethylmethylketon zu F-1 bewährt.

F-3 Chloroform-Aceton-Ameisensäure (75:16,5:8,5)
Zur Trennung der Flavolignane von Cardui mariae fructus.

F-4 Chloroform-Ethylacetat (60:40)
Zur Trennung der Flavonoidaglyka von Orthosiphonis folium.

Anmerkung:
Flavonoidaglyka können auch in Benzol-Pyridin-Ameisensäure (72:18:10) bzw. in Toluol-Ethylformiat-Ameisensäure (50:40:10) getrennt werden.

F-5 n-Butanol-Eisessig-Wasser (40:10:50)/Oberphase
Zur Trennung von Flavonoidglykosiden über Cellulose-Platten nach DAB 8.

F-6 Chloroform p.A. (Kammersättigung)
Zum Nachweis der *Petasine*. Petasites folium gilt als Verfälschung von Farfarae folium.

III. Detektion

Laufmittelreste (Säuren) müssen durch Abfönen weitgehend aus dem Kieselgel entfernt werden.

1. Direktauswertung

UV-254 nm: Alle Flavonoide geben eine Fluoreszenzminderung in Form dunkelblauer Zonen auf gelbem Plattenhintergrund.

UV-365 nm: je nach Strukturtyp geben die Flavonoide gelbe, blaue oder grüne Fluoreszenzen.
Eine Intensivierung und Differenzierung der Fluoreszenzen im UV-365 nm wird durch Verwendung von Sprühreagenzien erreicht.
Häufige Begleitstoffe von Flavonoidextrakten, wie z.B. *Pflanzensäuren* oder *Cumarine*, geben blaue Fluoreszenzen (z.B. Rutae herba).

2. Sprühreagenzien
a. *Modifiziertes Naturstoff-Reagens* (NST/PEG-Reagens Nr. 28 S. 304)
Es entstehen sofort bzw. nach 15 min typische intensive Fluoreszenzfarben im UV 365 nm. Der Zusatz von PEG führt auch zu einer Erhöhung der Nachweisgrenze (von 10 µg auf 0,5 µg).

Das Fluoreszenzverhalten ist strukturabhängig:

Flavonole:
Quercetin- und Myricetinglykoside → orange
Kämpferol- und Isorhamnetinglykoside → gelbgrün

Flavone:
Luteolinglykoside → orange
Apigeninglykoside → gelbgrün

b. *Echtblausalz-B-Reagens* (EBS Nr. 12 S. 301)
Es liefert mit phenolischen Verbindungen im Tageslicht blaue bzw. blauviolette Azofarbstoffe, die durch Nachbesprühen mit 0,1 N Natronlauge bzw. 10%iger Kalilauge z.T. verstärkt werden.

IV. Liste der Flavonoiddrogen

(Abbildungen 3–22 Seite 174–Seite 193)

Anordnung der Abbildungen nach den verwendeten Drogenteilen.
Flos: Abb. 3–10
Folium/Herba: Abb. 11–16, 22
Gemma/Pericarpium: Abb. 15, 17
Drogen mit vorwiegend Flavonoid-*Aglyka:* Abb. 18–20

Abb.	Droge/Stammpflanze Familie/Arzneibuch	Hauptinhaltsstoffe Verfälschungen
5	**Arnicae Flos** Arnikablüten Arnica montana L. Asteraceae DAB 8, Helv. VI, ÖAB Arnica chamissonis LESS. 2. AB-DDR	**Quercetin**-3-O-glucosid, Q.-3-O-glucogalacturonid, Luteolin-7-O-glucosid, Kämpferol-3-O-glucosid **Verfälschungen:** Calendulae flos, Heterothecae inuloides flos, Farfarae flos, Taraxaci flos.
9	**Acaciae Flos** Akazienblüten Robinia pseudoacacia L. Fabaceae	Kämpferol-3-O-rhamnosylgalactosyl-7-rhamnosid (**Robinin**), Acacetin-7-O-rutinosid, Acaciin **Verfälschung:** Pruni spinosae flos
11, 12, 13	**Anthemidis Flos** römische Kamillenblüten Chamaemelum nobile (L.) ALLIONI (syn. Anthemis nobilis L.) Asteraceae Ph.Eur.III, ÖAB	Apigenin-7-O-glucosid Luteolin-7-O-glucosid **Ätherischöl** (s.S. 32 Abb. 11 Kapitel Ätherischöl-Drogen)
6	**Cacti Flos** Kaktusblüten Cereus grandiflorus MILL. Cactaceae	**Isorhamnetinglykoside:** I-3-O-galactosid (Cactin) I-3-O-galactosyl-rutinosid I-3-O-rutinosid (Narcissin) **Rutin**

Abb.	Droge/Stammpflanze Familie/Arzneibuch	Hauptinhaltsstoffe Verfälschungen
5, 6	**Calendulae Flos** Ringelblumenblüten Calendula officinalis L. Asteraceae 2. AB-DDR	**Isorhamnetinglykoside:** I-3-O-glucosid I-3-O-rutinosid (Narcissin) I-3-O-rutinorhamnosid **Quercetin**-3-O-glucosid und Q-3-O-glucorhamnosid **Verfälschung:** Arnicae flos, Anthemis tinctoria L., Inula-Arten
7, 8	**Crataegi Flos** Weißdornblüten **Crataegi Folium c. Flore** Weißdornblätter mit Blüten DAB 8 **Crataegi Folium** Weißdornblätter Helv. VI **Crataegi Fructus** Weißdornfrüchte Crataegus monogyna JAQUIN emend. LINDMANN Crataegus pentagyna, Crataegus nigra, Crataegus azarolus L. Rosaceae	**Quercetin- und Apigeninglykoside** Hyperosid, Rutin, Quercetin-rhamnogalactosid, Vitexin, Vitexin-2''-O-rhamnosid und andere Flavon-C-Glykoside in wechselnden Konzentrationen in allen Drogenteilen **Verfälschung:** Acaciae flos
5 21, 22	**Farfarae Flos** Huflattichblüten **Farfarae Folium** Huflattichblätter Tussilago farfara L. Asteraceae DAB 8 (Fol.), Helv. VI (Flos)	**Quercetin-glykoside:** Rutin, Hyperosid und Isoquercitrin in unterschiedlicher Konzentration in beiden Drogenteilen **Verfälschung:** *Petasites folium* (Petasites hybridus, P. albus, P. paradoxus): Petasin, Isopetasin in wechselnder Konzentration.
13	**Matricariae Flos** (Chamomillae Flos) Kamillenblüten Chamomilla recutita (L.) St. RAUSCHERT (syn. Matricaria chamomilla L.) Asteraceae Ph.Eur.III, 2. AB.-DDR, Helv. VI, ÖAB	**0,5–3% Gesamtflavonoidgehalt;** Quercimeritrin, Apigenin-7-glucosid Luteolin-7-O-glucosid Patuletin-7-O-glucosid (Patuletrin) mindestens 7 Aglyka **Verfälschung:** Anthemidis flos **Ätherischöl** (siehe S. 32 Abb. 11/12 Kapitel Ätherischöl-Drogen)
6	**Primulae Flos** Arzneiprimelblüten Primula veris L. Primula elatior (L.) HILL. Primulaceae	**Quercetin-** bzw. **Gossypetin-glykoside;** Kämpferol-dirhamnosid (Primulaflavonosid) und K-3-O-gentiotriosid **Verfälschung:** Verbasci flos *Anmerkung. Primulae radix siehe Saponindrogen S. 236 Abb. 3*

Abb.	Droge/Stammpflanze Familie/Arzneibuch	Hauptinhaltsstoffe Verfälschungen
9	**Pruni spinosae Flos** Schlehenblüten (falsche Akazienblüten) Prunus spinosa L. Rosaceae	**Quercetinglykoside:** Rutin, Avicularin (Q-3-O-arabinosid); **Kämpferolglykoside:** K-3,7-O-dirhamnosid, K-3-O-rhamnosid, K-3-arabinosid **Verfälschung:** Robiniae flos
7	**Sambuci Flos** Holunderblüten Sambucus nigra L. Caprifoliaceae 2. AB-DDR, Helv. VI, ÖAB	**Quercetinglykoside 1,5–3%:** Hyperosid, Isoquercitrin, Rutin
9	**Spiraeae Flos** Spierblumen Filipendula ulmaria L. Rosaceae	**Spiraeosid** (Quercetin-4'-O-glucosid), Hyperosid, Avicularin (Quercetin-3-O-arabinosid) **Verfälschung:** Sambuci flos
7	**Stoechados Flos** (syn. Helichrysi flos) Katzenpfötchenblüten Helichrysum arenarium (L.) DC Asteraceae Helv. VI	Naringenin-5-monoglucoside (Salipurposid), Kämpferol-3-O-glucosid, K-3-O-diglucosid; Apigenin-7-glucosid; Luteolin-7-O-glucosid
10	**Tiliae Flos** Lindenblüten Tilia cordata MILL. Tilia platyphyllos SCOP. Tiliaceae DAB 8, Helv. VI, ÖAB, 2. AB-DDR	**Quercetinglykoside:** Q-3-O-glucosid, Q-3-O-rhamnosid, Q-3-glucosyl-7-O-rhamnosid **Kämpferoglykoside:** K-3-O-glucosid, K-3-O-rhamnosid K-3-O-glucosyl-7-O-rhamnosid K-3,7-O-dirhamnosid K-p-coumaroyl-glucosid (Tilirosid) **Myricetinglykoside:** M-3-O-glucosid, M-3-O-rhamnosid **Verfälschung:** T. argentea
7	**Verbasci Flos** Wollblumenblüten Verbascum phlomoides L. V. thapsiforme SCHRADER Scrophulariaceae Helv. VI, ÖAB	Bis zu **3,9% Gesamtflavonoidgehalt:** Hauptflavonoide sind Rutin, *Hesperidin* und weitere Flavonol-glykoside **Verfälschung:** Primulae flos, andere Verbascum- und Ginster-Arten
11	**Betulae Folium** Birkenblätter Betula pendula ROTH. B. pubescens ERHART Betulaceae DAB 8, Helv. VI, ÖAB, 2. AB-DDR	ca. **1,5% Quercetinglykoside:** Quercetin-3-O-arabinosid Q-3-O-rhamnosid (Quercitrin) Q-3-O-galactosid (Hyperosid) Q-3-O-rutinosid (Rutin) **Myricetin-3-digalaktosid**

Abb.	Droge/Stammpflanze Familie/Arzneibuch	Hauptinhaltsstoffe Verfälschungen
11	**Juglandis Folium** Walnußblätter Juglans regia L. Juglandaceae	**Hyperosid** (ca. 0,2%) u.a. Flavonolglykoside
15	**Anserinae Herba** Gänsefingerkraut Potentilla anserina L. Rosaceae	**Quercetin**-3-O-glucosid Q-3-O-rhamnosid **Myricetin** u. Myricetin-rhamnosid
16	**Equiseti Herba** Schachtelhalmkraut Equisetum arvense L. Equisetaceae DAB 8, Helv. VI, ÖAB, 2. AB-DDR	**Flavonoide:** Luteolin-5-O-glucosid (Galuteolin) Isoquercitrin, Kämpferol-7-O-diglucosid (Equisetrin) **Saponine:** Equisetonin (H.I.660)
6	**Herniariae Herba** s. Drogenliste S. 149	**Flavonoide:** Rutin, Narcissin **Cumarine:** s.S. 156 Abb. 5/6
16	**Leonuri Herba** Herzgespannkraut Leonurus cardiaca L. Lamiaceae	**Rutin** **Verfälschung:** Leonurus glaucescens
16	**Rutae Herba** s. Drogenliste S. 149	**Rutin** **Cumarine** s.S. 156 Abb. 5/6
15	**Sarothamni scop. Herba** Besenginsterkraut Sarothamnus scoparius (L.) WIMMER Fabaceae DAC	**Scoparin** (3'-O-Methyl-Orientin) Vitexin **Verfälschung:** Spartium junceum **Alkaloide** (s.S. 86 Spartein)
16	**Veronicae Herba** Echter Ehrenpreis Veronica officinalis L. Scrophulariaceae	**Luteolin**, L-7-O-glucosid, (Rutin) **Verfälschung:** Stachys alpina
14	**Virgaureae Herba** (Solidaginis virgaureae herba) Goldrutenkraut Solidago virgaurea L. Asteraceae	**Quercetinglykoside:** Q-3-O-rutinosid (Rutin) Q-3-O-rhamnosid (Quercitrin) Q-3-O-glucosid (Isoquercitrin); Kämpferol-3-O-glucosid (Astragalin) **Verfälschungen:** S. canadensis L., S. gigantea L.
15	**Violae tricoloris Herba (c. Flore)** Stiefmütterchenkraut Viola tricolor L. Violaceae ÖAB	**Quercetin-glykoside:** hoher Gehalt an **Rutin** (,,Viola-Quercitrin") **Verfälschung:** V. tricolor var. vulg.

Abb.	Droge/Stammpflanze Familie/Arzneibuch	Hauptinhaltsstoffe Verfälschungen
15	**Sophorae Gemma** Schnurbaumknospen Sophora japonica L. Fabaceae	**Rutin** (ca. 20%) u.a. Flavonolglykoside
17	**Aurantii Pericarpium** Pomeranzenschalen Citrus aurantium L. ssp. aurantium Rutaceae DAB8, 2.AB-DDR, ÖAB, Helv. VI	**Eriocitrin, Rutin** Naringenin, Naringin Hesperidin, Neohesperidin; Sinensetin **Verfälschung:** Aurantii albedo **Bitterstoffe** s. Abb. S. 132 **Ätherischöl** s. Abb. S. 44
	Citri Pericarpium Zitronenschalen Citrus media L. Rutaceae	**Eriocitrin** (Eriodictyol-7-O-rutinosid), **Rutin**, Naringenin-7-O-hesperidosid, **Neohesperidin,** Hesperidin, Apigenin-C-glucoside; Aureusidin, Au-6-glucosid, Au-6-rhamnoglucosid; Isorhamnetin-3-arabinoglucosid; Limocitrol, L-3-glucosid, L-3-arabinoglucosid; Limocitrin, L-3-glucosid, L-3-arabinoglucosid; Luteolin-7-rutinosid **Bitterstoffe, Ätherischöle** s. Aurantii pericarpium

Drogen mit vorwiegend Flavonoid-Aglyka:

Abb.	Droge/Stammpflanze Familie/Arzneibuch	Hauptinhaltsstoffe Verfälschungen
18	**Eriodictyonis Herba** Santa yerba (herba) Eriodictyon glutinosum BENTH. Hydrophyllaceae	Homoeridictyol (= Eriodictyon) Eriodictyol, Chrysoeriodictyol Xanthoeriodictyol **Verfälschung:** Eriodictyon crassifolium BENTH.
	Orthosiphonis Folium Orthosiphon-Blätter Orthosiphon spicatus (THUNB.) BAK. Lamiaceae DAB 8, Helv. VI	ca. **0,2% Flavonoidgehalt:** Sinensetin (3′,4′,5,6,7-Penta- methoxyflavon), Scutellareintetramethylether und Eupatorin (3′,5-Dihydroxy- 4′,6,7-trimethoxyflavon).
19, 20	**Cardui mariae Fructus** Mariendistelfrüchte Silybum marianum. GAERTNER Asteraceae DAB 8	**Flavanolignane:** Silybin, Silychristin und Silydianin **Verfälschung:** Andere Silybum-Arten

V. Formelübersicht Flavonoid-Drogen

FLAVON-TYP

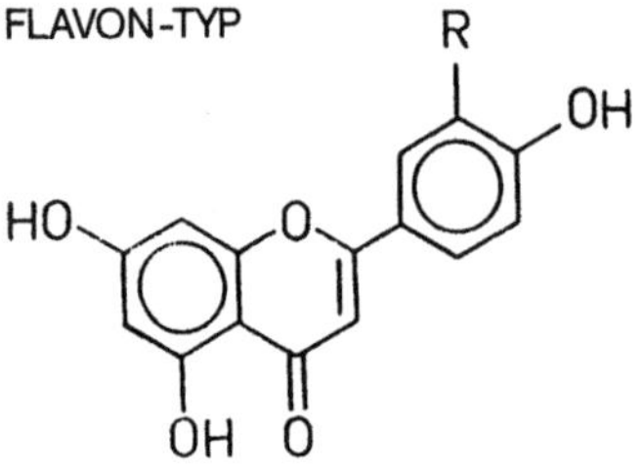

R	Aglyka	Glykoside
H	Apigenin	Apigenin 8-C-glucosid (= Vitexin)
OH	Luteolin	Vitexin-2″-O-rhamnosid Luteolin-8-C-glucosid (= Orientin)

FLAVONOL-TYP

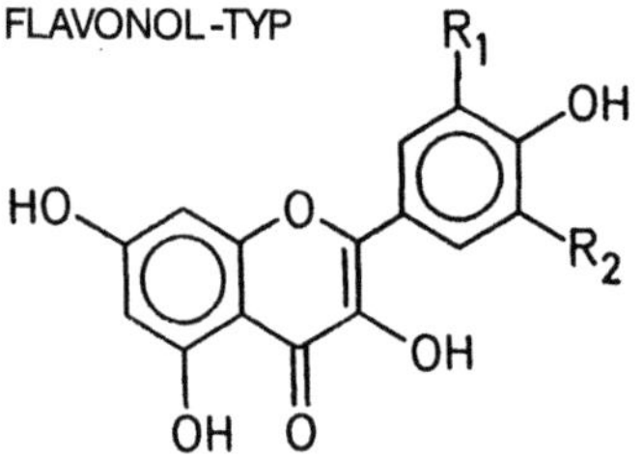

R₁	R₂	Aglyka	Glykoside
OH	H	Quercetin	Q-3-O-galactosid (Hyperosid) Q-3-O-glucosid (Isoquercitrin) Q-3-O-rhamnosid (Quercitrin) Q-3-O-rutinosid (Rutin)
H	H	Kämpferol	K-3-O-glucosid (Astragalin)
OH	OH	Myricetin	M-3-O-digalactosid
OCH₃	H	Iso-rhamnetin	I-3-O-rutinosid (Narcissin)

FLAVANON(OL)-TYP

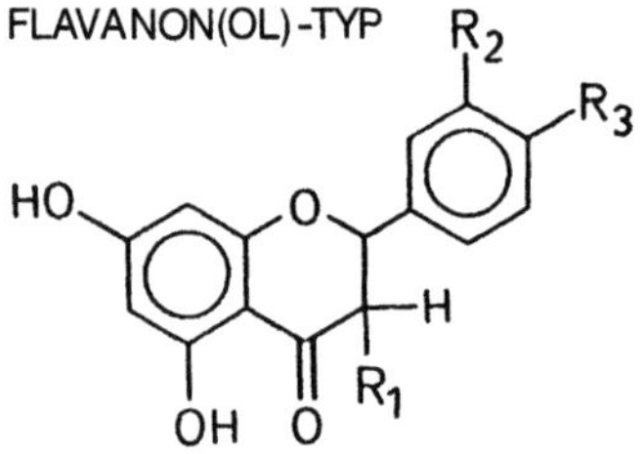

R₁	R₂	R₃	Aglyka	Glykoside
H	H	OH	Naringe-nin	Naringenin-7-O-neohespe-ridosid (Naringin)
H	OH	OH	Eriodic-tyol	Eriodictyol-7-O-rutino-sid (Eriocitrin)
H	OCH₃	OH	Homoerio-dictyol	
H	OH	OCH₃	Hespere-tin	Hesperetin-7-O-neohes-peridosid (Neohesperidin) Hesperetin-7-O-rutinosid (Hesperidin)
OH	OH	OH	Taxifolin	

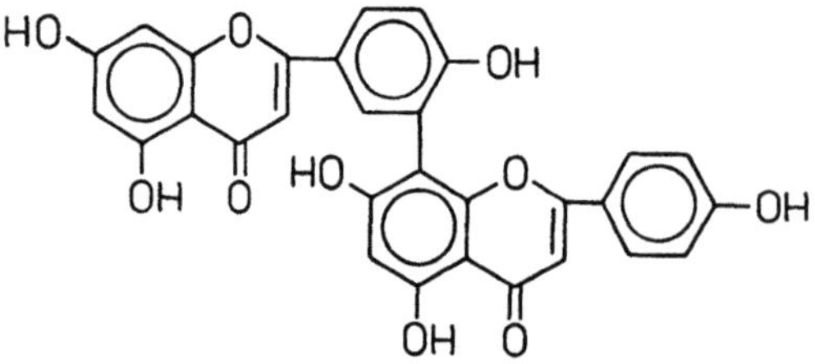

Amentoflavon

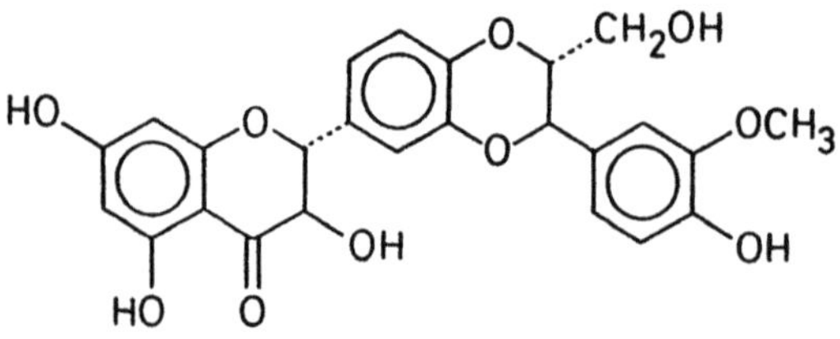

Silybin

170

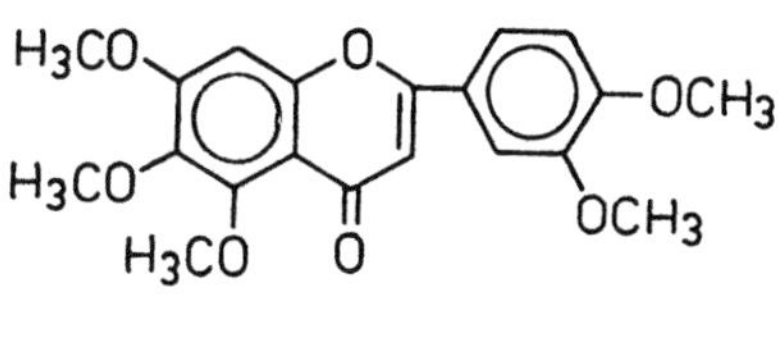

Sinensetin 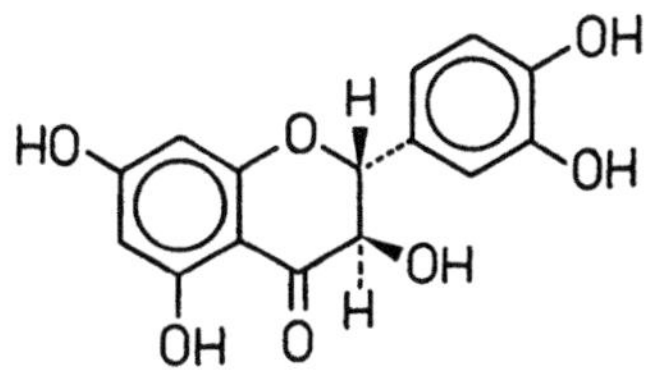   Taxifolin 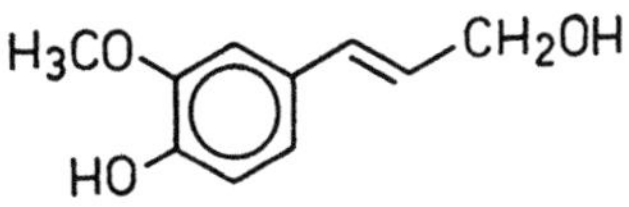   Coniferylalkohol

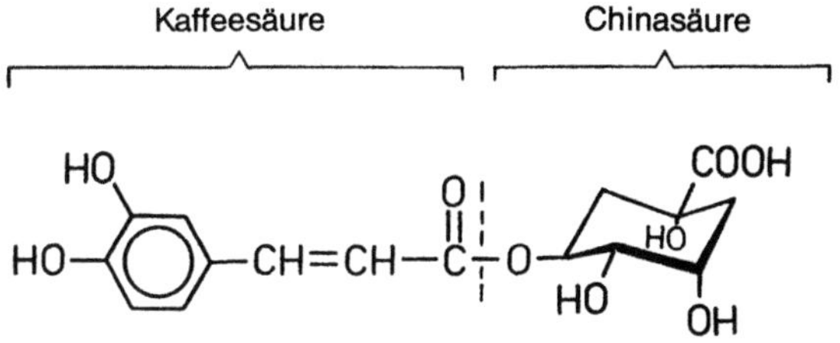

Kaffeesäure   Chinasäure

Chlorogensäure

PHENOLCARBONSÄUREN

Chlorogensäure   3-Caffeoylchinasäure
Neochlorogensäure   5-Caffeoylchinasäure
                              4-Caffeoylchinasäure
                              1-Caffeoylchinasäure

"Isochlorogen-   1,3-Dicaffeoylchinasäure
säure"   3,5-Dicaffeoylchinasäure
                              3,4-Dicaffeoylchinasäure
                              4,5-Dicaffeoylchinasäure

Cynarin (genuin)   1,3-Dicaffeoylchinasäure
Cynarin (isol.)   1,5-Dicaffeoylchinasäure

PETASINE

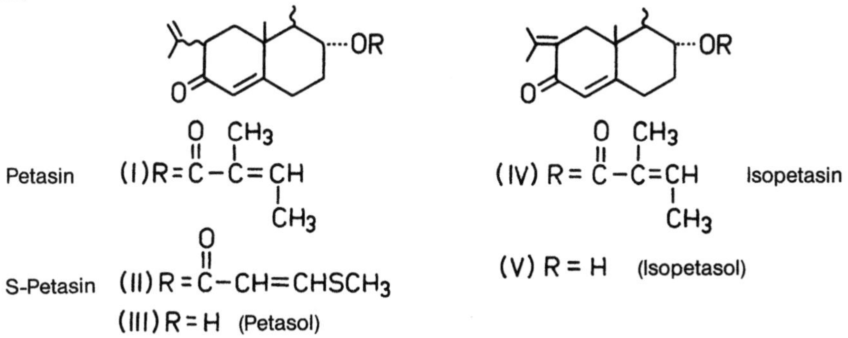

Petasin   (I) R = C–C=CH
                        CH₃

S-Petasin (II) R = C–CH=CHSCH₃

           (III) R = H (Petasol)

(IV) R = C–C=CH   Isopetasin
                    CH₃

(V) R = H (Isopetasol)

171

Referenzsubstanzen   Flavone, Flavonole, Flavanone, Phenolcarbonsäuren

Testreihe A:

Bahnen   *1.* Quercetin-3-O-gentiobiosid

  2. Kämpferol-3-O-gentiobiosid

Abb. 1   *3.* Quercetin-3-O-rutinosid (*Rutin*)

  4. Vitexin-2''-O-rhamnosid

  5. Naringin/Neohesperidin-Gemisch

  6. Chlorogensäure (Rf ca. 0,45)

  7. Orientin

  8. Vitexin

  9. Isorhamnetin-3-O-glucosid (mit Isoquercitrin)

  10. Chlorogensäure, Isochlorogensäure (Rf ca. 0,8), Kaffeesäure (Rf ca. 0,9)

  11. Isorhamnetin-3-O-galactosid

  12. Quercetin-3-O-rhamnosid (+Spuren von Astragalin)

  13. Kämpferol-7-O-rhamnosid

  14. Kaffeesäure+Ferulasäure (Rf 0,9–0,95)

  15. Rutin (Rf ca. 0,4), Chlorogensäure (Rf ca. 0,45), Hyperosid (Rf ca. 0,6) (Testgemisch **T1**/Leitsubstanzen)

Testreihe B:

Bahnen   *1.* Quercetin-3-O-gentiobiosid

  2. Quercetin-3-O-sophorosid

Abb. 2   *3.* Quercetin-3-O-galactosyl-7-O-rhamnosid

  4. Kämpferol-3-O-gentiobiosid

  5. Quercetin-3-O-rutinosid (*Rutin*)

  6. Kämpferol-3-O-rhamnoglucosid

  7. Quercetin-3-O-glucuronid

  8. Quercetin-3-O-galactosid (*Hyperosid*)

  9. Quercetin-3-O-glucosid (*Isoquercitrin*)

  10. Kämpferol-3,7-O-dirhamnosid

  11. Quercetin-3-O-rhamnosid (*Quercitrin*)

  12. Kämpferol-3-O-arabinosid

  13. Quercetin

  14. Kämpferol

  15. Mischung aus 1–14

LM-System F-1 Ethylacetat-Ameisensäure-Eisessig-Wasser (100:11:11:27)

Detektion Naturstoff-Polyethylenglykol-Reagens   UV-365 nm   **Abb. 1, 2**
(NST/PEG Nr. 28 S. 304)

Abb. 1   zeigt Flavonoide der *Flavon-*, *Flavonol-* und *Flavanon*-Reihe, die im *UV-365 nm* nach *NST/PEG*-Reagens-Behandlung orange, gelbgrüne und dunkelgrüne Fluoreszenzen ergeben.

  Phenolcarbonsäuren, die häufig in Flavonoid-Drogen anzutreffen sind, erscheinen mit intensiv hellblauer Fluoreszenz.

Abb. 2   zeigt *Flavonolglykoside* vom *Quercetin-* und *Kämpferol*-Typ.

  Orange oder gelbgrüne Fluoreszenz im *UV-365 nm* nach *NST/PEG*-Reagens-Behandlung ist auf das spezifische Substitutionsmuster im B-Ring zurückzuführen:

  Beim Vorliegen zweier benachbarter Hydroxylgruppen im B-Ring (z.B. Quercetin) ist immer eine orange, bei nur einer freien Hydroxylgruppe (z.B. Kämpferol) eine gelbgrüne Fluoreszenz zu beobachten.

172

Abb. 1

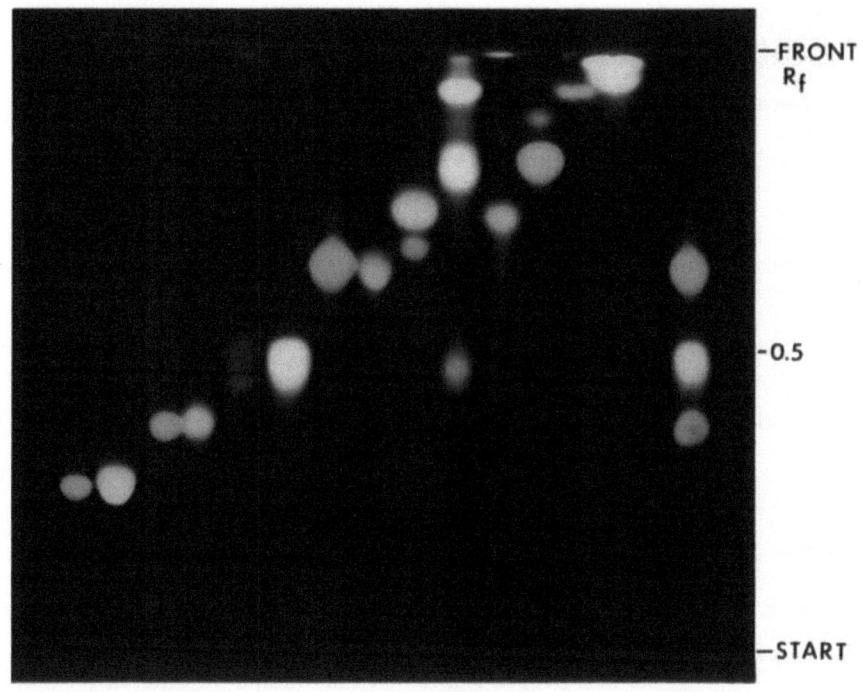

FRONT
R_f

-0.5

-START

1 2 3 4 5 6 7 8 9 10 11 12 13 14 15 Testreihe A

Abb. 2

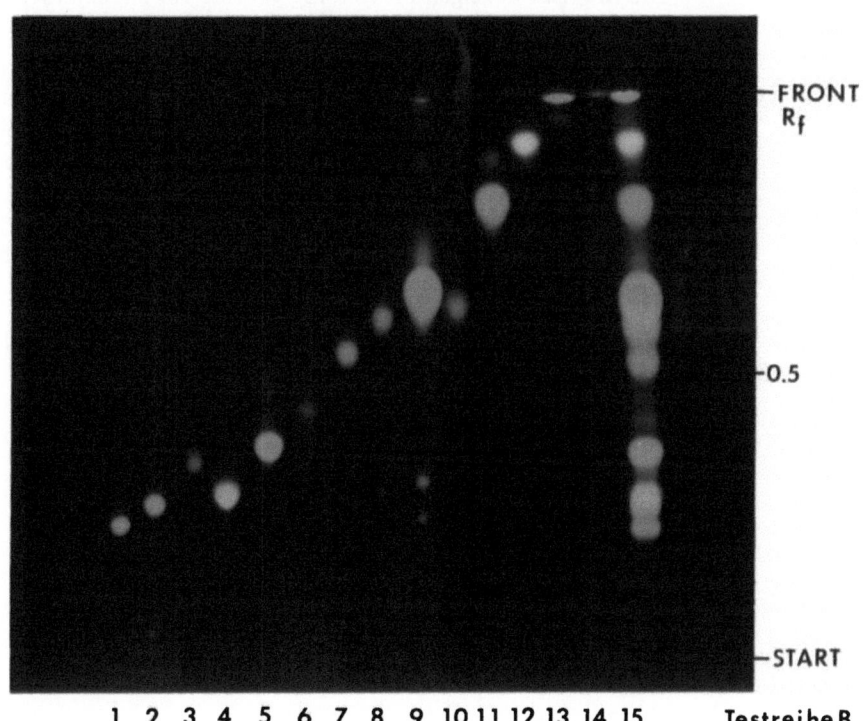

FRONT
R_f

-0.5

-START

1 2 3 4 5 6 7 8 9 10 11 12 13 14 15 Testreihe B

173

Blütendrogen I DC-Übersicht

Bahnen
1 = Arnicae flos
2 = Stoechados flos
3 = Sambuci flos
4 = Pruni spinosae flos
5 = Tiliae flos
6 = Verbasci flos
7 = Calendulae flos
8 = Cacti flos
9 = Primulae flos

LM-System F-1 Ethylacetat-Ameisensäure-Eisessig-Wasser (100:11:11:27)

Detektion Naturstoff-Reag. (NST Nr. 28 S. 304)   UV-365 nm **Abb. 3**
Naturstoff-Polyethylenglykol-Reag.
(NST/PEG Nr. 28 S. 304)   UV-365 nm **Abb. 4**

Drogen   Beschreibung s.S. 165–S. 167, Formelbilder s.S. 170

DC-Bild   Jeder Drogenextrakt ist durch eine bestimmte Aufeinanderfolge und Zahl von gelb,
3, 4   grün oder blau fluoreszierenden Zonen charakterisiert.

Bei den **Drogen 1–6** fehlen Flavonoide im unteren Rf-Bereich. Die Hauptflavonoide und Säuren liegen hier im Rf-Bereich 0,35 bis zur Laufmittelfont.

Die **Drogen 1–9** zeigen Flavonoidglykoside vor allem im Rf-Bereich 0,1–0,4 während im oberen Rf-Bereich nur bei **Droge 7** und **8** einige Zonen mit schwacher Farbintensität auftreten.

Charakteristisch für die **Drogen 1–4** sind zahlreiche blau fluoreszierende Zonen von **Phenolcarbonsäuren**. Diese fehlen bei den Drogen **5, 8, 9** fast vollständig. Bei den Drogen **6** und **7** sind sie nur schwach vertreten.

Zwischen **Abb. 3** und **4** sind deutliche Unterschiede in den Flavonoid-Fluoreszenzfarben erkennbar. Die Farbabstufungen gelb, grün und orange treten mit dem **PEG-Reagens** deutlicher in Erscheinung.

Eine Charakterisierung der Einzeldrogen **1–9** mit Zuordnung der Hauptflavonoide erfolgt in den Abb. 5–10, S. 176–S. 180.

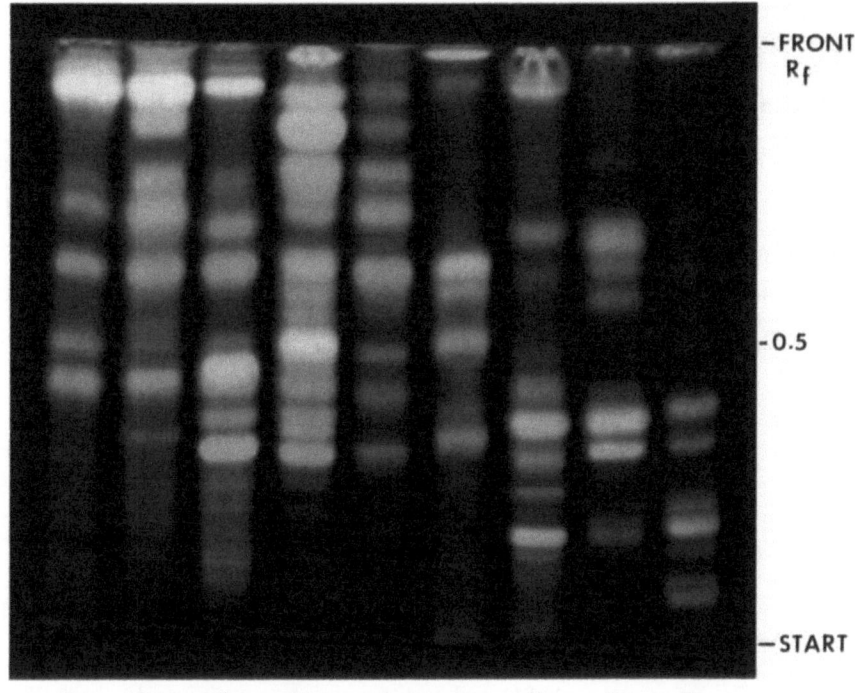

Abb. 3

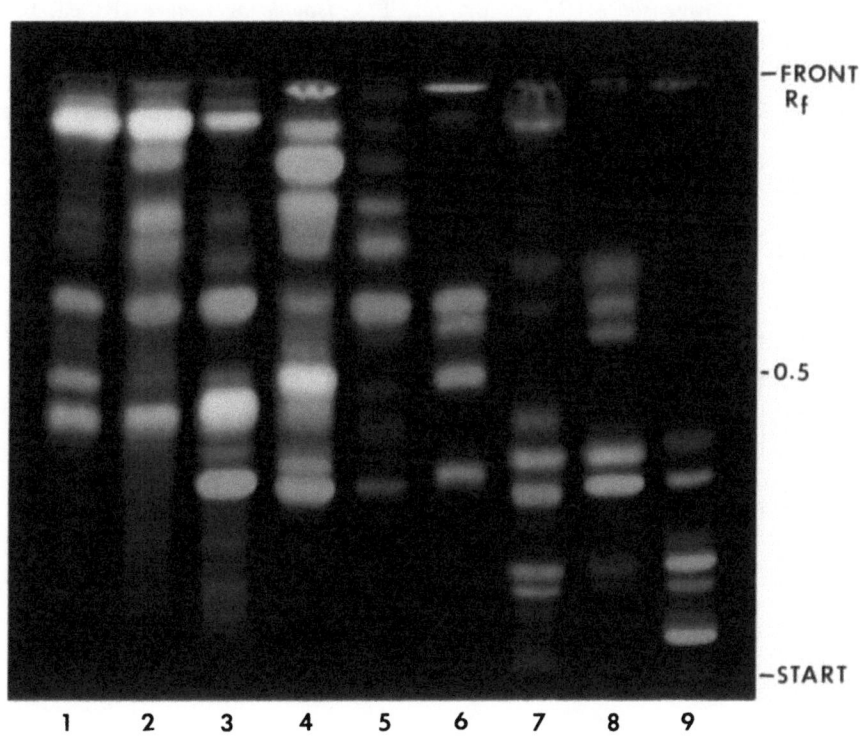

Abb. 4

175

Blütendrogen II

Bahnen *1* = Arnicae flos   *4* = Herniariae herba
          2 = Farfarae flos   *5* = Cacti flos
          3 = Calendulae flos (Drogenmuster I, II)   *6* = Primulae flos

Test   T1 = Rutin (Rf ca. 0,3), Chlorogensäure (Rf ca. 0,4), Hyperosid (Rf ca. 0,55)

LM-System F-1 Ethylacetat-Ameisensäure-Eisessig-Wasser (100:11:11:27)

Detektion Naturstoff-Polyethylenglykol-Reag. (NST/PEG Nr. 28 S. 304) UV-365 **Abb. 5, 6**

Drogen   Beschreibung s.S. 165–168, Formelbilder s.S. 170

DC-Bild   *1 Arnicae flos*
5   Im UV-365 nm erscheinen drei orange fluoreszierende Zonen im Rf-Bereich
          0,45–0,6: *Isoquercitrin* direkt über Hyperosid, *Luteolin-7-O-glucosid* in Höhe des
          Hyperosid-Testes und ein drittes Flavonolglykosid bei Rf ca. 0,45 (vgl. T1), zusätz-
          lich die schwach grün fluoreszierende Zone des Kämpferolmonoglykosides bei Rf
          ca. 0,7 und zwei intensiv blau fluoreszierende Zonen, bei Rf ca. 0,4 *Chlorogensäure*
          (vgl. T1) und bei Rf ca. 0,9 *Kaffeesäure.*

          2 Farfarae flos
          Für die Droge sind drei orange fluoreszierende Zonen, *Rutin* als Hauptzone bei
          Rf ca. 0,3 (vgl. T1) und zwei Flavonolmonoglykoside oberhalb des Hyperosid-Testes
          bei Rf ca. 0,6–0,7 charakteristisch. Die blauen Fluoreszenzzonen stammen von *Chlo-
          rogensäure* (Rf ca. 0,4/vgl. T1), *Isochlorogensäure* (Rf ca. 0,75) und *Kaffeesäure*
          (Rf ca. 0,9).

          3 Calendulae flos
          Im UV-365 nm treten orange und gelbgrüne Fluoreszenzzonen verstärkt im Rf-
          Bereich 0,15–0,4 auf. *Rutin* (vgl. T1) wird von je einer gelbgrün fluoreszierenden
          Zone direkt darüber (*Narcissin* = Isorhamnetin-3-O-rutinosid) und darunter (*Iso-
          rhamnetin-rutinorhamnosid*) begleitet. Zusätzlich ist eine schwach ausgeprägte grüne
          Fluoreszenzzone bei Rf ca. 0,7 (*Isorhamnetin-3-O-glucosid*) und eine schwach blaue
          Fluoreszenz im Rf-Bereich der *Chlorogensäure* (vgl. T1) nachzuweisen.

          Unterscheidung
          Calendulae flos ist durch die *Rutin/Narcissin*-Hauptzone, *Farfarae flos* durch *Rutin*
          und *Isochlorogensäure* auch in Mischungen mit *Arnicae flos* gut zu erkennen.

6   *4, 5, 6 Herniariae herba – Cacti flos – Primulae flos*
          In *Herniariae herba*- und *Cacti flos*-Auszügen sind übereinstimmend die Zonen des
          Rutins und *Narcissins* im Rf-Bereich 0,3–0,35 wie bei *Calendulae flos*-Auszügen *(3)*
          nachweisbar.
          Bei *Primulae flos* handelt es sich bei den orange fluoreszierenden Zonen um
          Quercetin- bzw. Gossypetinglykoside, bei den grün fluoreszierenden Zonen um
          Kämpferoldiglykoside. Verstärkt treten Flavonol-Triglykoside im unteren Rf-Be-
          reich auf.

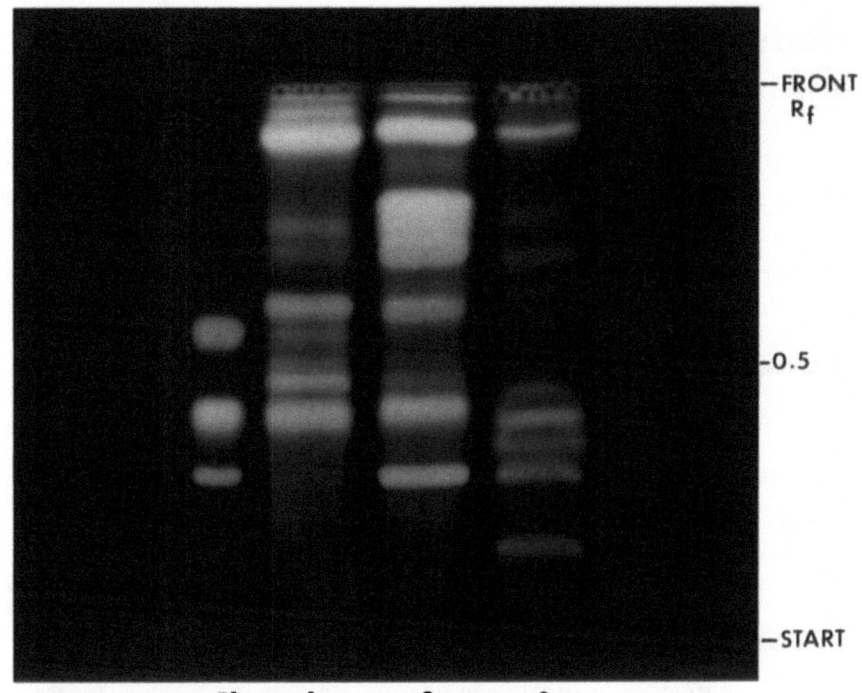

Abb. 5

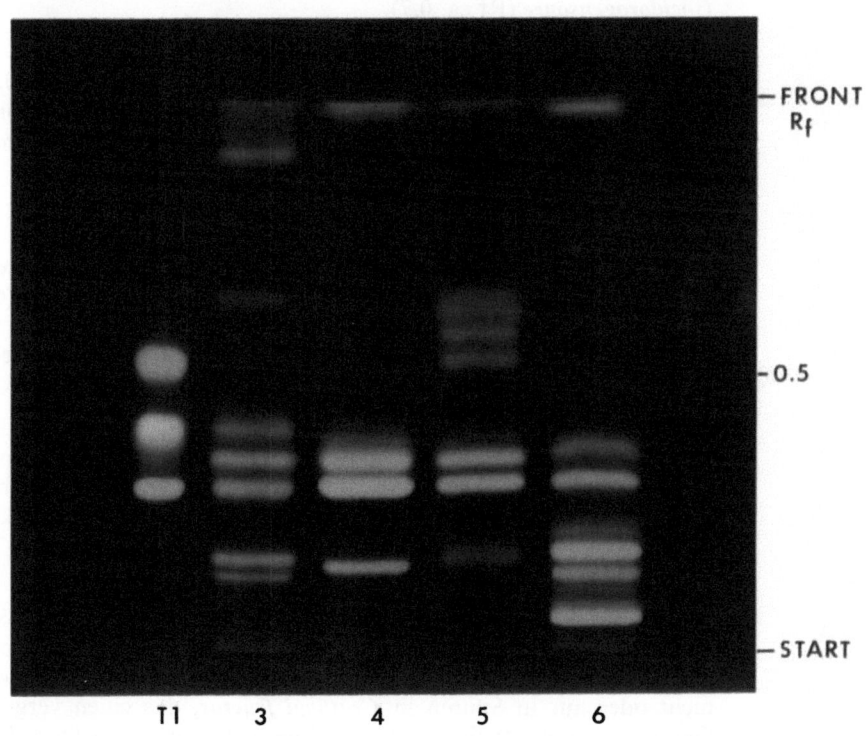

Abb. 6

Blütendrogen III Craetaegi Folium, Fructus, Flos

Bahnen
1 = Stoechados flos
2 = Sambuci flos
3 = Crataegi flos

4 = Verbasci flos
5 = Crataegi folium
6 = Crataegi fructus

Teste
T1 = Rutin (Rf ca. 0,35), Chlorogensäure (Rf ca. 0,45), Hyperosid (Rf ca. 0,55)
T2 = Vitexin-2″-O-rhamnosid (Rf ca. 0,35), Vitexin (Rf ca. 0,7)

LM-System
F-1 Ethylacetat-Ameisensäure-Eisessig-Wasser (100:11:11:27)   **Abb. 7**
F-2 Ethylacetat-Ameisensäure-Eisessig-Ethylmethylketon-   **Abb. 8**
     Wasser (50:7:3:30:10)

Detektion
Naturstoff-Polyethylenglykol-Reagens
(NST/PEG Nr. 28 S. 304)   UV-365 nm   **Abb. 7, 8**

Drogen   Beschreibung s.S. 166–S. 167, Formelbilder s.S. 170

DC-Bild
7

1 Stoechados flos

Das für den Drogenauszug charakteristische Flavanonglykosid (−) bzw. (+) *Naringenin-5-O-glucosid (Salipurposid)* erscheint als schwarzbraune Zone bei Rf ca. 0,8 (vgl. Abb. 3 S. 175). Mit grüngelber Fluoreszenz ist *Apigenin-7-O-glucosid*, mit oranger Fluoreszenz *Luteolin-7-O-glucosid* oberhalb des Hyperosid-Testes (vgl. T1) im Rf-Bereich 0,6–0,7 nachzuweisen. Direkt unterhalb der intensiv blau fluoreszierenden *Kaffeesäure* (Rf ca. 0,9) liegt ein grüngelb fluoreszierendes *Kämpferol-glucosid*. Weitere blau fluoreszierende Zonen stammen von der *Chlorogensäure* (vgl. T1) bzw. *Isochlorogensäure* (Rf ca. 0,7).

2 Sambuci flos

Das DC-Bild zeigt zwei etwa gleichstarke orange fluoreszierende Zonen bei Rf ca. 0,35 (*Rutin*) und bei Rf ca. 0,6 (*Isoquercitrin*). Sie werden von je einer schwach gelbgrün fluoreszierenden Zone direkt darüber begleitet. *Chlorogensäure* (vgl. T1) und *Kaffeesäure* sind wie bei den Drogen *1* und *3* vorhanden.

3 Crataegi flos

Charakteristisch sind zwei stark orange fluoreszierende Zonen im Rf-Bereich des Hyperosid-Testes (*Hyperosid* und ein Flavonolmonoglykosid), zwei stark blau fluoreszierende Zonen im Rf-Bereich der Chlorogensäure (vgl. T1) (*Chlorogensäure und Neochlorogensäure)*, die schwach orange Zone des *Rutin* (vgl. T1) und die blau fluoreszierende Zonen der *Kaffeesäure* bei Rf ca. 0,9. Eine Trennung von Rutin und Vitexin-2″-O-rhamnosid gelingt im LM-System F-2 (s. Abb. 8)

4 Verbasci flos

Drei orange fluoreszierende Flavonolglykoside im Rf-Bereich von *Rutin* sowie ober- und unterhalb des *Hyperosid*-Testes, das Fehlen von Phenolcarbonsäuren und eine deutlich gelbe Zone im Bereich der LM-Front (Flavonoidaglyka) sind charakteristisch.

8

5, 6 Crataegi folium (cum flore)-Crataegi fructus

In dem durch Zusatz von Ethylmethylketon abgeänderten LM-System F-2 können *Vitexin* und *Vitexin-2″-O-rhamnosid* (vgl. T2) von *Hyperosid* bzw. *Rutin* getrennt nachgewiesen werden. Beide Verbindungen finden sich in *Crataegi folium* bzw. *flos*, nicht oder nur in Spuren in *Crataegi fructus*, das einen vergleichsweise geringen Gesamtflavonoidgehalt aufweist. *Chlorogensäure* und weitere Phenolcarbonsäuren enthalten alle Drogenteile.

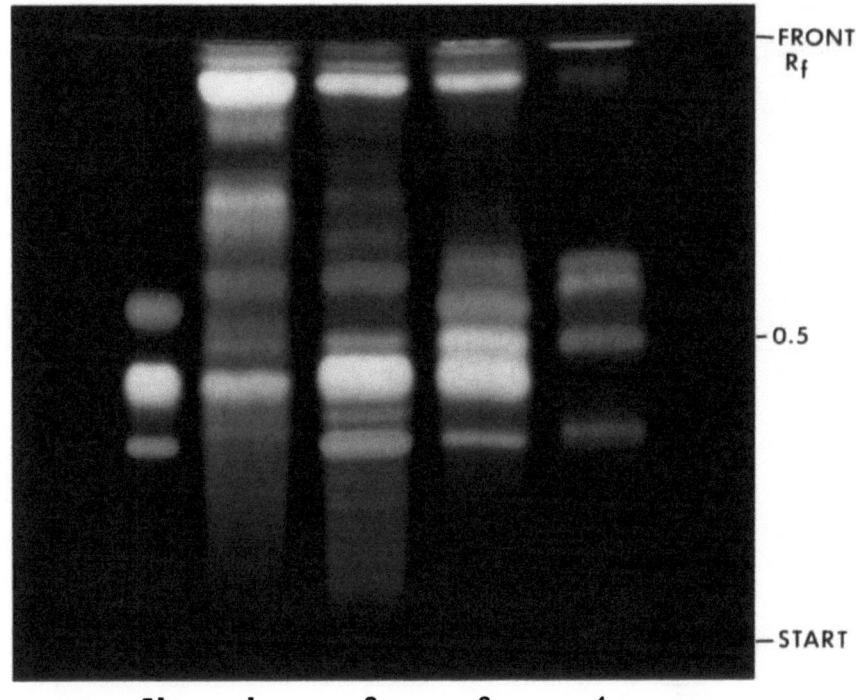

Abb. 7

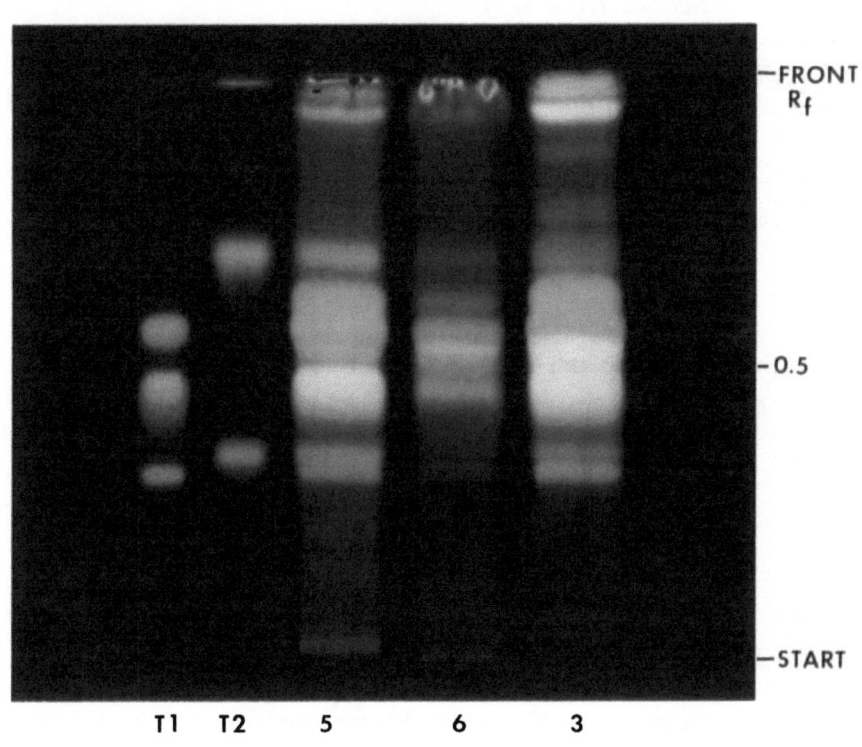

Abb. 8

179

Blütendrogen IV mit ihren häufigsten Verfälschungen

Bahnen	*1* = Pruni spinosae flos	*4* = Robiniae (Acaciae) flos
	2 = Sambuci flos	*5* = Acaciae verticil. flos
	3 = Spiraeae flos	*6–10* = Tiliae flos (offiz. Handelsmuster I–V)

Test T1 = Rutin (Rf ca. 0,4), Chlorogensäure (Rf ca. 0,5), Hyperosid (Rf ca. 0.6)

LM-System F1 Ethylacetat-Ameisensäure-Eisessig-Wasser (100:11:11:27)

Detektion Naturstoff-Polyethylenglykol-Reag.
(NST/PEG Nr. 28 S. 304) UV-365 nm **Abb. 9, 10**

Drogen Beschreibung s.S. 165–S. 167, Formelbilder s.S. 170

DC-Bild 9 *1, 4 Pruni spinosae flos – Acaciae flos*

1 Pruni flos zeigt ähnlich Tiliae flos (Abb. 10) mind. 8 kräftig orange fluoreszierende Zonen im Rf-Bereich 0,4–0,9:

Rutin (vgl. T1)	Rf ca. 0,35	Kämpferol-3,7-dirhamnosid	Rf ca. 0.6
Kämpferol-diglykosid	ca. 0,4	Avicularin (Q-3-O-arabinosid)	ca. 0,85
Isoquercitrin (Q-3-O-glucosid)	ca. 0,55	Kämpferol-3-O-arabinosid	ca. 0,9

Zusätzlich treten noch zwei kräftig blau fluoreszierende Zonen im Rf-Bereich der Chlorogensäure auf.

4 Robiniae (Acaciae) flos
Vorwiegend grüngelb fluoreszierende Zonen im unteren Drittel des DC-Bildes mit **Robinin** (Kämpferol-3-O-rhamnosyl-galactosyl-7-rhamnosid) als Hauptverbindung bei Rf ca. 0,2 und *Acacetin-7-O-rutinosid* im Rf-Wert direkt über dem **Rutin.**

5 Der Auszug aus Blüten von Acacia verticil. zeigt zusätzliche orange Zonen im Rf-Bereich 0,6–0,75.

2, 3 Sambuci flos – Spiraeae flos
2 Sambuci flos wird durch **Rutin, Chlorogensäure** (vgl. T1) und *Isoquercitrin* (Rf ca. 0,65) gekennzeichnet (vgl. S. 178 Abb. 7).

3 Spiraeae flos ist hauptsächlich durch zwei blau fluoreszierende Hauptzonen im Rf-Bereich des Hyperosid-Testes charakterisiert. Die obere Zone überdeckt das grün fluoreszierende *Spiraeosid* (Quercetin-4'-O-glucosid).

10 *6–10 Tiliae flos*
Das Flavonoid-Muster von Tiliae flos-Auszügen setzt sich aus mindestens 8 Glykosiden der **Quercetin-, Myricetin-** und **Kämpferol-**Reihe zusammen:

Rf ca. 0,9	Tilirosid		
ca. 0,8	*Q*-3-O-rhamnosid	*M*-3-O-rhamnosid	*K*-3-O-rhamnosid
ca. 0,7	{*Q*-3-O-glucosid	*M*-3-O-glucosid	*K*-3-O-glucosid
	{*Q*-3,7-dirhamnosid		*K*-3,7-dirhamnosid
ca. 0,4	*Rutin*		

Tiliae flos Handelsmuster zeigen qualitative Unterschiede in der Flavonoidführung. Gelegentlich fehlt auch die Flavonzone im Rf-Bereich des Chlorogensäure-Testes. Die als Verfälschung geltende Droge von *Tilia argentea* (Silberlinde) soll durch eine zusätzliche Zone unterhalb des Rutin-Testes erkennbar sein. Rutin liegt dann selbst nicht vor.

Abb. 9

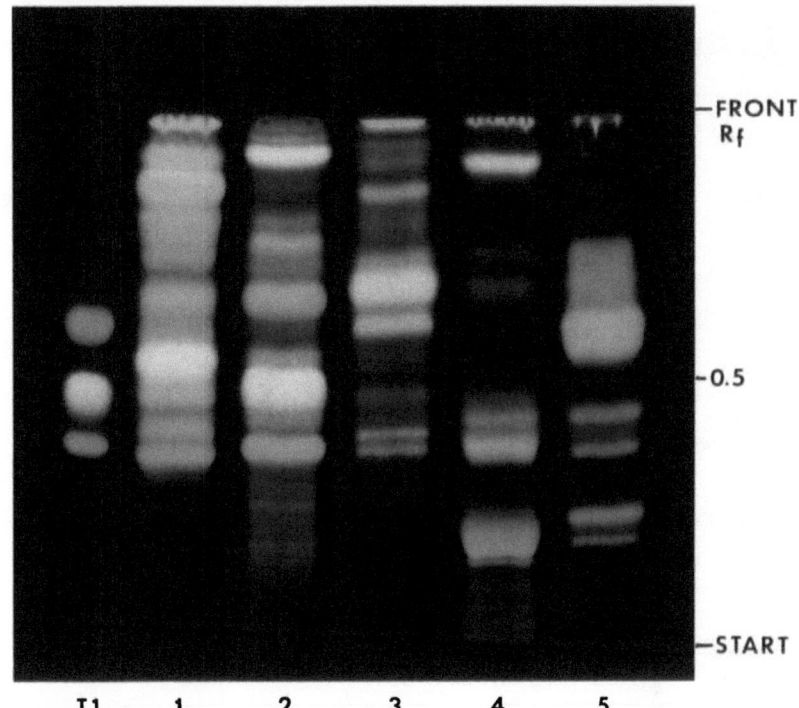

T1   1   2   3   4   5

Abb. 10

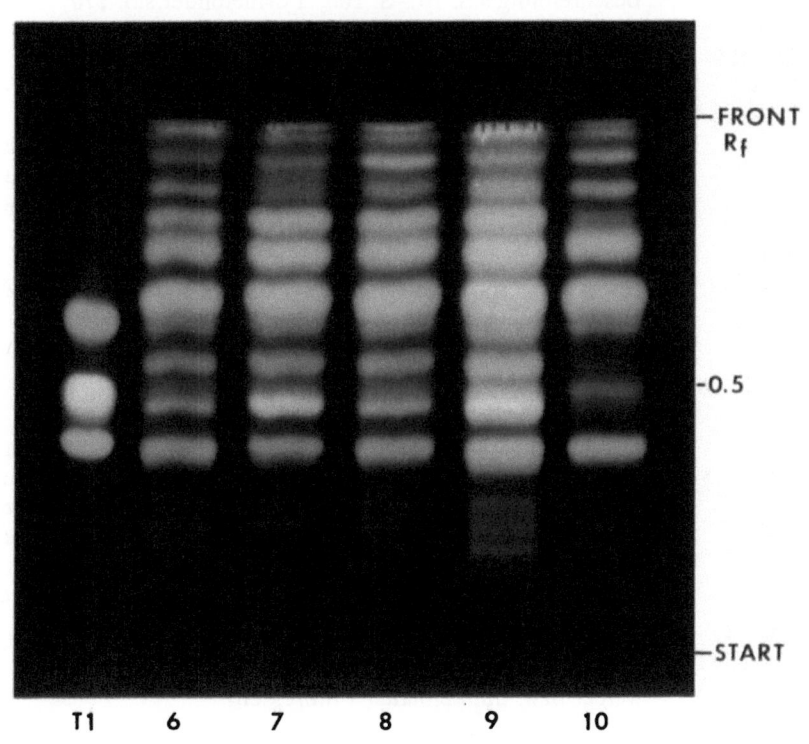

T1   6   7   8   9   10

Betulae-, Juglandis Folium   Anthemidis Flos

Bahnen	*1* = Betulae folium *2* = Juglandis folium *3* = Anthemidis flos
Teste	T1 = Rutin (Rf ca. 0,4), Chlorogensäure (Rf ca. 0,5), Hyperosid (Rf ca. 0,6), Quercitrin (Rf ca. 0,8), Kämpferol-arabinosid (Rf ca. 0,9) T2 = Luteolin-7-O-glucosid T3 = Apigenin-7-O-glucosid T4 = Isochlorogensäure (Rf ca. 0,75) + Chlorogensäure + Kaffeesäure (Rf ca. 0,85) T5 = Rutin (Rf ca. 0,4), Chlorogensäure (Rf ca. 0,5), Hyperosid (Rf ca. 0,6) T6 = Rutin-Hyperosid T7 = Rutin-Hyperosid-Kaffeesäure

Adsorbens	Kieselgel 60 F 254 Fertigplatten (Fa. Merck)	**Abb. 11 A, B**
	Cellulose F 254 Fertigplatten (Fa. Merck)	**Abb. 12 A, B, C, D**
LM-System	F-1 Ethylacetat-Ameisensäure-Eisessig-Wasser (100:11:11:27)	**Abb. 11 A, B**
	F-7 n-Butanol-Eisessig-Wasser (40:10:50) Oberphase	**Abb. 12 A, B, C, D**

Detektion	Naturstoff-Polyethylenglykol-Reag. (NST/PEG Nr. 28 S. 304)	UV-365 nm vis	**Abb. 11 A, B; 12 B, D** **Abb. 12 A, C**

Drogen	Beschreibung s.S. 167–S. 168, Formelbilder s.S. 170

DC-Bild
11 A

Betulae folium – Juglandis folium

Beide Drogenauszüge liefern im mittleren und oberen Rf-Bereich ein sehr ähnliches Flavonoidmuster.

1 Die Zuordnung ergibt für **Betulae folium Hyperosid, Quercitrin** (vgl. T1) **Quercetin-3-O-arabinosid** (Rf ca. 0,9), Spuren von **Rutin** und die blau fluoreszierende Zone der **Chlorogensäure** (vgl. T1). Je eine weitere orange Zone liegt über bzw. unter Quercitrin.

11 B

2 Bei **Juglandis folium** erscheint im Rf-Bereich 0,95 und über der **Hyperosid**-Zone je eine zusätzliche gelbgrün bzw. orange fluoreszierende Zone. Es fehlen Rutin und Chlorogensäure. Stattdessen erscheint die Neochlorogensäure mit höherem Rf-Wert.

12 A, B

Die DC-Auftrennung von **Betulae folium** nach **DAB 8** über **Cellulose** zeigt orange Hauptzonen (vis) im Rf-Bereich 0,4–0,85.

3 Anthemidis flos

Das DC-Bild ist durch intensiv hellblaue Fluoreszenzzonen der „Isochlorogensäure" bzw. **Chlorogensäure** (vgl. T4/T5), das intensiv gelbgrün fluoreszierenden **Apigenin-7-O-glucosid** (Rf ca. 0,7/vgl. T3), die orange Zone des **Luteolin-7-O-glucosides** (vgl. T2) und eine stark gelb fluoreszierende Zone an der Laufmittelfront (**Flavonoidaglyka**) charakterisiert (vgl. auch Abb. 13, S. 184). Das in der Lit. beschriebene „Apiin" (Apigeninapiosyl-glucosid) ist nur in Spuren (Rf ca. 0,45) nachzuweisen.

12 C, D

Die DC-Auftrennung nach **DAB 8** über **Cellulose** ergibt im vis zwei orange und eine gelbliche Zone im oberen Rf-Bereich. Im UV-365 nm erscheinen diese mit fast weißer bzw. dunkelblauer Fluoreszenz.

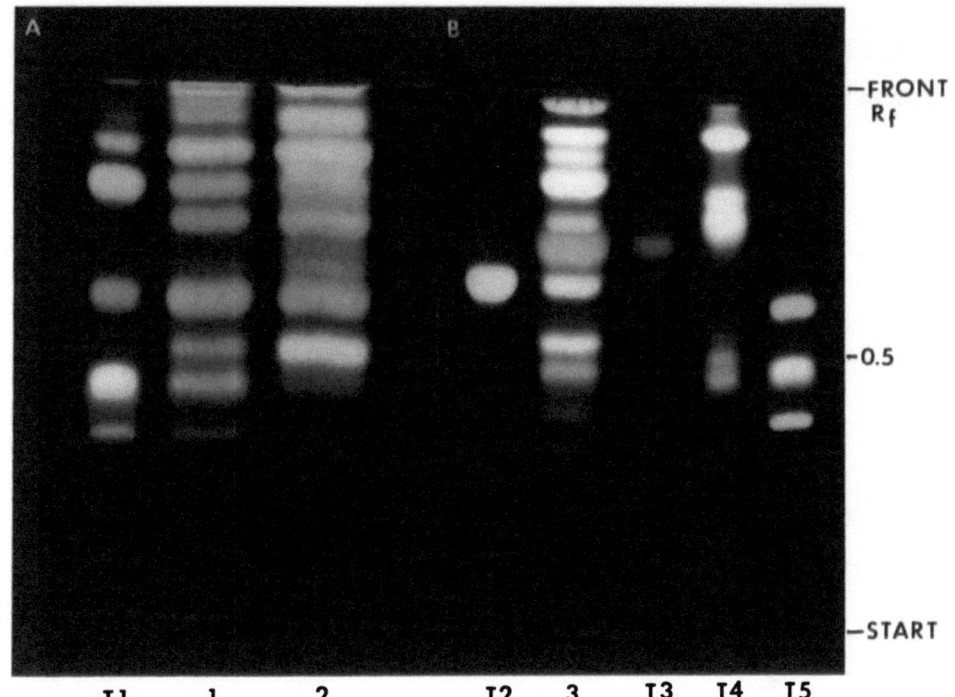

Abb. 11

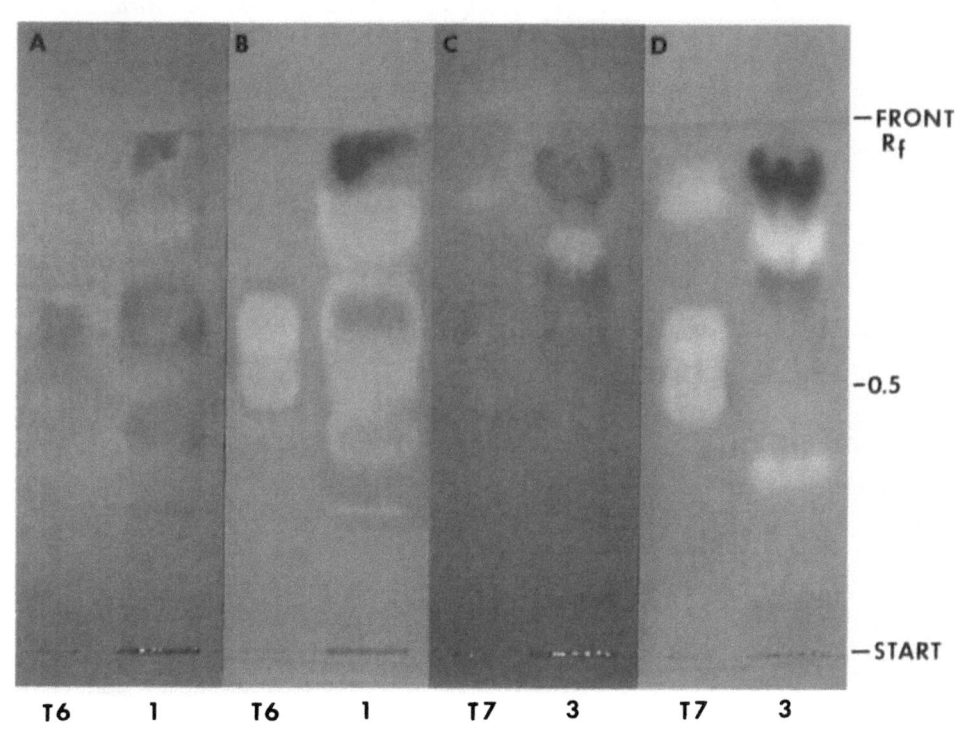

Abb. 12

183

Matricariae Flos, Herba-Drogen DC-Übersichtsbild

Bahnen   *1–3* = Matricariae flos (Handelsmuster)
   4 = Anthemidis flos   **Abb. 13**
   5 = Anserinae herba
   6 = Leonuri herba
   7 = Virgaureae herba
   8 = Sarothamni scopariae herba   **Abb. 14**
   9 = Veronicae herba
   10 = Violae tricoloris herba

Teste   T1 = Rutin (Rf ca. 0,35–0,4), Chlorogensäure (Rf ca. 0,45),
   Hyperosid (Rf ca. 0,55),
   Kaffeesäure + Ferulasäure (Rf ca. 0,9–0,95)
   T2 = Rutin (Rf ca. 0,4), Chlorogensäure (Rf ca. 0,5), Hyperosid (Rf ca. 0,6),
   „Isochlorogensäure" (Rf ca. 0,75–0,85), Kaffeesäure (Rf ca. 0.9)

LM-System F-1 Ethylacetat-Ameisensäure-Eisessig-Wasser (100:11:11:27)

Detektion   Naturstoff-Polyethylenglykol-Reag.   UV-365 nm   **Abb. 13, 14**
   (NST/PEG Nr. 28 S. 304)

Drogen   Beschreibung s.S. 166–S. 168, Formelbilder s.S. 170

DC-Bild   *1–3 Matricariae (Chamomillae) flos*
13   Die in der Literatur beschriebenen Verbindungen ***Quercimeritrin, Luteolin-7-O-gluco-sid*** und ***Patuletrin*** liegen im Rf-Bereich des Hyperosid-Testes bei Rf ca. 0,6. Eine schwach grün fluoreszierende Zone bei Rf ca. 0,7 zeigt etwa gleichen Rf-Wert mit dem Apigenin-7-O-glucosid (vgl. Anthemidis flos Abb. 11 S. 183). Im Frontbereich erscheinen die Flavonoidaglyka ungetrennt in einer schmalen orangegelben Zone.
   Das Flavonoidmuster von Handelsdrogen zeigt Konzentrations-Unterschiede im Rf-Bereich des Hyperosid- bzw. Rutin-Testes.
   Die blau fluoreszierenden Zonen stammen von ***Phenolcarbonsäuren*** (Chlorogen-, Neochlorogen- und Isochlorogensäure sowie Kaffee- bzw. Ferulasäure).

   4 Anthemidis flos unterscheidet sich im DC-Bild von *Matricariae flos*-Auszügen durch den hohen Gehalt an Flavonoidaglyka (LM-Front) und Apigenin-7-O-glucosid bei Rf ca. 0,7 mit darunterliegendem Luteolin-7-O-glucosid. Bei ähnlichem „Säuremuster" tritt je eine blau fluoreszierende Zone im Rf-Bereich direkt oberhalb der Chlorogensäure bzw. bei Rf ca. 0,8 besonders deutlich in Erscheinung (vgl. *Ätherischöl* Abb. 11/12 S. 32).

14   *5–10 DC-Übersichtsbild „Herba-Drogen"* (Zuordnung siehe S. 186, Abb. 15/16).
   Anserinae herba (5)- und *Virgaurea herba (7)*-Auszüge zeigen ein ähnliches Flavonoidmuster an orange fluoreszierenden Quercetin-Monoglykosiden (Rf ca. 0,6–0,8) bzw. Diglykosiden (Rf ca. 0,35–0,45).

   Violae tricol. herba (10) ist durch einen hohen Gehalt an Flavonoid-Di- und Triglykosiden im unteren Rf-Bereich (Rf 0.1–0.5) und das Fehlen von Flavonoiden im oberen Rf-Bereich gekennzeichnet.

   Leonuri (6)- und *Veronicae herba (9)* zeigen ein ähnliches „Säuremuster" im Rf-Bereich 0,1–0,9.

   Für *Sarothamni (Spartii) herba (8)* sind vier gelbgrün fluoreszierende Zonen im Rf-Bereich 0,6–0,85 charakteristisch.

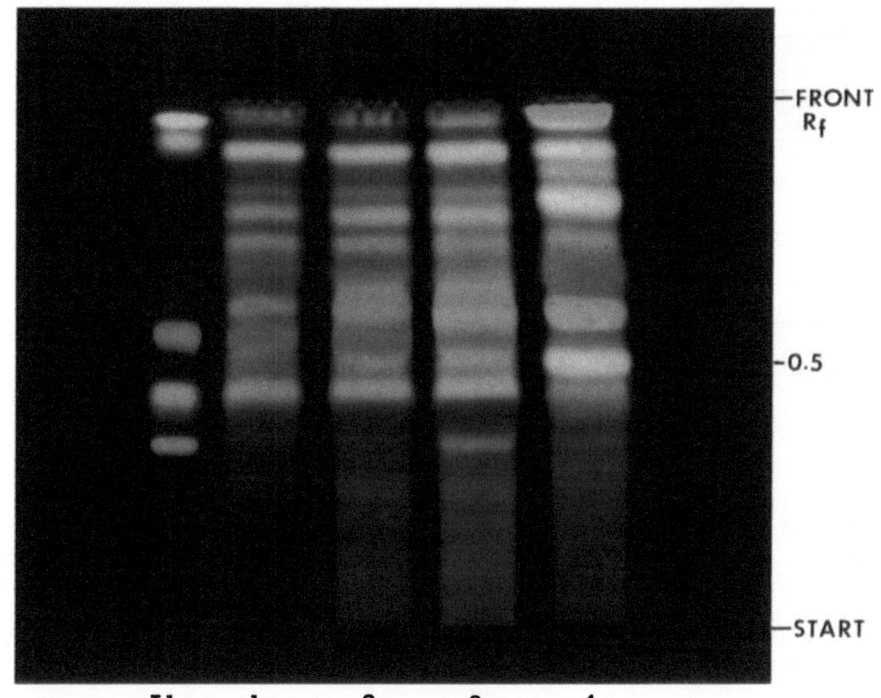

Abb. 13

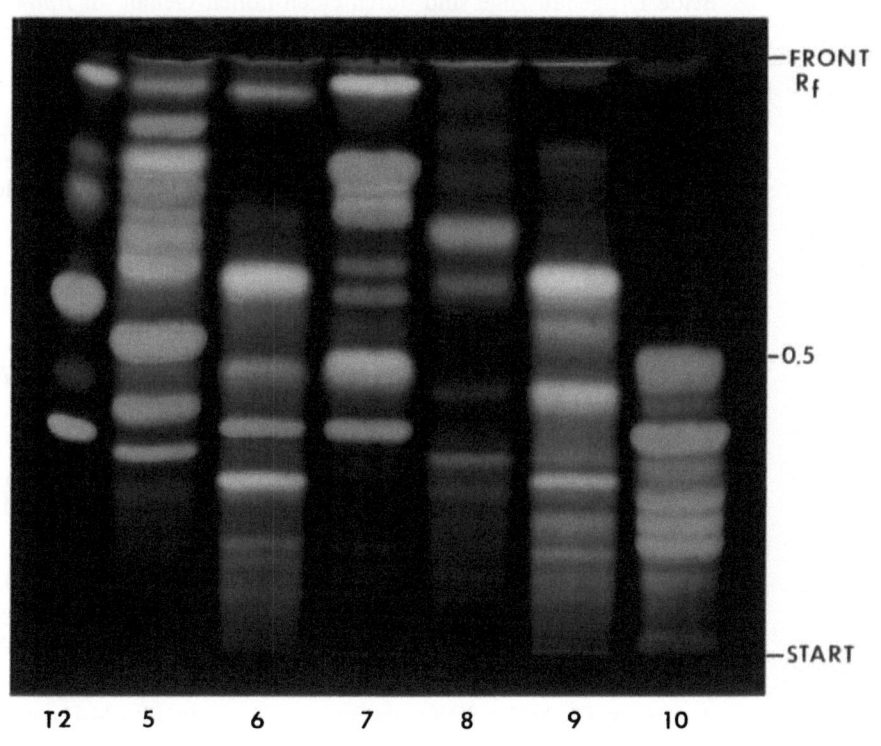

Abb. 14

185

Bahnen	*1* = Anserinae herba	*5* = Leonuri herba
	2 = Violae tricoloris herba	*6* = Veronicae herba
	3 = Sarothamni herba	*7* = Rutae herba
	4 = Sophorae gemma	*8* = Equiseti herba

Teste T1 = Rutin, Chlorogensäure, Hyperosid
T2 = Rutin, Chlorogensäure, Hyperosid, Isochlorogensr., Kaffeesäure
Rf ca. 0,35 Rf ca. 0,45 Rf ca. 0,60 Rf ca. 0,8 Rf ca. 0,95

LM-System F-1 Ethylacetat-Ameisensäure-Eisessig-Wasser (100:11:11:27)

Detektion Naturstoff-Polyethylenglykol-Reag.
(NST/PEG Nr. 28 S. 304)   UV-365 nm **Abb. 15, 16**

Droge   Drogenbeschreibung s.S. 168–169, Formelbilder S. 170

DC-Bild   *1 Anserinae herba*
15   Den Drogenauszug kennzeichnen 8 kräftig orange fluoreszierende Quercetin- bzw.
Myricetin-glykoside im Rf-Bereich 0,3–0,90. Oberhalb des Hyperosid-Testes (T1)
sind *Quercetin-3-O-glucosid* (Rf ca. 0,6), *Myricetin-* bzw. *Quercetin-3-O-rhamnosid*
(Rf ca. 0,65–0,7), im Rf-Bereich des Rutin-Testes (T1) die entsprechenden Diglyko-
side nachzuweisen.

2, 4 Violae herba – Sophorae gemma
Beide Drogenauszüge sind durch einen hohen Gehalt an *Rutin* (vgl. T1) und einer
Folge überwiegend orange fluoreszierender Flavonol-Di- und Triglykoside im
unteren Rf-Bereich 0,1–0,4 gekennzeichnet.

3 Sarothamni scopariae (Spartii) herba
Charakteristisch sind zwei grüngelb fluoreszierende Flavonoidglykoside mit *Scoparin*
als Hauptzone bei Rf ca. 0,7 und *Vitexin* etwa im Rf-Bereich des Hyperosid-Testes
(T1) neben drei weiteren schwach grün bzw. 4–5 schwach blau fluoreszierenden Zonen im Rf-Bereich 0,7–0,9 bzw. 0,2–0,4.

16   *5, 6 Leonuri herba – Veronicae herba*
Beide Drogenauszüge zeigen ein sehr ähnliches DC-Bild mit überwiegend blau fluo-
reszierenden Zonen. *Rutin* ist nur schwach nachweisbar (vgl. T2), deutlicher die
orange fluoreszierende Zone der Aglyka an der Laufmittelfront.
Die blau fluoreszierenden Zonen stammen z.T. von *Phenolcarbonsäuren* (vgl. T2,
Chlorogensäure/Isochlorogensäure).

7 Rutae herba
Die orange Hauptzone des *Rutins* und blauviolette Fluoreszenzzonen von *Cumarinen*
(siehe auch Abb. 5/6 S. 156/Cumarindrogen) kennzeichnen die Droge.

8 Equiseti herba
Die orange fluoreszierende Hauptzone ist *Isoquercitrin* (Rf ca. 0,7). *Galuteolin* (Lu-
teolin-5-O-glucosid), Ferula- und Kaffeesäure mit blauer Fluoreszenz liegen im
oberen Rf-Bereich. Etwa sechs weitere sehr schwach blau bzw. blaugrün fluoreszierende Zonen finden sich im unteren bzw. mittleren Rf-Bereich.

Anmerkung. Die kräftig rot fluoreszierenden Zonen an der LM-Front stammen vom Chloro-
phyll-Anteil.

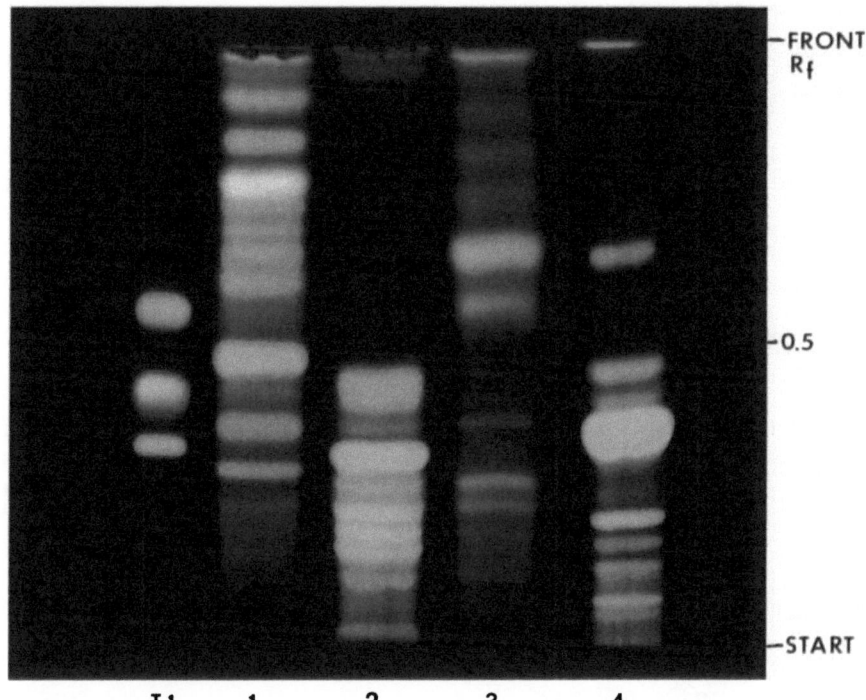

Abb. 15

T1　　1　　　2　　　3　　　4

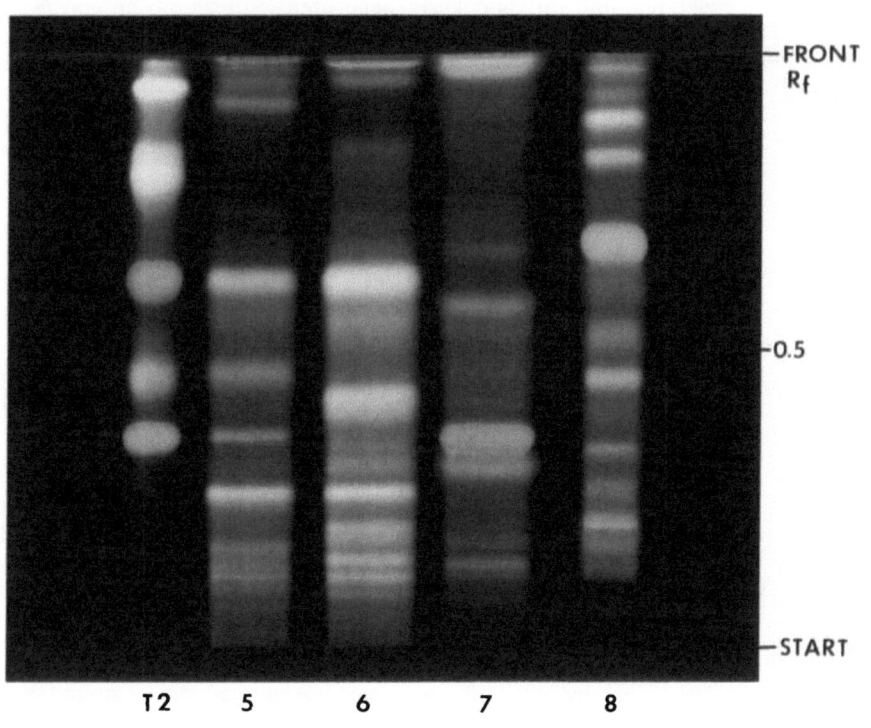

Abb. 16

T2　　5　　　6　　　7　　　8

187

Citri-, Aurantii Pericarpium
Eriodictyonis Herba, Orthosiphonis Folium

Bahnen	*1* = Citri pericarpium	*3* = Eriodictyonis herba	
	2 = Aurantii pericarpium	*4, 5* = Orthosiphonis folium	
Teste	T1 = Rutin	T3 = Eriodictyol	
	T2 = Homoeriodictyol	T4 = Sinensetin	
LM-System	F-1 Ethylacetat-Ameisensäure-Eisessig-Wasser (100:11:11:27)		**Abb. 17A, B**
	F-3 Chloroform-Aceton-Ameisensäure (75:16,5:8,5)		**Abb. 18A**
	F-4 Chloroform-Ethylacetat (60:40)		**Abb. 18B, C**
	mit und ohne Kammersättigung		
Detektion	Naturstoff-Polyethylenglykol-Reag.	UV-365 nm	**Abb. 17A; 18A**
	(NST/PEG Nr. 28 S. 304)	vis	**Abb. 17B**
	Direktauswertung	UV-365 nm	**Abb. 18B, C**

Drogen   Beschreibung s.S. 169, Formelbilder s.S. 170

DC-Bild   *1, 2 Citri pericarpium – Aurantii pericarpium*
17A, B   Nach Behandlung mit dem *NST/PEG*-Reagens erscheinen im UV-365 nm bei Rf ca. 0,4 die rotorange fluoreszierende Zone des *Eriocitrins* und die gelbe Zone des *Rutins* (vgl. T1).

Zur Unterscheidung beider Drogen dient die im UV-365 nm dunkelgrün fluoreszierende und im vis ockerfarbene breite Substanzzone von *Naringin*, *Neohesperidin* und *Hesperidin* direkt oberhalb der Eriocitrinzone. Citri pericarp. enthält nur Spuren an Neohesperidin und Hesperidin. Der höhere Flavanonanteil bei Aurantii peric. wird im vis durch zwei kräftig ockerfarbene Zonen direkt oberhalb des violetten Eriocitrins erkennbar.

Bei Aurantii pericarpium erscheinen zusätzlich blaufluoreszierende Substanzzonen in den Rf-Bereichen 0,5–0,9, die von *Anthranilsäuremethylester*, *Flavonoiden* (z.B. *Sinensetin*) und *Cumarinen* stammen.

Anmerkung. Eriocitrin färbt sich erst nach etwa 15 min im UV-365 nm bzw. vis intensiv rot bzw. rotviolett.

18A   *3 Eriodictyonis herba (Yerba santa)*
Das DC-Bild ist im UV-365 nm im LM-System F-3 nach *NST/PEG*-Reagens-Behandlung durch die gelbgrün bzw. gelb fluoreszierenden Zonen von *Homoeriodictyol* (vgl. T2), *Chrysoeriodictyol* bzw. *Xanthoeriodictyol* im Rf-Bereich 0,55–0,75 und die Zone des *Eriodictyols* bei Rf ca. 0,5 (vgl. T3) charakterisiert.

18B   *4 Orthosiphonis folium*
In der UV-365 nm Direktauswertung zeigt der Drogenauszug im LM-System F-4 3 bis 4 hellblau fluoreszierende Flavon-Aglyka: *Sinensetin* (vgl. T4), direkt darüberliegend *Scutellareinmethylether* und *Eupatorin* bzw. das *3'-Hydroxy-5,6,7,4'-tetramethoxyflavon* bei Rf ca. 0,3–0,4.

18C   *5* Ohne Kammersättigung liegen die charakteristischen Flavone von Orthosiph. folium in tieferen Rf-Bereichen zwischen Rf 0.1–0.4.
Der Chlorophyllanteil frischer Droge (*5*) zeigt rote Fluoreszenz im UV-365 nm.

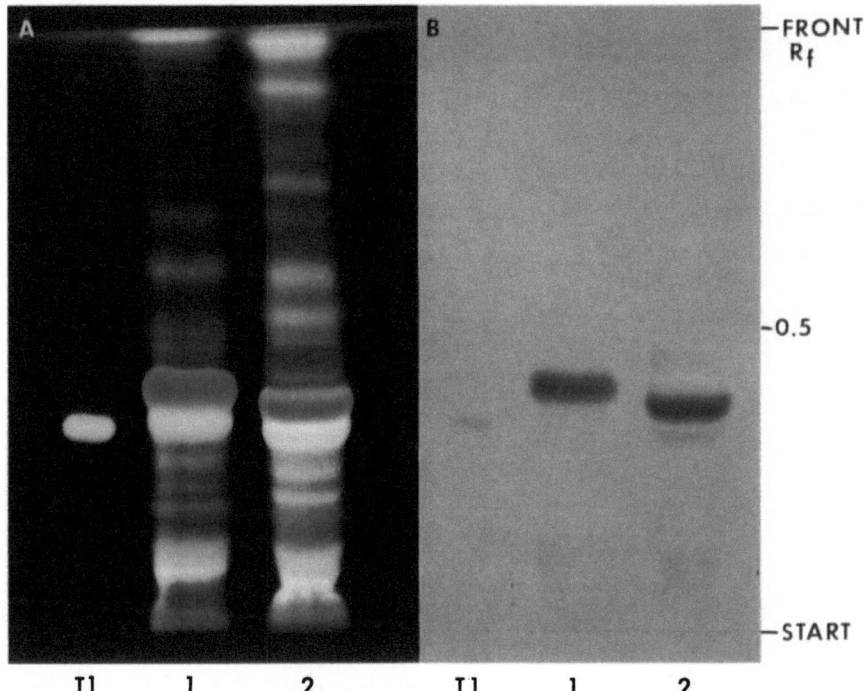

Abb. 17

T1 1 2   T1 1 2

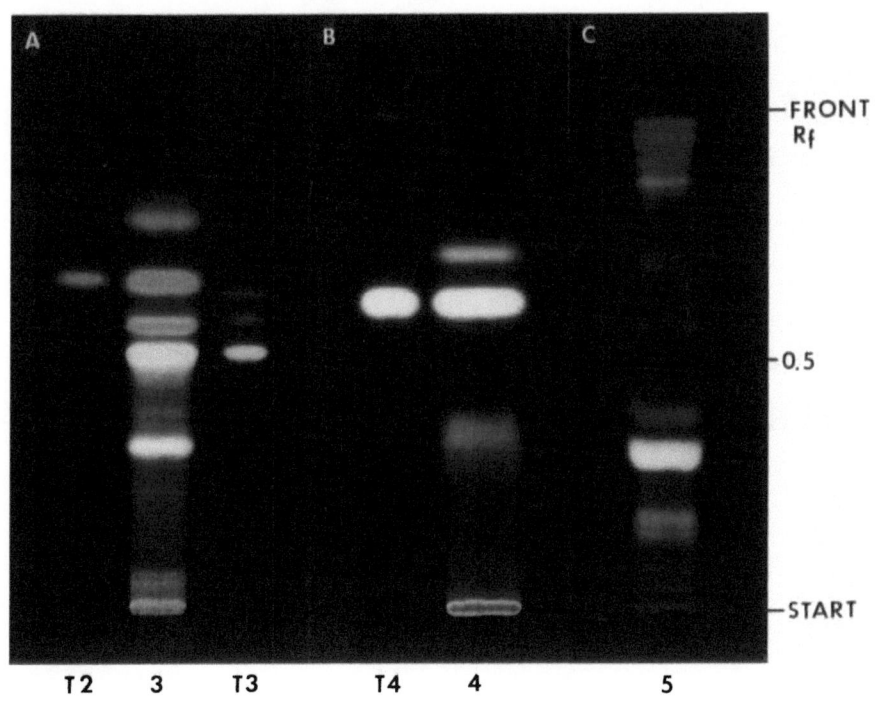

Abb. 18

T2 3 T3   T4 4   5

Cardui mariae (Silybi) Fructus

Bahnen   *1–4* = Cardui mariae fructus (Drogenmuster)

Teste   T1 = Taxifolin (Rf ca. 0,4), Silybin (Rf ca. 0,6)
T2 = Silychristin

LM-System F-3 Chloroform-Aceton-Ameisensäure (75:16,5:8,5)

Detektion   Naturstoff-Polyethylenglykol-Reag.
(NST/PEG Nr. 28 S. 304)   UV-365 nm **Abb. 19**
Echtblausalz-Reag. (EBS Nr. 12 S. 301)   vis **Abb. 20**

Droge   Beschreibung s.S. 169, Formelbilder s.S. 170–171

DC-Bild *1–4 Cardui mariae fructus*

19   Das DC-Bild wird nach ***NST/PEG***-Behandlung durch die beiden intensiv hellgelb fluoreszierenden Zonen des ***Silybins***/Isosilybins (Rf ca. 0,6/T1) und des ***Silychristins*** (Rf ca. 0,35/T2) sowie der gelborange fluoreszierenden Zone des ***Taxifolins*** (Rf ca. 0,4/T1) charakterisiert. Eine dritte fahlgelb fluoreszierende Zone zwischen Taxifolin und Silybin, das ***Silydianin***, ist nicht in allen Handelsdrogen enthalten. Bei den oberhalb von Silybin auftretenden Fluoreszenzzonen handelt es sich um Dehydroverbindungen des Silybins bzw. Isosilybins.

20   Mit dem ***EBS-KOH***-Reagens lassen sich die Hauptzonen im vis übereinstimmend mit rotbrauner Färbung sichtbar machen.

Anmerkung. Es gibt bei Silybum marianum **chemische Rassen** mit hohem Silydianin- und vergleichsweise niedrigem Silybin- und Silychristin-Gehalt.

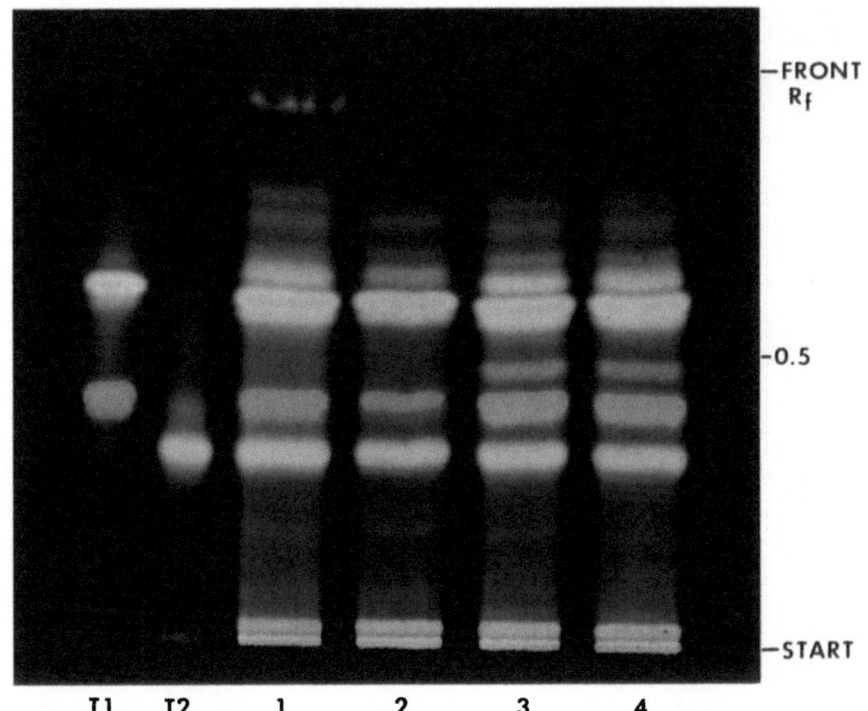

Abb. 19

T1   T2   1   2   3   4

FRONT
R$_f$

-0.5

-START

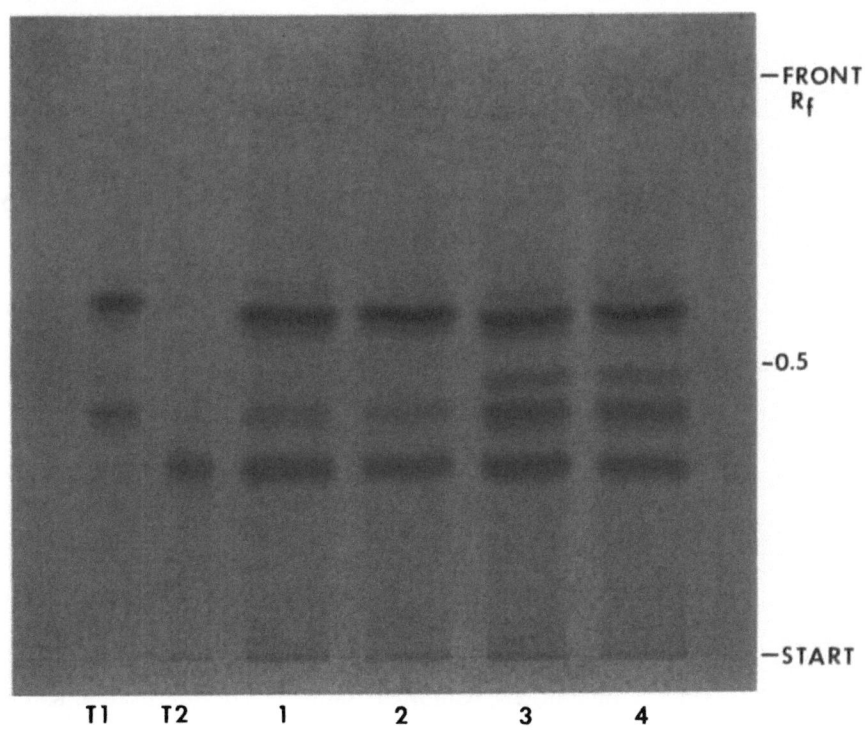

Abb. 20

T1   T2   1   2   3   4

FRONT
R$_f$

-0.5

-START

Farfarae Folium   Petasites Folium

Bahnen
1 = Farfarae folium (Petrolether-Auszug S. 163)
2 = Petasites hybridus folium (Petrolether-Auszug S. 163)
3 = Petasites albi folium (Petrolether-Auszug S. 163)
4 = Petasites paradoxi folium (Petrolether-Auszug S. 163)
5 = Farfarae folium c. flore (MeOH-Auszug S. 163)
6 = Farfarae folium (MeOH-Auszug S. 163)
7 = Petasites folium (MeOH-Auszug S. 163)

Teste
T1 = Isopetasin (Rf ca. 0.47)
T2 = Petasin
T3 = Rutin (Rf ca.0,4), Chlorogensäure (Rf ca. 0,5), Hyperosid (Rf ca. 0,60)
T4 = Chlorogensäure, Isochlorogensäure (Rf ca. 0,8), Kaffeesäure (Rf ca. 0,9)

LM-System F-1 Ethylacetat-Ameisensäure-Eisessig-Wasser (100 : 11 : 11 : 27)

Detektion
Anisaldehyd-Eisessig-Reag. (AE Nr. 1 S. 299)   UV-365   **Abb. 21 A**
                                                      vis   **Abb. 21 B**
Schwefelsäure (H_2SO_4 conc. Nr. 34 C S. 304)   UV-365 nm **Abb. 22 A**
Naturstoff-Polyethylenglykol-Reag.
(NST/PEG Nr. 28 S. 304)   UV-365 nm **Abb. 22 B**

Droge   Beschreibung s.S. 166, Formelbilder s.S. 170–171

DC-Bild   *Farfarae folium – Petasites folium*
21 A, B   Die Petroletherauszüge der Blattdrogen von Tussilago farfara (*1*) und Petasites hybri-
22 A   dus, P. albus und P. paradoxus (*2, 3, 4*) zeigen nach *AE*-Reagens bzw. nach *H_2SO_4*-
                 Behandlung im UV-365 nm mit Ausnahme des Rf-Bereiches 0,35–0,45 ein ähnliches
                 DC-Zonenmuster.
                 Petasin und *Isopetasin* (vgl. T2/T1) geben deutliche Fluoreszenzminderung im UV-
                 254 nm, nach Reagens-Behandlung eine im UV-365 nm grüne Fluoreszenz und
                 schwache Gelbfärbung im vis. Petasine fehlen bei Farfarae folium. Bei den einzelnen
                 Petasites-Arten liegen sie in unterschiedlichen Konzentrationen vor:
                 2 Petasites hybridus   Petasin/Isopetasin in mittlerer Konzentration
                 3 Petasites albus   nahezu Petasinfrei, dafür Albopetasin
                 4 Petasites paradoxus   hoher Petasin/Isopetasin-Gehalt
                 Albopetasin läßt sich mit SbCl$_3$-Reagens (Nr. 3 S. 299) im UV-365 nm bei Rf 0,75–0,8 als
                 rötliche Zone nachweisen.

22 B   Zur Unterscheidung von Farfarae folium und Petasites-Arten kann bedingt auch
                 die etwas unterschiedliche *Flavon-* und *Säure-*Zusammensetzung der Methanol-Aus-
                 züge herangezogen werden.

5, 6, 7 Flavonoide: Bei Farfarae folium ist *Rutin* nur dann deutlich nachweisbar, wenn
                 die Droge Blütenanteile (**5**) enthält. Bei Petasites-Drogen erscheinen im Rf-Bereich
                 des Hyperosid-Testes oder darüber gelb- bis gelborange Zonen (z.B. *Isoquercitrin*),
                 die geringer konzentriert auch Farfarae folium-Auszüge zeigen können. Bei größeren
                 Auftragemengen (ca. 40 µl) werden die Zonen deutlicher sichtbar und sowohl bei
                 Farfarae- als auch bei Petasites folium Rutin nachweisbar (vgl. Abb. 5 S. 176).

Phenolcarbonsäuren: Farfarae- und Petasites hybr. folium haben ein nahezu identi-
                 sches „Säuremuster" (Chlorogensäure, Isochlorogensäure, Kaffeesäure u.a.). Bei Pe-
                 tasites paradoxus erscheint zusätzlich zur Chlorogensäure eine zweite unmittelbar
                 darüberliegende Zone; die Zone bei Rf ca. 0,8 kann bei anderen Petasites-Arten
                 fehlen.

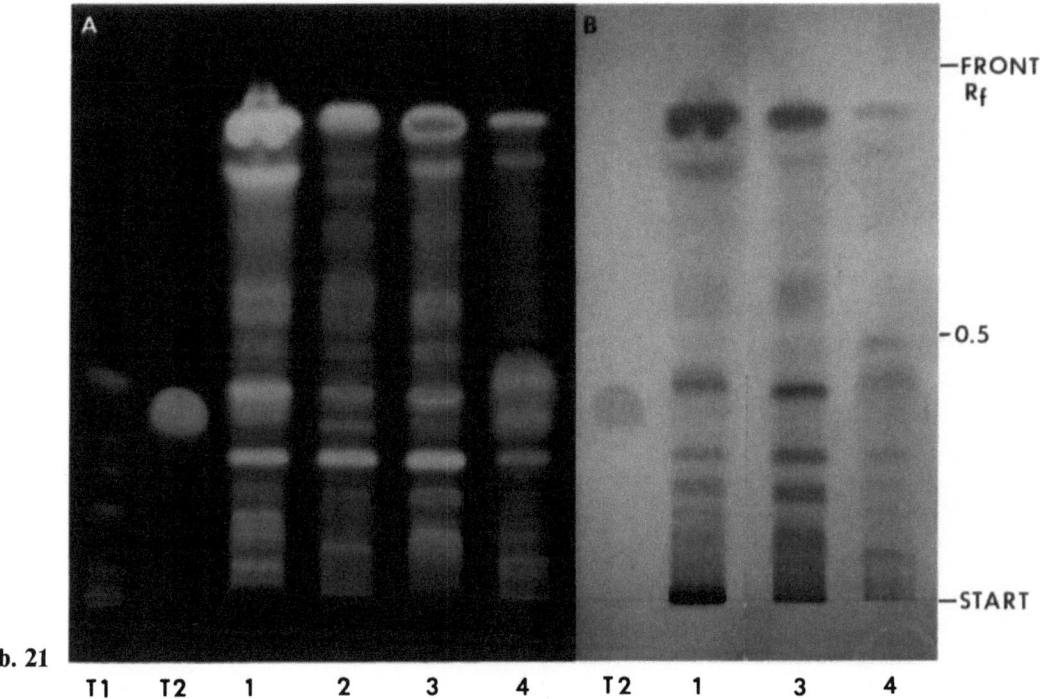

Abb. 21

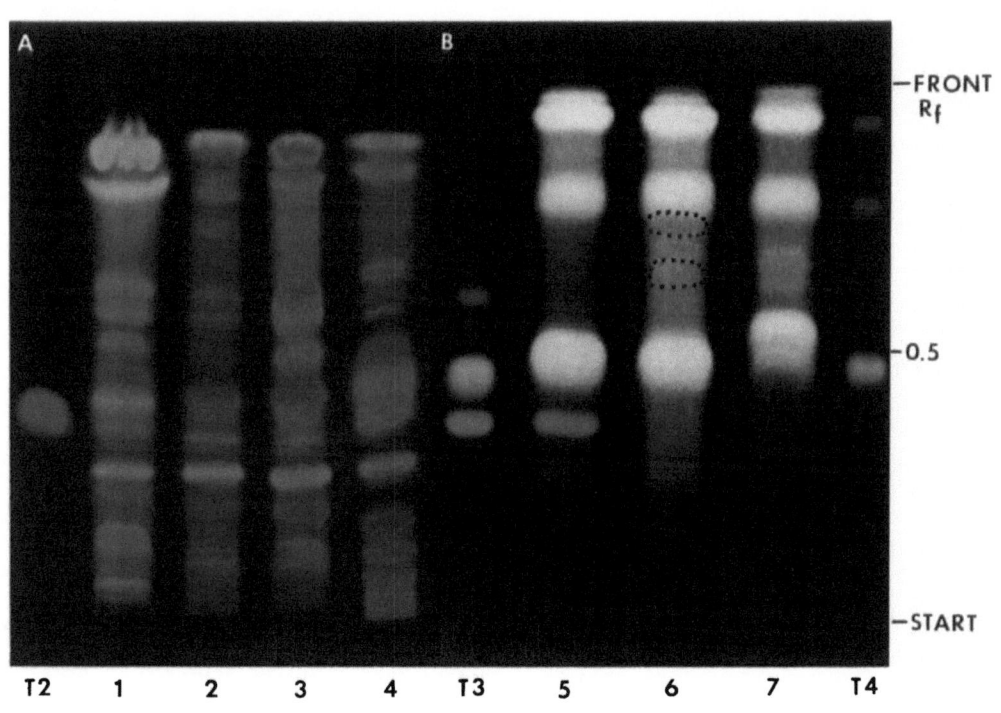

Abb. 22

Herzglykosid-Drogen

Diese Drogen enthalten Steroidglykoside, die eine spezifische Wirkung auf die Dynamik und Rhythmik des insuffizienten Herzmuskels besitzen.

Die vom *tetracyclischen 10,13-Dimethylcyclopentanoperhydrophenanthren*-Gerüst abgeleiteten Steroide sind am C-17 mit einem β-ständigen γ-Lactonring (Cardenolide) oder δ-Lactonring (Bufadienolide) verknüpft und am C-3-β-OH glykosidiert. Die strukturellen Variationen betreffen die Verknüpfung der Ringe, die Zahl, Stellung und Art von Substituenten, zusätzliche Doppelbindungen und die Zahl und Art der Zucker. Charakteristisch ist das Vorkommen von Desoxy- und/oder C-3-O-Methylgruppen enthaltenden Zuckern.

I. Herstellung der Drogenextrakte zur DC

1 g gepulverte Droge wird 15 min mit 20 ml 50%igem Ethanol unter Zusatz von 10 ml einer 10%igen Blei-(II)-acetatlösung unter Rückfluß extrahiert. Nach Abkühlen und Filtrieren wird die klare Lösung mit wenig Eis versetzt und dreimal mit jeweils 15 ml Dichlormethan ausgeschüttelt. (Vorsichtig schütteln/Emulsionsbildung!)

Die vereinigten Unterphasen werden über wasserfreies Natriumsulfat filtriert und anschließend zur Trockene eingeengt. Den Rückstand löst man zur DC in 1 ml einer Mischung aus Dichlormethan und Ethanol (1:1).

Alle Herzglykosiddrogen können nach diesem Verfahren extrahiert werden. Bei *Strophanthi semen* ist wegen des hohen Cardenolidgehaltes ein vereinfachtes Verfahren möglich.

Strophanthi semen
2 g fein gemahlene Samen werden 1 h am Rückfluß mit Petrolether entfettet. 1 g des entfetteten und getrockneten Samenpulvers wird mit 10 ml Ethanol 5 min bei ca. 60° extrahiert. Die filtrierte Lösung wird direkt zur DC aufgetragen.

II. Dünnschichtchromatographie

1. Referenzlösungen

a) *Reinsubstanzen*
Convallatoxin: 30 mg werden in 10 ml 80%igem Ethanol unter Erwärmen gelöst.
Gitoxin: 10 mg werden mit 0,1 ml Pyridin versetzt, geschüttelt und nach Zusatz von 2 ml Methanol unter Erwärmen vollständig gelöst.
Digoxin, Lanatoside A, B, C, Oleandrin, g- und k-Strophanthin: Es werden jeweils 5 mg in 2 ml Methanol unter Erwärmen gelöst.

b) *Vergleichssubstanzen aus Arzneispezialitäten®*
Digitalisglykoside
10 Tabletten bzw. Dragees der entsprechenden Spezialität (s. Tabelle I) werden im Mörser fein pulverisiert und in einem Kolben mit einer Mischung aus Dichlormethan-Ethanol (1:1), je nach Volumen der Pulvermasse mit 5–15 ml, bei 60° C 5 min extrahiert. Das klare Filtrat wird auf ca. 2 ml eingeengt und davon 20 µl zur DC aufgetragen.

Tabelle I

Inhaltsstoffe	aus Präparat® z.B.	mg pro Tabl./Drag.
Digitoxin	Digimerck	0,1
Pentaacetylgitoxin	Cordoval	0,4
	Carnacid	
Acetyldigitoxin	Acylanid	0,2
Acetyldigoxin	Novodigal	0,2
Methyldigoxin	Lanitop	0,1
Lanatosid A, B, C	Digilanid	0,25
Digoxin	Lanicor	0,25
Lanatosid C	Cedilanid	0,25
	Allocor	0,2

Strophanthusglykoside

Von Strophoral® werden 6, von Purostrophan® 10 und von Strophanon® 12 Tabl. bzw. Drag. fein pulverisiert und jeweils mit 10 ml Methanol 5 min auf dem Wasserbad extrahiert.
Vom jeweiligen Filtrat werden 20 µl zur DC aufgetragen.

Scillaglykoside

Jeweils 20 Dragees (fein pulverisiert) von Talusin®, Sandoscill®, Scilloral® und Scillaren® werden mit je 10 ml Methanol 5 min bei ca. 60° C extrahiert. Von den klaren Filtraten werden jeweils 20 µl zur DC aufgetragen.

Uzara- und Thevetia-Glykoside

Jeweils 5 Dragees (fein pulverisiert) von Uzara® (Gesamtglykoside) und Encordin® (Peruvosid) werden 5 min bei 60° C mit je 10 ml Methanol extrahiert. Von den klaren Filtraten werden jeweils 20 µl aufgetragen.

2. Adsorbens

DC-Kieselgel 60 F 254 Fertigplatten (Fa. Merck, Darmstadt).

3. Auftragemengen zur DC

Von Drogenauszügen sind je nach Gesamtcardenolid- bzw. Bufadienolidgehalt 30–50 µl aufzutragen.

Referenzlösungen aus Reinsubstanzen   5 µl
Referenzlösungen aus Spezialitäten   20 µl

4. Trennsysteme

H-1 Ethylacetat-Methanol-Wasser (100:13,5:10) ≙ (81:11:8)
Allgemein anwendbares LM-System für Herzglykoside

H-2 Ethylacetat-Methanol-Ethanol-Wasser (81:11:4:8)
Der Ethanolzusatz erhöht bei stark polaren Verbindungen wie z.B. k-Strophanthosid den Rf-Wert

H-3 Methylethylketon-Toluol-Wasser-Methanol-konz. Essigsäure (40:5:3:2,5:1)
Das LM-System zeigt ähnliche Trenneigenschaften wie H-1 und H-2. Es ist für die Trennung von Scilla-Glykosiden geeignet.

H-4 Chloroform-Methanol-Wasser (64:35:10)/Unterphase
Anwendung bei Hellebori radix-Auszügen

III. Detektion

1. Direktauswertung

Im *UV-254* nm ergeben Cardenolide nur sehr schwache, Bufadienolide deutlichere Fluoreszenzminderungen.
Im *UV-365* nm sind keine Fluoreszenzen nachweisbar.

2. Sprühreagenzien

a) *Spezifischer Nachweis auf den γ-Lactonring (Cardenolide)*
Kedde-Reagens (Nr. 23 S. 303)
Cardenolide geben sofort eine rosa oder blauviolette Färbung im vis. Bufadienolide reagieren nicht.
    Die Taglichtfärbung verblaßt nach wenigen Minuten. Die DC-Platte kann nach längerer Zeit wieder nachbesprüht werden.

Anmerkung.
LEGAL-Reagens (alkalische Nitroprussidnatrium-Lösung),
BALJET-Reagens (alkalische Pikrinsäure-Lösung) und
RAYMOND-Reagens (alkalische m-Dinitrobenzol-Lösung)
geben mit Cardenoliden im vis rote, rotorange bzw. violette Färbungen.

b) *Allgemeine Nachweismethoden für Cardenolide und Bufadienolide*

α) *Antimon-III-chlorid-Reagens* (SbCl₃ Nr. 3 S. 299)
Die DC-Platte wird mit mindestens 10 ml SbCl₃-Reagens besprüht, etwa 6 min bei 100° C erhitzt und anschließend sofort im UV-365 nm ausgewertet (siehe Tabelle II). Bei längerem Liegen der besprühten DC-Platte verändern sich die UV-Fluoreszenzen. Im vis werden hauptsächlich Violett- und Braunfärbungen erhalten.

Tabelle II

Herzglykoside	Fluoreszenz im UV-365 nm
k- und g-Strophanthidinabkömmlinge k-Strophanthosid, k-Strophanthin-β Cymarin, Helveticosid, Erysimosid g-Strophanthin, Convallatoxin	orange, fahlbraun bzw. gelbgrün
Digitalisglykoside Digitoxin, Acetyldigitoxin Purpureaglykosid A, Lanatosid A	dunkelblau bzw. dunkelbraun
Gitoxin, Digoxin Purpureaglykosid B, Lanatosid B/C	hellblau
Oleanderglykoside	hellblau
Bufadienolide Proscillaridin, Scillaren A Glucoscillaren,	gelbbraun
Scillirosid, Glucoscillirosid	fahlgrün
Hellebrin, Helleborogenon	gelb

β) *Chloramin-Trichloressigsäure-Reagens* (CTE Nr. 7 S. 300)
Im UV-365 nm ergeben sich blaue, gelbe bzw. gelbgrüne Fluoreszenzen, ähnlich der Detektion mit SbCl₃-Reagens.
Im vis zeigen sich nur schwache unspezifische Färbungen.

γ) *Schwefelsäure-Reagens* (conc. H₂SO₄ Nr. 34 S. 304)
Die DC-Platte wird mit ca. 5 ml besprüht und etwa 3–5 min bei 100° C unter Beobachtung im Trockenschrank erwärmt.
    Im UV-365 nm sind blaue, braune, grüne und gelbliche Fluoreszenzen, in der Taglichtauswertung braune und blaue Fluoreszenzen sichtbar.

Anmerkung. Weitere Nachweismöglichkeiten sind mit dem Liebermann-Burchard-Reagens (LB Nr. 16 S. 302) gegeben.

IV. Liste der Herzglykosiddrogen

Abbildungen 5–20, S. 208–S. 223)

Abb.	Droge/Stammpflanze Familie/Arzneibuch	Hauptinhaltsstoffe
5, 6, 7, 8	**Digitalis lanatae Folium** weißes Fingerhutblatt	*Gesamtcardenolidgehalt* ca. **1%** mit über 60 Einzelverbindungen.
	Digitalis lanata ERHARDT Scrophulariaceae	Die **Lanatoside A** und **C** überwiegen mit ca. 50%. **Lanatoside B, D, E, Digitoxin** und **Digoxin** liegen nur in geringer Konzentration vor.
	DAB 8, ÖAB	
	DAB 8: Eingestelltes Digitalis lanata-Pulver mit Wirkwert ≙ 0,5% Digoxin	
	Digitalis purpureae Folium rotes Fingerhutblatt	*Gesamtcardenolidgehalt* **0,15–0,4%** (mind. 0,3% Gesamtglykoside bezogen auf Digitoxin Ph.Eur.III), etwa 30 Glykoside.
	Digitalis purpurea L. Scrophulariaceae	**Purpureaglykosid A** und **B** mit ca. 60%, **Digitoxin** mit ca. 12%, **Gitoxin** und **Gitaloxin** mit je 10%
	Ph.Eur.III, Helv. VI, ÖAB	
	DAB 8: eingestelltes Digitalis purpurea Pulver mit Wirkwert ≙ 1% Digitoxin	Die Hauptcardenolide beider Digitalisarten leiten sich von Digitoxigenin, Gitoxigenin und Digoxigenin ab.
9, 10	**Nerii (oleandri) Folium** Oleanderblatt	*Gesamtcardenolidgehalt* **1–1,5%**
	Nerium oleander L. Apocynaceae	Von den Aglyka Digitoxigenin leiten sich **Odorosid A** und **H** ab, von Oleandrigenin die Glykoside **Oleandrin**, Oleandrinmonoglucosid (Glucosyloleandrin), Gentiobiosyloleandrin und Nerigosid.
	DAC	
		Oleasid A und **E** sind Glykoside der Oleagenin-Reihe, **Adynerin** leitet sich vom Adynerigenin ab.
11, 12, 15, 16	**Adonidis Herba** Adoniskraut	*Gesamtcardenolidgehalt* ca. **0,25%** mit etwa 20 Glykosiden.
	Adonis vernalis L. Ranunculaceae	**Adonitoxin** (3-O-Rhamnosid des Adonitoxigenins) ist mit etwa 0,07% ein Hauptglykosid, zusätzlich k-Strophanthidin-Glykoside (z.B. Cymarin 0,02%)
	DAB 8	
	DAB 8: eingestelltes Adonispulver mit Wirkwert ≙ 0,2% Cymarin	**Flavonoide:** Adonivernith (Flavon-C-glucosid)
	Convallariae Herba Maiglöckchenkraut	*Gesamtcardenolidgehalt* **0,2–0,3%** mit etwa 20 Glykosiden.
	Convallaria majalis L. Liliaceae	Die Hauptglykoside **Convallatoxin, Convallosid** und **Glucoconvallosid** leiten sich vom k-Strophanthidin (=Convallatoxigenin), das Convallatoxol, Convallatoxolosid und Glucoconvallatoxolosid vom k-Strophanthidol ab.
	DAB 8	
	DAB 8: eingestelltes Maiglöckchenpulver mit Wirkwert ≙ 0,2% Convallatoxin	Convallatoxin ist bei west- und nordeuropäischer Droge mit 40–45% das Hauptglykosid. Bei Droge aus Mitteleuropa überwiegt das Lokundjosid.

Abb.	Droge/Stammpflanze Familie/Arzneibuch	Hauptinhaltsstoffe
11, 12 13, 14	**Strophanthi grati Semen** Strophanthussamen Strophanthus gratus (WALL. et HOOK.) FRANCHET Apocynaceae	*Gesamtcardenolidgehalt* **4–7%** mit 90–95% **g-Strophanthin**, neben wenig Sarmentosiden A, D, E.
	Strophanthi kombé Semen Strophanthussamen Strophanthus kombé OLIVER Apocynaceae	**5–10%** *Cardenolide,* die sich vom k-Strophanthidin ableiten. Das als „**k-Strophantin**" bezeichnete Glykosidgemisch besteht zu 80% aus k-Strophanthosid und k-Strophanthin-β, 10–15% Erysimosid und Cymarin. Nebenglykoside sind Cymarol, Helveticosol und Periplocymarin.
17	**Xysmalobii Radix** Uzarae radix Uzara Wurzel Xysmalobium undulatum R. BROWN Asclepidiaceae	Die Nebenglykoside sind **Uzarin-** und **Xysmalomonoglucosid**. Die Diglykoside **Uzarin** und **Xysmalorin** sind Hauptglykoside. Sie leiten sich vom Aglykon Xysmalogenin (= 5,6-Dehydro-Digitoxin) und Uzarigenin ab. Uzarigenin unterscheidet sich vom Digitoxin durch die trans-Verknüpfung der Ringe A/B.
18	**Hellebori Radix** Nieswurz Helleborus niger L. Helleborus odorus WALDST. et KIT. Helleborus viridis L. und andere H.-Arten Ranunculaceae	**Bufadienolid**gehalt und Glyk.-Zusammensetzung sind stark herkunftsabhängig. Hauptglykosid in H. viridis und H. odorus ist **Hellebrin** (ca. 0,5%), ein Glucorhamnosid des Hellebrigenins. Andere Helleborus Arten sind z.T. Hellebrinfrei.
19, 20	**Scillae Bulbus** var. alba weiße Meerzwiebel var. rubra rote Meerzwiebel Urginea maritima L. var. alba BAKER DAB 8, Helv VI DAB 8 Eingestelltes Meerzwiebelpulver mit Wirkwert $\cong$ 0,5% Proscillaridin	**Weiße Varietät: 0,2–0,4%** Bufadienolide mit ca. 15 Glykosiden, die sich vom Scillarenin ableiten. Hauptglykoside sind **Proscillaridin** (0,005–0,05%), **Scillaren A** (ca. 0,06%) und **Glucoscillaren** (ca. 0,005%). Scillaglaucosid, Scillaphäosid und Scillacyanosid gelten als Nebenglykoside. **Rote Varietät: 0,04–0,1%** Bufadienolide. Die vom Scillirosidin abgeleiteten Hauptglykoside sind **Scillirosid** und **Glucoscillirosid**. Proscillaridin und Scillaren A liegen wie bei der weißen Varietät, aber in geringerer Konzentration vor.

V. Formelübersicht Herzglykosid-Drogen

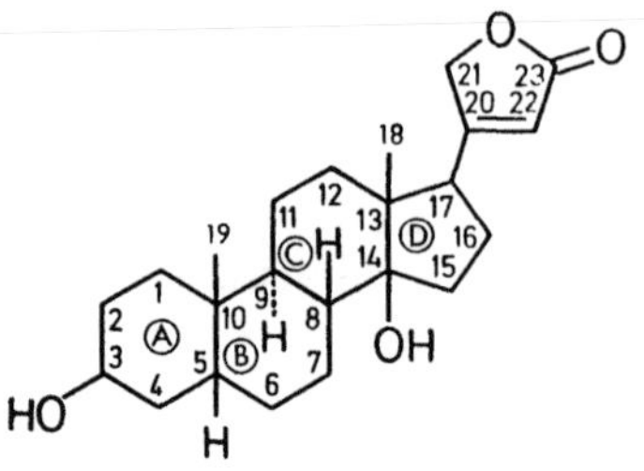

Cardenolid: Digitoxigenin

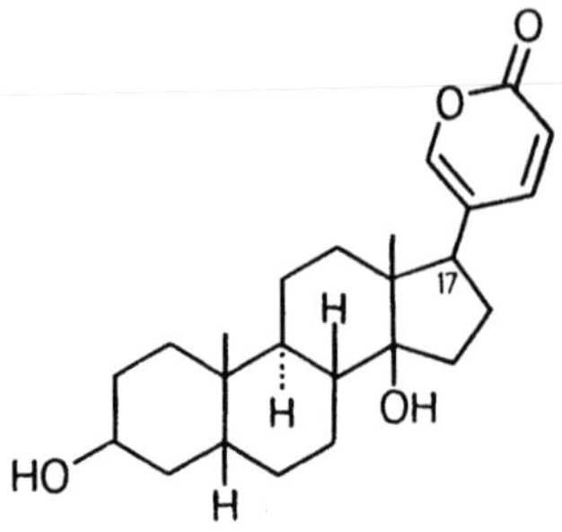

Bufadienolid: Bufalin

DIGITALISGLYKOSIDE

Purpureaglykosid A	Digitoxigenin	-Dox-Dox-Dox-Glucose
Lanatosid A	Digitoxigenin	-Dox-Dox-(Dox-Ac)-Glucose
Digitoxin	Digitoxigenin	-Dox-Dox-Dox
α/β-Acetyldigitoxin	Digitoxigenin	-Dox-Dox-(Dox-Ac)
Purpureaglykosid B	Gitoxigenin	-Dox-Dox-Dox-Glucose
Lanatosid B	Gitoxigenin	-Dox-Dox-(Dox-Ac)-Glucose
Gitoxin	Gitoxigenin	-Dox-Dox-Dox
α/β-Acetylgitoxin	Gitoxigenin	-Dox-Dox-(Dox-Ac)
Lantosid C	Digoxigenin	-Dox-Dox-(Dox-Ac)-Glucose
α/β-Acetyldigoxin	Digoxigenin	-Dox-Dox-(Dox-Ac)
Digoxin	Digoxigenin	-Dox-Dox-Dox

Dox = Digitoxose
Dox-Ac = Acetyldigitoxose

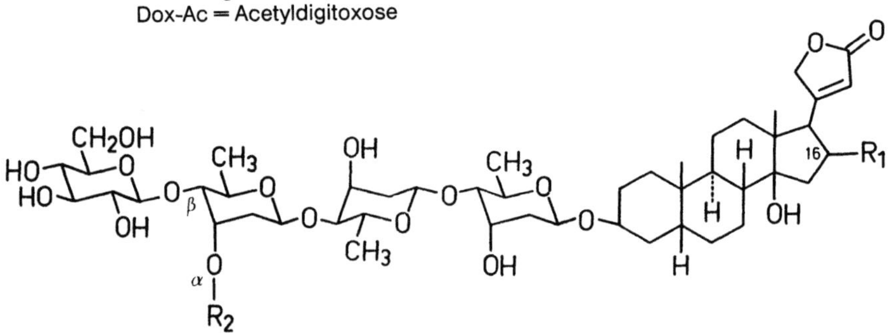

Purpureaglykosid A: $R_1 = R_2 = H$ Lanatosid A: $R_1 = H$; $R_2 = $ Acetyl
Purpureaglykosid B: $R_1 = OH$; $R_2 = H$ Lanatosid B: $R_1 = OH$; $R_2 = $ Acetyl

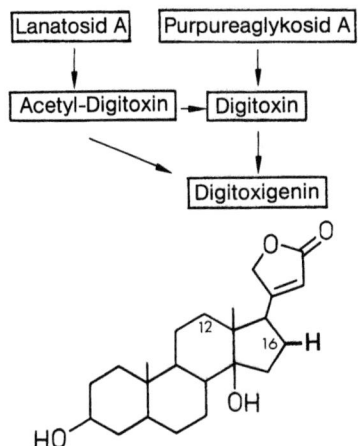

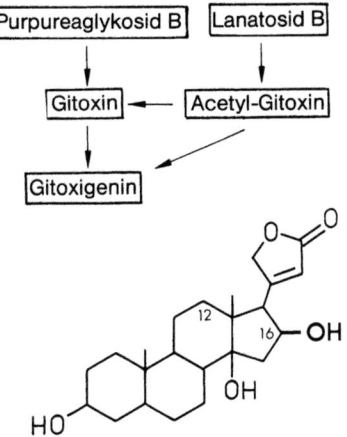

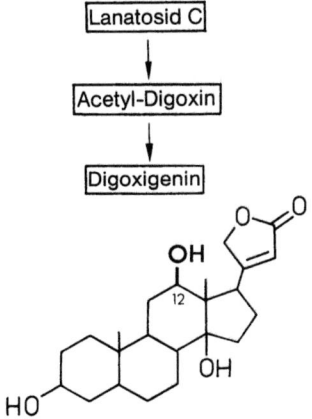

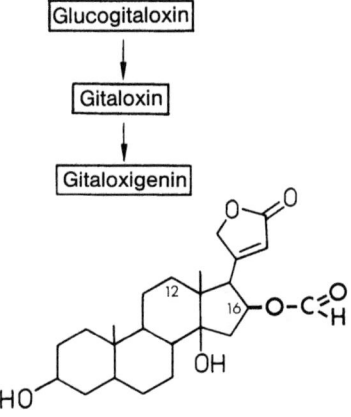

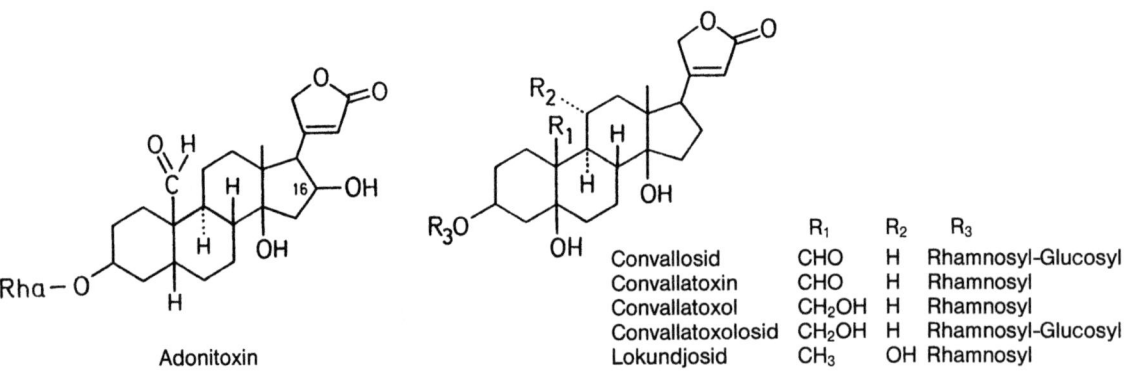

Oleandrosyl—O

Oleandrin

Thevetosyl

Peruvosid

Rha—O

g-Strophanthin

K-Strophanthidin: $R = -C\overset{O}{\underset{H}{}}$

Strophanthidol: $R = -CH_2OH$
Periplogenin: $R = -CH_3$

Rha—O

Adonitoxin

	R_1	R_2	R_3
Convallosid	CHO	H	Rhamnosyl-Glucosyl
Convallatoxin	CHO	H	Rhamnosyl
Convallatoxol	CH_2OH	H	Rhamnosyl
Convallatoxolosid	CH_2OH	H	Rhamnosyl-Glucosyl
Lokundjosid	CH_3	OH	Rhamnosyl

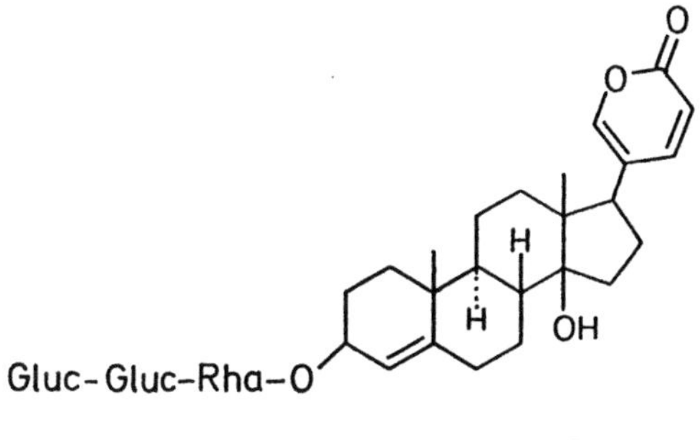

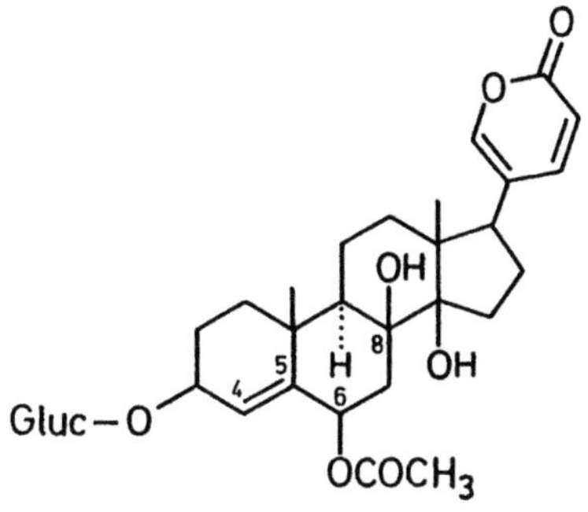

Gluc-Gluc-Rha-O

OH

Gluc-O

OCOCH₃

Glucoscillaren A $\xrightarrow{-1\,Gluc}$ Scillaren A $\xrightarrow{-1\,Gluc}$

$\xrightarrow{}$ Proscillaridin A $\xrightarrow{-Rha}$ Scillarenin

Glucoscillirosid $\xrightarrow{-1\,Gluc}$ Scillirosid $\xrightarrow{-1\,Gluc}$ Scillirosidin

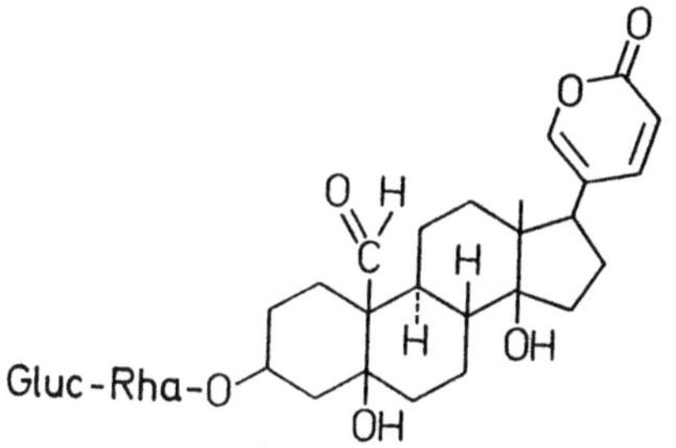

Gluc-Rha-O

OH

OH

Hellebrin

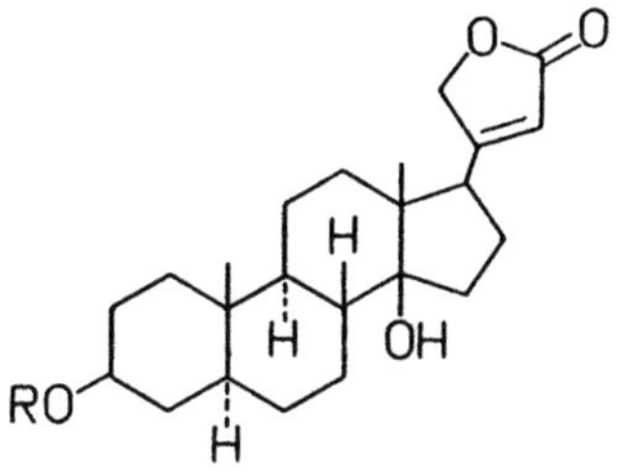

RO

OH

Uzarigenin: R = H
Uzarin: R = Gluc – Gluc
Uzarosid: R = Gluc – Gluc – Gluc

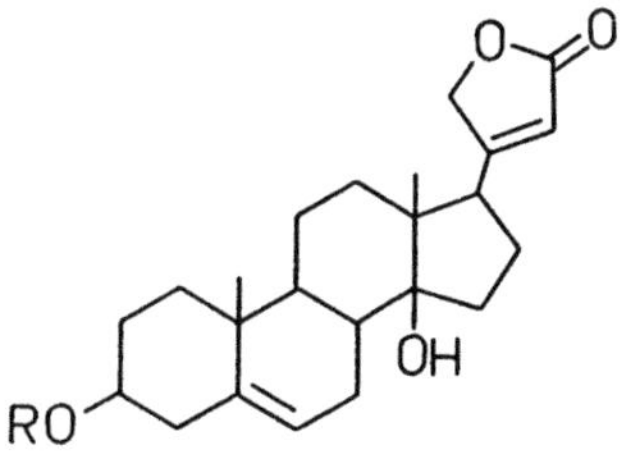

RO

OH

Xysmalogenin: R = H
Xysmalorin: R = Gluc – Gluc

DC-Übersicht von Herzglykosiden I[1]

Bahnen

1 = g-Strophanthin	*8* = Digoxin
2 = „k-Strophanthin"	*9* = Gitoxin
3 = Convallatoxin	*10* = Digitoxin
4 = Cymarin	*11* = Cymarol
5 = Lanatosid A	*12* = Peruvosid
6 = Lanatosid B	*13* = Oleandrin
7 = Lanatosid C	

LM-System H-1 Ethylacetat-Methanol-Wasser (81:11:8)

Detektion   Kedde-Reagens (Nr. 23 S. 303)   vis **Abb. 1**
Chloramin-Trichloressigsäure-Reagens   UV-365 nm **Abb. 2**
(CTE Nr. 7 S. 300)

DC-Bild

1   **Kedde-Reagens/vis**
Die Herzglykoside *1–13* geben sofort nach dem Besprühen blaue bis rotviolette Färbungen. Diese sind mit Ausnahme von Peruvosid einige Zeit beständig.

Digitalisglykoside
Digoxin und Lanatosid C   rotviolett
Gitoxin und Lanatosid B   blauviolett
Digitoxin und Lanatosid A blau
Die Farbabstufungen zeigen den Strukturtyp an.

2   **CTE-Reagens/UV-365 nm**
Alle Herzglykoside liefern hellblaue, blaugrüne bzw. gelbgrüne Fluoreszenzen.

Strophanthus-, Convallaria- und Thevetia-Glykoside
blaugrüne Fluoreszenzen:
g- und k-Strophanthin (Zuordnung des Glykosidgemisches s. Abb. 14 S. 216)
Cymarin, Cymarol, Convallatoxin, Peruvosid

Digitalis- und Oleander-Glykoside
intensiv hellblaue Fluoreszenz
Ausnahme: Digitoxin zeigt gelbgrüne Fluoreszenz

---

1 Einige Testsubstanzen geben im UV-365 nm nach CTE-Behandlung Nebenzonen, die von Abbauprodukten u. Begleitstoffen stammen.

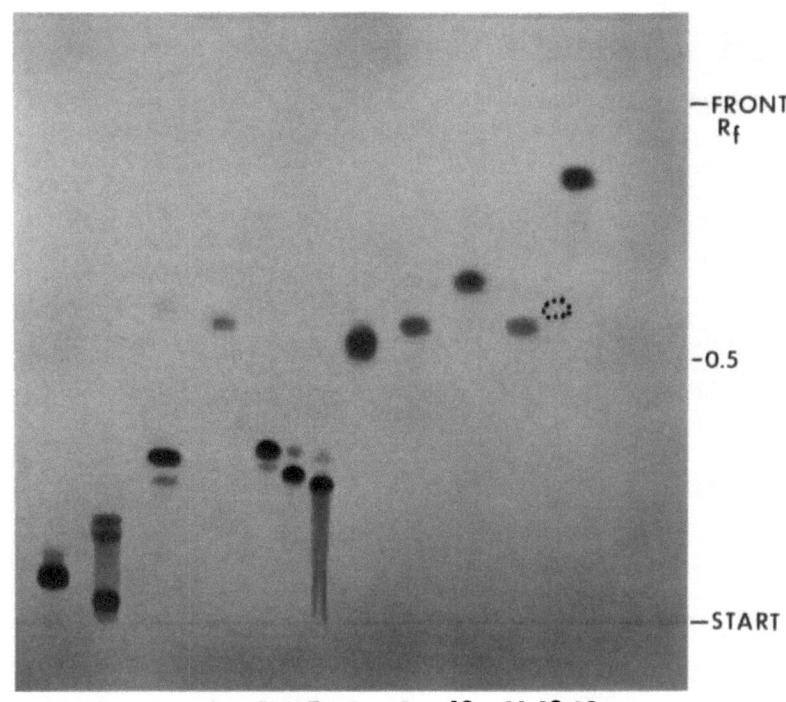

Abb. 1

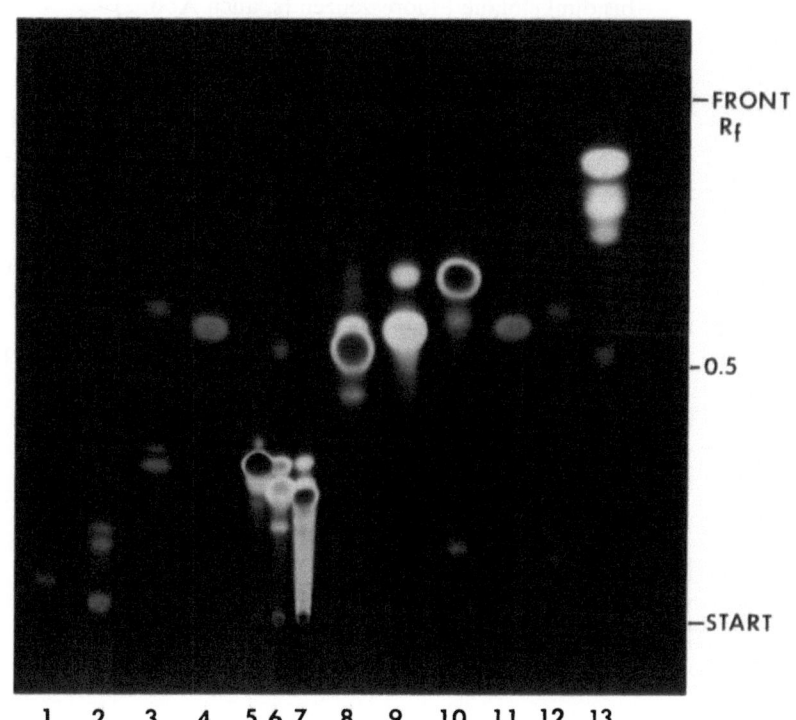

Abb. 2

DC-Übersicht von Herzglykoside II[1]

Bahnen

1 = g-Strophanthin	8 = Digoxin
2 = „k-Strophanthin"	9 = Gitoxin
3 = Convallatoxin (Rf ca. 0,25)	10 = Digitoxin
4 = Cymarin	11 = Cymarol
5 = Lanatosid A	12 = Peruvosid
6 = Lanatosid B	13 = Oleandrin (Rf ca. 0,9)
7 = Lanatosid C	14 = Hellebrin (Rf ca. 0,15)
	15 = Proscillaridin

LM-System H-1 Ethylacetat-Methanol-Wasser (81 : 11 : 8)

Detektion Schwefelsäure-Reagens (konz. H_2SO_4 Nr. 34 S. 304)   vis **Abb. 3**
                                                 UV-365 nm **Abb. 4**

DC-Bild

3, 4   *1 g-Strophanthin* ist im UV-365 nm sofort durch eine deutlich gelbbraune Fluoreszenz gekennzeichnet. Im vis zeigt sich keine Reaktion. Bei längerem Liegen der DC-Platte an der Luft entsteht eine schwach braune Färbung (s. Abb. 14A S. 217).

2, 4 Strophanthus-Glykoside zeigen wie *Convallatoxin (3)* im vis nur schwach braune Färbungen, im UV-365 nm dagegen intensivere blau bzw. gelbgrüne Fluoreszenzzonen.

5–10 Die *Digitalisglykoside* geben im vis (violett)braune Färbungen, im UV-365 nm hell- bis dunkelblaue Fluoreszenzen (s. auch Abb. 2)

13 Oleandrin, zeigt im vis braune Färbung und im UV-365 nm strahlend blaue Fluoreszenz.

14 Hellebrin liefert im vis eine braune Färbung und eine grünbraune Fluoreszenz im UV-365 nm.

15 Proscillaridin gibt im vis violette Färbung und im UV-365 nm eine gelbe Fluoreszenzzone.

Anmerkung. Die Behandlung mit dem Cloramin-Trichloressigsäure-Reagens (CTE Nr. 7 S. 300) ergibt ähnliche Fluoreszenzzonen im UV-365 nm, aber nur schwache Färbungen im vis.

---

1 Nach Behandlung mit konz. H_2SO_4 erscheinen zusätzlich im UV-365 nm Zonen von Verunreinigungen bzw. Abbauprodukten.

Abb. 3

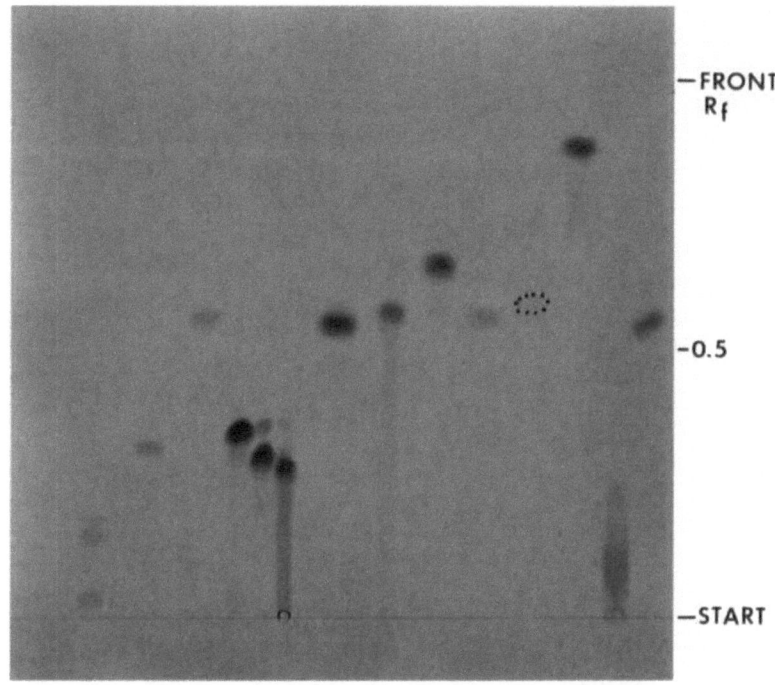

Abb. 4

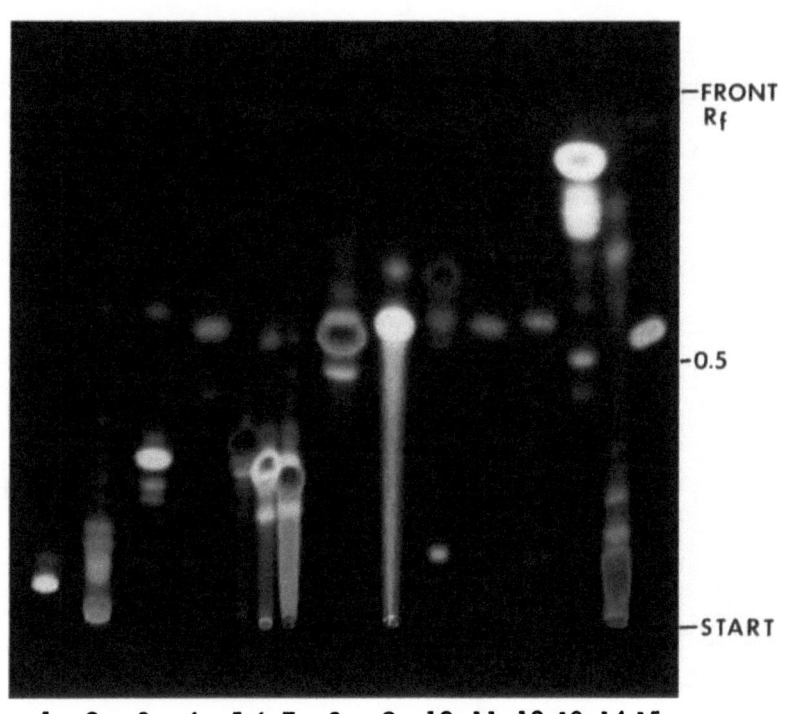

Digitalis Folium

Bahnen   *1–3* Digitalis lanatae folium   *4–6* Digitalis purpureae folium
           (versch. Handelsmuster)   (versch. Handelsmuster)

Teste   T1 = Lanatosid A   T4 = Digoxin   T = Gitoxin/Digitoxin-
           T2 = Lanatosid B   T5 = Gitoxin   Gemisch
           T3 = Lanatosid C   T6 = Digitoxin

LM-System H-1 Ethylacetat-Methanol-Wasser (81:11:8)

Detektion	Chloramin-Trichloressigsäure-Reag. (CTE Nr. 7 S. 300)	UV-365 nm	**Abb. 5A**
	Kedde-Reagens (Nr. 23 S. 303)	vis	**Abb. 5B, 6A, C**
	Antimon-III-chlorid-Reag. (SbCl$_3$ Nr. 3 S. 299)	vis	**Abb. 6B**

Droge   Beschreibung s.S. 198, Formelbilder s.S. 200

DC-Bild   *1 Digitalis lanatae folium*

5A   Nach **CTE**-Reagens-Behandlung sind im UV-365 nm etwa 9 überwiegend blau und blaugrün fluoreszierende Zonen im Rf-Bereich 0,25–0,75 nachweisbar. Schwach blaue Fluoreszenzzonen finden sich im Rf-Bereich von **Gitoxin** (T5) und **Digitoxin** (T6); stärker blau bzw. blaugrüne Zonen im Rf-Bereich der **Lanatoside A, B, C** (T1–T3). **Lanatosid A** liegt als Hauptzone, die **Lanatoside B** und **C** als Nebenzonen vor.

         Zusätzlich erscheinen am Start eine grün und an der LM-Front je eine orange und grün fluoreszierende Zone.

5B   *1* Mit **Kedde-Reagens** geben diese Cardenolide im vis blaue oder rotviolette Färbungen. **Lanatosid A** ist wieder Hauptzone.

         Die orangen Zonen im Frontbereich sind Flavonen bzw. Anthrachinonen (z.B. Digitolutein) zuzuordnen. Sie überdecken z.T. die Genine (rotviolette Färbung).

5A   *4 Digitalis purpureae folium*

         Mit **CTE**-Reagens erhält man im Rf-Bereich 0,45–0,75 ein ähnliches DC-Bild wie bei Digitalis lanatae folium mit dem Unterschied, daß hier **Gitoxin** und **Digitoxin** (T4/T5) im UV-365 nm kräftiger hervortreten. Im Rf-Bereich 0,2–0,25 finden sich die **Purpureaglykoside A** und **B**, mit **Purpureaglykosid A** als Hauptzone etwa in Höhe des Lanatosid C-Testes (T3).

5B   *4* Mit **Kedde**-Reagens erscheint im vis mit blauvioletter Färbung das **Purpureaglykosid A** als deutliche Hauptzone.

6A, C   Die Digitalis-Extrakte *2* und *5* stammen von Handelsdrogen mit relativ hohem Primärglykosidgehalt, die Digitalisextrakte *3* und *6* von länger gelagerter Droge. Hier sind die Primärglykoside zum größten Teil bereits abgebaut (siehe hierzu Abb. 7/8 und Erläuterungen nächste Seite).

6B   Die Primärglykoside Lanatosid A–C (vgl. T1–T3) finden sich im unteren Rf-Bereich (0,2–0,25), die Sekundärglykoside Gitoxin, Digoxin und Digitoxin im Rf-Bereich 0,5–0,7.

         Nach SbCl$_3$-Reagens-Behandlung zeigen sie graublaue Färbung im vis (vgl. Abb. 7/8 S. 210).

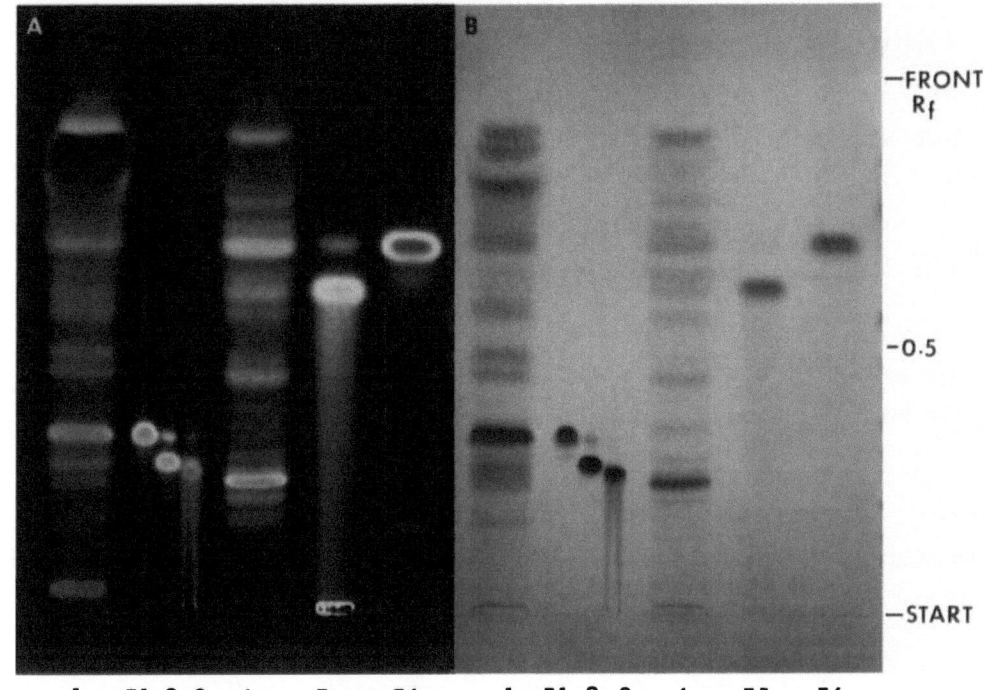

Abb. 5

1   T1-2-3   4   T   T6   1   T1-2-3   4   T5   T6

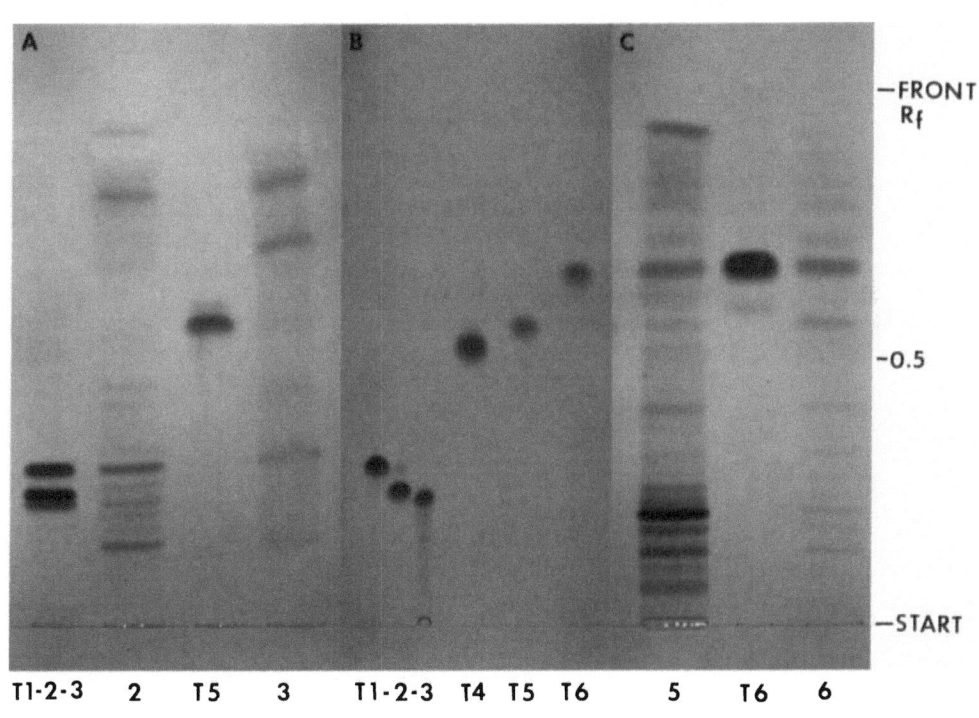

Abb. 6

T1-2-3   2   T5   3   T1-2-3   T4   T5   T6   5   T6   6

Digitalis lanatae Folium   Digitalis purpureae Folium

DC-Vergleich

Bahnen   *1* = Digitalis lanatae folium (Handelsdroge DAB 8-Qualität)
2 = Digitalis lanatae folium (Handelsdroge gelagert/fermentiert)
3 = Digitalis purpureae folium (Handelsdroge DAB 8-Qualität)
4 = Digitalis purpureae folium (Handelsdroge gelagert/fermentiert)

Teste   T1–3 = Lanatoside A, B, C
T4 = Digoxin
T5 = Gitoxin

LM-System H-1 Ethylacetat-Methanol-Wasser (81:11:8)

Detektion   Antimon-III-chlorid-Reagens (SbCl$_3$ Nr. 3 S. 299)   UV-365 nm   **Abb. 7**
vis   **Abb. 8**

Droge   Beschreibung s.S. 198, Formelbilder s.S. 200–201

DC-Bild   Wie bereits aus den Abb. 5/6 ersichtlich, ist der Gehalt an Primär- bzw. Sekundär-
7, 8   Glykosiden in Handelsdrogen sehr unterschiedlich. Dies ist auf eine unterschiedlich
starke Spaltung von Primär- in Sekundärglykoside (z.B. Purpureaglykosid A → Digitoxin) zurückzuführen (s.S. 201).

Bei Lagerung der Drogen spalten pflanzeneigene Enzyme, (Digipurpurase bzw. Digilanidase)
bevorzugt die endständigen Glucosen der Purpureaglykoside ab. Die Lanatoside sind infolge
der Acetylgruppe stabiler.

Vergleichs-DC von
1, 2 Digitalis lanatae folium und
3, 4 Digitalis purpureae folium

Nach **SbCl$_3$**-Reagens-Behandlung und Auswertung im UV-365 nm bzw. vis werden
die Unterschiede zwischen standardisierter Arzneibuchdroge (*1* und *3*) und gelagerter
bzw. fermentierter Droge (*2* und *4*) besonders deutlich. Bei Digitalis purpurea sind
die Primärglykoside weniger stabil als bei Digitalis lanata, erkennbar an den stark
hervortretenden Digitoxin- bzw. Gitoxin-Zonen (vgl. T5).
Nach 2stündiger Mazeration von Digitalis purpureae folium pulv. in Wasser
tritt bereits eine Spaltung der Primär- in die Sekundärglykoside auf. Schüttelt man
mit DCM aus (s.S. 195), so erhält man ein Glykosid-Gemisch mit einem DC-Bild,
das dem von Bahn 4 entspricht.

Abb. 7

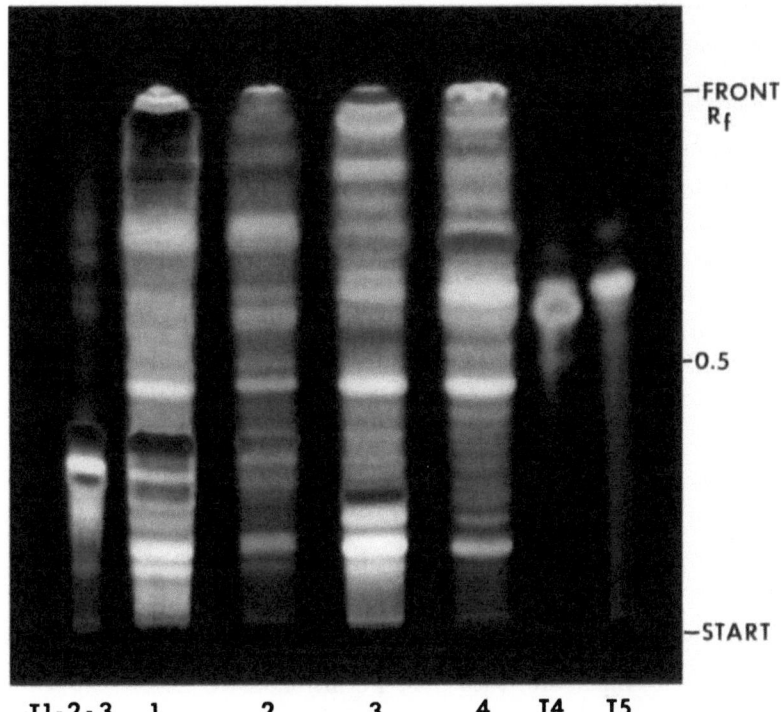

T1-2-3   1   2   3   4   T4   T5

Abb. 8

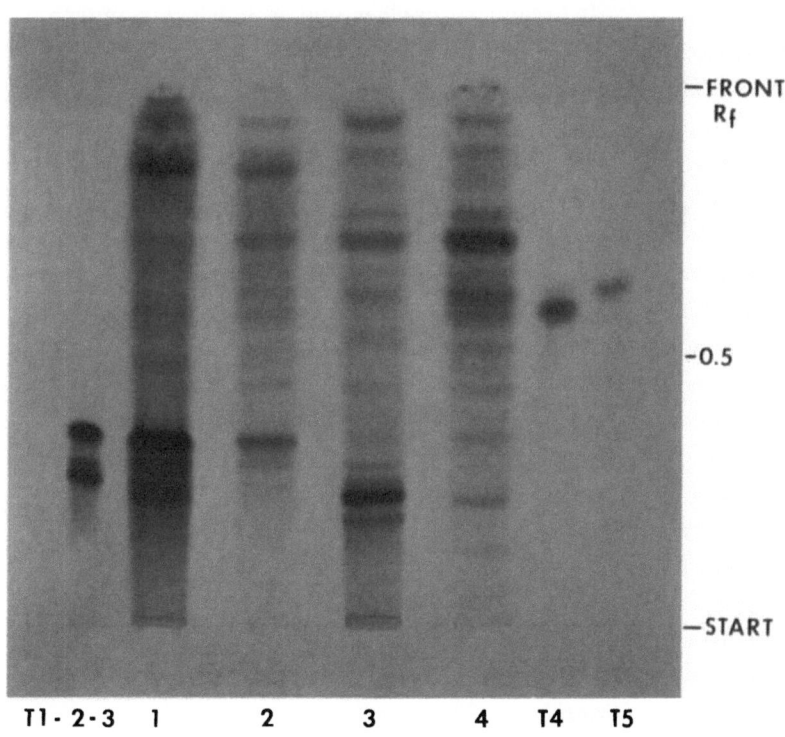

T1- 2- 3   1   2   3   4   T4   T5

211

Nerii (oleandri) Folium

Bahnen   *1* = Nerii oleandri folium

Teste   T1 = Oleasid E
T2 = Gentiobiosyloleandrin (angereichert[1])
T3 = Glucosylnerigosid (angereichert[1])
T4 = Glucosyloleandrin (Rf ca. 0,4)[1]
T5 = Odorosid H
T6 = Odorosid A
T7 = Oleasid A
T8 = Nerigosid (Rf ca. 0,7) + Adynerin (Rf ca. 0,8)
T9 = Oleandrin
T10 = Oleander-Glykosidgemisch (Fa. Roth)
T11 = Adynerin

LM-System H-1 Ethylacetat-Methanol-Wasser (81 : 11 : 8)

Detektion   konz. Schwefelsäure-Reagens (H_2SO_4 Nr. 34 S. 304)   vis   **Abb. 9**
Kedde-Reagens (Nr. 23 S. 303)   vis   **Abb. 10 A**
Chloramin-Trichloressigsäure-Reag.   UV-365 nm   **Abb. 10 B**
(CTE Nr. 7 S. 300)

Droge   Inhaltsstoffe s.S. 198, Formelbilder s.S. 202

DC-Bild
9, 10   *1 Nerii folium*-Auszüge liefern 13–15 Cardenolid-Zonen im Rf-Bereich 0,1–0,95.
In Oleander-Auszügen sind bei hohem Gesamtcardenolidgehalt eine Vielzahl von Einzelverbindungen nachgewiesen worden, die je nach Herkunft in unterschiedlichen Konzentrationen vorliegen. *Oleandrin* und *Adynerin* zählen zu den Hauptverbindungen. Frisch geerntete Droge zeigt auch die Primär-Glykoside (z.B. Glucosyloleandrin) in hoher Konzentration.
Mit dem *Schwefelsäure-Reagens* sind im vis Farbabstufungen von Rot- bzw. Braungrün für die Kedde-positiven Zonen zu beobachten (siehe Zuordnung).
Nach Behandeln mit *Kedde*-Reagens zeigen sich intensiv blau bis rotviolette sehr beständige Färbungen im vis, die nach *CTE-Reagens*-Behandlung (Abb. 10 B) überwiegend hellblau neben gelbgrün fluoreszierende Zonen im UV-365 nm geben.

9   *Zuordnung:* H_2SO_4-*Reagens vis*
*Die Glykoside des **Oleandrigenins***   rote Färbung

Oleandrin	Rf ca. 0,9 (T9)	Monoglykoside
Nerigosid	Rf ca. 0,7 (T8)	
Glucosyloleandrin	Rf ca. 0,4 (T4)	Diglykoside
Glucosylnerigosid	Rf ca. 0,3 (T3)	

*Die Glykoside des **Digoxigenins**:*   braune Färbung
Odorosid A   Rf ca. 0,8 (T6)
Odorosid H   Rf ca. 0,55 (T5)

*Die Glykoside des **Oleagenins**:*   grünbraune Färbung
Oleasid E   Rf ca. 0,1 (T1)
Oleasid A   Rf ca. 0,75 (T7)

*Glykoside des **Adynerigenins**:*
Adynerin   Rf ca. 0,8 (T11) rotviolette Färbung

---

1 Bei den aufgeführten Testsubstanzen handelt es sich z.T. um angereicherte Verbindungen.

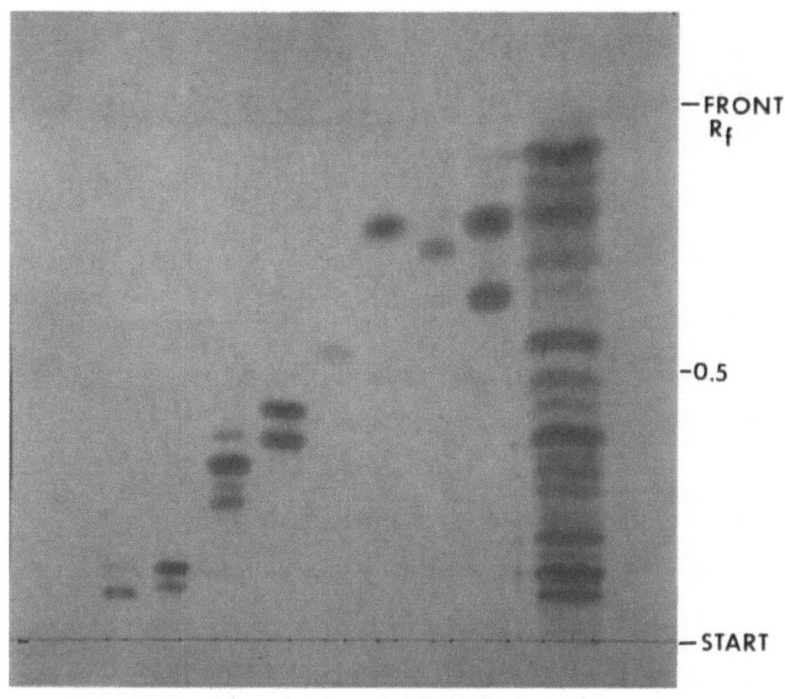

Abb. 9

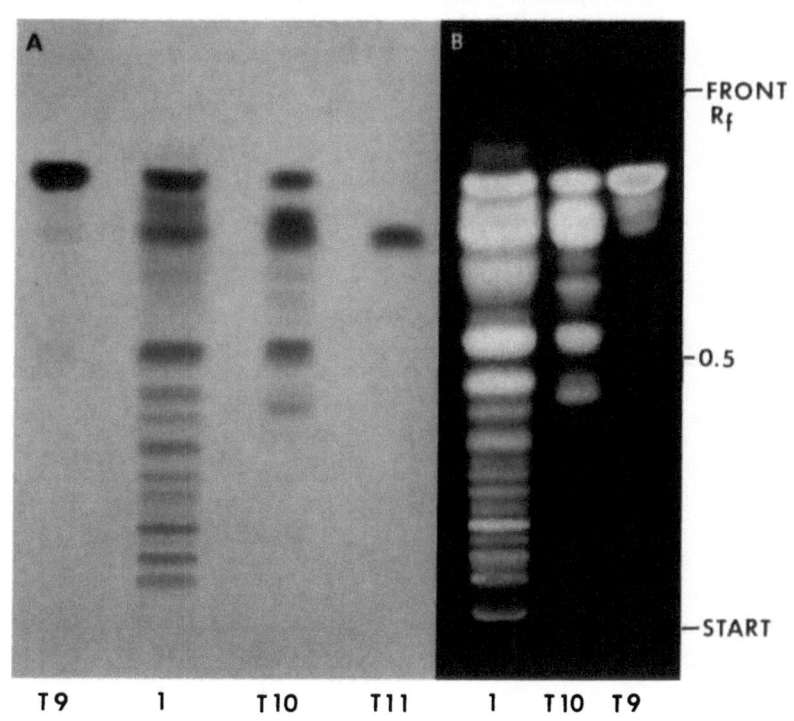

Abb. 10

213

Strophanthi Semen,
Adonidis- und Convallariae Herba

Bahnen
1 = Strophanthi grati semen
2 = Strophanthi kombé semen
3 = Adonidis herba
4 = Convallariae herba

Teste
T1 = g-Strophanthin
T2 = „k-Strophanthin"
T3 = Convallatoxin

LM-System H-1 Ethylacetat-Methanol-Wasser (81:11:8)

Detektion Schwefelsäure-Reagens (konz. H_2SO_4 Nr. 34 S. 304)   vis **Abb. 11**
                                                                    UV-365 nm **Abb. 12**

Droge   Beschreibung s.S. 198–199, Formelbilder s.S. 202

DC-Bild   Eine schnelle Unterscheidung der vier Drogenauszüge ist im LM-System H-1 nach
11, 12 H_2SO_4-Reagens-Behandlung und Betrachten im UV-365 nm bzw. vis auf folgende
                   Weise möglich:

   1 Strophanthi grati semen ist durch das ***g-Strophanthin*** (vgl. T1) bei Rf ca. 0,05 gekennzeichnet. Im UV-365 nm erscheint es mit fahler Fluoreszenz, im vis als braune Zone.

   2 Strophanthi kombé semen liefert im unteren Rf-Bereich die drei für das *„k-Strophan-*
   tin" (vgl. T2) charakteristischen, im UV-365 nm blaugrünen Fluoreszenzzonen und
   darüber im mittleren Rf-Bereich, die Glykoside ***Cymarin*** und ***Helveticosid***. (Zuordnung Abb. 13–14 S. 216)
   Im vis erscheinen diese Hauptglykoside mit brauner Farbe.

   3 Adonidis herba charakterisieren im UV-365 nm mind. 10 vorwiegend blau fluoreszierende Substanzzonen im Rf-Bereich 0,3 bis zur LM-Front, die im vis in Form blau-
   bzw. rotvioletter und brauner Zonen erscheinen.

   4 Convallariae herba zeigt grünblau fluoreszierende Zonen im Rf-Bereich 0,2–0,35 mit
   Convallatoxin (vgl. T3) als Hauptzone. Im vis tritt das Convallatoxin bei Rf ca.
   0,3 als braune Zone hervor.

   Eine genaue ***Zuordnung*** und Charakterisierung der Einzeldrogen erfolgt in den
   Abbildungen 13–14 S. 216 (Strophanthi semen)
   Abbildungen 15–16 S. 218 (Adonidis- und Convallariae herba)

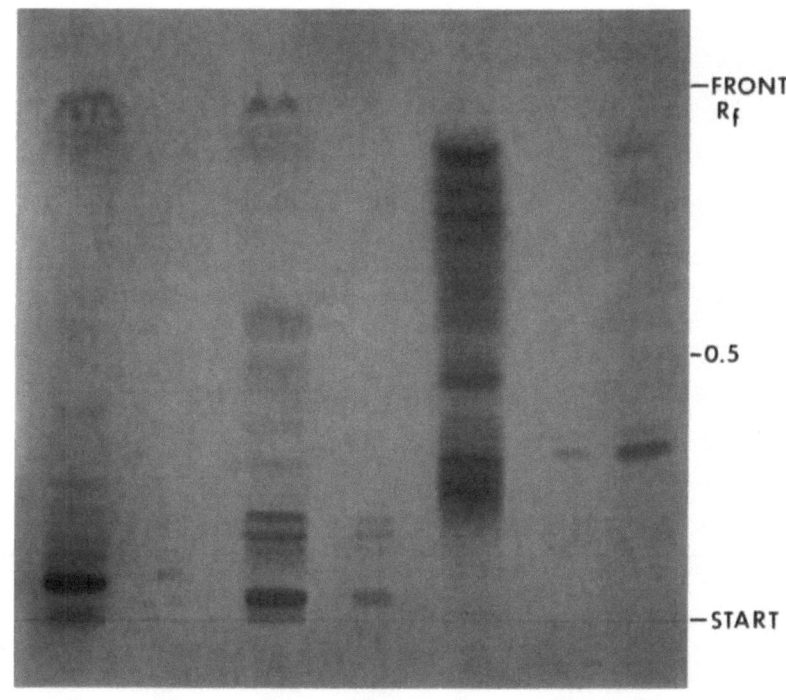

Abb. 11

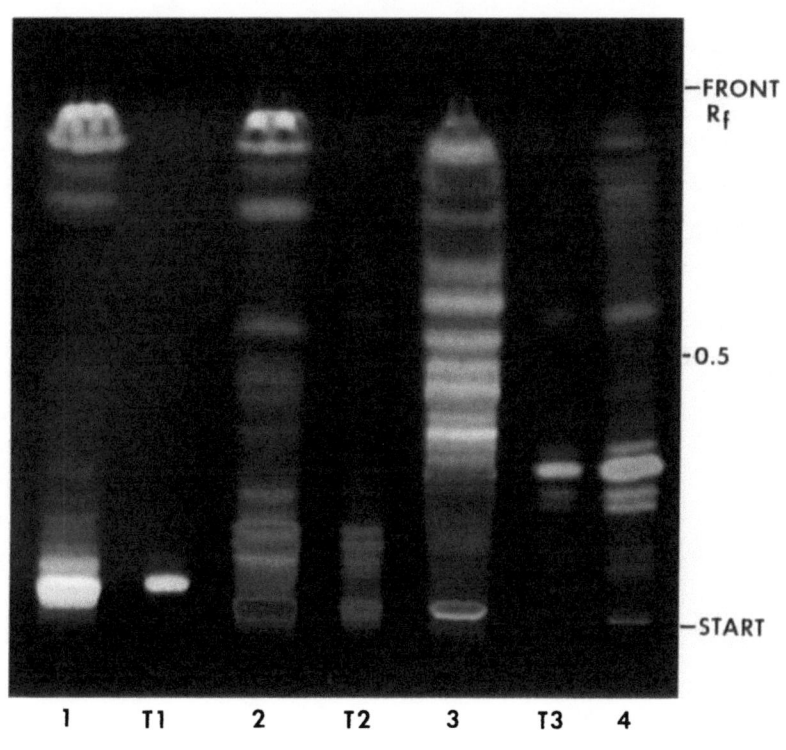

Abb. 12

Strophanthi Semen

Bahnen   *1* = Strophanthi grati semen
            2 = Strophanthi kombé semen

Teste   T1 = g-Strophanthin
          T2 = „k-Strophanthin"
          T3 = k-Strophanthosid
          T4 = k-Strophanthin-β
          T5 = Erysimosid
          T6 = Helveticosid
          T7 = Cymarin

LM-System H-1 Ethylacetat-Methanol-Wasser (81:11:8)

Detektion   Kedde-Reagens (Nr. 23 S. 303)   vis **Abb. 13 A**
              Chloramin-Reagens (CTE Nr. 7 S. 300)   UV-365 nm **Abb. 13 B**
              konz. Schwefelsäure (Nr. 34 S. 304)   vis **Abb. 14 A**
              $SbCl_3$-Reagens (Nr. 3 S. 299)   UV-365 nm **Abb. 14 B**

Droge   Beschreibung s.S. 199, Formelbilder s.S. 202

DC-Bild   ***1 Strophanthi grati semen***
13 A   Mit ***Kedde-Reagens*** erscheint im vis die kräftig violette Zone des ***g-Strophanthins*** (vgl. T1) bei Rf ca. 0,1. Darüberliegend sind 4–5 schwächer ausgeprägte Zonen bis Rf ca. 0,45 (z.T. Sarmentoside) nachzuweisen.

13 B   Nach ***CTE-Reagens***-Behandlung fluresziert nur ***g-Strophanthin*** deutlich blaugrün im UV-365 nm. Unterhalb der LM-Front erscheint neben einer blauen Zone eine breite grünliche Fluoreszenzzone (Lipoide).

14 B   Nach ***SbCl₃-Reagens***-Behandlung erhält man zwei kräftig gelbe Zonen im Bereich des g-Strophanthin-Testes (T1) und ca. 5 weitere gelbe Zonen bis Rf ca. 0,40 (vgl. Abb. 13 A).

13 A   ***2 Strophanthi kombé semen***
            Nach ***Kedde-Reagens***-Behandlung erscheint direkt über der Startzone das ***k-Strophanthosid*** und bei Rf ca. 0,2 dicht beieinanderliegend die Zonen des ***k-Strophanthin-β*** und des ***Erysimosids***.
            Von den im mittleren Rf-Bereich liegenden vier schwächer gefärbten Zonen entsprechen die beiden obersten dem ***Helveticosid*** und ***Cymarin***. (vgl. Abb. 14 B).

14 A   Die Behandlung mit ***conc. H_2SO_4*** zeigt für Strophanthi semen-Auszüge im vis eine etwa der ***Kedde***-Reag.-Behandlung entsprechende Zonenfolge.

13 B   Mit ***CTE-Reagens*** geben die Glykoside im UV-365 nm hellgrüne bzw. gelbliche Fluoreszenzzonen. Die Zonen im Frontbereich stammen von dem Fettanteil des Samens.

14 B   Mit dem ***$SbCl_3$-Reagens*** liefern die Herzglykoside im UV-365 nm intensiv gelbe Fluoreszenzzonen (vgl. Testsubstanzen T3–T7).

Anmerkung. Bei Vorliegen von Strophanthus sarmentosus sind in **sehr hoher** Konzentration im Rf-Bereich 0,25–0,4 die **Sarmentoside** mit Sarmentosid A bei Rf ca. 0,4 und bei Rf 0,7–0,9 Sarmentocymarin und Saverosid nachweisbar.

A
B
–FRONT
R_f
–0.5
–START
1
T1
2
T2
1
T1
2
T2

Abb. 13

A
B
–FRONT
R_f
–0.5
–START
1
2
1
T1
2
T3
T4
T5
T6
T7
T2

Abb. 14

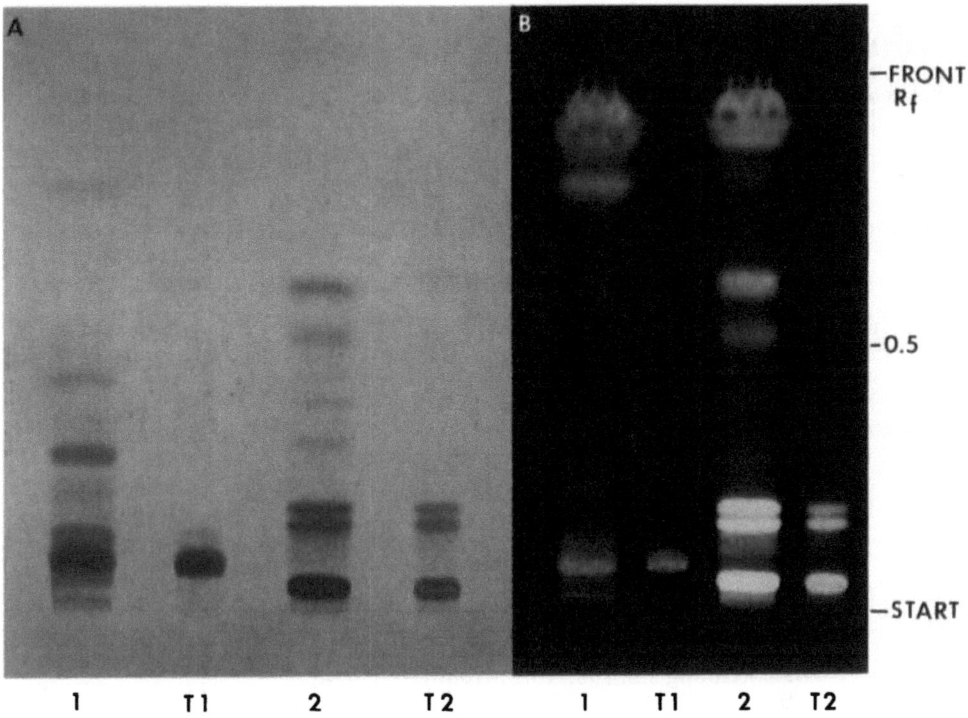

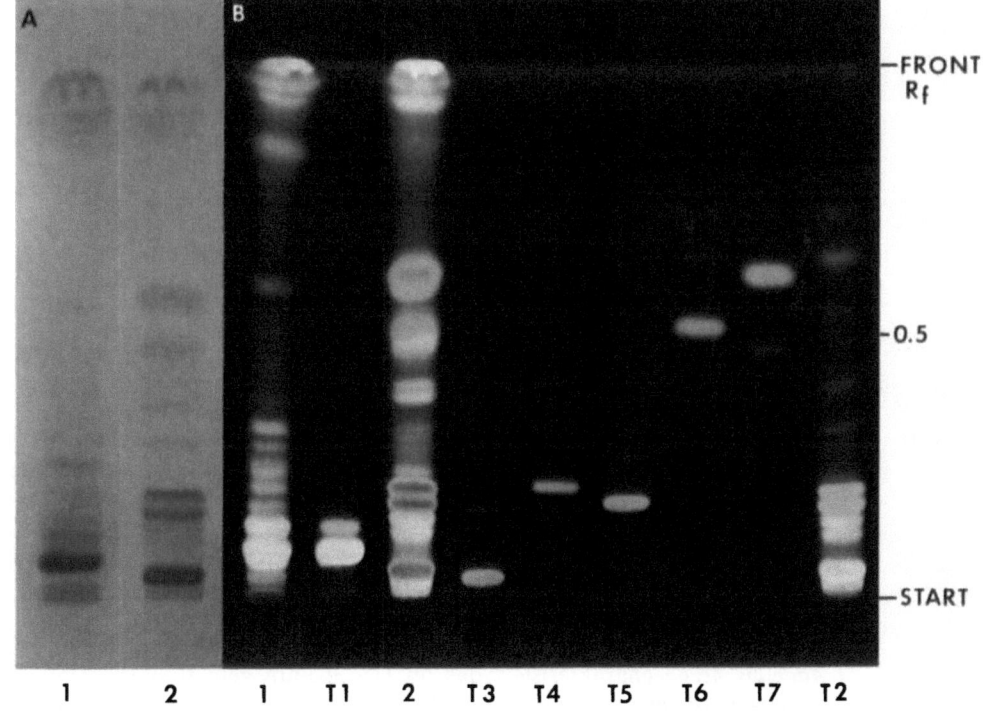

Adonidis Herba   Convallariae Herba

Bahnen	*1* = Adonidis herba	(*DCM*-Ausschüttelung)	**Abb. 15 A, B; 16 A, B**
		(*MeOH*-Auszug/*Flavonoide* S. 163)	**Abb. 16 C**
	2 = Convallariae herba	(*DCM*-Ausschüttelung)	**Abb. 15 C; 16 A, B**
		(*MeOH*-Auszug/*Flavonoide* S. 163)	**Abb. 15 D**

Teste	TS = k-Strophanthin-Glykosidgemisch	T3 = Hyperosid
	T1 = Cymarin	T4 = Rutin
	T2 = Convallatoxin (Rf ca. 0,35)	T5 = Adonivernith

LM-System	H-1 Ethylacetat-Methanol-Wasser (81:11:8)	**Abb. 15 A–C; 16 A, B**
	F-1 Ethylacetat-Ameisensäure-Eisessig-Wasser (100:11:11:27)	**Abb. 15 D; 16 C**

Detektion	Kedde-Reagens (Nr. 23 S. 303)	vis	**Abb. 15 A, C**
	Chloramin-Trichloressigsäure-Reagens (CTE Nr. 7 S. 300)	vis	**Abb. 15 B**
	SbCl$_3$-Reagens (Nr. 3 S. 299)	vis	**Abb. 16 A**
		UV-365 nm	**Abb. 16 B**
	Naturstoff-Polyethylenglykol-Reagens (NST/PEG Nr. 28 S. 304)	UV-365 nm	**Abb. 15 D; 16 C**

Droge   Beschreibung s.S. 198, Formelbilder s.S. 202

DC-Bild   *1 Adonidis herba*

15 A   Das ***Kedde-Reagens*** ergibt 4 bis 5 schwach violette Zonen im Rf-Bereich 0,25–0,6, die weitgehend Übereinstimmung mit dem Glykosidgemisch „k-Strophanthin" (vgl. TS) zeigen. Die oberste Zone entspricht ***Cymarin*** (vgl. T1). ***Adonitoxin*** liegt etwa im Rf-Bereich des Convallatoxin Testes (vgl. T2).

15 B   ***CTE-Reagens*** zeigt im UV-365 nm blau- bzw. blaugrüne Fluoreszenzzonen im Rf-Bereich 0,2 bis zur LM-Front. ***Cymarin*** (vgl. T1) und ***Adonitoxin*** (Rf ca. 0,30) fluoreszieren grünblau.

16 A, B   Das ***SbCl$_3$-Reagens*** liefert im vis (16 A) bei Rf 0,25–0,35 bzw. 0,75–0,85 blaue Zonen, die zwar charakteristisch für den Drogenauszug sind, aber keine Herzglykoside darstellen. Im UV-365 nm (16 B) findet man vor allem im mittleren Rf-Bereich auffallend hellblau fluoreszierende Substanzzonen.

15 C   *2 Convallariae herba*

Mit ***Kedde-Reagens*** (15 C) erscheint im vis deutlich als violette Hauptzone das ***Convallatoxin*** und je eine schwach violette Zone entsprechend dem Convallatoxin-Testgemisch (vgl. T2) darüber- (Rf ca. 0,65) bzw. darunterliegend.

16 A, B   ***SbCl$_3$-Reagens*** liefert im vis (16 A) nur sehr schwache uncharakteristische Zonen; im UV-365 nm (16 B) dagegen erscheinen zahlreiche vorwiegend gelbbraun und hellblau fluoreszierende Zonen. Im Rf-Bereich unterhalb des ***Convallatoxins*** (Rf ca. 0,3) sind Convallosid, Convallatoxolosid und Glucoconvallatoxolosid mit fallendem Rf-Wert (vgl. T2) u. direkt über dem Convallatoxin Desglucocheirotoxin und im Rf-Bereich 0,7–0,8 Majalosid bzw. Vallarotoxin zu finden.

15 D, 16 C   *Flavonoide* (Identitätsprüfung)

1 Adonidis herba charakterisiert das im UV-365 nm gelb fluoreszierende Flavon-C-Glykosid ***Adonivernith*** (vgl. T5) neben drei weiteren intensiv gelb fluoresz. Flavonoidzonen im Rf-Bereich 0,2–0,6.

2 Convallariae herba zeigt bei gleicher Auftragemenge nur schwach grün bzw. orange fluoreszierende Kämpferol- bzw. Quercetin-Triglykoside im Rf-Bereich 0,2–0,25.

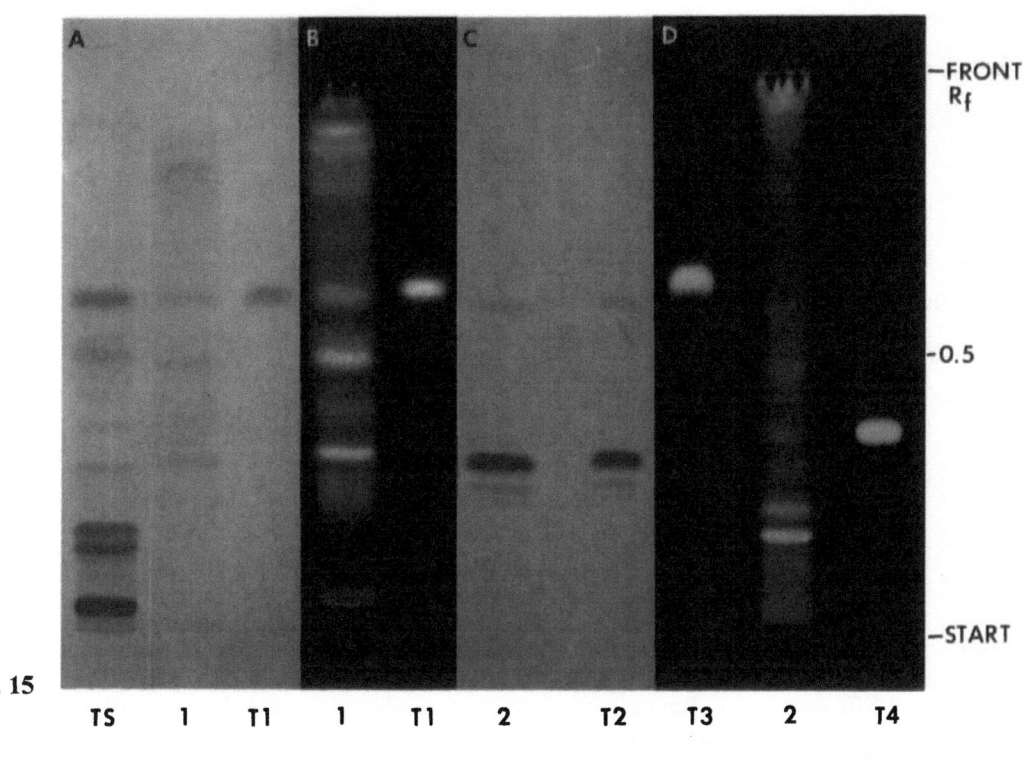

Abb. 15

TS   1   T1   1   T1   2   T2   T3   2   T4

—FRONT
R_f

—0.5

—START

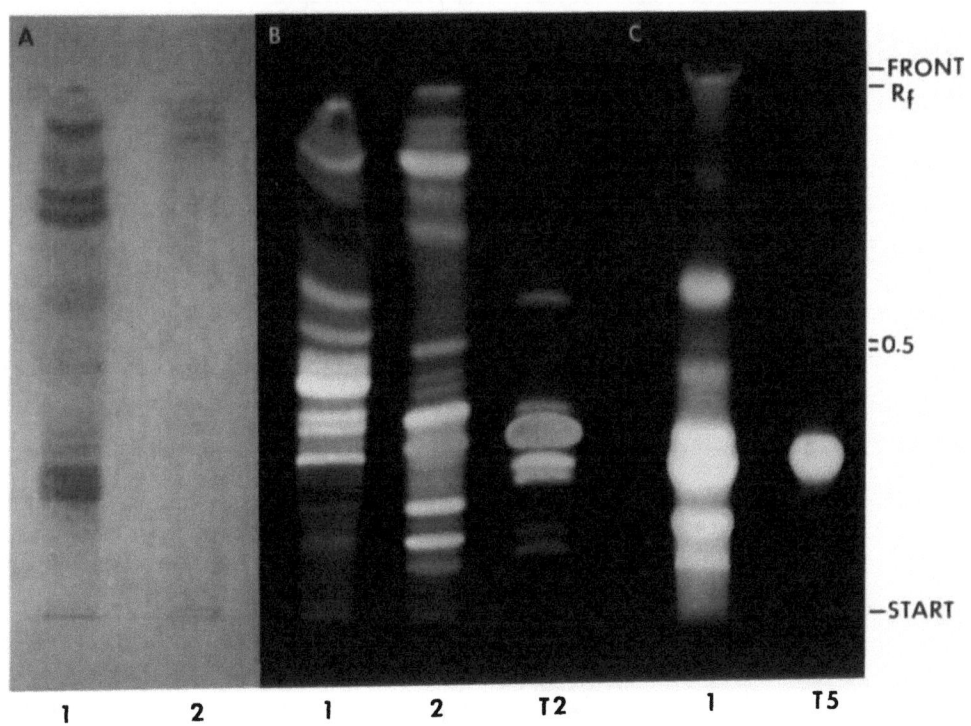

Abb. 16

1   2   1   2   T2   1   T5

—FRONT
R_f

=0.5

—START

219

Uzarae (Xysmalobii) Radix

Bahnen   *1* = Uzaron-Extrakt (Uzara® = stand. Arzneipräparat)

Teste   T1 = Xysmalorin   T4 = 3-O-Acetyl-Xysmalogenin
         T2 = Uzarin   T5 = Lanatosid B (mit Spuren von
         T3 = Uzarigenin   Lanatosid A/C)

LM-System H-1 Ethylacetat-Methanol-Wasser (81:11:8)

Detektion   Chloramin-Trichloressigsäure-Reag. (CTE Nr. 7 S. 300)   UV-365 nm   **Abb. 17 A**
           Antimon-III-chlorid-Reag. (SbCl₃ Nr. 3 S. 299)   vis   **Abb. 17 B**

Droge   Beschreibung s.S. 199, Inhaltsstoffe s.S. 203
Die Spezialität *Uzara®* enthält in einem Dragee 50 mg eines Trockenextraktes aus Xysmalobium undulatum mit ca. 30% Gesamtglykosidgehalt („Uzaron-Extrakt").

DC-Bild 17 A, B   Der Auszug liefert nach Behandlung mit dem *CTE-Reagens* im UV-365 nm mindestens 7 hellgelb bis blaugrün fluoreszierende Zonen. Die Hauptzonen im Rf-Bereich ca. 0,10 sind den Diglucosiden *Uzarin* (T2) und *Xysmalorin* (T1), im Rf-Bereich 0,3 den entsprechenden Monoglucosiden *Uzarigeninmonoglucosid* bzw. *Xysmalomonoglucosid* zuzuordnen. In etwa gleichem Rf-Bereich liegen die nicht in der Droge enthaltenen Lanatoside (vgl. T5). Im oberen Rf-Bereich sind *Uzarigenin* bzw. *3-O-Acetyl-Xysmalogenin* nachzuweisen (vgl. T3/T4).
Mit dem *SbCl₃*-Reagens erscheinen im vis hauptsächlich Uzarin bzw. Xysmalorin mit blauvioletter Farbe.

Hellebori Radix

Bahnen   *2* = Helleborii radix (H. viridis)
         3 = Helleborii radix (Handelsdroge unbekannter Herkunft)

Test   T6 = Hellebrin
      T7 = g-Strophanthin

LM-System H-1 Ethylacetat-Methanol-Wasser (81:11:8)   **Abb. 18 A, B**
           H-4 Chloroform-Methanol-Wasser (64:35:10) Unterphase   **Abb. 18 C**

Detektion   Antimon-III-Chlorid-Reagens (SbCl₃ Nr. 3 S. 299)   UV-365 nm **Abb. 18 A**
                                                                vis **Abb. 18 B**
           Anisaldehyd-Schwefelsäure-Reag. (AS Nr. 2 S. 299)   vis **Abb. 18 C**

Droge   Beschreibung s.S. 199, Inhaltsstoffe s.S. 203

DC-Bild 18 A, B   Nach Behandlung mit dem *SbCl₃*-Reagens erscheinen im LM-System H-1 mind. 13 im UV-365 nm hellgelb fluoreszierende Substanzzonen vom Start bis zum Frontbereich. *Hellebrin* (vgl. T6) im Rf-Bereich 0,1 fluoresziert intensiv hellgelb. Mit dem *AS*-Reagens gibt es eine dunkelblaue Färbung im vis.

18 B   Im LM-System H-4 erscheint *Hellebrin* im Rf-Bereich ca. 0,35. Das zum Vergleich mitchromatographierte g-Strophanthin liegt im Rf-Wert etwas darüber.

Anmerkung: Hellebrin, das Hauptglykosid von Helleborus viridis und H. odorus, kann in Hellebori radix-Drogen anderer Herkünfte fehlen.

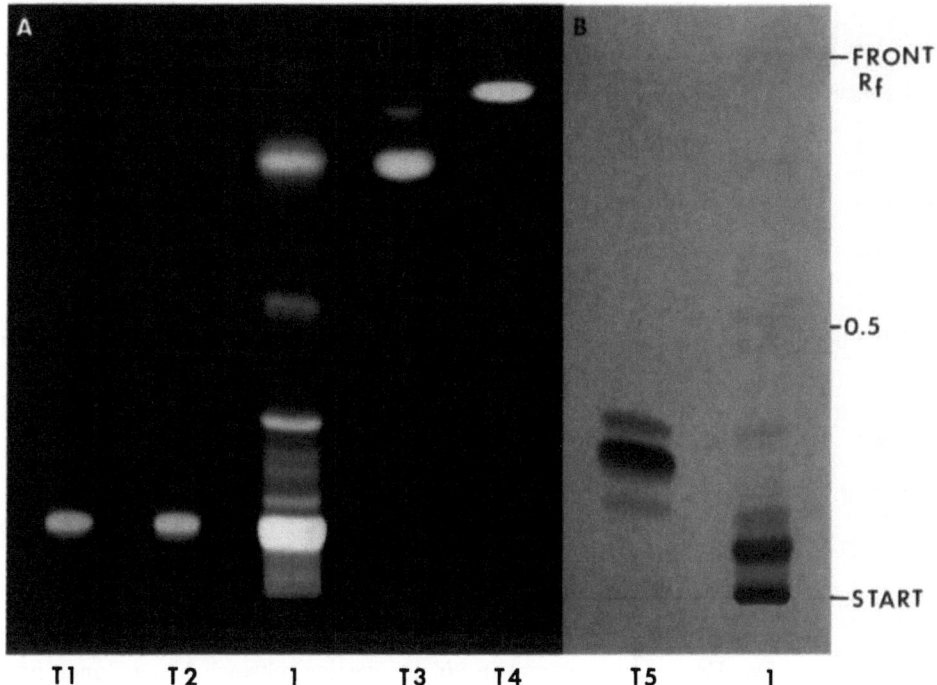

Abb. 17

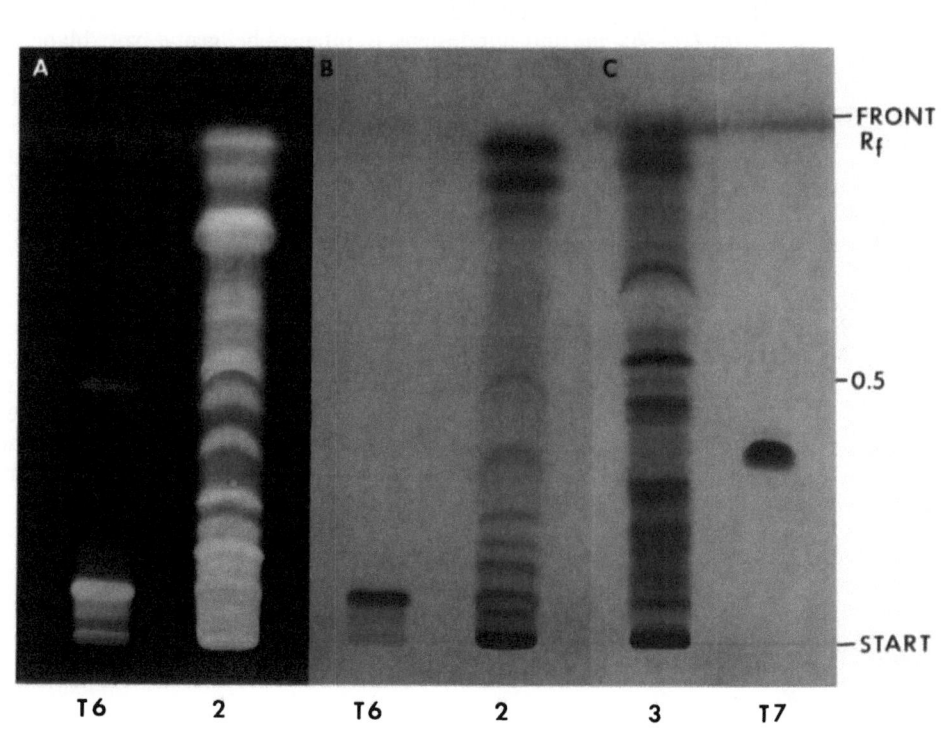

Abb. 18

Scillae Bulbus

Bahnen
    1 = Scillae bulb. var. rubra
    2 = Scillae bulb. var. rubra (stand. Extr. = SCILLORAL®)
    3 = Scillae bulb. var. alba (Drogenmuster des Handels)
    4 = Scillae bulb. var. alba (Drogenmuster des Handels)
    5 = Scillae bulb. var. alba (stand. Extr. = SCILLAREN®)

Test
    T = Proscillaridin

LM-System H-1 Ethylacetat-Methanol-Wasser (81 : 11 : 8)

Detektion Antimon-III-chlorid-Reagens (SbCl$_3$ Nr. 3 S. 299)   vis   **Abb. 19**
                                                           UV-365 nm   **Abb. 20**

Droge   Beschreibung s.S. 199, Inhaltsstoffe s.S. 203

DC-Bild *1–5 Scilla-Extrakte* liefern nach Behandlung mit *SbCl$_3$*-Reagens im vis überwiegend
19, 20 blaue Substanzzonen, im UV-365 nm intensiv hellgelbe, gelbbraune oder hellblaue
Fluoreszenzzonen. Die standardisierte Extrakte (*2, 5*) enthalten mehr Primärglykoside.

1, 2 Scillae bulbus var. rubra

Der Drogenauszug zeigt in *vis* nur wenige schwach blaue Zonen im mittleren und höheren Rf-Bereich. Beim standardisierten Extrakt *2* treten im mittleren und tieferen Rf-Bereich vermehrt blaue Zonen auf.

Im *UV-365 nm* sind mindestens 10 intensiv hellgrüne bzw. blaue Fluoreszenzzonen, besonders bei Rf 0,4 und im Rf-Bereich 0,8–0,9 (Aglyka) nachzuweisen.
Scillirosidin liegt bei Rf ca. 0,8, sein Monoglykosid *Scillirosid* bei Rf ca. 0,4, im UV-365 nm mit hellgrüner Fluoreszenz (in der Abb.-Wiedergabe fast weiß) und im vis mit grüngelber Farbe erkennbar. Das entsprechende Diglykosid *Glucoscillirosid* ist nur beim stand. Extrakt mit hellgrüner Fluoreszenz bei Rf ca. 0,2 nachweisbar.
Proscillaridin (vgl. T) erscheint bei Rf ca. 0,65, besonders konzentriert im stand. Extrakt. *Scillaren A* liegt unmittelbar über dem *Scillirosid* (siehe Sc. var. alba *3, 4, 5*).

3, 4, 5 Scillae bulbus var. alba

Das DC-Bild des standardisierten Extraktes *(5)* ist vor allem durch die im *vis* blauen bzw. im *UV-365 nm* hellgelb fluoreszierenden Zonen des *Proscillaridins* (Rf ca. 0,65), des *Scillaren A* (Rf ca. 0,4) und des *Glucoscillarens* (Rf ca. 0,2) gekennzeichnet. *Scillaren A* ist hier Hauptglykosid. Die Handelsdrogen *3, 4* zeigen bei hohem Proscillaridingehalt nur geringe Gehalte an Scillaren A. Verstärkt treten Zonen im oberen Rf-Bereich auf.

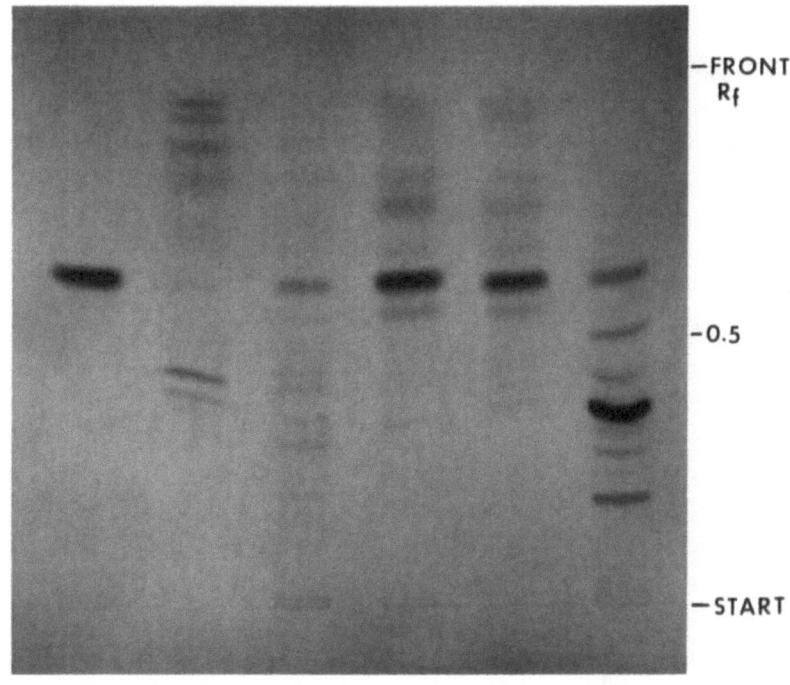

Abb. 19

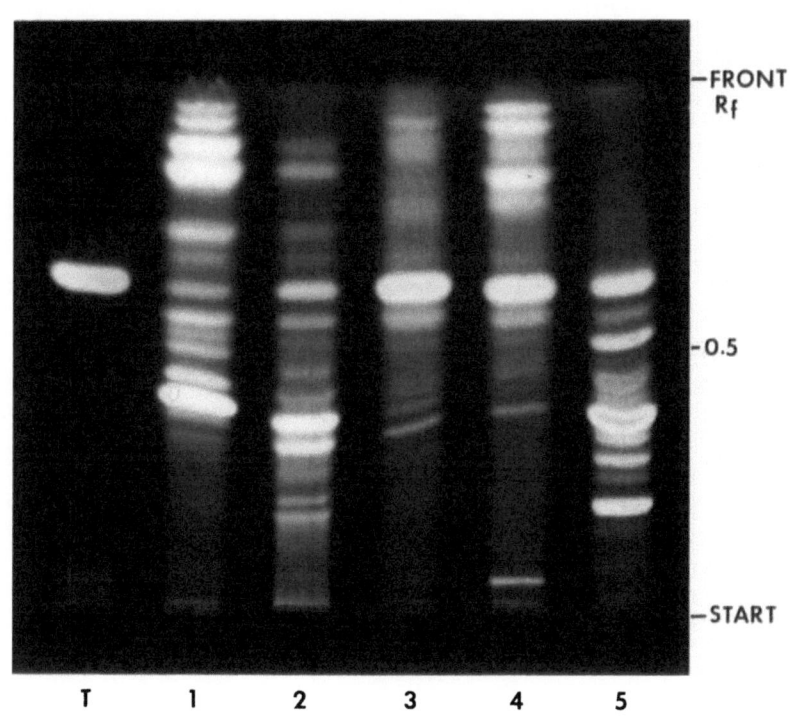

Abb. 20

Saponin-Drogen

Die meisten der arzneilich verwendeten Saponin-Drogen enthalten Saponingemische, die sich vom **Triterpen-Typ** und zu einem geringeren Teil vom **Steroid-Typ** ableiten.

Die Zucker können an eine OH-Gruppe (meist C3-OH) des Sapogenins (monodesmosidische Saponine) oder seltener an zwei OH-Gruppen bzw. eine OH- und eine Karboxylgruppe (bisdesmosidische Saponine) gebunden sein.

Triterpensaponine

Saponine dieser Reihe leiten sich von *Oleanan-* seltener vom *Ursan-* und *Dammaran-*Typ ab. Viele besitzen durch die Anwesenheit von ein oder zwei Karboxylgruppen im Aglykon- und/oder Zuckeranteil sauren Charakter. Zusätzliche Sauerstoff-tragende Gruppen im Sapogeninteil sind $-OH$, $-CH_2OH$ oder $-C{\overset{O}{\underset{H}{\lessgtr}}}$-Gruppen.

Der Zuckeranteil besteht zumeist aus 1 bis 6 Zuckerbausteinen, unter diesen bevorzugt Glucose, Galactose, Rhamnose, Arabinose, Fucose, Xylose, Glucuronsäure bzw. Galacturonsäure. Die Roßkastaniensaponine enthalten zusätzlich verestert verschiedene aliphatische Säuren.

Alle Triterpensaponine besitzen in Abhängigkeit vom Substitutionstyp starke bis schwache Hämolysewirkung.

Steroidsaponine

Die meisten Saponine dieser Reihe gehören dem *Spirostanol*-Typ an. Saponine des *Furostanol*-Typs werden zumeist bei der Aufarbeitung in den ersten Typ umgewandelt.

Diese Sapogenine tragen keine Karboxylgruppen. Die Zahl der Zuckerbausteine ist geringer als bei den Triterpen-Saponinen. Die bisdesmosidischen Furostanolglykoside besitzen im Gegensatz zu den monodesmosidischen keine Hämolysewirkung.

I. Herstellung der Drogenextrakte zur DC

2 g gepulverte Droge werden mit 10 ml 70%igem Ethanol 10 min am Rückfluß extrahiert, das klare Filtrat auf ca. 5 ml eingeengt und 25–40 µl zur DC aufgetragen.
Ausnahmen:
Ginseng radix wird entsprechend mit 90%igem Ethanol extrahiert.

Liquiritiae radix nach Ph.Eur.II
1 g gepulverte Droge wird mit 20 ml Chloroform versetzt, 15 min lang geschüttelt und anschließend filtriert. Der Auszug wird zur Trockene eingedampft und der Rückstand in 2,0 ml einer Mischung von gleichen Volumenteilen Chloroform und Methanol gelöst (CHCl$_3$-Auszug I).
Die extrahierte Droge wird mit 30 ml 1 N-Schwefelsäure 1 h lang unter Rückfluß erhitzt. Nach dem Abkühlen wird die unfiltrierte Mischung zweimal mit je 20 ml Chloroform ausgeschüttelt. Die vereinigten Chloroformauszüge werden mit wasserfreiem Natriumsulfat getrocknet, filtriert und zur Trockne eingedampft. Der Rückstand wird in 2,0 ml einer Mischung gleicher Volumteile Chloroform und Methanol gelöst. (CHCl$_3$-Auszug II nach Hydrolyse). Es werden jeweils 10 µl aufgetragen.

II. Dünnschichtchromatographie

1. Referenzlösungen
Es werden 0,1%ige methanolische Lösungen hergestellt und 10 µl zur DC aufgetragen.

2. Adsorbens
DC-Kieselgel 60 F 254 Fertigplatten (Merck, Darmstadt).

3. Auftragemengen
Drogenauszüge 25–40 µl
Referenzlösungen 10 µl

4. Trennsysteme

SP-1 Chloroform-Methanol-Wasser (64:50:10)
SP-1 ist zur Auftrennung aller Saponingemische in Drogen geeignet. Es muß jedoch *exakt* gemischt, CHCl$_3$ p.A verwendet (techn. Chloroform hat Ethanolzusatz) und nach 30minütiger Kammersättigung bei 20°C chromatographiert werden. Bei höherer Temperatur gibt es eine Rf-Wertverschiebung aller Zonen in den oberen Rf-Bereich.

SP-2 n-Butanol-Eisessig-Wasser (50:10:40) Oberphase
Die Zusammensetzung dieses Laufmittelsystems (DAB 8) ist weniger temperaturabhängig. Es trennt die Hauptsaponine der Arzneibuchdrogen jedoch nur im unteren Rf-Bereich. Nachteilig ist die lange Laufzeit von 5–6 h auf DC-Fertigplatten.

SP-3 Chloroform-Methanol-Wasser (70:30:10)
SP-3 ist speziell zur Trennung der Ginsenoside von Ginseng radix und der Eleutheroside von Eleutherococci radix geeignet.

SP-4 Chloroform-Methanol (95:5)
LM-System des Ph.Eur.II zum Nachweis der Glycyrrhetinsäure.

III. Detektion

1. Direktauswertung
Im UV-254 und UV-365 nm werden mit Ausnahme von Liquiritiae radix (Glycyrrhetinsäure) keine Saponine sichtbar.

2. Sprühreagenzien

a) *Blutreagens* (BL Nr. 6 S. 299)
Hämolytisch wirkende Saponine werden als weiße Zonen auf rötlichen Plattenhintergrund sichtbar. Hämolyse kann sofort oder nach Liegenlassen bzw. Trockenfönen der DC-Platte eintreten.

b) *Vanillin-Schwefelsäure-Reagens* (VS Nr. 38 S. 305)
Im vis ergeben sich vorwiegend blaue, blauviolette und z. Teil gelbliche Zonen.

c) *Anisaldehyd-Schwefelsäure Reagens* (AS Nr. 2 S. 299)
Im vis erscheinen ähnliche Farben wie mit *VS*-Reagens.

d) *Antimon-III-chlorid-Reagens* (SbCl$_3$ Nr. 3 S. 299)
Im vis erscheinen rotviolette, im UV-365 nm meist rotviolett, blau und grün fluoreszierende Farbzonen.

e) *Vanillin-Phosphorsäure-Reagens* (VPS Nr. 36 A S. 305)
Ginsenoside geben rotviolette Färbung im vis bzw. rötliche und blaue Fluoreszenzen im UV-365 nm.
Die Hauptinhaltsstoffe der *Eleutherococcus-Wurzel* lassen sich mit schwach violetter Färbung im *vis* und mit intensiv gelber, fahlblauer und oranger Fluoreszenz im *UV-365 nm* nachgweisen.

f) *Komarowsky-Reagens* (KOM Nr. 24 S. 303)
Die besprühte DC-Platte wird unter Beobachtung 5–10 min bei 100° C im Trockenschrank erwärmt und anschließend im vis ausgewertet. Die Saponine zeigen vorallem blaue, gelbe und rote Färbungen im vis.

IV. Liste der Saponin-Drogen
Abb. 1–12 S. 234–S. 245

Abb.	Droge/Stammpflanze Familie/Arzneibuch	Hauptinhaltsstoffe Hämolytischer Index (H.I.)
1, 2 DC-Übersicht 5, 6	**Ginseng Radix** Ginsengwurzel Panax ginseng MEYER und andere Panax-Arten Araliaceae	**2–3%** eines Saponingemisches, das aus mindestens 10 Glykosiden, den „**Ginsenosiden**" R_x (x = o, a, b_1, b_2, c, d, e, f, g_1, h) besteht. Sie liegen als neutrale Bisdesmoside vor. Die Triterpensapogenine 20-S-Proto-Panaxadiol und 20-S-Protopanaxatriol besitzen das Dammarangrundgerüst. Nur Ginsenosid R_o hat Oleanolsäure zum Aglykon. Die Glykoside enthalten Glucose, Arabinose, Rhamnose und Glucuronsäure; **H.I.** Droge < 100
6	**Eleutherococci Radix** Eleutherokokkwurzel Acanthopanax senticosus (RUPP. et MAXIM. ex MAXIM.) HARMS Araliaceae	**Oleanolsäureglykoside** (Eleutheroside I-M) mit Hedera-Saponinen verwandt. **Lignanverbindungen** (Eleutherosid E, Syringaresinol). **Cumarine** (Eleutherosid B_1 = Isofraxidin-glucosid) und Chlorogensäure.
9	**Hederae Folium** Efeublatt Hedera helix L. Araliaceae 2. AB-DDR	**5%** eines Triterpenglykosidgemisches mit **Hederacosid B** als Hauptsaponin, daneben monodesmosidisches **β-Hederin, Hederacosid C** und **α-Hederin**. Die beiden ersten leiten sich von Oleanolsäure, das Hederacosid C von Hederagenin ab. **H.I.** Droge 1 000–1 500, **H.I.** β-Hederin 15 000
1, 2 DC-Übersicht 10	**Hippocastani Semen** Roßkastaniensamen Aesculus hippocastanum L. Hippocastanaceae DAB 8, 2. AB-DDR	Mind. **3%** des Estersaponingemisches „**Aescin**" (DAB 8), das sich von Protoaescigenin bzw. Barringtogenol C ableitet. Beide Sapogenine sind mit 1 Mol Glukuronsäure und 2 Mol Glucose verknüpft und mit Angelica-, Tiglin-, α-Buttersäure bzw. Isobutter- und Essigsäure verestert. **H.I.** Droge ca. 6 000 **H.I.** Aescin 9 500–12 500

Abb.	Droge/Stammpflanze Familie/Arzneibuch	Hauptinhaltsstoffe Hämolytischer Index (H.I.)

1, 2 DC-Übersicht

7, 8 Liquiritiae Radix
Süßholzwurzel
(geschält + ungeschält)

Glycyrrhiza glabra L.
Fabaceae

DAB 8, Ph.Eur. II, 2. AB-DDR
(3–5,5% Glycyrrhizin), Helv. VI,
ÖAB

Saponine: 8–12% Glycyrrhizin, das als Calcium bzw. Kaliumsalz der Glycyrrhizinsäure vorliegt. Es hat wenig Saponineigenschaften und keine Hämolysewirkung. Das Aglykon, **Glycyrrhetinsäure,** zeigt dagegen Hämolyse.

Flavonoide: 1–1,5% eines Flavonoidgemisches mit **Liquiritin,** einem 4′,7-Dihydroxy-flavanon-7-O-glucosid als Hauptverbindung neben Liquiritosid (Liquiritigenin-gluc-rham) und den entsprechenden Chalconformen.

H.I. Droge 250–300

1/2, 11/12 DC-Übersichten

3 Primulae Radix
Primelwurzel

Primula veris L.
Primula elatior (L.) HILL.
Primulaceae

DAB 8,
2. AB-DDR (**H.I.** md. 2500),
ÖAB (**H.I.** md. 3000)

5–10% eines Saponingemisches mit **Primulasäure A** als Hauptsaponin, das sich von *Proto-Primulagenin* ableitet

Primula veris hat einen höheren Saponingehalt als *Primula elatior* und besitzt ein komplexer zusammengesetztes Saponingemisch als P. elatior. P. elatior-Saponin besteht zu 90% aus Primulasäure, das von P. veris zeigt zusätzlich Glykoside mit den Geninen Primulagenin A, Dehydroprimulagenin A und Priverogenin A/B.

Verfälschung: *Vincetoxicum hirundinaria* MEDIKUS (= Cynanchum vincetoxicum (L.) PERSOON) Steroidglykoside „Vincetoxin".

1/2, 11/12 DC-Übersichten

Quillajae Cortex
Seifenrinde

Quillaja saponaria MOLINA
Rosaceae

Helv. VI, ÖAB, (**H.I.** md. 3000)
DAC

10% eines Saponingemisches mit **Quillajasäure** als Aglykon und Glucuron- bzw. Galacturonsäure als Zuckeranteil („Quillaja-Saponin").

H.I. 3500–4500

1/2 DC-Übersicht

4 Saponariae Radix
S. rubrae Radix
rote Seifenwurzel

Saponaria officinalis L.
Caryophyllaceae

2. AB-DDR (**H.I.** 1200–1800),
DAC

S. rubrae radix: 2–5% eines Saponingemisches mit **Saponasid A** und **D** als Hauptverbindungen. Den sauren Bisdesmosiden liegt das Aglykon Gypsogenin zugrunde.

H.I. 1200–2000

S. albae Radix
weiße Seifenwurzel

Gypsophila-Arten
(G. paniculata L., G. arrostii
GUSS.,)
Caryophyllaceae

S. albae radix: bis zu **20%** eines Saponingemisches mit **Gypsosid A** als bisdesmosidischem Hauptglykosid. Das isol. Saponingemisch stellt das **Standard-Saponin** für die Hämolyse-Bestimmung dar.

H.I. 2600–3900

Abb.	Droge/Stammpflanze Familie/Arzneibuch	Hauptinhaltsstoffe Hämolytischer Index (H.I.)
1/2, 11/12	**DC-Übersichten** **Sarsaparillae Radix** Sarsaparillwurzel Smilax-Arten (S. regelii KILIP et MORTON) (Honduras-Sarsaparille) (S. medica SCHL. et CHAM) (Veracruz-Droge) Liliaceae	**1,8–2,4%** eines Steroidsaponingemisches mit **Parillin, Pariglin** u.a. Als Aglyka liegen Sarsasapogenin (= Parigenin) und das isomere Smilagenin zugrunde. **H.I.** 3 500–4 200
	Senegae Radix Polygalae radix Senegawurzel Polygala senega L. u. andere Polygala-Arten Polygalaceae Helv. VI, ÖAB (**H.I.** 2 500–4 500)	**8–10%** eines Saponingemisches: mind. 8 Glykoside mit **Senegin** als Hauptsaponin. Das Aglykon ist Presenegenin, der Zuckeranteil Glucose, Galactose, Rhamnose und Fucose. Die Fucose ist mit 3,4-Dimethoxyzimtsäure esterartig verknüpft.
9	**Avenae sativae Herba (Fructus)** Hafer Avena sativa L. Avena orientalis SCHREB. Poaceae	**Steroidsaponine: Avenacosid A** und **B,** das Aglykon ist Nuatigenin, als Zucker sind Glucose und Rhamnose im Verhältnis 3:1 bzw. 4:1 nachgewiesen. **Triterpensaponine:** z.B. **Avenacin**
II.	**Saponindrogen**, die geringe oder keine Hämolyse zeigen und oder besser durch andere Inhaltsstoffe als Saponine identifizierbar sind (Abbildungen im Kapitel **Flavonoid-** bzw. **Cumarindrogen**):	
	Betulae Folium Birkenblatt Betula pendula ROTH. Betula pubescens ERH. Betulaceae 2. AB-DDR, ÖAB, Helv. VI, DAB 8	**Saponin (ca. 3%)**, das sich von Betulinsäure ableitet (Betulin). **Flavonoide (1,5–3%)** mit Hyperosid und Myricetindigalactosid als Hauptverbindungen (siehe Kapitel *Flavonoide Abb. 11/12 S. 182*)
	Equiseti Herba Schachtelhalmkraut Equisetium arvense L. Equisetaceae 2. AB-DDR, DAB 8, Helv. VI, ÖAB	**Triterpensaponin:** Equisetonin **Flavonoide:** Isoquercitrin, Galuteolin (siehe Kapitel *Flavonoide Abb. 16 S. 186*)
	Herniariae Herba Bruchkraut Herniaria glabra L. Herniaria hirsuta L. Caryophyllaceae ÖAB	Bis zu **3%** eines Saponingemisches (**Herniaria-Saponin I** und **II**), die sich von der Medicagensäure ableiten. **Flavonoide:** Quercetin- und Isorhamnetinglykoside (Rutin, Narcissin) (s. Kapitel *Flavonoide Abb. 6 S. 176*). **Cumarine:** Herniarin (siehe Kapitel *Cumarine Abb. 5/6 S. 156*).
	Verbasci Flos Königskerzenblüte Verbascum densiflorum BERTOLONI Scrophulariaceae Helv. VI, ÖAB	**Saponine** ohne Hämolysewirkung. **Flavonoide** (bis **3,8%**) mit **Rutin** und **Hesperidin** als Hauptverbindungen (siehe Kapitel *Flavonoide Abb. 7 S. 178*)

V. Formelübersicht Saponindrogen

TRITERPEN-SAPOGENINE

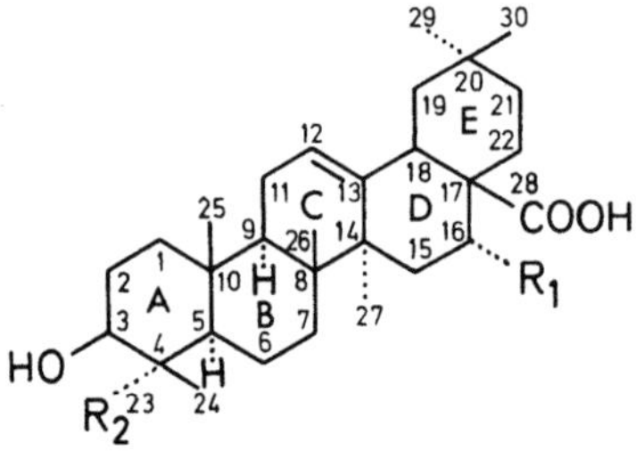

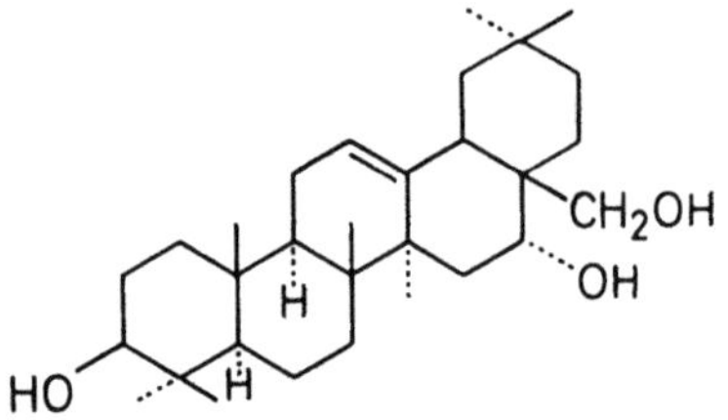

Primulagenin A

Oleanolsäure: $R_1 = H$; $R_2 = CH_3$

Quillajasäure: $R_1 = OH$; $R_2 = C\underset{H}{\overset{O}{\diagup}}$

Gypsogenin: $R_1 = H$; $R_2 = C\underset{H}{\overset{O}{\diagup}}$

Hederagenin: $R_1 = H$; $R_2 = CH_2OH$

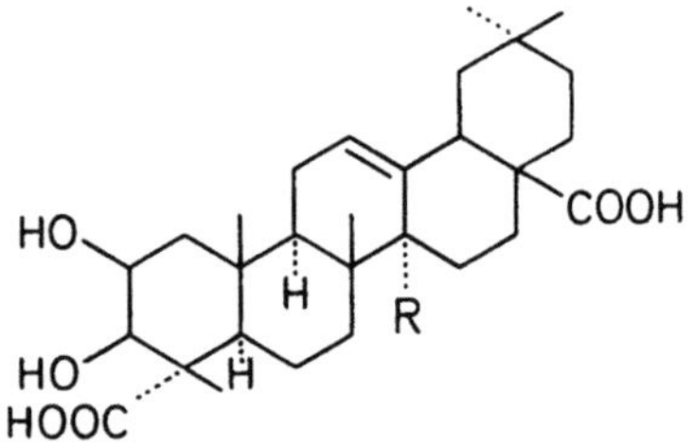

Presenegenin: $R = CH_2OH$
Medicagensäure: $R = H$

Hippocastani semen:

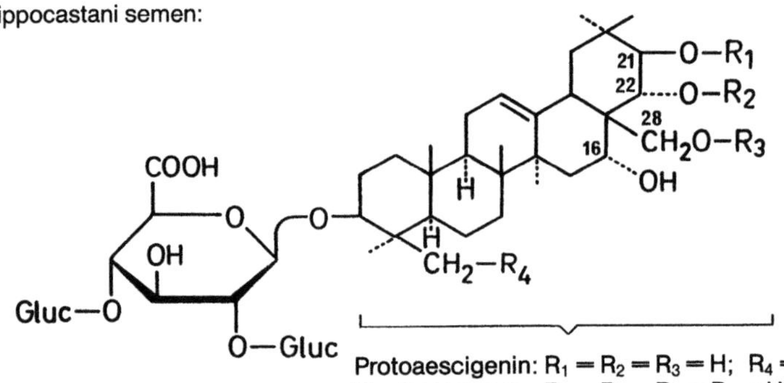

Protoaescigenin: $R_1 = R_2 = R_3 = H$; $R_4 = OH$
Barringtogenol: $R_1 = R_2 = R_3 = R_4 = H$

Aescin: $R_1 =$ Tiglinsäure, Angelicasäure, Isobuttersäure, α-Methylbuttersäure-Reste
$R_2 =$ Acetyl; $R_3 = H$; $R_4 = H$ bzw. OH
Kryptoaescin: $R_1 =$ Tiglinsäure, Angelicasäure, α-Methylbuttersäure-Reste
$R_2 = H$; $R_3 =$ Acetyl; $R_4 = H$ bzw. OH

230

Ginseng radix:

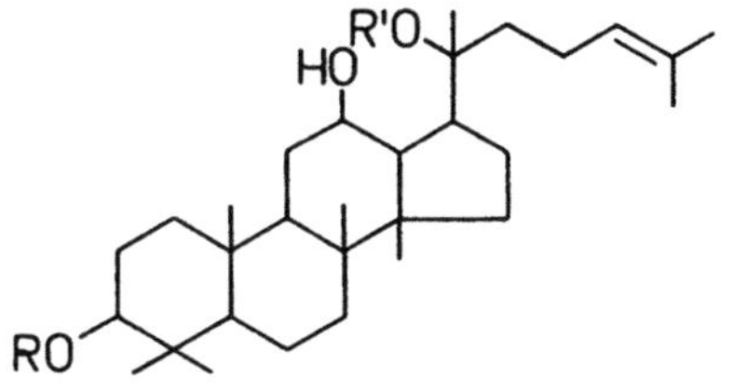

	R	R′
(20 S-Protopanaxadiol)	H	H
Ginsenosid Rb₁	β-D-Gl 1 → 2 β-D-Gl	β-D-Gl 1 → 6 β-D-Gl
Ginsenosid Rb₂	β-D-Gl 1 → 2 β-D-Gl	α-L-Ar 1 → 6 β-D-Gl
Ginsenosid Rc	β-D-Gl 1 → 2 β-D-Gl	α-L-Arf 1 → 6 β-D-Gl
Ginsenosid Rd	β-D-Gl 1 → 2 β-D-Gl	β-D-Gl

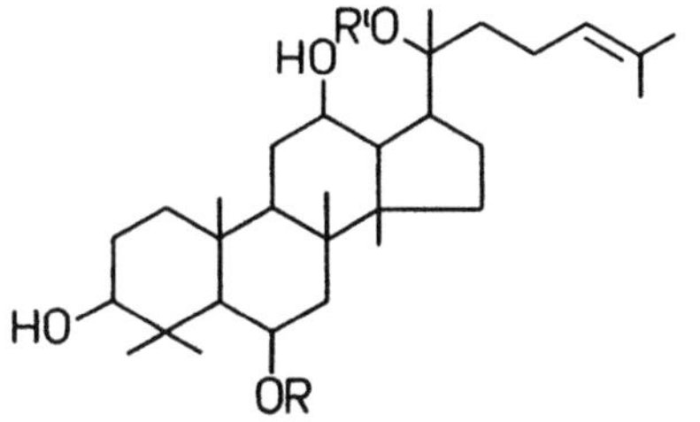

	R	R′
(20 S-Protopanaxatriol)	H	H
Ginsenosid Re	α-L-Rh 1 → 2 β-D-Gl	β-D-Gl
Ginsenosid Rg₁	β-D-Gl	β-D-Gl
Ginsenosid Rg₂	α-L-Rh 1 → 2 β-D-Gl	H

Eleutherococci radix:

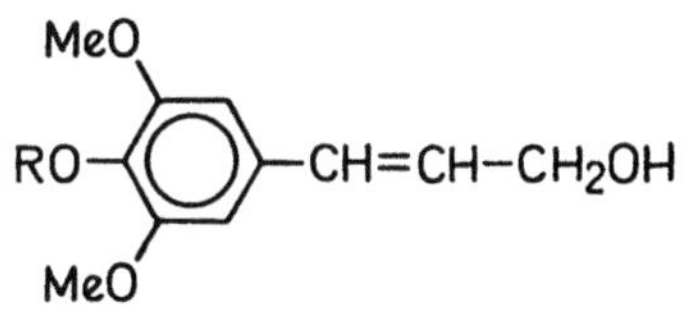

Eleutherosid B   R = Glucosyl
Sinapinalkohol   R = H

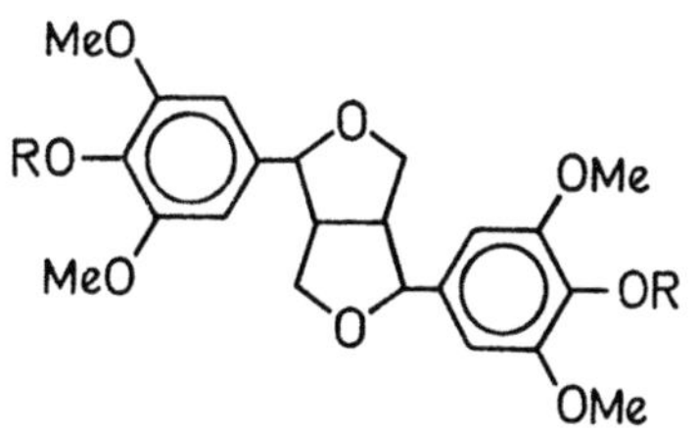

Eleutherosid E   R = Glucosyl
Syringaresinol   R = H

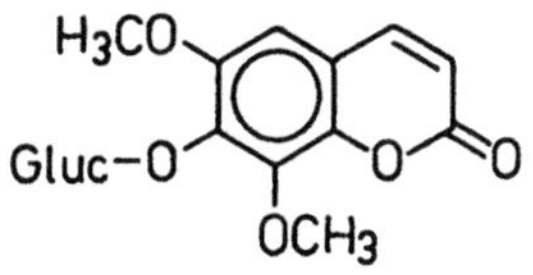

Eleutherosid B₁

Liquiritiae radix:

Liquiritin ⟶

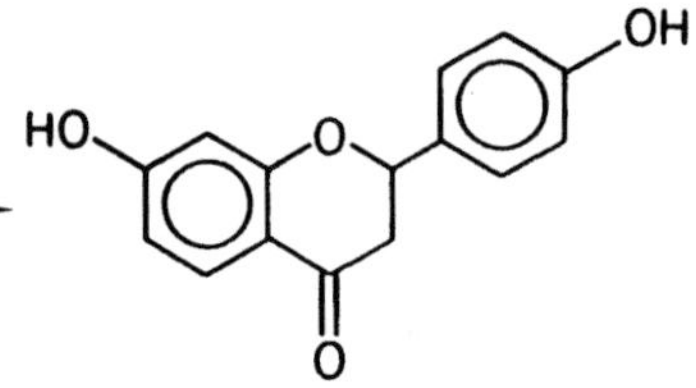

Liquiritigenin

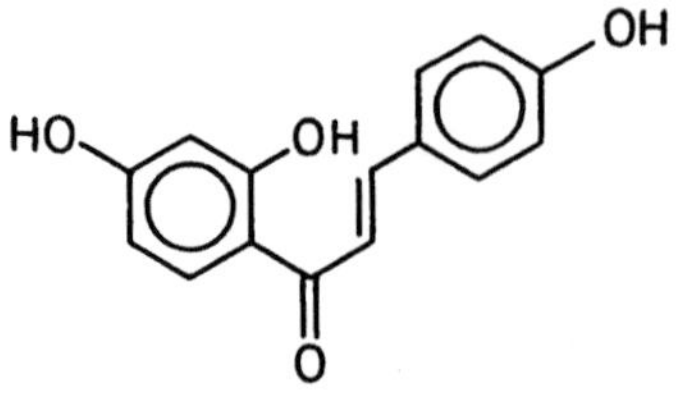

Isoliquiritigenin

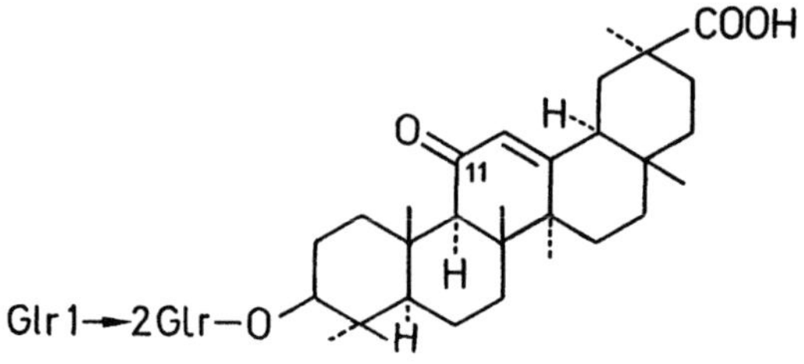

.COOH

Glr 1⟶2Glr—O

Glycyrrhizinsäure

Primulae radix:

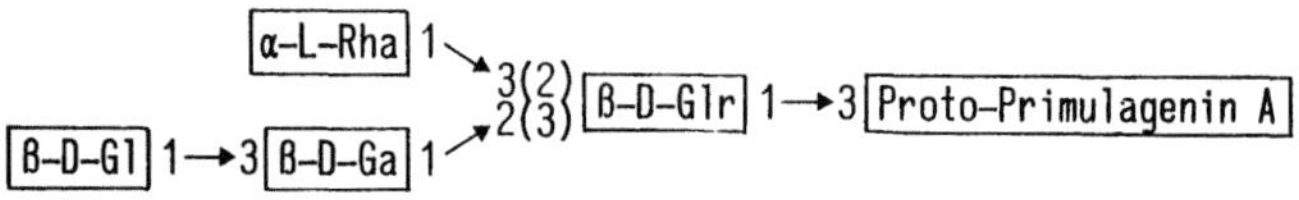

$\boxed{\alpha\text{-L-Rha}}$ 1

$\boxed{\beta\text{-D-Gl}}$ 1⟶3$\boxed{\beta\text{-D-Ga}}$ 1

$\begin{smallmatrix}3(2)\\2(3)\end{smallmatrix}$ $\boxed{\beta\text{-D-Glr}}$ 1⟶3$\boxed{\text{Proto-Primulagenin A}}$

Primulasäure A

Senegae radix:

$\boxed{\beta\text{-D-Gl}}$ 1⟶3$\boxed{\text{Presenegenin}}$ 28⟵1$\boxed{\text{D-Fu}}$ 2⟵1$\boxed{\text{L-Rha}}$ 4⟵1$\boxed{\text{D-Xy}}$ 4⟵1$\boxed{\beta\text{-D-Ga}}$

4
↑
Dimethoxyzimtsäure

Senegin

Saponariae radix:

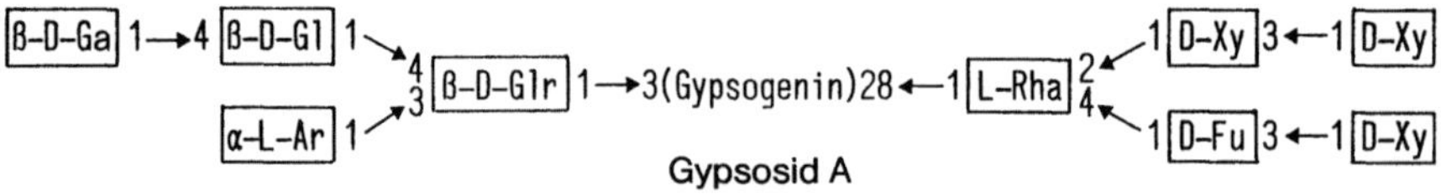

$\boxed{\beta\text{-D-Ga}}$ 1⟶4$\boxed{\beta\text{-D-Gl}}$ 1

$\boxed{\alpha\text{-L-Ar}}$ 1

$\begin{smallmatrix}4\\3\end{smallmatrix}$ $\boxed{\beta\text{-D-Glr}}$ 1⟶3(Gypsogenin)28⟵1$\boxed{\text{L-Rha}}$ $\begin{smallmatrix}2\\4\end{smallmatrix}$

1$\boxed{\text{D-Xy}}$ 3⟵1$\boxed{\text{D-Xy}}$

1$\boxed{\text{D-Fu}}$ 3⟵1$\boxed{\text{D-Xy}}$

Gypsosid A

Hederae folium:

$\boxed{\alpha\text{-L-Rha}}$ 1⟶2$\boxed{\alpha\text{-L-Ar}}$ 1⟶3$\boxed{\text{Oleanolsäure}}$ 28⟵1$\boxed{\beta\text{-D-Gl}}$ 6⟵1$\boxed{\beta\text{-D-Gl}}$ 4⟵1$\boxed{\alpha\text{-L-Rha}}$

Hederacosid B

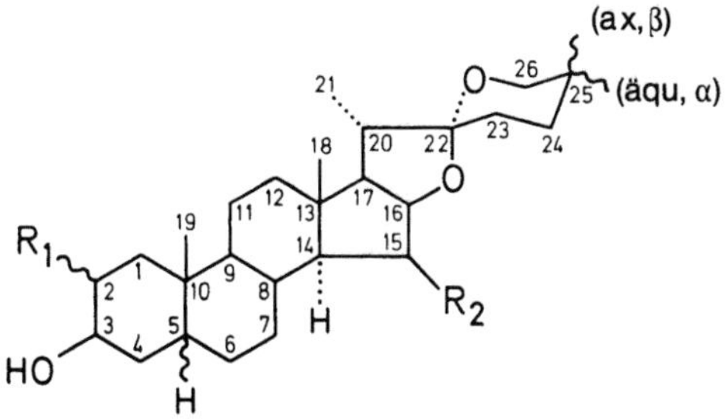

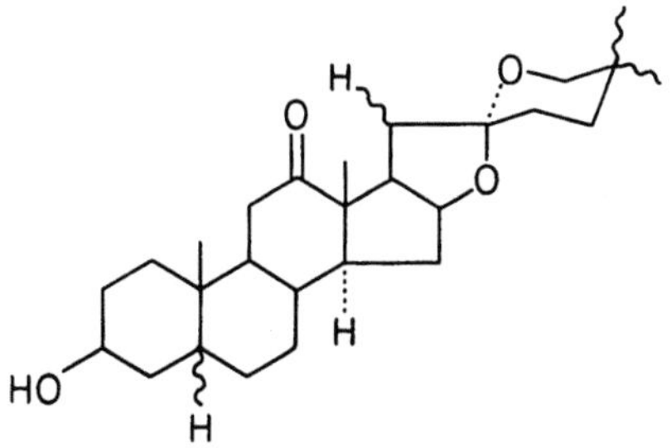

(ax, β)
(äqu, α)

Sarsasapogenin: R₁ = H; R₂ = H; 5β, 25β
Smilagenin: R₁ = H; R₂ = H; 5β, 25α

Hecogenin: 5α, 20β, 25α

Sarsaparillae radix:

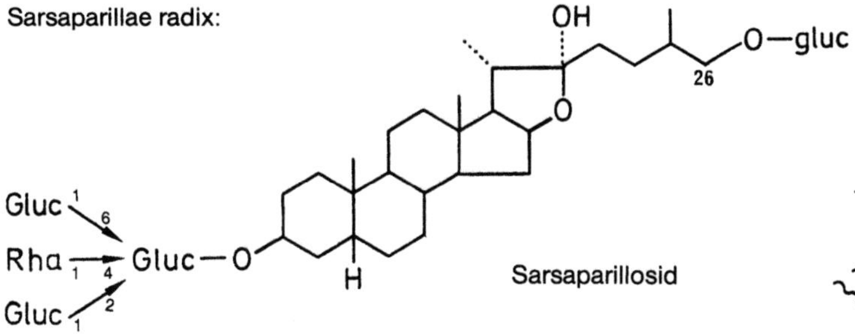

Sarsaparillosid

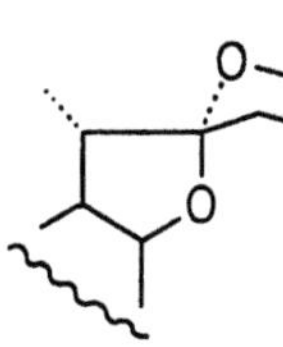

Parillin

Avenae herba:

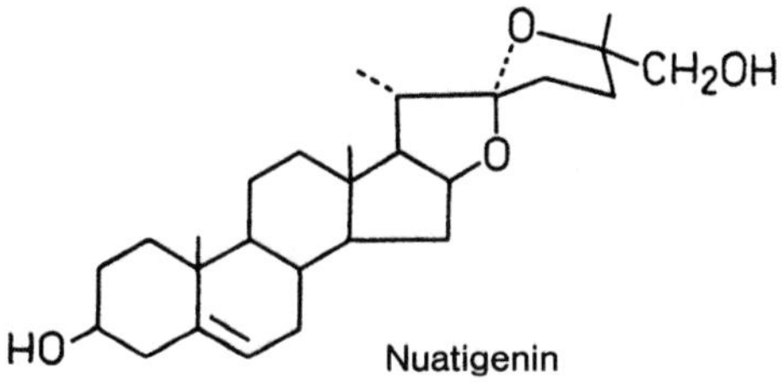

Nuatigenin

Ar = Arabinose
Fu = Fucose
Ga = Galactose
Gl = Glucose
Glr = Glucuronsäure
Rh = Rhamnose
Xy = Xylose

Saponindrogen DC-Übersicht

Bahnen
- 1 = Senegae radix
- 2 = Sarsaparillae radix
- 3 = Ginseng radix
- 4 = Hippocastani semen
- 5 = Primulae radix
- 6 = Saponariae albae radix
- 7 = Liquiritiae radix
- 8 = Quillajae cortex

Test   T = Saponingemisch aus Senegae radix

LM-System   SP-1 Chloroform-Methanol-Wasser (64:50:10)

Detektion   Vanillin-Schwefelsäure-Reagens (VS/Nr. 38 S. 305)   vis **Abb. 1**
              Blutreagens (Nr. 6 S. 299)   vis **Abb. 2**

Drogen DC-Bild 1, 2   Beschreibungen S. 227–S. 229, Formelbilder S. 230–S. 233

1 *Senegae radix* liefert mit dem *VS*-Reagens *sofort* stark rote Farbzonen im Rf-Bereich 0,3–0,55, die beim Erhitzen verblassen (vgl. T, „*Senega-Saponingemisch*"). Im oberen Rf-Bereich erscheinen nach dem Erhitzen zusätzlich 7–8 violett gefärbte Zonen, die nur zum Teil von Saponinen stammen. Die Hauptkomponenten des Senega-Saponingemisches zeigen starke Hämolyse.

2 *Sarsaparillae radix* ist nach *VS*-Reagens-Behandlung durch mindestens 8 gelb bzw. gelbbraun sich anfärbende Zonen im Rf-Bereich 0,2–0,75 charakterisiert. Die Zonen im Rf-Bereich 0,55–0,75 und unmittelbar unter der LM-Front zeigen Hämolyse.

3 *Ginseng radix* weist mindestens 10 intensiv dunkelviolette Hauptzonen im Rf-Bereich 0,35–0,75 (*Ginsenoside*) auf. Die Haupt-Hämolysezonen befinden sich im mittleren Rf-Bereich (Zuordnung s. Abb. 5/S. 238).

4 *Hippocastani semen* ist durch die breite blauviolette Zone des „*Aescins*" im Rf-Bereich 0,5–0,6 gekennzeichnet. Sie zeigt deutliche Hämolyse (Zuordnung s. Abb. 10 S. 242).

5 *Primulae radix* zeigt die braune Zone der „*Primulasäure*" (3-Komponenten Gemisch) im Rf-Bereich 0,30–0,40. Primulasäure zeigt ebenso wie die anderen Zonen im oberen Rf-Bereich (0,6–0,75/0,95) nur schwache Hämolyse. (Erläuterung s. Abb. 3 S. 236)

6 *Saponariae radix* liefert im Bereich des **Standard-Saponins** (Rf ca. 0,1–0,30) mehrere kräftig dunkelbraun gefärbte Zonen (VS), die auch eine deutliche Hämolysereaktion geben. Mehrere schwächer ausgeprägte violette Zonen im Rf-Bereich 0,7 – LM-Front zeigen ebenfalls Hämolyse, am stärksten eine Zone bei Rf ca. 0,75 (Zuordnung s. Abb. 4 S. 236)

7 *Liquiritiae radix* ist besonders durch einige intensiv gelbbraune Zonen im Rf-Bereich 0,6–0,75 (*Flavonoide*) gekennzeichnet. Hämolyse ist nur im Bereich oberhalb der mit VS-Reagens gelbbraunen Zonen zu beobachten. Das Triterpensaponin *Glycyrrhizin* wird nach Hydrolyse als Glycyrrhetinsäure nachgewiesen. (Erläuterung und Zuordnung s. Abb. 7/8 S. 240)

8 *Quillajae cortex* liefert etwa 6 dunkelbraune Zonen im Rf-Bereich 0,15–0,4, die von dem **Quillaja-Saponingemisch** stammen. Deutlich hämolysierende Zonen liegen im Rf 0,1–0,7 (s. auch Abb. 11 A, S. 244).

Anmerkung. Alle Drogenauszüge zeigen deutliche Hämolysezonen unmittelbar unter der LM-Front (Sapogenine u. z.T. Sterine).

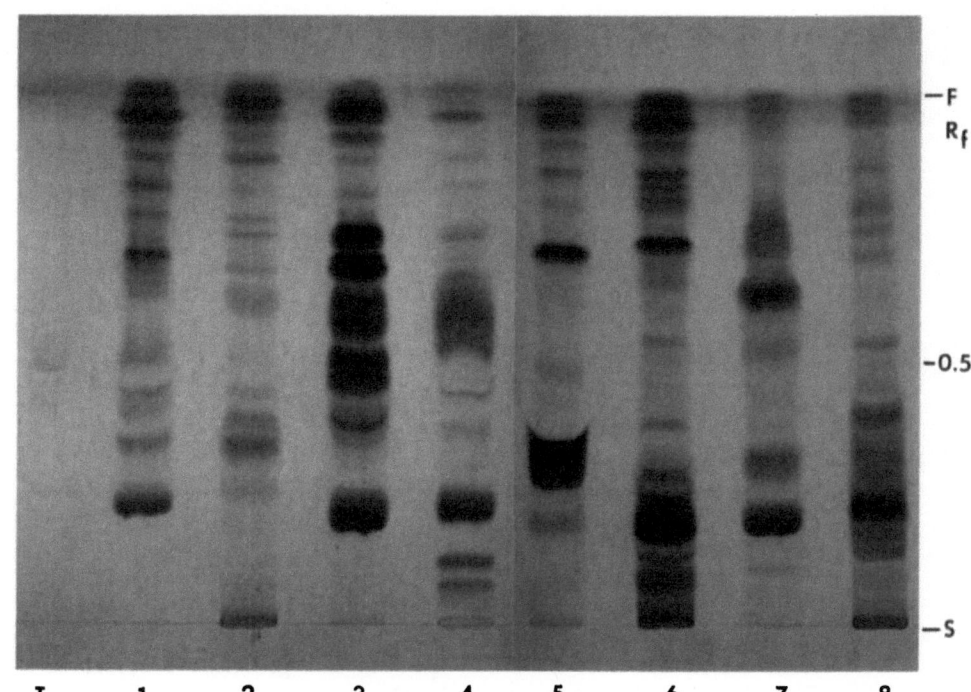

Abb. 1

T 1 2 3 4 5 6 7 8

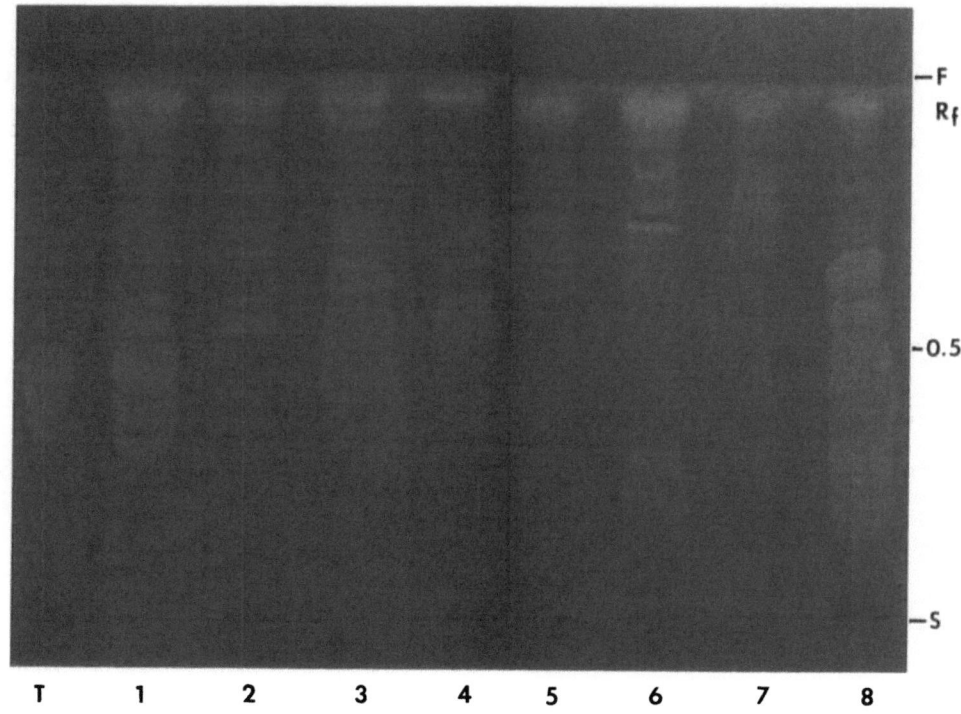

Abb. 2

T 1 2 3 4 5 6 7 8

Primulae Radix   Saponariae Radix

Bahnen   *1* = Primulae radix (P. veris)   *3* = Saponariae albae radix
            2 = Primulae radix (P. elatior)   *4* = Saponariae rubrae radix

Teste   T1 = Primulasäure   T2 = Standardsaponin aus Gypsophila-Arten

LM-System   SP-1   Chloroform-Methanol-Wasser (64:50:10)

Detektion   Blut-Reagens (Nr. 6 S. 299)   vis **Abb. 3A; 4A**
              Antimon-III-chlorid-Reagens ($SbCl_3$/Nr. 3 S. 299)   vis **Abb. 3B; 4B**
                                                    UV-365 nm   **Abb. 3C; 4C**

Droge   Beschreibung s.S. 228, Formelbilder s.S. 230–233

DC-Bild *1, 2* *Primulae radix*

3   Nach Behandlung mit dem ***SbCl₃***-Reagens zeigt das isolierte „*Primulasäure-Ge-misch*" (vgl. T1) im vis drei violette Zonen und im UV-365 nm hellbraune Fluores-zenz.

    Bei *Primula veris* erscheint die Primulasäure deutlich in zwei Hauptzonen und einer schwachen Nebenzone. Bei *Primula elatior* liegt das Saponingemisch in geringe-rer Konzentration vor. *Primula veris*-Auszüge zeigen im vis zusätzlich eine violette Zone bei Rf ca. 0,75, die im UV 365 nm eine grünliche Fluoreszenz ergibt. Diese Zone fehlt bei P. elatior. (s. auch Abb. 1 S. 234/VS-Reag.). Nach Blut-Reagens-Behandlung zeigt nur eine Zone der „*Primulasäure*" sofort, die anderen Zonen erst später deutliche Hämolyse.

Anmerkung. Zur Unterscheidung beider Wurzeln kann das nur in Primula veris in hoher Kon-zentration vorliegende Primulaverin herangezogen werden. Dieses Phenolglykosid bildet nach enzymatischer Spaltung den charakteristisch riechenden Methoxysalicylsäuremethylester.

    Die als Verfälschung in Frage kommende Wurzel von *Cynanchum vincetoxicum* enthält Steroidglykoside. Diese sind mit Toluol extrahierbar. Nach Einengen und Aufnahme in Ethanol entsteht mit konz. H_2SO_4 und $FeCl_3$-Zusatz Violettfärbung (*Vincetoxin*).

4   ***3, 4* *Saponariae radix***

    Beide Saponaria-Drogenauszüge geben nach ***SbCl₃***-Behandlung im Rf-Bereich ca. 0,05–0,5 eine größere Zahl sich überlagernder Zonen mit violetter bzw. schwarzvio-letter Farbe im vis und grünlichblauer Fluoreszenz im UV-365 nm (vgl. auch Abb. 1, Bahn 6, DC-Übersicht S. 234).

    Das isol. ***Standardsaponin*** stellt ein aus hauptsächlich zwei Komponenten beste-hendes Gemisch (vgl. T2/Rf-Bereich 0,25–0,4) dar. Sofort kräftig auftretende Hämo-lysezonen im Rf-Bereich 0,2–0,45 sind typisch für Saponariae radix.

    Aus dem DC-Bild ist für Saponariae albae radix ein deutlich höherer Saponinge-halt ableitbar (6–30% bei S. alba; 2–5% S. rubra).

236

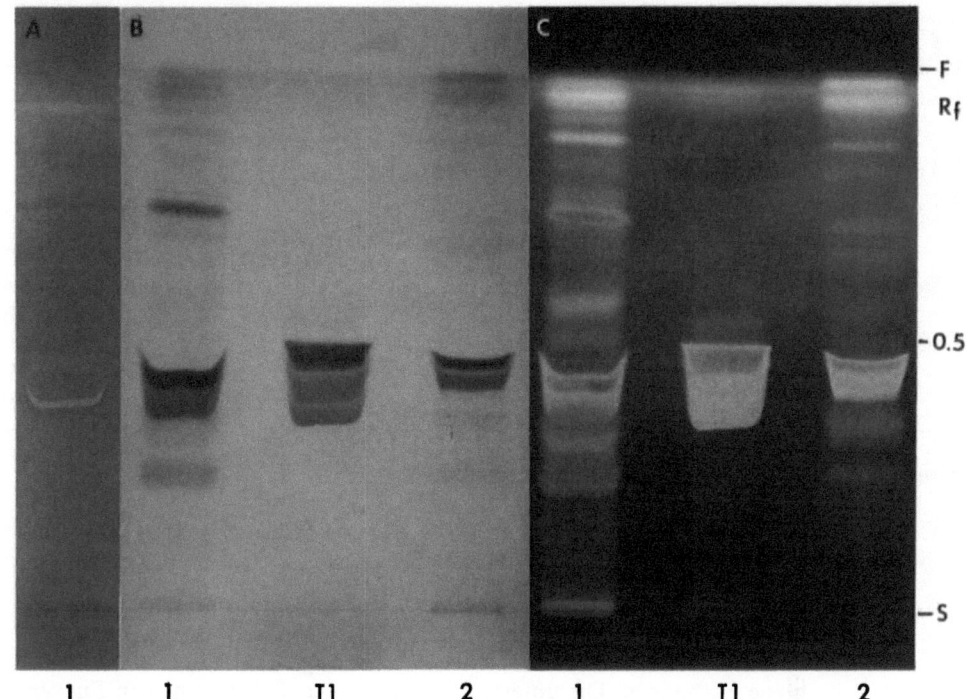

Abb. 3

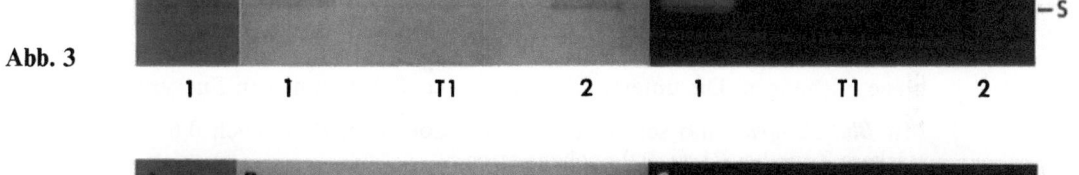

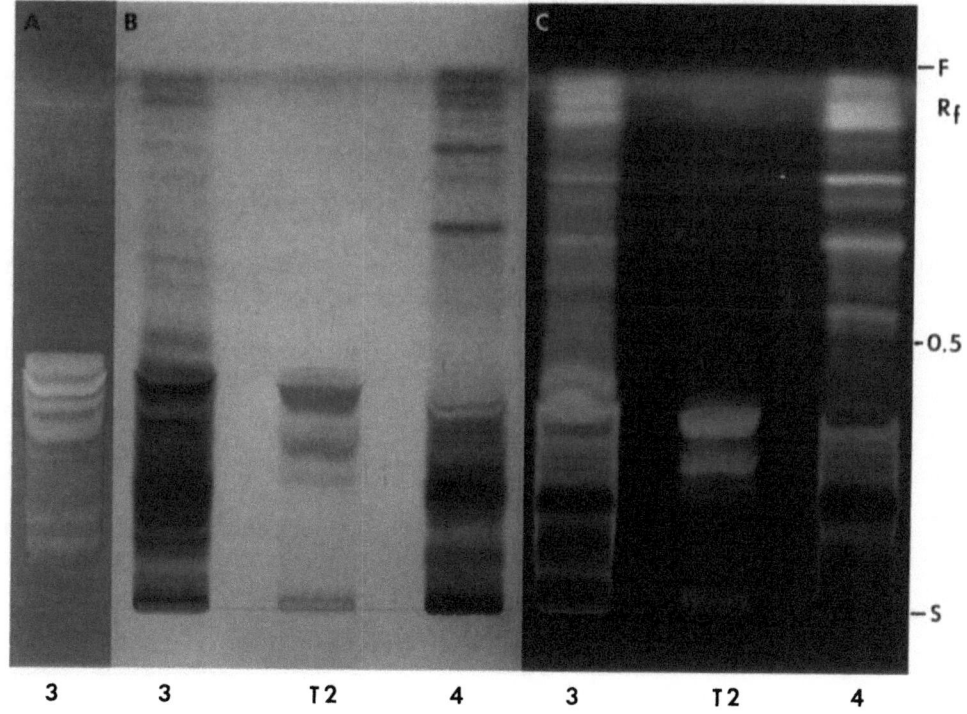

Abb. 4

237

Ginseng-, Eleutherococci Radix

Bahnen	1 = Ginseng radix
	2 = Eleutherococci radix
Teste	Ginsenoside: Rc, Rb$_2$, Rb$_1$, Re, Rd, Rg', Rh'
LM-System	SP-1 Chloroform-Methanol-Wasser (64:50:10) **Abb. 5A, B, C**
	SP-3 Chloroform-Methanol-Wasser (70:30:10) **Abb. 5D; 6A, B**
Detektion	Antimon-III-chlorid-Reagens (SbCl$_3$ Nr. 3 S. 299) UV-365 nm **Abb. 5A**
	vis **Abb. 5B**
	Blut-Reagens (Nr. 6 S. 299) vis **Abb. 5C**
	Vanillin-Phosphorsäure-Reagens (VPS Nr. 36A S. 305) vis **Abb. 5D; 6A**
	UV-365 nm **Abb. 6B**

Droge	Beschreibung s.S. 227, Formelbild s.S. 231
DC-Bild 5, 6	*1 Ginseng radix* zeigt in beiden LM-Systemen im vis bzw. im UV-365 nm ca. 10 über den gesamten Rf-Bereich verteilte Zonen.
5A, B	Im UV-365 nm nach ***SbCl$_3$***-Behandlung sind fahlgrün fluoreszierende Substanzen (***Ginsenoside***) besonders im Rf-Bereich 0,25–0,6 auffallend. Im oberen Rf-Bereich treten schwächere Fluoreszenzen auf. Im Tageslicht zeigen die Ginsenoside violettblaue Färbungen. Die unterste Zone bei Rf ca. 0,2 stammt von Zuckern.
5C	Mit ***Blut-Reagens*** sind schwache Hämolysezonen im Rf-Bereich 0,6–0,65 und eine stärkere Zone bei Rf ca. 0,9 nachzuweisen.
5D	Das ***VPS***-Reagens zeigt im vis 8–10 deutlich rotviolette Zonen im Rf-Bereich 0,05–0,4 (***Ginsenoside Rc, Rb$_2$, Rb$_1$, Re, Rd, Rg'*** u.a.) und einige schwächer ausgeprägte Zonen in den oberen Rf-Bereichen. Im UV-365 nm erscheinen die Ginsenoside mit deutlich rotvioletter Fluoreszenz (Abb. 6B)
	*Anmerkung. **SP-1** ergibt für die Ginsenoside höhere Rf-Werte als das modifizierte **SP-2** Laufmittelsystem mit geringerem Methanolanteil, das zum DC-Vergleich von Ginseng- und Eleutherococcus-Auszügen besser geeignet ist.*
6A, B	*2 Eleutherococcus-Wurzel-Auszüge* sind nach ***VPS***-*Reagens*-Behandlung im vis durch drei violettrote Hauptzonen im Rf-Bereich 0,3–0,5 gekennzeichnet. Im UV-365 nm fluoreszieren die zwei oberen Zonen charakteristisch gelb bzw. orange, die untere Zone dumpf dunkelgrün (= E). Eine zusätzliche fahlgelb fluoreszierende Zone erscheint über dem orangen Fleck.
	Die schwach blaue Fluoreszenz bei Rf ca. 0,1 stammt von ***Chlorogensäure.***
	Eleutherosid E als dumpf dunkelgrüne Zone bei Rf ca. 0,4 (= *E*) direkt unterhalb der charakteristisch gelb fluoreszierenden Zone liegt etwa im Rf-Bereich des Ginsenosids Rg'.
	Im Vergleich dazu liefern Auszüge aus Ginseng radix hauptsächlich vom Start bis zum Rf ca. 0,45 die charakteristisch rotviolett fluoreszierenden Zonen der Ginsenoside.

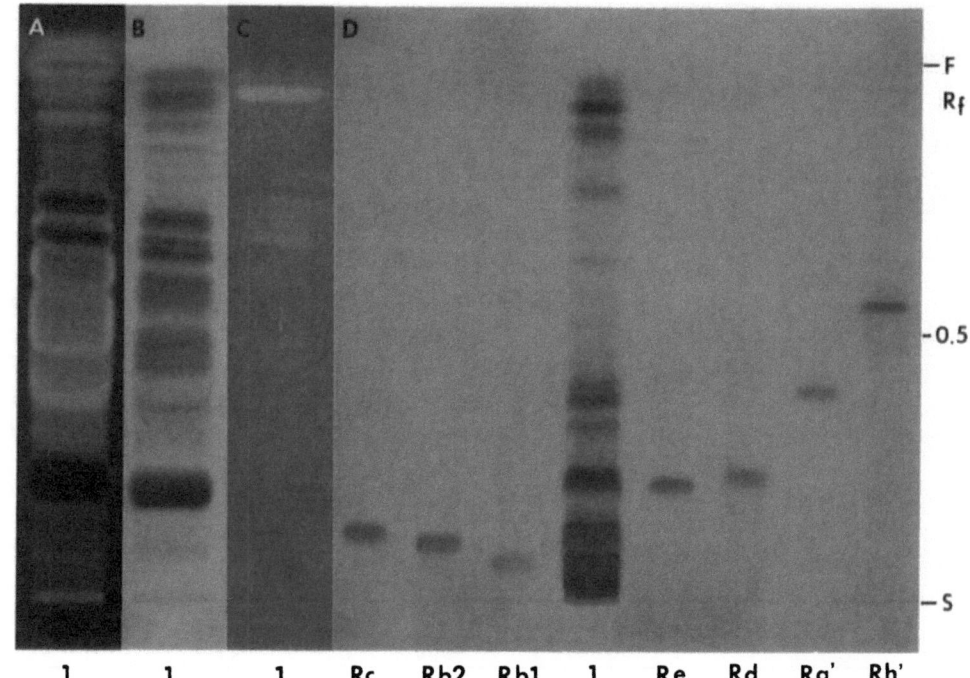

Abb. 5

A	B	C	D								
1	1	1	Rc	Rb2	Rb1	1	Re	Rd	Rg'	Rh'

F
R_f
0.5
S

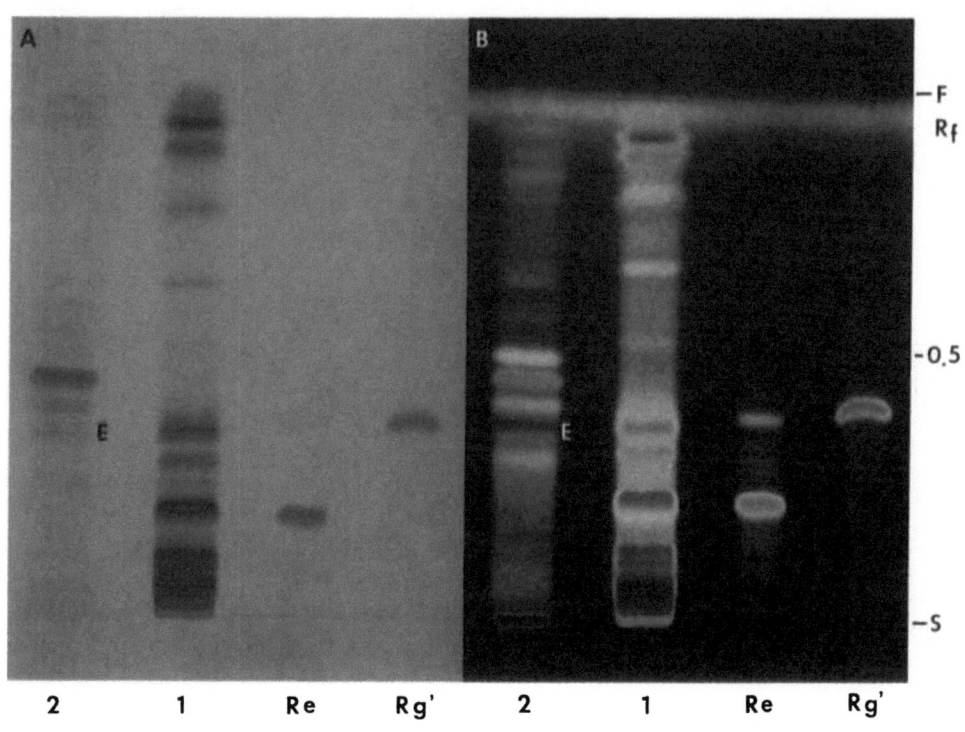

Abb. 6

A				B			
2	1	Re	Rg'	2	1	Re	Rg'

F
R_f
0.5
S

Liquiritiae Radix

Droge   Beschreibung s.S. 228, Formelbilder s.S. 232

DC-Bild   Abweichend von anderen Saponindrogen lassen sich Süßholzextrakte besser über ihren Flavonoid-Fingerprint identifizieren bzw. charakterisieren.

Flavonoide

7A, B, C   Im LM-System F-1 sind nach *NST/PEG* oder *H₂SO₄*-Reagensbehandlung im UV-365 nm mindestens 12 gelbgrün, dunkelgrün oder hellblau fluoreszierende Zonen vor allem im Rf-Bereich 0,2–0,8 nachweisbar. Im vis sind im Rf-Bereich zwischen den Testsubstanzen Rutin und Hyperosid zwei stark gelbbraun gefärbte Flavonzonen charakteristisch. Die obere der beiden Zonen bei Rf ca. 0,45 ist dem Flavanonglykosid *Liquiritin* und seiner Chalkonform zuzuordnen.

Saponine

8A–C   Das für Liquiritiae radix charakteristische Saponin *Glyzyrrhizin* liegt in der Droge als Salz vor und wird mit EtOH nur teilweise extrahiert, (s.S. 225). Im wäßrigen Auszug ist es gut nachweisbar. Im LM SP-1 würde sich im Rf-Bereich ca. 0,2 eine deutlichere Fluoreszenz-Minderung im UV-254 zeigen.
              Nach *SbCl₃*-Reagens erscheinen im vis 2 violette Zonen bei Rf ca. 0,2–0,3 (Glycyrrhizin und ein Zucker) und im Rf-Bereich 0,6–0,75 die rotbraunen *Flavonoidzonen*. Im UV-365 nm erscheinen diese Zonen teils dunkel, teils mit hellblauer Fluoreszenz.

8D   *2, 3* Der *Glycyrrhizinnachweis* ist nach *Säurehydrolyse* über die *Glycyrrhetinsäure* (vgl. T3) möglich. Diese liegt bei Rf ca. 0,25. Ein zum Vergleich hergestellter CHCl₃-Auszug ist nahezu frei von Glycyrrhetinsäure. (Nachweis Ph. Eur. II).

A
B
C
FRONT
R_f
0.5
START
T1
1
T1
1
T1
1

Abb. 7

A
B
C
D
FRONT
R_f
0.5
START
1
1
1
T2
2
T3
3

Abb. 8

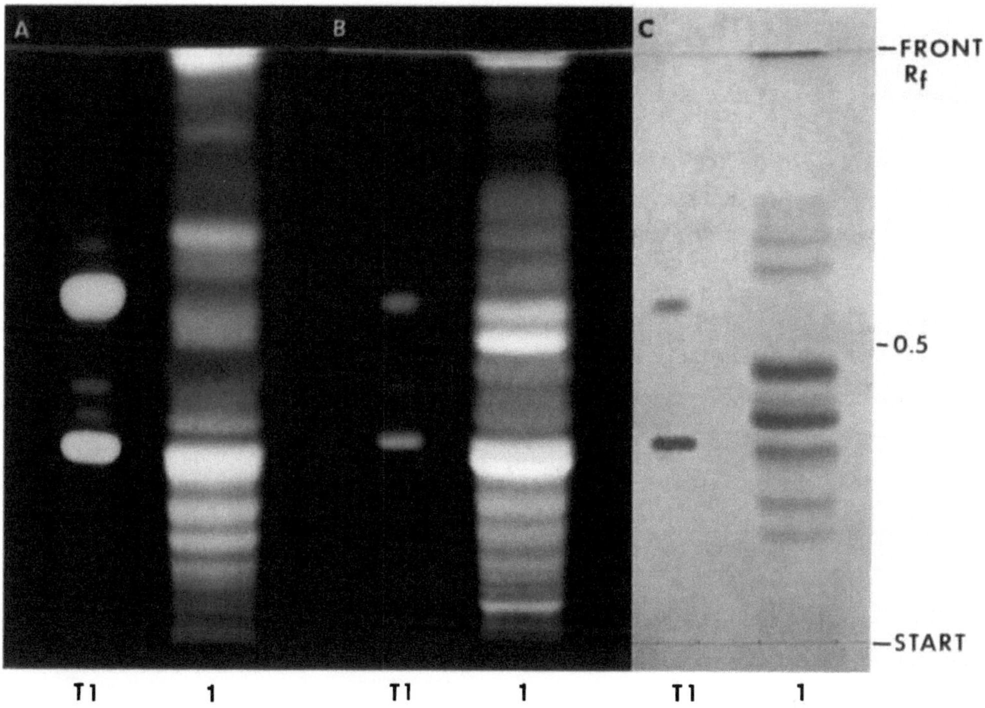

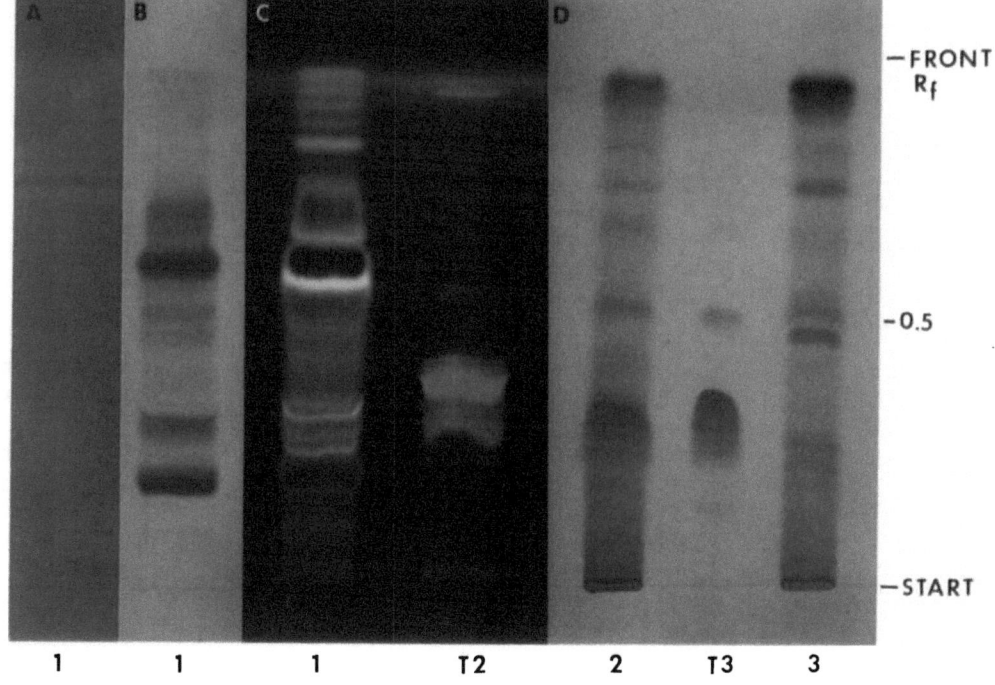

Avenae Herba, Hederae Folium, Hippocastani Semen

Bahnen	*1* = Avenae herba (MeOH-Auszug bzw. BuOH- Auszug)	**Abb. 9 A, B**
	2 = Hederae folium	**Abb. 9 C, D**
	3 = Hippocastani semen	**Abb. 10 A–D**
Teste	T = Vanillinglucosid	
	T1 = Avenacosid B	
	T2 = β-Hederin	
	T3 = Aescin-Saponingemisch	
LM-System	SP-1 Chloroform-Methanol-Wasser (64:50:10)	**Abb. 9 A–D; 10 A–C**
	SP-2 n-Butanol-Eisessig-Wasser (50:10:40) Oberphase	**Abb. 10 D**
Detektion	Vanillin-Schwefelsäure-Reag. (VS Nr. 38 S. 305) vis	**Abb. 9 A, B**
	Blut-Reagens (Nr. 6 S. 299) vis	**Abb. 9 C; 10 A**
	Vanillin-Phosphorsäure-Reag. (VPS Nr. 36 S. 305) vis	**Abb. 9 D**
	Antimon-III-chlorid (SbCl₃ Nr. 3 S. 299) vis	**Abb. 10 B**
	UV-365 nm	**Abb. 10 C**
	Anisaldehyd-Schwefelsäure-Reag. (AS Nr. 2 S. 299) vis	**Abb. 10 D**

Droge   Beschreibung s.S. 227–229, Formelbilder s.S. 230–233

DC-Bild

9 A, B   *1 Avenae herba*

Nach *VS*-Reagens-Behandlung sind im *MeOH*-Auszug ca. 16 vorwiegend grau- bis rotviolette Zonen über den gesamten Rf-Bereich verteilt im vis nachweisbar (9 B). Bei längerem Erhitzen treten die Zonen deutlicher und mit einheitlich rotbrauner Farbe hervor (9 A). Im *Butanol*-Auszug (rechts von T1) erscheinen bevorzugt die Saponin-Zonen.
Avenacosid (vgl. T1) erscheint bei Rf ca. 0,20. *Vanillinglucosid* (vgl. T) liegt bei Rf ca. 0,55.

9 C, D   *2 Hederae folium*

Mit dem *VPS*-Reagens ist im vis als violette bzw. intensiv blauschwarze Hauptzone das Gemisch der *Hederacoside* im Rf-Bereich ca. 0,4–0,6 charakteristisch. Sie geben ebenso wie das nur in geringer Konzentration vorliegende β-*Hederin* (vgl. T2) nur schwache Hämolysereaktion.

10 A–D   *3 Hippocastani semen*

Nach *SbCl₃*-Reagens-Behandlung erscheint im Rf-Bereich 0,5 eine im vis breite violette bzw. im UV-365 nm intensiv grüngrau fluoreszierende Zone des Saponingemisches „*Aescin*". Aescin zeigt deutliche Hämolyse (vgl. T3).
Drei weitere im *vis* violette bzw. schwarze Zonen im UV-365 nm (SbCl₃/Abb. 10 B) im Rf-Bereich 0,05–0,20 stammen von Zuckern. Mit *AS*-Reagens zeigen sie braune Färbung im vis (Abb. 10 D).
Nach der Methode des *DAB 8* (LM-*SP-2*/*AS*-Reag.) erhält man für *Aescin* einen wesentlich niedrigeren Rf-Wert (vgl. Abb. 10 D).

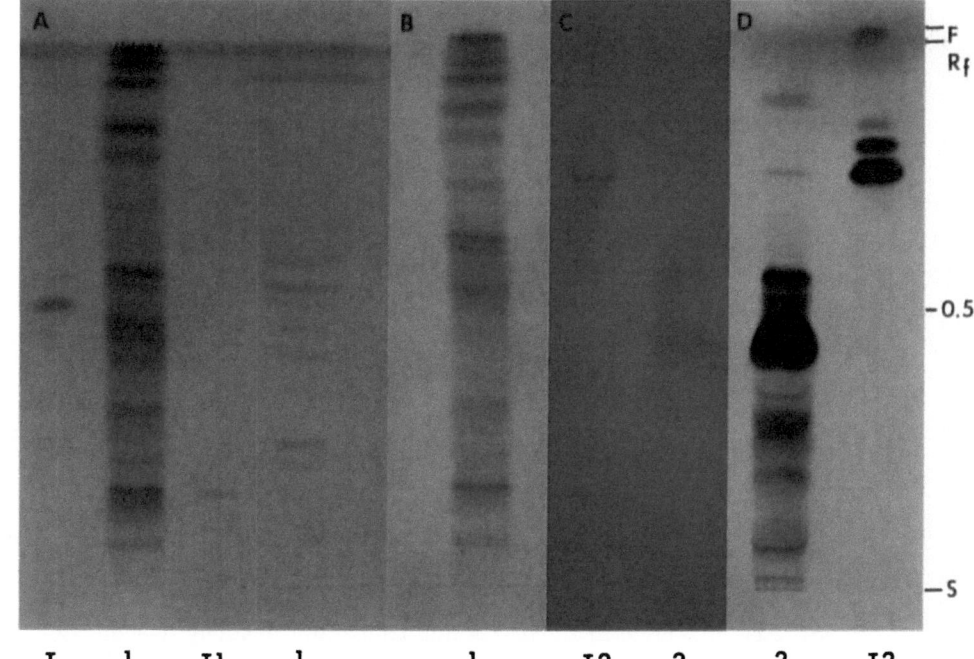

Abb. 9

T   1   T1   1   1   T2   2   2   T2

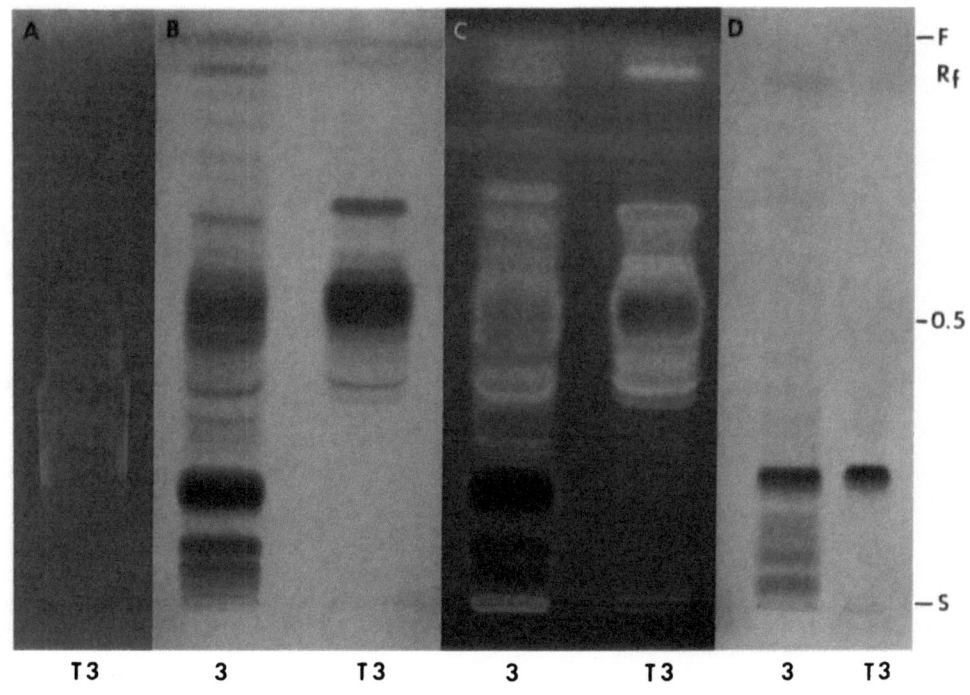

Abb. 10

T 3   3   T 3   3   T 3   3   T 3

243

Saponin-Nachweise mit verschiedenen **LM-Systemen** und **Detektionsmitteln**

Bahnen
1 = Quillajae cortex
2 = Senegae radix
3 = Ginseng radix
4 = Primulae radix
5 = Hippocastani semen
6 = Sarsaparillae radix

Teste T1 = Senega-Saponingemisch   T2 = Primulasäure   T3 = Aescin

LM-Systeme	SP-1 Chloroform-Methanol-Wasser (64:50:10)	**Abb. 11 A, B, D; 12 A, D**
	SP-2 n-Butanol-Eisessig-Wasser (50:10:40) Oberphase	**Abb. 11 C, E, F; 12 B, C, F**

Detektion	Komarowsky-Reagens (KOM Nr. 24 S. 303)	vis	**Abb. 11 B, D; 12 A, D, E**
	Anisaldehyd-Schwefelsäure-Reagens (AS Nr. 2 S. 299)	vis	**Abb. 11 C, E, F; 12 B, C, F**
	Blut-Reagens (Nr. 6 S. 299)	vis	**Abb. 11 A**

Allgemein: Die Abbildungen *11* u. *12* wurden mit den LM-Systemen *SP-1* und *SP-2* und den Reagenzien *KOM-* und *AS-* im vis erhalten.

1. LM-Systeme
SP-2 ist im Vergleich zu *SP-1* wenig temperaturabhängig. Nachteilig ist jedoch bei Entwicklung über 15 cm eine Laufzeit von 5–6 h. Außerdem verbleiben die Hauptsaponine im unteren Rf-Bereich. Eine Unterscheidung von „Aescin" und „Primulasäure" ist z.B. schwer möglich.

2. Detektion
Mit den Reagenzien Anisaldehyd-, Vanillin- oder p-Hydroxybenzaldehyd-Schwefelsäure werden neben Saponinen auch noch andere Verbindungen (z.B. Zucker) angefärbt. Ein spezifischer Nachweis von Saponinen ist *nur* mit dem Blut-Reagens möglich (Abb. 5).

DC-Bild
11

1 Quillajae cortex (vgl. DC-Übersicht Abb. 1 S. 234)
A: *SP-1*: Die Haupt-Hämolysezonen liegen im Bereich 0,1–0,4.
B: *SP-1*: Mit *KOM*-Reagens erhält man drei braune Zonen. Die Startzone wird intensiv rot angefärbt.
C: *SP-2*: Mit dem *AS*-Reag. erscheinen die Hauptzonen mit brauner Färbung im unteren Rf-Bereich.

11

2, 3 Senegae radix – Ginseng radix (vgl. DC-Übersicht Abb. 1 S. 234)
D: *SP-1*: Das *KOM*-Reag. liefert im vis bei Senegae radix beständige intensiv rote Zonen, bei Ginseng radix schwarzviolette Färbungen.
E, F: *SP-2*: Die Senega-Saponinzonen (vgl. T1) liegen im Rf-Bereich 0,2, die Hauptverbindungen von Ginseng radix im Rf-Bereich 0,20–0,65.

12

4, 5 Primulae radix – Hippocastani semen
A, D: *SP-1*: Die Saponingemische *„Primulasäure" (T2)* und *„Aescin" (T3)* erscheinen mit *KOM*-Reag. als deutlich violette Zonen bei Rf 0,2–0,3 bzw. bei Rf 0,5.
B, C: *SP-2*: Die Rf-Unterschiede zwischen Primulasäure und Aescin sind nur gering.

12

6 Sarsaparillae radix (vgl. DC-Übersicht Abb. 1 S. 234)
E: *SP-1*: Nach *KOM*-Reagens zeigen sich mind. 8 typisch gelbe bzw. gelbbraune Zonen über den Rf-Bereich 0,25–0,75 verteilt.
F: *SP-2*: Die Hauptzonen sind hier verstärkt bei Rf 0,1–0,2 zu finden.

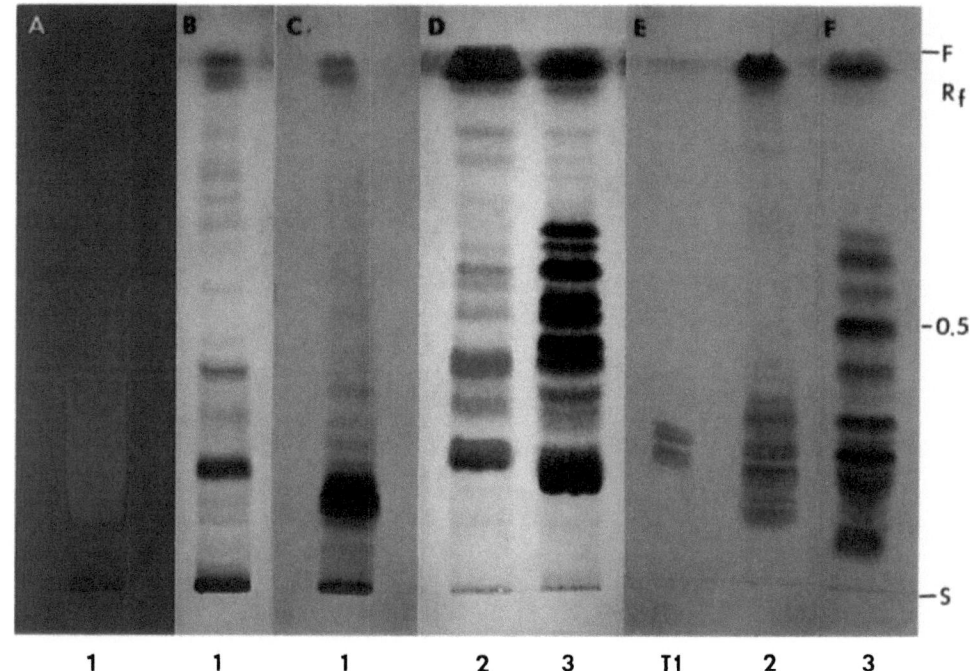

Abb. 11

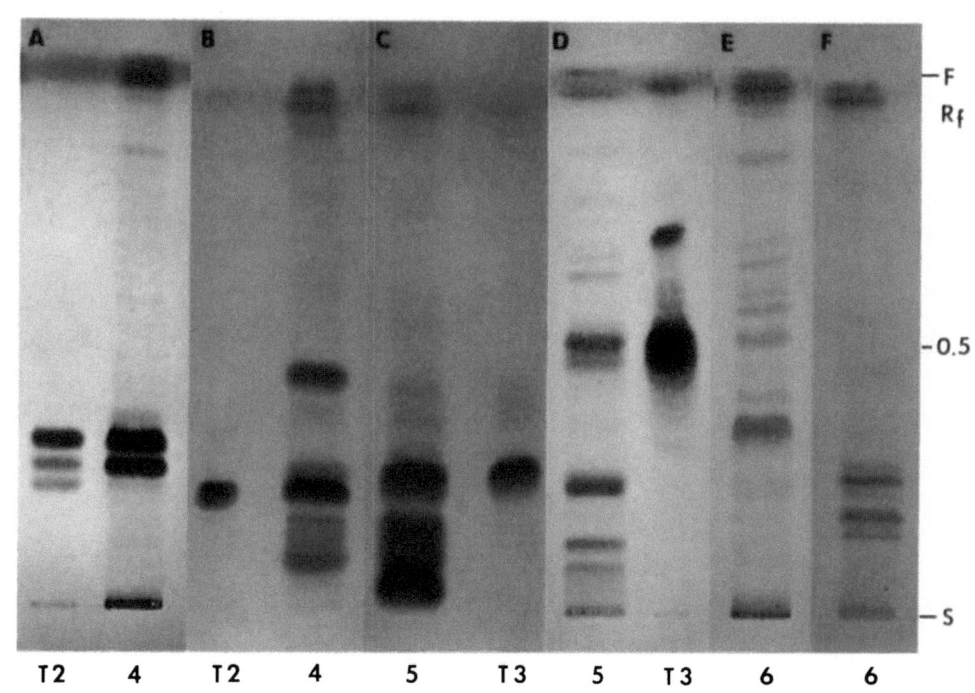

Abb. 12

Scharfstoff-Drogen

Scharfstoffdrogen enthalten als scharfschmeckende Prinzipien hauptsächlich Verbindungen mit folgenden chemischen Strukturen.

Säureamide

Pfefferscharfstoffe
z.B. Piperin in Piperis fructus

Paprikascharfstoffe
z.B. Capsaicin in Capsici fructus

o-Methoxyphenol- und Phenylpropan-Derivate
z.B. Eugenol in Caryophylli flos und Myristicae semen
z.B. Gingerole in Zingiberis rhizoma
z.B. Elemicin und Asaron in Calami- und Asari rhizoma

Phenolische Sesquiterpene
z.B. Xanthorrhizol in Curcumae rhizoma

I. Herstellung der Drogenextrakte zur DC

Piperis fructus, Cubebae fructus
Je 1 g gepulverte Droge wird mit 10 ml Methanol 10 min unter Rückfluß auf dem Wasserbad extrahiert. Das Filtrat wird auf 3 ml eingeengt und direkt zur DC Auftragung verwendet.

Capsici fructus
1 g gepulverte Droge wird mit 10 ml $CHCl_3$ 10 min unter Rückfluß auf dem Wasserbad extrahiert. Das Filtrat wird direkt zur DC verwendet.

II. Dünnschichtchromatographie

1. **Referenzlösungen**
   von Capsaicin, Piperin, Cubebin werden je 5 mg in 5 ml MeOH gelöst.

2. **Adsorbens**
   DC-Kieselgel 60 F 254 Fertigplatten (Fa. Merck, Darmstadt).

3. **Auftragemenge**
   Drogenauszüge 5 μl bzw. 10 μl
   Piperis fruct. (ca. 3% Gehalt): 5 μl ≙ 50 μg Piperin
   Capsici fruct. (ca. 0,4% Gehalt): 5 μl = ca. 2 μg Capsaicin (siehe III 2c)
   5 μl Referenzlösung ≙ 5 μg Referenzsubstanz

4. **Trennsysteme**
   S-1 Toluol-Ethylacetat (70:30): Piperis-, Cubebae-, Capsici fructus
   S-2 Toluol-Ether-Dioxan (62,5:21,5:16): Piperis fructus
   S-3 Diethyläther: Capsici fructus

III. Detektion

1. Direktauswertung

UV-254 nm: Capsaicin zeigt nur bei hoher Konzentration eine Fluoreszenz-Minderung; Cubebin und Piperin sind deutlich nachweisbar.

UV-365 nm: Piperin: dunkelblaue Fluoreszenz
Piperylin: hellblaue Fluoreszenz

2. Sprühreagenzien

a) *Vanillin-Schwefelsäure-Reagens* (VS Nr. 38, S. 305)
10 min bei 100° C/Auswertung im vis:
Piperin gibt im vis eine zitronengelbe, *Cubebin* eine rotviolette Färbung.

b) *konz. Schwefelsäure* (Nr. 34 C S. 304)
Piperin: dunkelbraun/vis
Cubebin: rotviolett/vis (*Lignan*-Nachweis)
dunkelrote Fluoreszenz nach ca. 10 min im UV-365 nm

c) *Capsaicin-Nachweis* (DCC Nr. 8 S. 300)
Capsaicin und die anderen Capsaicinoide geben eine blaue Zone im vis (Nachweisgrenze 0,1 µg!).

Anmerkung: Bei vorliegender Capsici fructus-Droge (s. Abb. 1, 2) waren 10 µl Auftragelösung zum Nachweis erforderlich.

IV. Liste der Scharfstoff-Drogen

Abb.	Droge/Stammpflanze Familie/Arzneibuch	Hauptinhaltsstoffe
1, 2	**1. Säureamidscharfstoffe**	
	Piperis Fructus Pfeffer	**4–7% Scharfstoffe** mit 2–5% trans-**Piperin** (Scharfwert
	Piper nigrum L. Piperaceae ÖAB	1:2 000 000). Die Begleitsubstanzen Piperettin, Piperanin, Piperaesthin A und Piperylin sind nur zu ca. 5% an der Scharfwirkung beteiligt.
	Cubebae Fructus Cubebenpfeffer	bis zu 0,4% **Piperin.**
	Piper cubeba L. Piperaceae	**Cubebin** (ca. 2,5%), ein nicht scharfschmeckendes Pfefferlignan.
	Capsici Fructus Paprika Capsicum annum var. longum L. **Capsici acris fructus** Cayennepfeffer Capsicum frutescens L. Solanaceae DAB 8 (Cayennepfeffer), Helv. VI, ÖAB, 2. AB-DDR	**Capsaicinoide 0,10–0,5%** in C. annum bzw. **0,6–0,9%** in C. frutescens, davon ca. 70% **Capsaicin**, das Vanillylamid einer 8-Methyl-(-trans)-non-6-en-säure, neben den Capsaicinoiden Homocapsaicin, Dihydrocapsaicin, Homodihydrocapsaicin und Nordihydrocapsaicin. Scharfwert des Capsaicins 1:2 Millionen. Der Drogenauszug soll noch in der Verdünnung 1:5000 scharf schmecken. (DAB 8 mind. 0,4% Capsaicingehalt. Gehalt entspricht bei gelagerter Droge häufig nicht der Forderung).

Droge/Stammpflanze Familie/Arzneibuch	Hauptinhaltsstoffe

2. o-Methoxyphenole und andere Verbindungen

Die scharf schmeckenden Prinzipien sind im Ätherischöl enthalten:

Calami rhizoma: 3–5% Äth. Öl mit 0–95% Asaron
Caryophylli flos: 14–20% Äth. Öl mit ca. 90% Eugenol
Myristicae semen: bis 16% Äth. Öl mit ca. 8% Myristicin und Eugenol

Die scharf schmeckenden Prinzipien sind im Harzanteil enthalten: z.B. bei Galangae und Zingiberis rhizoma (Gingerol und Galangol).

Curcuma-Scharfstoffe: Curcumae zanthorrhizae rhizoma mit Xanthorrhizol

Drogenbeschreibung, Inhaltsstoffe, Formelbilder und DC-Auftrennung, siehe Kapitel „*Ätherischöldrogen*".

V. Formelübersicht

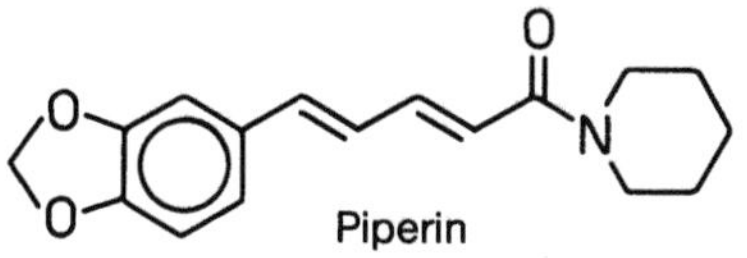

Piperin

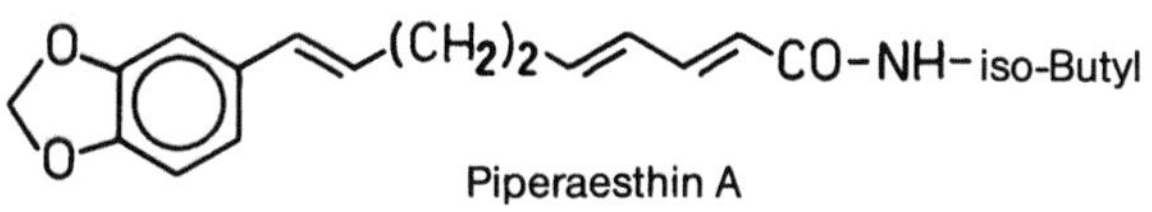

Piperaesthin A

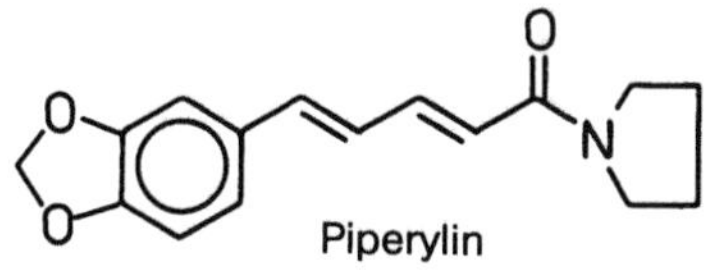

Piperylin

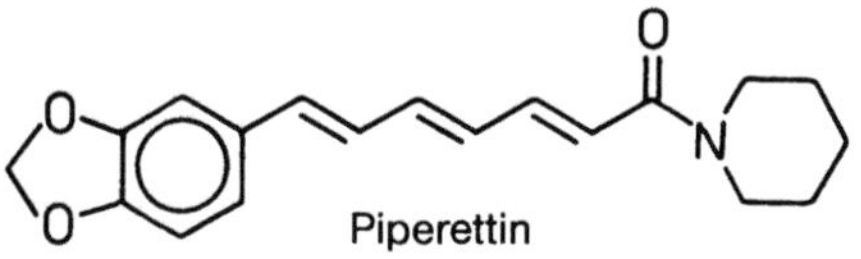

Piperettin

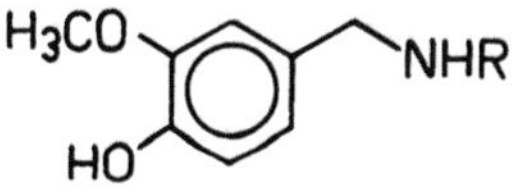

R : —CO—(CH$_2$)$_4$—CH=CH—CH(CH$_3$)$_2$ Capsaicin
R : —CO—(CH$_2$)$_6$—CH(CH$_3$)$_2$ Dihydrocapsaicin
R : —CO—(CH$_2$)$_7$— CH(CH$_3$)$_2$ Homodihydrocapsaicin

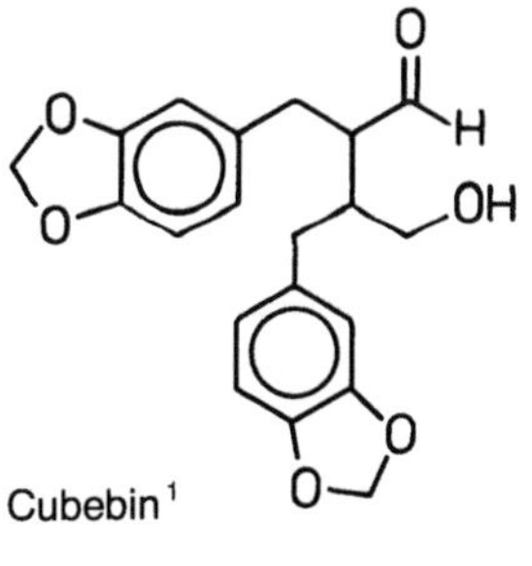

Cubebin[1]

Ingwer

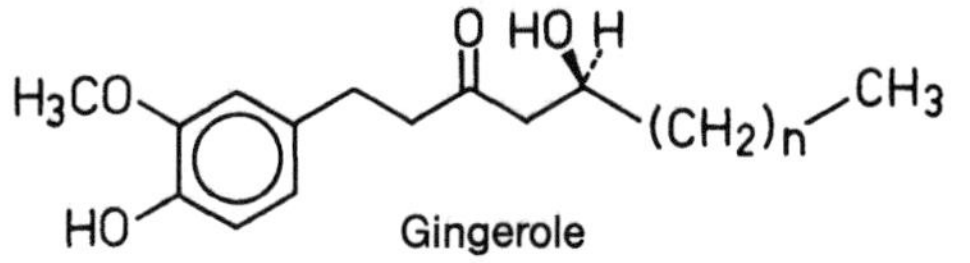

Gingerole   n = 4, 6, 8

(Formelbilder von Eugenol, Asaron und Xanthorrhizol siehe S. 17–20)

---

1 Das Lignanderivat Cubebin besitzt keinen scharfen Geschmack. Es dient aber zur Unterscheidung von Piperis nigri- und Piperis cubebae fructus.

Piperis-, Cubebae-, Capsici Fructus

Bahnen			Teste	
	1 = Piperis nigri fructus		T1 = Piperettin	
	2 = Piperis albi fructus		T2 = Dipiperin (mit Spuren von Piperin)	
	3 = Capsici fructus		T3 = Piperin	
	4 = Capsici acris fructus		T4 = Capsaicin	
	5 = Cubebae fructus		T5 = Cubebin	
			T6 = Piperin-Dipiperin-Gemisch	

LM-System	SC-1 Toluol-Ethylacetat (70:30)	**Abb. 1A; 2A, B**
	SC-2 Toluol-Ether-Dioxan (62,5:21,5:16)	**Abb. 2C**
	SC-3 Diethyläther	**Abb. 1B**

Detektion	Vanillin-Schwefelsäure-Reagens (VS Nr. 38 S. 305)	**Abb. 1A; 2A, C**
	Dichlorchinonchlorimid-Reagens (DCC Nr. 8 S. 300)	**Abb. 1B**
	Schwefelsäure-Reagens (H_2SO_4 konz. Nr. 34 S. 304)	**Abb. 2B**

Drogen Beschreibung s.S. 248, Formelbilder s.S. 249

DC-Bild *1, 2 Piperis fructus*

1A
2A Das DC-Bild ist nach **VS**-Reagens-Behandlung im vis durch 3–4 zitronengelbe Zonen im unteren bzw. mittleren Rf-Bereich (***Piperin*** und Piperinabkömmlinge) sowie durch eine blauviolette Zone bei Rf ca. 0,6 und 1–2 weitere blauviolette Zonen unterhalb der LM-Front charakterisiert.

Zuordnung	*SC-1* (Abb. 1A)	*SC-2* (Abb. 2C)
Piperylin	Rf ca. 0,1	0,15
Piperin		0,50
Piperettin	0,25	0,55
Piperinisomere		0,55
Dipiperin	0,35	0,63
Piperaesthin A	0,40	0,70

2C Schwarzer und weißer Pfeffer zeigen bei sonst gleicher qualitativer Zusammensetzung der Scharfstoffe Unterschiede vor allem im Gehalt an Piperin-Begleitstoffen. Der Gehalt an Scharfstoffen im weißen Pfeffer ist etwas niedriger.

2A, B *5 Cubebae fructus*
Das DC-Bild zeigt nach Behandlung mit konz. ***H_2SO_4*** (Abb. 2B) das für die Droge charakteristische ***Cubebin*** (vgl. T5) mit rotvioletter Färbung im vis. Schwächere braun bis rotviolette Zonen im oberen Rf-Bereich sind Bestandteile des Ätherischölanteils (z.B. Cadinen, Cadinol), die mit **VS**-Reagens (Abb. 2A) stark violett angefärbt werden.

Anmerkung: Piperin soll bis ca. 0,4% in Cubebae fructus enthalten sein. Es ist ohne Anreicherung im DC nicht nachweisbar. Cubebin kommt in Spuren auch in Piperis fructus vor.

1B *3, 4 Capsici fructus*
Nach **DCC**-Reagens-Behandlung erhält man die charakteristisch blaue Zone des ***Capsaicin-Gemisches*** im Rf-Bereich 0,4 (vgl. T4). Bei Capsici acris fructus erscheint an der LM-Front eine deutliche Carotin-Zone. Zwischen den beiden Capsicum-Drogen kann exakt nur durch eine quantitative Capsaicin-Bestimmung unterschieden werden.

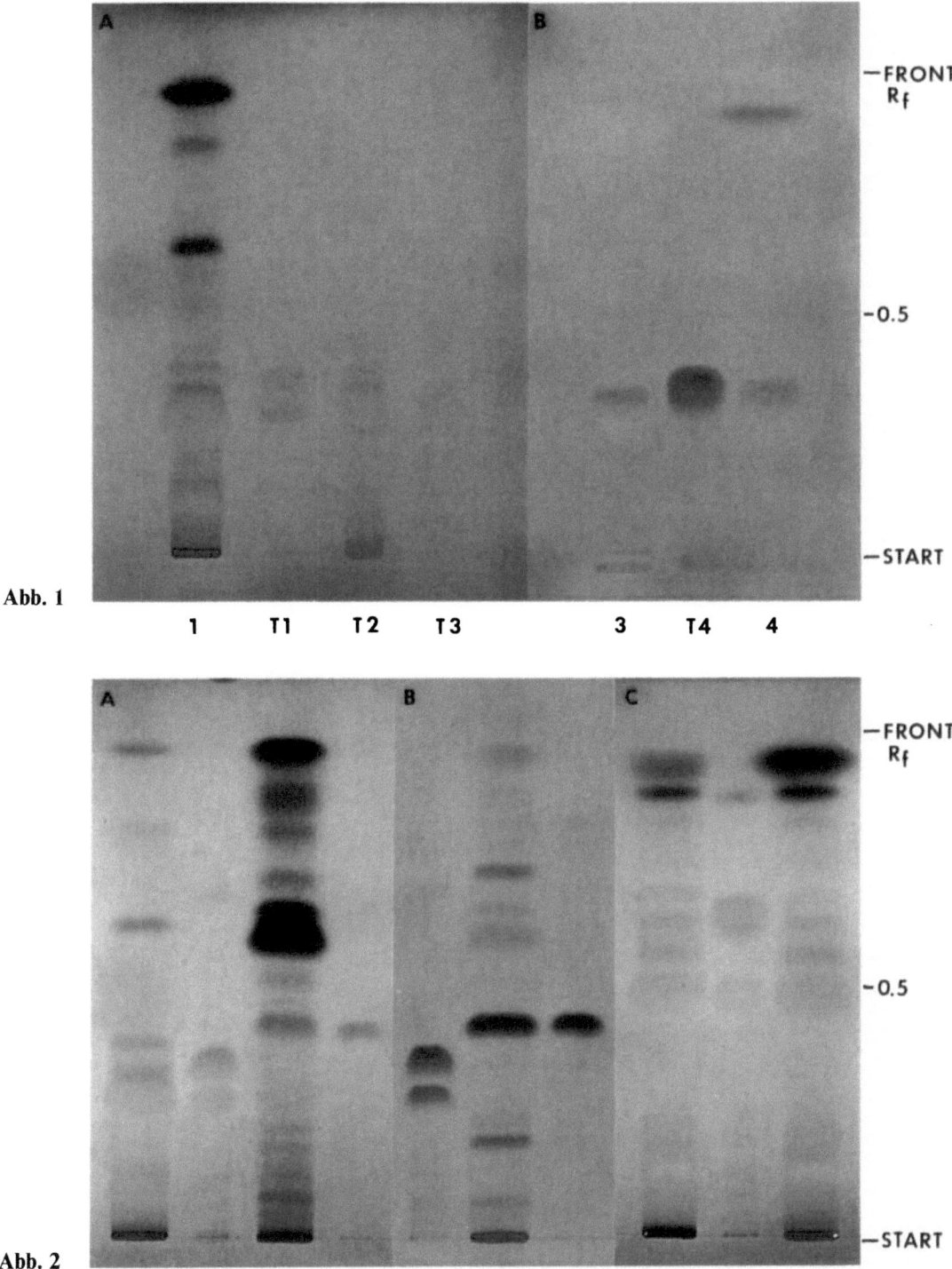

Abb. 1

Abb. 2

251

Senföl-Drogen

Allium (Knoblauch)

Die Senföle (Isothiocyanate) liegen genuin in der Droge immer an Glucose als Glucosinolate gebunden vor. Sie werden bei Verletzung des Gewebes durch das Enzym *Myrosinase*, eine *β*-Thioglucosidase, oder bei *Wasserdampfdestillation* freigesetzt.

I. Herstellung der Drogenauszüge und DC-Methodik

A. DC-Untersuchung der Senfölglykoside

1. *Drogenextraktion (Sinapis semen)*
   10 g zerkleinerte Samen werden in 50 ml siedendes Methanol eingebracht, 5 min gekocht und dann 1 h unter gelegentlichem Umschütteln stehengelassen. Das Filtrat wird anschließend auf 5 ml eingeengt und auf eine mit 5 g Cellulosepulver (Cellulose MN 100, Machery & Nagel, Düren) gefüllte Säule von ca. 20 cm Höhe und ca. 1 cm ∅ aufgetragen. Es wird mit Methanol eluiert, die ersten 20 ml verworfen, die nächsten 100 ml aufgefangen und auf ca. 1 ml bei 20–30 °C im Vakuum eingeengt. Zur DC trägt man 25 µl auf.

2. *Dünnschichtchromatographie und Detektion*
   DC-Kieselgel 60 F 254 Fertigplatten (Merck, Darmstadt)
   Laufmittelsystem:
   n-Butanol-n-Propanol-Eisessig-Wasser (30:10:10:10). Die entwickelte und getrocknete DC-Platte wird kräftig mit
   25%iger Trichloressigsäure in Chloroform besprüht, anschließend 10 min im Trokkenschrank bei 140° C erhitzt und mit einer Mischung (1:1) aus
   1%iger wäßriger Kaliumferricyanidlösung und 5%iger wäßriger Eisen-III-chloridlösung
   (TKF Nr. 35 S. 305) nachbesprüht.
   Senfölglucoside geben im vis intensiv blau gefärbte Zonen auf gelblichem Untergrund.
   Die Nachweisgrenze liegt bei 5 µg Glucosid.

3. *Referenzsubstanzen*
   Je 5 mg Sinalbin bzw. Sinigrin werden in 10 ml Methanol gelöst und 10 µl zur DC aufgetragen.

B. DC der freien Senföle über ihre Thioharnstoff-Derivate

1. *Drogenaufbereitung (Armoraciae radix)*:
   200 g zerkleinerte Wurzeln werden mit 1 l Wasser versetzt, 2 h stehengelassen und anschließend einer Wasserdampfdestillation unterworfen.
   Zur Herstellung kristalliner Thioharnstoffe-Derivate[1] aus dem Meerrettichöl wird 0,3 g Öl in 1 ml 95% Ethanol gelöst und die gleiche Menge 25%iger Ammoniak hinzugegeben.

---

1 Senföle werden entsprechend nach B.1. zu Thioharnstoffen umgesetzt.

Das Gemisch wird auf dem Wasserbad ca. 20 min bis zum Eintreten der exothermen Reaktion erwärmt. Nach 12 h Stehen wird das Kristallisat abgesaugt und aus wäßrigem Ethanol umkristallisiert.

2. *Dünnschichtchromatographie und Detektion*
Es wird über DC-Kieselgel 60 F 254 Fertigplatten (Fa. Merck, Darmstadt) im LM-System der Oberphase von Ethylacetat-Chloroform p.A.-Wasser (30:30:40) über 15 cm entwickelt.

In der UV-254 nm Direktauswertung sind Thioharnstoffverbindungen als violettschwarze Zonen auf gelblichem Plattenhintergrund sichtbar.

C. DC-Untersuchung von Knoblauch.

1. *Isolierung des Aminosäuregemisches aus Knoblauch*
25 g fein zerkleinerte frische Knoblauchzwiebel werden mit festem Kohlendioxid gefroren und zweimal mit je 100 ml 80%igem Methanol unter Schütteln extrahiert. Die vereinigten filtrierten Extrakte werden zur Trockne eingeengt (ca. 2 g), anschließend in etwa 90 ml Wasser gelöst und im Laufe von 10 min tropfenweise etwa 60 ml Ethanol zugefügt. Man läßt 12 h im Kühlschrank stehen, dekantiert die klare Lösung und engt zur Trockne ein. Der hellgelbe Rückstand (ca. 1 g/hygroskopisch) wird mit ca. 15 ml eiskaltem Methanol etwa 2 h bei 0° C digeriert. Nach dem Absaugen wird der Rückstand mit eiskaltem Methanol und anschließend mit wasserfreiem Ether gewaschen. Nach 2 h Trocknen bei 150° C ist der Rückstand (ca. 0,2 g) nicht mehr hygroskopisch. Er wird in ca. 1 ml 40%igem Ethanol gelöst und über eine mit Kieselgel gefülte Säule (∅ 1 cm, Länge ca. 20 cm) fraktioniert. Es werden Fraktionen zu je 5 ml aufgefangen und mit Ninhydrin-Reagens auf die Anwesenheit von Aminosäuren geprüft. Die aminosäurehaltigen Fraktionen werden vereinigt und zur Trockne eingeengt (Ausbeute ca. 50 mg).

50 mg in 1 ml 40%igem Ethanol gelöst, werden zum Nachweis verwendet.

2. *Referenzsubstanzen*
Die Sulfoxycysteinderivate können nach folgendem Schema synthetisiert werden:
z.B. *S-Allyl-L-cysteinsulfoxid*
2 g S-Allyl-L-cystein werden in 35 ml Eisessig gelöst. Nach Zusatz von 1,6 ml 30%iger H_2O_2-Lösung läßt man 8 h bei 10–12° C stehen. Die mit Tierkohle versetzte Lösung wird filtriert und das Filtrat bei ca. 50° C zur Trockne eingeengt.
Der Rückstand wird aus Aceton umkristallisiert.

3. *Dünnschichtchromatographie und Detektion*
Adsorbens: DC-Kieselgel 60 F 254 Fertigplatten Merck
LM-System: n-Butanol-n-Propanol-Eisessig-Wasser (30:10:10:10)
Detektion: mod. Ninhydrin-Reagens (**NIH** Nr. 29 B S. 304) vis
Sulfoxidderivate   orange Färbungen/vis
Alkylcysteine   violette Färbungen/vis

II. Drogenliste

Droge/Stammpflanze Familie	Glucosinolate	Senföle
Sinapis nigrae Semen schwarzer Senf Brassica nigra (L.) KOCH Brassicaceae	*Sinigrin*	Allylsenföl $CH_2=CH-CH_2-N=C=S$
Sinapis albae Semen (Erucae semen) Weißer Senf Sinapis alba L. Brassicaceae	*Sinalbin*	p-Hydroxybenzylsenföl 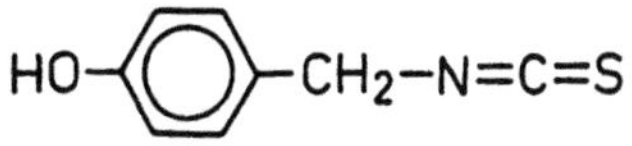 $HO-\langle \bigcirc \rangle-CH_2-N=C=S$
Armoracia rusticana MEY. ex SCHREB. Meerrettich Brassicaceae	*Sinigrin*	Phenylethylsenföl 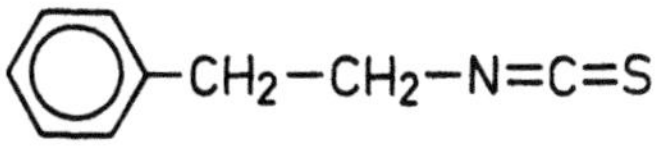 $\langle \bigcirc \rangle-CH_2-CH_2-N=C=S$
Allii sativi Bulbus Knoblauch Allium sativum L. Liliaceae	Genuin liegen die **Aminosäuren** *Cystein, Cystin, Methionin, Methioninsulfoxid, Cycloalliin,* das *S-Allylcysteinsulfoxid, Aliin* und das *S-Allylcystein Desoxyalliin* neben anderen S-haltigen Aminosäuren bzw. Cysteinsulfoxiden vor. Durch Luftoxidation oder im Alkalischen entstehen aus *Alliin* das *Allicin* (Allylthiosulfinsäureallylester) und andere Diallylpolysulfide, hauptsächlich *Diallyldisulfid*.	

III. Formelübersicht

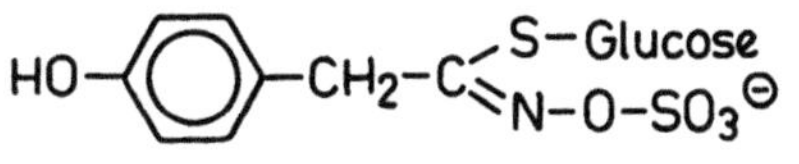

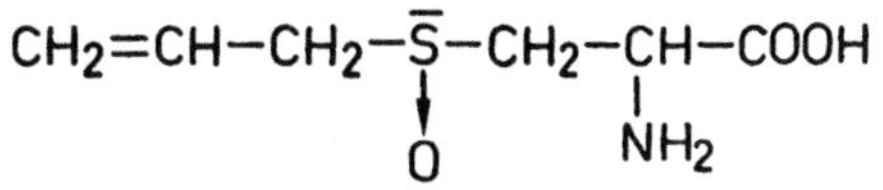

$HO-\langle \bigcirc \rangle-CH_2-C\begin{smallmatrix} S-Glucose \\ \\ N-O-SO_3^{\ominus} \end{smallmatrix}$

$CH_2=CH-CH_2-\overset{=}{S}-CH_2-CH-COOH$
    $\underset{O}{\uparrow}$ $\underset{NH_2}{|}$

Alliin

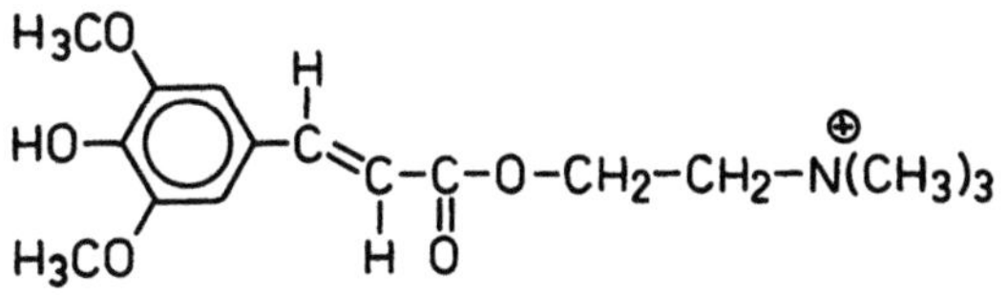

H_3CO, $HO-\langle \bigcirc \rangle$, H_3CO $\overset{H}{\underset{}{C}}=\overset{}{\underset{H}{C}}-\overset{}{\underset{O}{C}}-O-CH_2-CH_2-\overset{\oplus}{N}(CH_3)_3$

Sinalbin

$CH_2=CH-CH_2-\overset{O}{\underset{}{S}}-\overset{}{\overset{=}{S}}-CH_2-CH=CH_2$

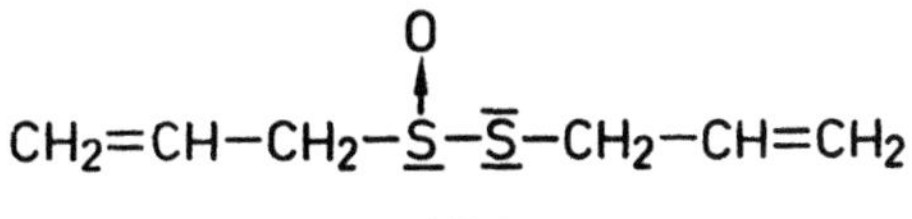

Allicin

Sinigrin (Strukturformel)

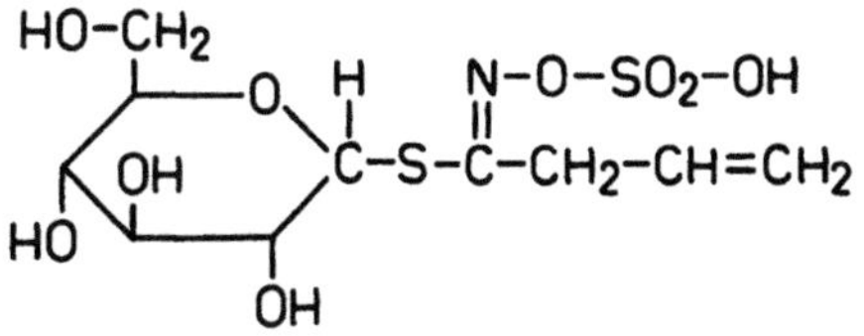

Sinigrin

Senföldrogen

Bahnen   *1* = Sinapis albae semen (Erucae semen)   **Teste** T1 = Sinalbin-Testgemisch
              2 = Sinapis nigri semen   T2 = Sinigrin

LM-System SC-4 n-Butanol-n-Propanol-Eisessig-Wasser
              (30:10:10:10)

Detektion Trichloressigsäure/Kaliumhexacyanoferrat/
              FeCl$_3$-Reagens
              (TKF Nr. 35 S. 305)   vis   **Abb. 1 A, B**

Droge   Beschreibung s.S. 255, Formelbild s.S. 255
              Sinapis semen

DC-Bild *1, 2* Die Extrakte zeigen nach Behandlung mit dem TKF-Reagens im vis mind. 5 blaue
1 A, B   Zonen.
             1 Sinapis albae semen ist durch die beiden Hauptzonen des „*Sinalbins*" (vgl. T1) und
             eine dazwischen liegende schwächere Zone gekennzeichnet.
             2 Sinapis nigri semen enthält das *Sinigrin* (vgl. T2, Rf ca. 0,35). Die direkt darüber
             liegende für Sinapis albae semen charakteristische Zone fehlt.

             Anmerkung: Bei höheren Auftragemengen (50 µl) erscheinen bei Sinapis albae semen eine Viel-
             zahl weiterer schwächer konzentrierter Zonen im oberen Rf-Bereich.

Thioharnstoff-(TH)-Derivate – Schemabild 2 A

Bahnen   *1* = Methyl-*TH*   *3* = Isopropyl-*TH*   *5* = sek. n-Butyl-*TH*   *7* = Benzyl-*TH*
              2 = Ethyl-*TH*   *4* = Allyl-*TH*   *6* = β-Phenyl-*TH*   *8* = Phenyl-*TH*

LM-System Ethylacetat-Chloroform-Wasser (30:30:40/Oberphase)

Detektion Direktauswertung im UV-254 nm

Die freien Senföle können auch in Form ihrer ***Thioharnstoffderivate*** nachgewiesen
werden.

Allium sativum – Schemabild 2 B

Bahnen   *G* = Aminosäuregemisch von Allii bulbus
              9–14 = S-Alkylcysteinsulfoxide: *15–20 = S-Alkylcysteine*:
              9 = Methyl-   *12* = n-Propyl-   *15* = Methyl-   *18* = i-Propyl-
              10 = Ethyl-   *13* = n-Butyl-   *16* = Ethyl-   *19* = n-Propyl-
              11 = i-Propyl-   *14* = Allyl-   *17* = Allyl-   *20* = n-Butyl

LM-System n-Butanol-n-Propanol-Eisessig-Wasser (30:10:10:10)

Detektion mod. Ninhydrin-Reagens (NIH Nr. 29, S. 304) vis

In ***Allii sativi bulbus*** sind folgende Verbindungen nachgewiesen worden:

9–14 Cysteinsulfoxide (orange, vis)
S-Methyl-, S-Ethyl-, S-n-Butyl-Cysteinsulfoxid und S-Allylcysteinsulfoxid (= Alliin).

15–20 Cysteine (violett, vis)
S-Allylcystein (= Desoxyalliin) und S-n-Methylcystein.

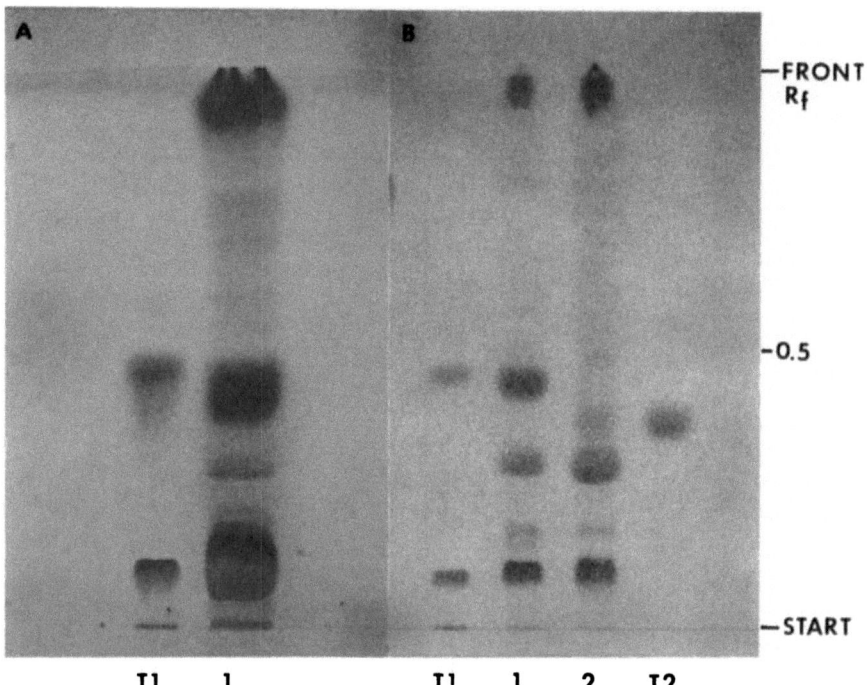

Abb. 1

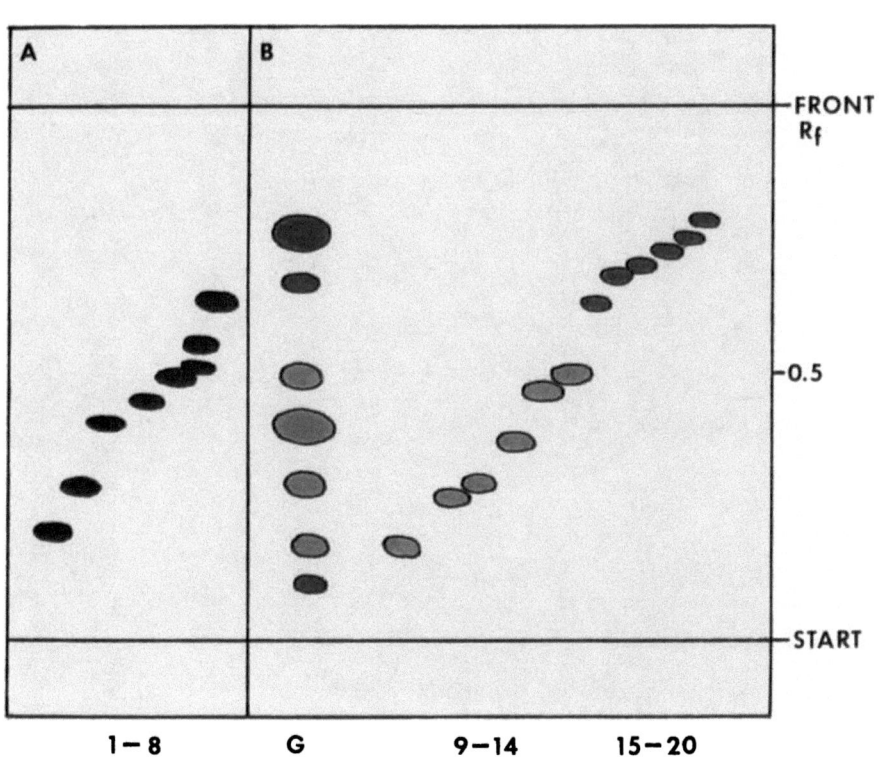

Abb. 2

Rauschgiftdrogen Cannabis sativa var. indica *L. Cannabaceae*

Marihuana: Die blühenden oder fruchttragenden getrockneten Zweigspitzen der weiblichen Pflanze.

Haschisch: Das von Blättern und Blütenständen der weiblichen Pflanze ausgeschiedene Harz.

Die Cannabis-Inhaltsstoffe, die *Cannabinoide*, stellen Benzopyran-Derivate dar. Von den verschiedenen Cannabinoiden hat nur das *Δ9,10-Tetrahydrocannabinol* (THC) halluzinogene Wirkung. Die qualitative und quantitative Zusammensetzung der Inhaltsstoffe hängt stark von geographischer Herkunft, klimatischen Bedingungen, dem Erntezeitpunkt und den Lagerungsbedingungen ab.

I. Herstellung der Drogenauszüge bzw. Bereitung der Lösungen

1 g gepulverte Droge oder Präparat werden mit 10 ml Methanol 10 min unter Schütteln bei Raumtemperatur extrahiert. Nach Filtration wird zur Trockene eingeengt, der Rückstand in 1 ml Toluol aufgenommen und zur DC zwischen 5 bis 50 µl aufgetragen. Die genaue Auftragemenge richtet sich nach dem Cannabinoidgehalt.

II. Dünnschichtchromatographie

1. Adsorbens
DC-Kieselgel 60 F 254 Fertigplatten (Merck, Darmstadt).

2. Trennsysteme
CA-1: n-Hexan-Äther (80:20)
CA-2: n-Hexan-Dioxan (90:10) (2 × entwickeln)
CA-3: Cyclohexan
Die DC-Platte wird zum Imprägnieren in einer Mischung aus N-N-Dimethylformamid und Tetrachlorkohlenstoff (6:4) leer entwickelt. Nach Abdunsten der Imprägnierflüssigkeit (Raumtemp., 2 h) wird der zu untersuchende Extrakt aufgetragen und die DC-Platte in Cyclohexan entwickelt.

3. Referenzlösungen
Thymol (0,1%ige Lösung in Toluol) Auftragemenge 5 µl;
THC[1] (1 mg in 5 ml CHCl$_3$) Auftragemenge 3 µl

III. Detektion

1. Direktauswertung
Im UV-254 nm sind die Cannabinoide als dunkle Zonen auf gelbem Plattenhintergrund sichtbar.

2. Echtblausalz-Reagens (EBS/Nr. 12 S. 301)
0,5 g Echtblausalz B werden in 100 ml Wasser gelöst. Die entwickelte DC-Platte wird besprüht, mit einem Fön angetrocknet und sofort mit einer 0,1 n-Natronlauge nachgesprüht. Die Cannabinoide geben eine violettrote, orangerote bzw. karmesinrote Färbung. Der Thymol-Test wird im vis mit oranger Färbung sichtbar.

15 mg Echtblausalz B können auch direkt in 20 ml 0,1 n-Natronlauge gelöst werden. Die DC-Platte muß jedoch sofort nach Herstellung des Reagenzes besprüht werden. Der Vorgang ist nach dem Trocknen der DC-Platte zu wiederholen.

---

1 THC-Syntheseprodukt

Bahnen	*1* = Haschischbrot (Türkei/1980)	**Teste**	T = Thymol
	2 = Haschischpreßware (Persien/1980)		THC = Tetrahydrocannabinol
	3 = Haschischzigarette (1979)		(synth.)
	4, 5, 6 = Cannabis herba (Drogensammlung des Instituts)		
	7, 8 = Haschischpreßware (unbekannter Herkunft)		

LM-System	CA-1 n-Hexan-Ether (80:20)	**Abb. 1A, B**
	CA-2 Cyclohexan (nach Imprägnieren s. S. 259)	**Abb. 2A**
	CA-3 n-Hexan-Dioxan (90:10) (1 × 10 u. 1 × 15 cm entwickelt)	**Abb. 2B, C**

Detektion	Echtblausalz-Reagens (EBS Nr. 12 S. 301) mit KOH nachbeh.	vis	**Abb. 1, 2**

DC-Bild
1 A, B

Nach *EBS-KOH*-Reagens-Behandlung werden im vis intensiv rotviolette bis rot-orange Zonen sichtbar. Oberhalb des Startes bis zum Rf-Bereich ca. 0,2 erscheinen drei bis vier rote Zonen, die der *Cannabidiolsäure* und anderen polaren *Cannabinoiden* zuzuordnen sind. Im mittleren Rf-Bereich direkt über dem Thymol-Test (vgl. T1) liegt *Cannabinol* (CBN) bei Rf ca. 0,45, gefolgt von *Tetrahydrocannabinol* (THC) bei Rf ca. 0,5 und *Cannabidiol* (CBD) bei Rf ca. 0,55.

Die Intensität der Farbgebung ist stark von der Konzentration der aufgetragenen Menge und der KOH-Nachbehandlung abhängig. Die Farben wechseln zwischen rotviolett (Abb. 1 A) und rotorange (Abb. 1 B).

THC läßt sich in der Probe *2* deutlich nachweisen.

2 A

Die DC-Auftrennung im LM-System *CA-2* nach Imprägnieren der DC-Platte entspricht in etwa der von *CA-1*. Im unteren Rf-Bereich erfolgt jedoch eine bessere Auftrennung der Zonen. Probe 7 enthält *THC*.

2 B, C

Die zweimalige Entwicklung im System *CA-3* zeigt die Substanzen etwas gedrängter im mittleren Rf-Bereich. Die beiden Hauptzonen in Höhe des Thymol-Testes stammen von *CBN* und *CBD*. Das *THC* liegt in diesem System über bzw. im Rf-Bereich von *CBD*.

Anmerkung:
Die Rf-Werte der Cannabinoide sind in den LM-Systemen CA 1–3 abhängig von Temperatur und Kammersättigung (vgl. Abb. 1 A/B bzw. 2 B/C)

Cannabidiolsäure (CBDS)

Cannabidiol (CBD)

Cannabinol (CBN)

△9,10-Tetrahydrocannabinol (THC)

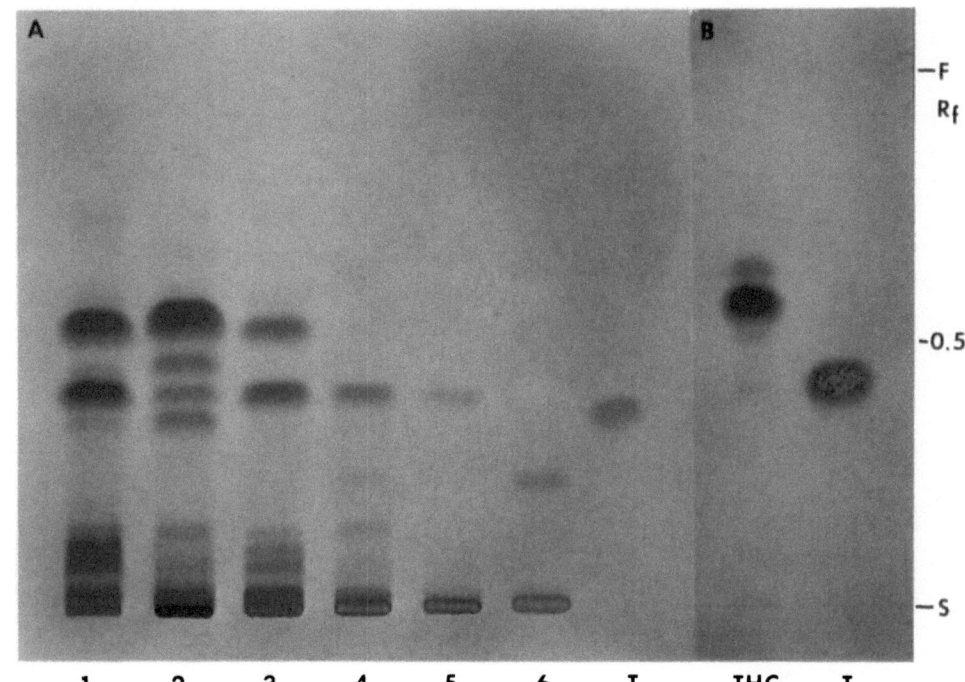

Abb. 1

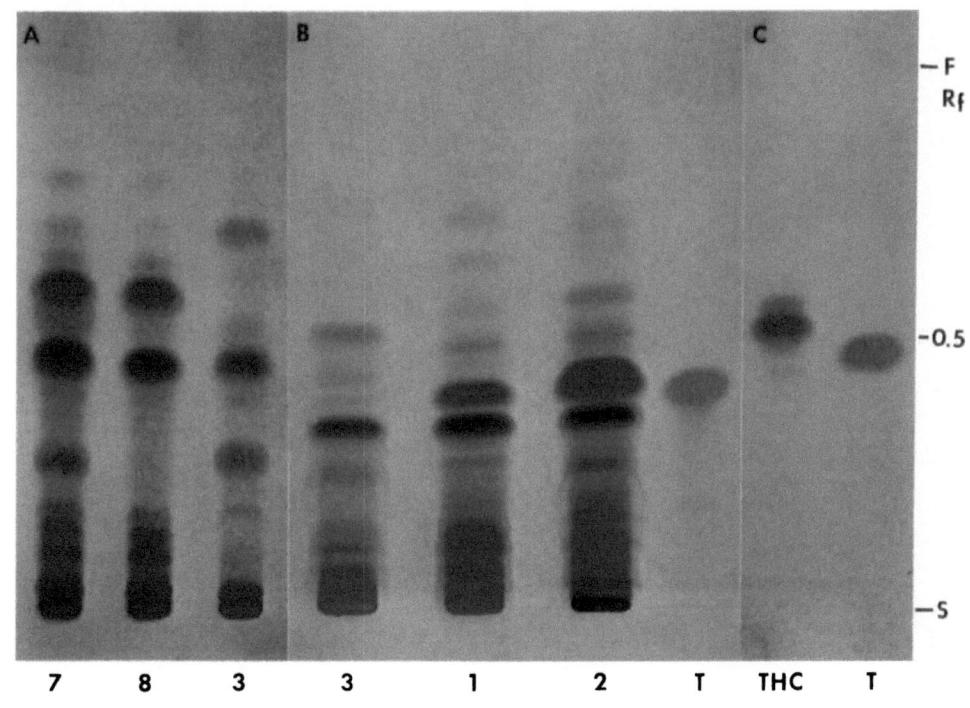

Abb. 2

261

Drogen mit Valepotriaten

Valepotriate sind als Hauptwirkstoffe nur in *frisch geernteten* und *schonend getrockneten* Wurzeln nachweisbar.

Valepotriate stellen Triester eines terpenoiden, dreiwertigen Alkohols dar, der sich vom iridoiden Cyclopenta-(c)-pyran ableitet und einen Epoxid-Ring enthält. An der Veresterung sind Isovaleriansäure, Acetoxy- und Isovaleroxyhydroxy-Isovaleriansäure beteiligt.

Valepotriate mit konjugierter Dienstruktur (*Valtrat* und *Acevaltrat*) geben mit dem Eisessig-Salzsäure-Reagens im vis blau gefärbte Salze. *Didrovaltrat* und *IVHD-Valtrat* (Isovaleroxy-Didrovaltrat) ohne diese Dienstruktur zeigen gelbbraune Färbungen.

I. Herstellung der Drogenauszüge bzw. Arzneispezialitäten zur DC

Drogenauszüge
0,2 g gepulverte Droge werden mit 5 ml Methylenchlorid 5 min bei ca. 60 °C unter gelegentlichem Schütteln extrahiert. Nach Filtration wird der Drogenrückstand nochmals mit 2 ml Methylenchlorid nachgewaschen. Man engt die vereinigten Auszüge zur Trockne ein und nimmt den Rückstand in 0,2 ml Ethylacetat auf. Zur DC werden 10 µl aufgetragen.

Spezialitäten
1–2 Dragees werden mit 5 ml Methylenchlorid ca. 10 Minuten unter Umschütteln extrahiert. Das klare Filtrat wird direkt zur DC aufgetragen (15–20 µl).

II. Dünnschichtchromatographie

1. Referenzlösungen
je 5 mg Valtrat, Isovaltrat, Didrovaltrat und Acevaltrat werden in je 5 ml MeOH gelöst und jeweils 10 µl zur DC aufgetragen.

2. Absorbens
DC-Kieselgel 60 F 254 Fertigplatten (Merck, Darmstadt).

3. Auftragemenge
Bei einer Auftragemenge von 10 µl werden bei guten Drogenqualitäten die Hauptinhaltsstoffe erfaßt. Baldrianwurzeln des Handels besitzen jedoch zumeist einen geringen Valtratgehalt, so daß Auftragemengen bis 50 µl erforderlich sind.

4. Trennsysteme

V-1 Toluol-Ethylacetat (75:25)
V-2 n-Hexan- Methylethylketon (80:20) DAB 8

Bei System V-1 genügt die Entwicklung über 15 cm. Das DAB 8 verlangt für das System V-2 eine zweimalige Entwicklung der DC-Platte.

III. Detektion

1. Direktauswertung

UV-254 nm: Acevaltrat und Valtrathydrine
UV-365 nm: gelbe Fluoreszenz, z.B. Baldrinal und Homobaldrinal

2. Sprühreagenzien

a) *Salzsäure-Eisessig Reagens* (Nr. 32 S. 304)

Halazuchromreaktion als spezifischer Nachweis für Valtrat und Acevaltrat mit Blaufärbung im vis
Didrovaltrat zeigt Braunfärbung im vis.

b) *Dinitrophenylhydrazin-Reagens* DAB 8 (DNP Nr. 10 S. 300)
Nach dem Erhitzen sind grünlichgraue bzw. blaue Zonen im Tageslicht sichtbar. Zu langes Erhitzen liefert einheitlich braungelbe Farbzonen im vis.

IV. Drogenliste

Droge/Stammpflanze Familie/Arzneibuch	Hauptinhaltsstoffe/ Gehalt
Valerianae Radix Baldrianwurzel Valeriana officinalis L. Valeriana officinalis ist eine Baldrian-Sammelart (V. sambucifolia, V. procurrens und V. collina) Valerianaceae Ph. Eur. III, 2. AB-DDR (mind. 1–2% Valepotriate), Helv. VI, ÖAB *Indischer Baldrian* Valeriana wallichii DECANDOLLE *Mexikanischer Baldrian* Valeriana edulis ssp. procera MEYER	*Iridoide (Valepotriate)* Valtrat/Isovaltrat, IVHD-, Didro-, Acevaltrat; Vorkommen und Gehalt siehe Tabelle *Ätherischöl* ca. 0,25% in frischer Valeriana off. Wurzel mit Valerenal und z.T. Valeranon Das Äth. Öl ist zu 1/3 an der Gesamtwirkung der Droge beteiligt.

Tabelle

Hauptverbindungen	*Valeriana officinalis* ca.	*Valeriana edulis* ca.	*Valeriana wallichi* Valtrat/Acevaltrat-Rasse ca.	Didrovaltrat-Rasse ca.
Valtrat/Isovaltrat	0,4–2%	3,5%	2%	0,7%
Didrovaltrat	0,1%	1,5–4%	0,1%	1,5–3%
Acevaltrat	0,1%	0,1%	0,4%	0,4%
andere Valepotriate	0,1%	1,0%	0,1%	0,1%

V. Formelübersicht

Valtrat: R_1, R_2 = Isovalerianyl
                  R_3 = Acetyl

Isovaltrat: R_1, R_3 = Isovalerianyl
                  R_2 = Acetyl

Homovaltrat: R_1 = Isovalerianyl
                  R_2 = Isocapronyl
                  R_3 = Acetyl

Acevaltrat: R_1 od. R_2 = Isovalerianyl
                  R_1 od. R_2 = Acetoxy-
                           isovalerianyl

Didrovaltrat: R_1, R_3 = Isovalerianyl
                   R_2 = Acetyl, R_4 = H

Homodidrovaltrat: R_1 = Isocapronyl
                   R_2 = Acetyl
                   R_3 = Isovalerianyl, R_4 = H

IVHD-Valtrat: R_1 od. R_2 od. R_3 = Isovalerianyl
               R_1 od. R_2 od. R_3 = Isovaleroxy-hydroxy-
                                isovalerianyl
               R_1 od. R_2 od. R_3 = Acetyl, R_4 = OH

Valeriosidat

Baldrinal: R = Acetyl
Homobaldrinal: R = Isovalerianyl

Valerianae Radix

Bahnen   *1* = Valerianae radix (mexikanischer Baldrian)   **Teste** T1 = Valtrat
          2 = V. radix (indischer Baldrian/Didrovaltrat-Rasse)   T2 = Acevaltrat
    3, 4, 5 = V. radix (Drogen mit abgebauten Valepotriaten)   T3 = Didrovaltrat
          6 = Valerianae radix (frisch geerntete Wurzel)
          7 = Valerianae radix (Baldrian-Tinktur/Apotheke)
          8 = Valerianae radix (Auszug aus Arzneispezialität I)
          9 = Valerianae radix (Auszug aus Arzneispezialität II)

LM-System V-1 Toluol-Äthylacetat (75:25)   **Abb. 1 A/B**
              V-2 Hexan-Methylethylketon (80:20) über 2 × 15 cm entwickelt **Abb. 2 A/B**

Detektion konz. Eisessig-Salzsäure-Reagens (2:8) (Nr. 32 S. 304)   vis **Abb. 1 A/B**
           Dinitrophenylhydrazin-Reagens (DNP Nr. 10 S. 300)   vis **Abb. 2 A/B**

Droge   Beschreibung s.S. 264,   Formelbild s.S. 265

DC-Bild   *Valerianae radix*
1 A, B   Je nach vorliegender Art und Qualität überwiegen im oberen Rf-Bereich die blauen Zonen des *Valtrat/Isovaltrat*-Gemisches (vgl. T 1) bzw. die braune Zone des *Didrovaltrats* (vgl. T3) u. blaue/braune Zonen im mittleren (*IVHD-Valtrat*) und unteren Rf-Bereich mit vorwiegend Abbauprodukten der Valepotriate (*Valtrathydrine*). Die Abbauprodukte des Isovaltrats (Homobaldrinal) bzw. des Valtrats (Baldrinal), Rf ca. 0,5 bzw. 0,4, fluoreszieren im UV-365 nm intensiv gelb. Im vis entstehen ebenfalls gelb gefärbte Zonen (Abb. 1 B, Bahn 9).

Rf-Wert ca.	(*V-1 Zuordnung*) Abb. 1 A, B	*UV-254 nm*	*Eisessig-HCl Reagens* vis*	
0,70–0,75	*Isovaltrat/Valtrat*	+	blau	*
0,65	*Didrovaltrat*	−	braun	je nach dem Grad
0,55	*Acevaltrat*	+	blau	des Erhitzens:
0,40	*IVHD-Valtrat*	−	braun	blau bis schwarz-
↓	*Valtrathydrine*	+	blau	blau bzw. hell-
Start	(Abbauprodukte)	(+)	braun/blau	bis dunkelbraun

1 A, B   *1 mexikanischer Baldrian:* hoher *Isovaltrat/Valtratgehalt,* mittlerer *Didrovaltratgehalt* neben wenig Acevaltrat.
        2 indischer Baldrian: überwiegend *Didrovaltrat* neben *Isovaltrat/Valtrat* mittlerer Konzentration und *IVHD-Valtrat.*
    3, 4, 5 offizineller Baldrian: Handelsdrogen mit geringem oder fehlendem Valtratgehalt und vorwiegend Abbauprodukten von Valepotriaten
        6 offiz. Baldrianwurzel (frisch geerntet): ca. 90% *Valtrat.*
        7 Baldriantinktur (Apothekenmuster): wenig Valtrat, mittlerer Gehalt an *Acevaltrat, IVHD-Valtrat* und Valtrathydrine.
        8 Arzneispezialität mit hohem *Valtrat*-Gehalt (V. off.).
        9 Arzneispezialität (5 Jahre alt) mit den Abbauprodukten *Homobaldrinal* (von Isovaltrat) und *Baldrinal* (von Valtrat).

2 A   Die Rf-Werte im LM-System V-2 liegen bei weniger guter Auftrennung aber gleicher Trennfolge in niedrigeren Rf-Bereichen (0–0,6). Die zweimalige Auftrennung führt häufig zu Rf-Unterschieden (siehe 2 A u. 2 B)

2 B   Die Behandlung mit dem *DNP*-Reagens ergibt den sicheren Nachweis aller Inhaltsstoffe, führt aber bei stärkerem Erhitzen zu einheitlich gelbbraunen Zonen im vis.

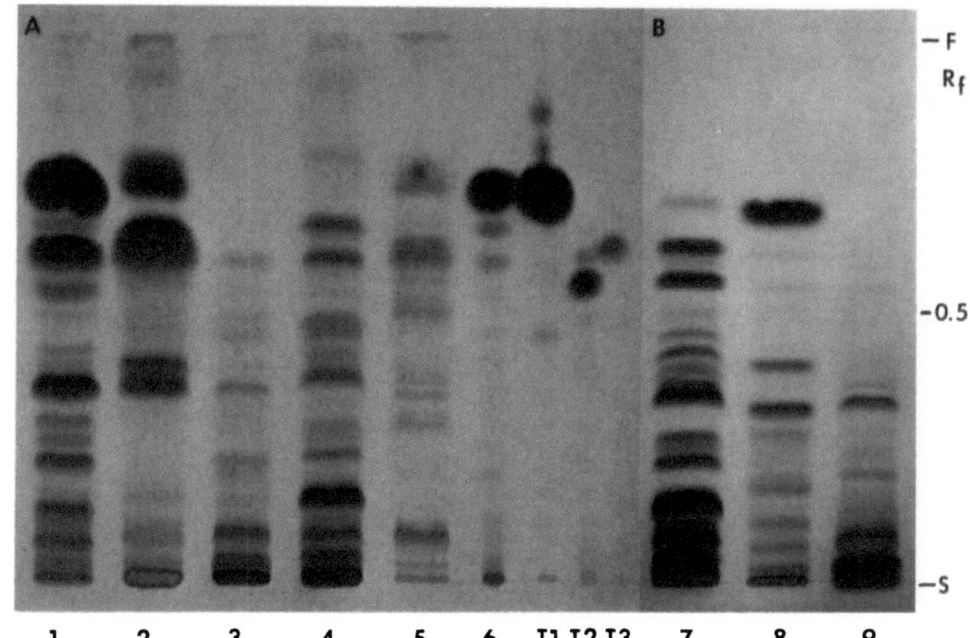

Abb. 1

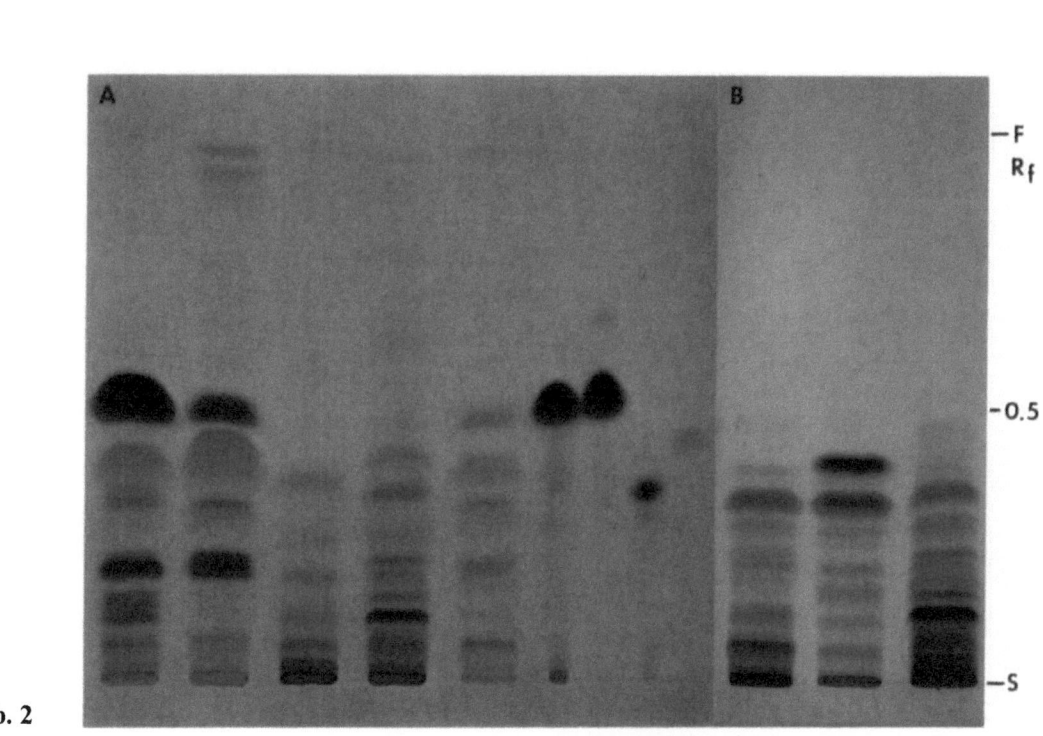

Abb. 2

267

Farbstoff-Drogen

A. Drogen mit Anthocyanen (Flavyliumfarbstoffe)

Anthocyane bedingen die rote, violette bzw. blaue Färbung von Blüten und anderen
Pflanzenteilen. Sie liegen als Glykoside des Flavens (2-Phenyl-chromen) vor.
Bei saurer Spaltung der Anthocyane gehen die entstehenden Anthocyanidine in Fla-
vyliumsalze über.

B. Crocus

I. Herstellung der Drogenauszüge zur DC

1. *Cyani flos, Hibisci flos, Malvae flos, Paeoniae flos* (**Anthocyane**)
   1 g gepulverte Droge wird mit 6 ml einer Mischung aus 9 Teilen Methanol und
   einem Teil 25%iger Salzsäure etwa 15 min unter Schütteln extrahiert.
   Vom Filtrat trägt man 25 µl zur DC auf.

2. *Croci stigma*
   4–5 zerstoßene Narbenschenkel werden mit 1 Tropfen Wasser befeuchtet. Nach
   etwa 3 min gibt man ca. 1 ml Methanol dazu und extrahiert unter gelegentlichem
   Schütteln ca. 20 min unter Lichtabschluß. Vom Überstand oder vom Filtrat werden
   10 µl zur DC aufgetragen.

II. Dünnschichtchromatographie

1. Referenzlösungen

a) *Anthocyane:* jeweils 1 mg werden in 1 ml Methanol gelöst. Auftragemenge 5 µl.
b) *Methylenblau:* 5 mg werden in 10 ml Methanol gelöst und 10 µl zur DC verwendet.
c) 5 mg *Naphtholgelb* werden in 5 ml Methanol und 5 mg *Sudanrot G* in 5 ml Chloroform gelöst. Man mischt anschließend und trägt 5 µl zur DC auf.

2. Adsorbentien
DC-Kieselgel 60 F 254 Fertigplatten (Merck, Darmstadt).
DC-Cellulose Fertigplatten (Merck, Darmstadt).
Croci stigma-Auszüge werden über DC-Kieselgel 60 F 254 –, die Blütenfarbstoff-
Auszüge (Anthocyane) über DC-Kieselgel- und DC-Cellulose-Fertigplatten getrennt.

3. Trennsysteme

a) *Anthocyane*
   n-Butanol-Eisessig-Wasser (40:10:20) (DC-Kieselgel und DC-Cellulose-Platten)

b) *Croci stigma*
   Ethylacetat-Isopropanol-Wasser (65:25:10)

III. Detektion

1 *Direktauswertung im vis*
Anthocyane geben im vis rot- bis blauviolette, die Inhaltsstoffe von *Croci stigma* gelbe Färbungen.

2 *Anisaldehyd-Schwefelsäure-Reagens* (AS Nr. 2 S. 299)
Croci stigma
Nach Besprühen zeigt sich **Picrocrocin** mit rotvioletter und **Crocin** mit blauvioletter Färbung im vis.

IV. Drogenliste

Abb.	Droge/Stammpflanze Familie	Hauptverbindungen/ Anthocyane
1, 2	**Cyani Flos** Kornblumenblüten Centaurea cyanus L. Asteraceae	Cyanidin-3,5-diglucosid (Cyanin) Pelargonidin-3,5-diglucosid (Pelargonin)
1, 2 3	**Hibisci Flos** Hibiscusblüten Hibiscus sabdariffa L. Malvaceae DAB 8	Delphinidin-3-xylosyl-glucosid (Hibiscin)
1, 2	**Malvae Flos** Malvenblüten Malva sylvestris (L.) MILL. Malva sylvestris L. ssp. mauritania (L.) ASCHERSON et GRAEBNER (,,Mauretanische Malve, dunkelviolette Malve") Malvaceae	Malvidin-3,5-diglucosid (Malvin)
	Malvae (arboreae) Flos Stockmalve (Stockrose) schwarze Malvenblüten Althaea rosea (L.) CAV. var. nigra HORT. Malvaceae	Delphinidin-3-glucosid Malvidin-3-glucosid (ein Gemisch beider Substanzen wird als ,,Althaein" bezeichnet)
3	**Paeoniae Flos** Pfingstrosenblüten Paeonia-Arten Paeoniaceae	Paeonidin-3,5-diglucosid
4	**Croci Stigma** Safran, Crocus Crocus sativus L. Iridaceae Ph. Eur. III, Helv. VI, ÖAB	**1,9–15% Crocin** (Digentiobioseester des Crocetins) **2,7–12,9% Picrocrocin** (β-Hydoxycyclocitralglucosid) *β-Hydrocyclocitral* und *Safranal* (Dehydro-β-cyclocitral) entstehen aus Picrocrocin bei Lagerung oder Wasserdampfdestillation; Carotinglykoside

V. Formelübersicht

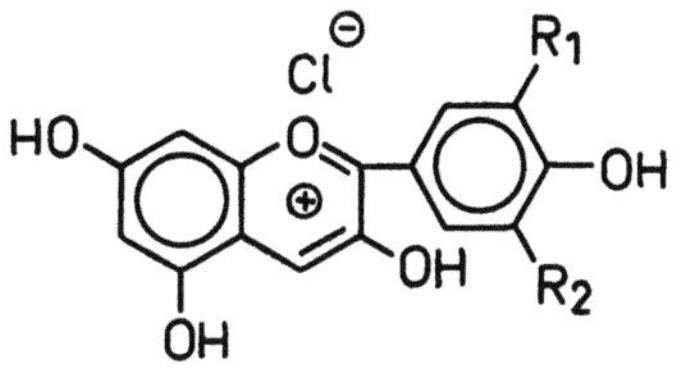

R₁	R₂	Aglyka
H	H	Pelargonidin
OH	H	Cyanidin
OCH₃	H	Päonidin
OH	OH	Delphinidin
OCH₃	OCH₃	Malvidin
OCH₃	OH	Petunidin

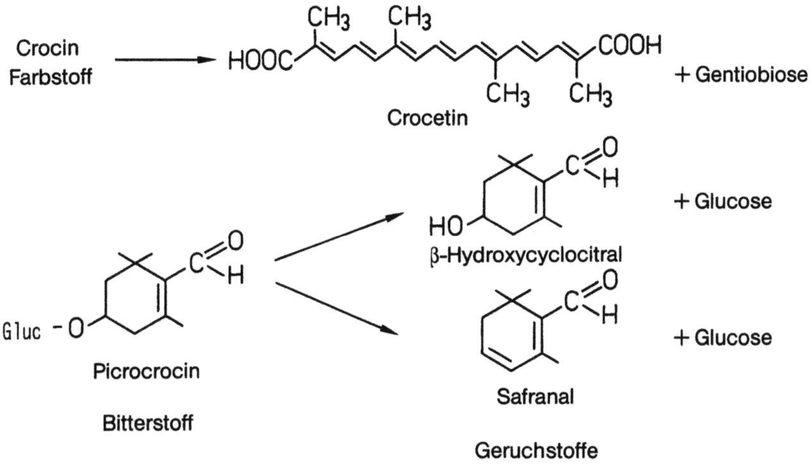

Crocin
Farbstoff → Crocetin + Gentiobiose

Picrocrocin
Bitterstoff

β-Hydroxycyclocitral + Glucose

Safranal + Glucose

Geruchsstoffe

Blütenfarbstoffe, Anthocyane

Bahnen
1 = Cyani flos
2 = Malvae sylvestris flos
3 = Malvae arboreae flos
4 = Hibisci flos

Teste
T1 = Naphtholgelb + Sudanrot
T2 = Paeonidin-glucosid
T3 = Petunidin-3,5-diglucosid
T4 = Delphinidin-3,5-diglucosid und -monoglucosid
T5 = Malvidin-mono-glucosid
T6 = Cyanidin-3,5-diglucosid
T7 = Methylenblau

Adsorbens   DC-Kieselgel 60 F 254   **Abb. 1**
DC-Cellulose   **Abb. 2**

LM-System n-Butanol-Eisessig-Wasser (40:10:20) (über 10 cm entwickelt)

Detektion Direktauswertung im vis   **Abb. 1, 2**

Drogen   Beschreibung und Formelbilder s.S. 270–271.

DC-Bild   Die DC-Trennung auf Kieselgel liefert weniger scharf begrenzte Zonen, aber deut-
1,2   lichere Farbunterschiede als die Cellulose-DC. Die Auftrennung auf Cellulose-Platten erfolgt im tieferen Rf-Bereich.

DC-Anthocyanmuster

	DC-Kieselgel Rf-Bereich	DC-Cellulose Rf-Bereich
1 Cyani flos	1 Hauptzone ca. 0,3 1 Nebenzone ca. 0,5	1 Hauptzone ca. 0,15 2 Nebenzonen ca. 0,25–0,3
2 Malvae sylvestris flos	1 Hauptzone ca. 0,4 2 Nebenzonen ca. 0,45 bzw. 0,7	1 Hauptzone ca. 0,15 2 Nebenzonen 0,25–0,3
3 Malvae arboreae flos	2 Hauptzonen 0,25–0,55 3 Nebenzonen 0,6–0,8–0,9	5 etwa gleichstarke dicht beieinander-liegende Zonen 0,1–0,25
4 Hibisci flos	2 Hauptzonen 2 Nebenzonen ca. 0,25–0,5	2 Hauptzonen 2 Nebenzonen 0,15–0,3

Anmerkung: Eine bessere **Differenzierung** und **Zuordnung** der Anthocyane gelingt durch ab-
bzw. aufsteigende Papierchromatographie mit längeren Laufstrecken (Butanol-Eisessig-Wasser-
Systeme).

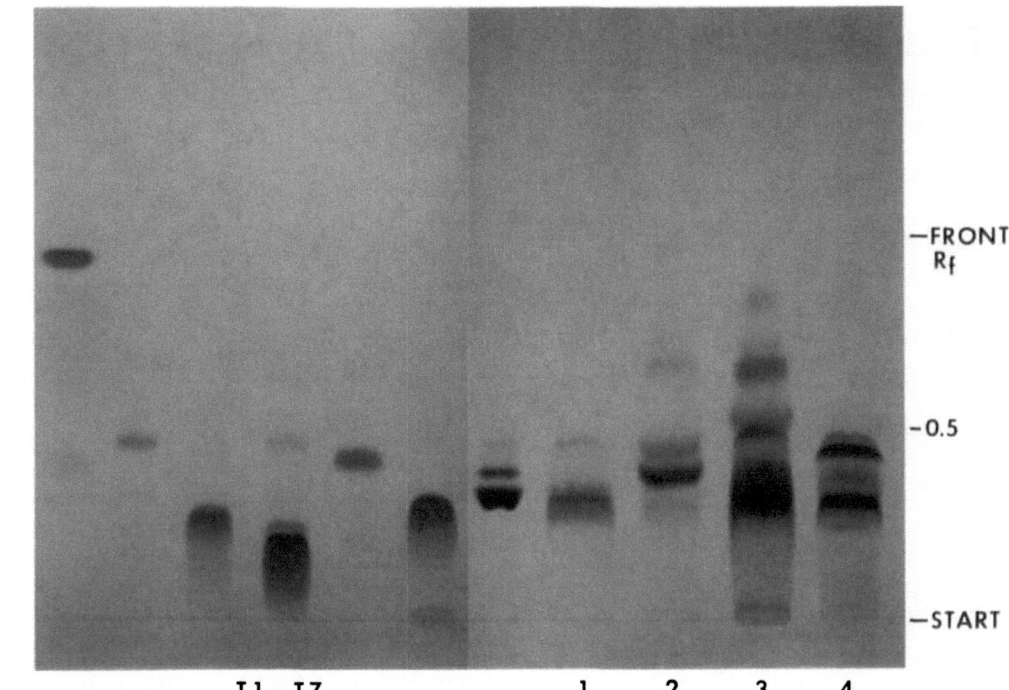

Abb. 1 T 1 – T 7   1   2   3   4

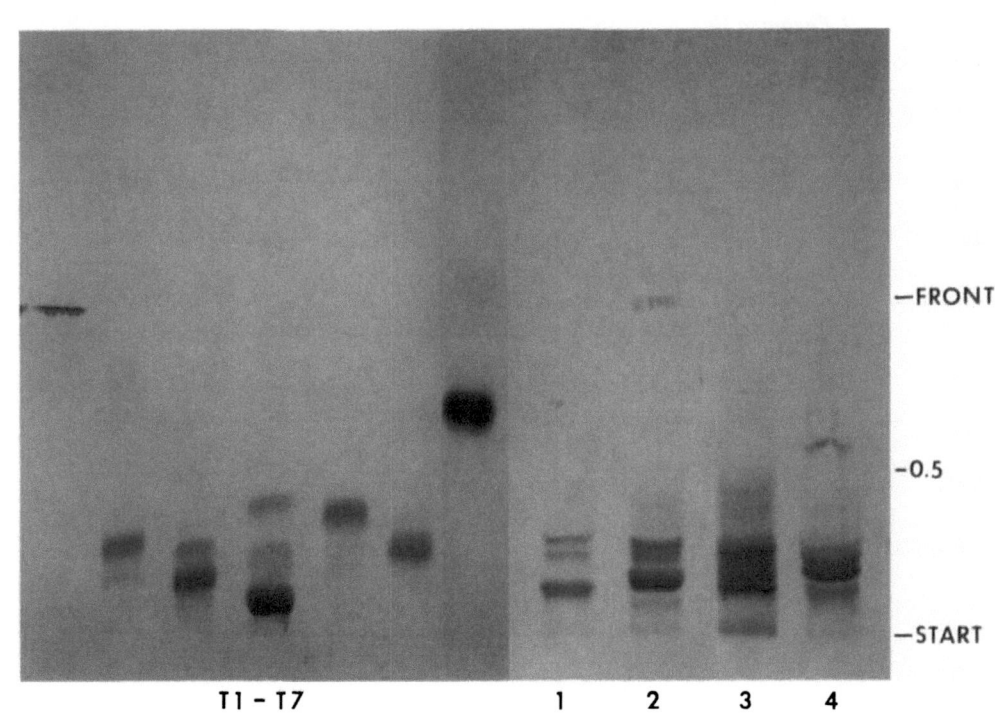

Abb. 2 T 1 – T 7   1   2   3   4

Blütenfarbstoffe, Anthocyane   Croci Stigma

Bahnen	*1* = Hibisci flos
	2 = Paeoniae flos
	3 = Croci stigma
Teste	T1 = Methylenblau
	T2 = Naphtholgelb (Rf ca. 0,20), Sudanrot (Rf ca. 0,95)

LM-System	n-Butanol-Eisessig-Wasser (40:10:20)		**Abb. 3A, B**
	Ethylacetat-Isopropanol-Wasser (65:25:10)		**Abb. 4A, B, C**
Adsorbens	DC-Kieselgel 60 F 254 Fertigplatten		
Detektion	Direktauswertung	vis	**Abb. 3A, 4B**
	Direktauswertung	UV-365 nm	**Abb. 3B**
	Direktauswertung	UV-254 nm	**Abb. 4A**
	Anisaldehyd-Schwefelsäure-Reag. (AS Nr. 2 S. 299)	vis	**Abb. 4C**

Droge   Beschreibung s.S. 270,   Formelbilder s.S. 271

DC-Bild

3A, B
1 Hibisci flos
Den Auszug kennzeichnen zwei im vis blauviolette Hauptzonen im Rf-Bereich der Methylenblau-Referenzlösung. Im UV-365 nm erscheinen in diesem Rf-Bereich eine dunkle Zone bzw. hellblau fluoreszierende Zonen.

2 Paeoniae flos
Eine im vis rotviolette und im UV-365 nm orange fluoreszierende Zone findet sich etwa im Rf-Bereich der Methylenblau-Referenzlösung (vgl. T1). Zusätzlich ist eine schwächer blauviolette Zone unterhalb der Hauptzone nachzuweisen.

4A–C
4A
4B
4C
3 Croci stigma
Die Direktauswertung im UV-254 nm zeigt 4 deutlich fluoreszenzmindernde Zonen.
Die Auswertung im vis ergibt 3–4 gelbe Zonen im Rf-Bereich ca. 0,05–0,45.
Die Hauptzone über dem Startbereich stammt von **Crocin**. Sie gibt mit dem **AS**-Reagens graublaue Färbung.
Picrocrocin bei Rf ca. 0,55, zeigt in der **UV-254** nm Direktauswertung deutliche Fluoreszenzminderung und nach **AS**-Reagens-Behandlung rotviolette Färbung im vis.
Fluoreszenzmindernde Zonen im Rf-Bereich des Sudanrot-Testes (Rf ca. 0,8–0,95), die von **4-Hydroxycyclocitral** und **Safranal** stammen, liegen nicht immer vor.

Abb. 3

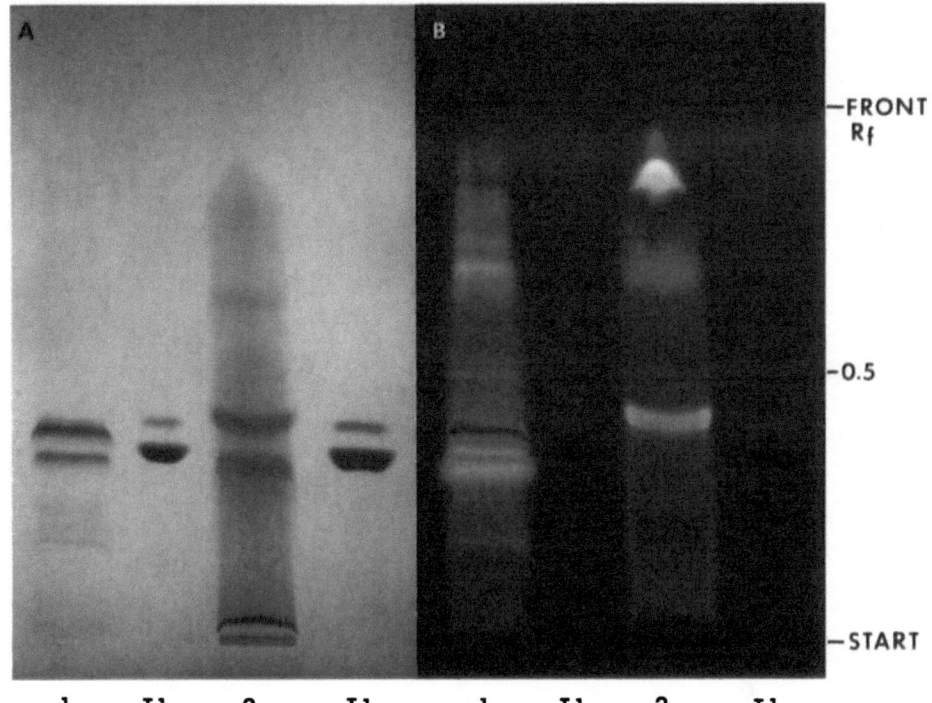

1	T1	2	T1	1	T1	2	T1

Abb. 4

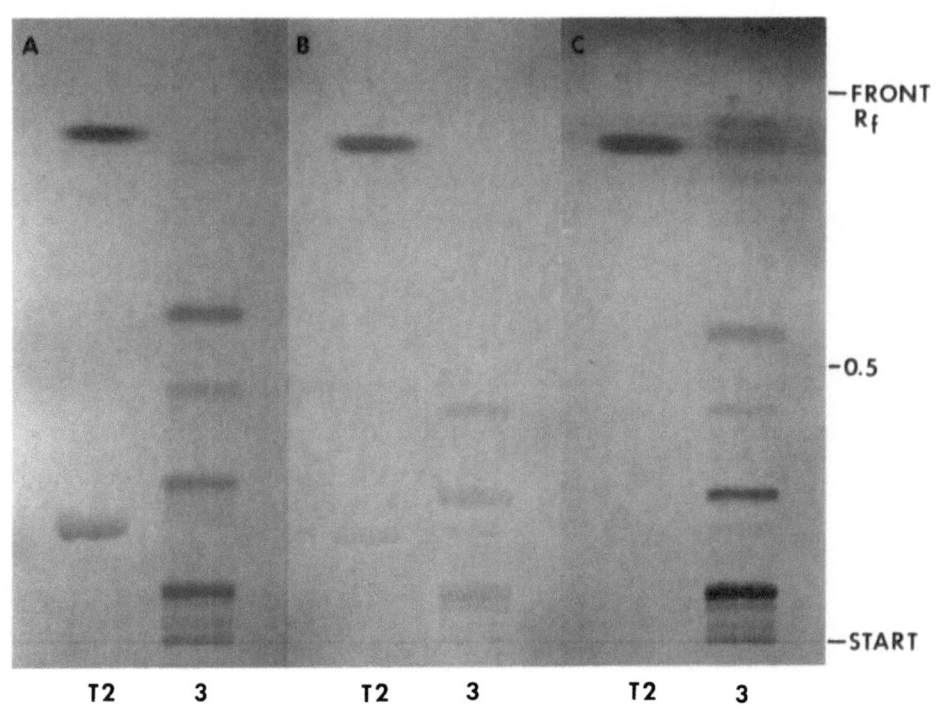

T2	3	T2	3	T2	3

275

Einzeldrogen

Hierzu gehören Drogen, die keiner der vorangegangenen Drogengruppen zugeordnet werden können. Sie besitzen sehr verschiedenartige z.T. in anderen Drogen nicht vorkommende Inhaltsstoffe.

I. Herstellung der Drogenauszüge zur DC

1. *Salicis cortex*
   2 g gepulverte Droge werden mit 10 ml Methanol 10 min unter Rückfluß auf dem Wasserbad extrahiert. Das Filtrat wird auf ca. 3 ml eingeengt und zur DC 20 μl aufgetragen. Es können auch entsprechende $CHCl_3$- oder Ethylacetat-Extrakte hergestellt werden bzw. der eingeengte Methanolauszug ausgeschüttelt werden. Es werden dann 2×10 ml $CHCl_3$ oder Ethylacetat verwendet. Nach dem Einengen auf ca. 3 ml werden 20 μl zur DC aufgetragen.

2. *Pyrethri flos*
   Pyrethrine werden aus den Blüten durch Methanolextraktion gewonnen (1 g/5 ml MeOH ca. 10 min extrahieren).
   Pyrethrinhaltige Präparate können direkt zur DC verwendet werden. Je nach vorliegender Konzentration der Pyrethrine trägt man 15 bzw. 30 μl auf.

3. *Filicis rhizoma*
   1 g gepulverte Droge wird mit 15 ml gesättigter Bariumhydroxydlösung versetzt und ca. 30 min unter Schütteln extrahiert. Nach dem Filtrieren wird mit verdünnter Salzsäure etwa auf den pH-Wert 3–5 eingestellt und 3 mal mit je 10 ml Ether ausgeschüttelt. Die Etherphasen werden über Natriumsulfat getrocknet und eingeengt. Man nimmt in ca. 1 ml $CHCl_3$ auf und trägt 10 μl zur DC auf.

4. *Hamamelidis folium/cortex*
   1 g gepulverte Droge wird mit 10 ml Methanol 10 min unter Rückfluß auf dem Wasserbad extrahiert. Das Filtrat wird auf ca. 5 ml eingeengt und 10 μl zur DC aufgetragen.

5. *Lichen islandicus*
   2 g gepulverte Droge werden mit 5 ml Methanol zum Sieden erhitzt und vom klaren Filtrat 10 μl zur DC aufgetragen.

6. *Podophylli resina/rhizoma*
   0,5 g Harz werden mit 5 ml Chloroform 30 min unter Rückfluß extrahiert und vom klaren Filtrat 20 μl zur DC aufgetragen.

7. *Visci albi herba (folium)*
   1 g gepulverte Droge wird mit 20 ml 50%igem Methanol 20 min unter Rückfluß extrahiert. Das klare Filtrat wird auf ca. 5 ml eingeengt.
   Zum **Flavonoid**-Nachweis werden 20 μl direkt aufgetragen oder 2,5 ml des Methanol-Auszuges mit 10 ml Ethylacetat ausgeschüttelt, die Ethylacetatphase auf ca. 2 ml eingeengt und davon 25 μl zur DC aufgetragen.
   Zum Nachweis der **Aminosäuren** trägt man 30 μl des eingeengten Methanol-Auszuges auf.

II. Dünnschichtchromatographie

1. Referenzlösungen

Salicis cortex	*Salicin, Picein, Triandrin:* je 1 mg werden in 1 ml Methanol unter Erwärmen gelöst, Auftragemenge 15 μl.
Pyrethri flos	*Thymol:* 5 mg werden in 5 ml Methanol gelöst, Auftragemenge 5 μl
Filicis rhizoma	*Resorcin, Phloroglucin:* je 5 mg werden in 5 ml Methanol gelöst, Auftragemenge 5 μl.
Hamamelidis folium	*Hamamelitannin:* 10 mg werden in 5 ml Methanol gelöst, Auftragemenge 10 μl.
Lichen islandicus	*Kaffeesäure:* 5 mg werden in 5 ml Methanol gelöst, Auftragemenge 10 μl.
	Fluoreszein: 5 mg werden in 10 ml Methanol gelöst, Auftragemenge 10 μl.
Podophylli rhizoma (resina)	*Podophyllotoxin:* 5 mg werden in 5 ml Methanol gelöst, Auftragemenge 10 μl.
Visci albi herba (folium)	*Chlorogensäure:* 5 mg werden in 5 ml Methanol gelöst, Auftragemenge 10 μl.
	Aminosäuren: je 5 mg werden in 5 ml MeOH gelöst, Auftragemenge 10 μl.

2. Adsorbens
DC-Kieselgel 60 F 254 Fertigplatten (Fa. Merck, Darmstadt).

3. Trennsysteme und Detektion
Siehe bei den entsprechenden Abbildungen (Abb. 1–8 S. 282–S. 288).

III. Liste der Einzeldrogen
Abb. 1–8 S. 292–S. 288

Abb.	Droge/Stammpflanze/ Familie	Hauptinhaltsstoffe
1	**Salicis cortex** Weidenrinde Salix-Arten z.B. Salix alba L. Silberweide Salix viminalis L. Korbweide S. cinerea L. Grauweide S. fragilis L. Bruchweide Salicaceae	ca. **4–5% Phenolglykosid**-Gemische in unterschiedlicher Zusammensetzung: *Salicin* (Salicylalkohol-β-D-glucopyranosid) z.B. 0,5% in Salix alba, 1–3% in Salix fragilis. *Triandrin* (3-(-4-Hydroxyphenyl-2-propen-1-ol)-1-β-D-glucopyranosid bis zu 6% in Salix viminalis L. *Picein* (4-Hydroxy-acetophenon-β-D-glucosid) zu ca. 2% in Salix cinerea L. Ester der Salicylsäure und des Salicylalkohols; z.T. acetyliertes Salicin, Salicortin, Salireposid *Gerbstoffe*
2 A	**Hamamelidis folium** Hamamelisblätter Hamamelis virginia L. Hamamelidaceae 2. AB-DDR, Helv. VI	Mind. **8% Gerbstoffe** (Helv. VI) mit *β-Hamamelitannin*, das aus Gallussäure und Hamamelose (=2-C-Hydroxymethyl-D-ribose) aufgebaut ist.

2 B	**Filicis Rhizoma** (Polypodii filicis maris radix) Wurmfarnwurzel Dryopteris filix-mas (L.) SCOTT Polypodiaceae Helv. VI	Mindestgehalt an **Filicin** (Rohfilicin) 1,5% und an Flavaspidsäure 20% (Helv. VI). Hauptverbindungen sind die ***Butanonphloro-glucide*** *dimere* Phloroglucide: Albaspidin, *Flavaspid-säure* u.a. *trimere* Phloroglucide: *Filixsäure*, Triflavas-pidsäure u.a. *tetramere* Phloroglucide: Methylen-bis-nor-flavaspidsäure
2 C	**Pyrethri Flos** Insektenblüten Chrysanthemum cinerariifolium (TREVISAN) VISANI (dalmat. Insektenblüten) Chry. marschallii ACHERSON Chry. coccineum WILLD. (kaukasische Insektenblüten) Asteraceae ÖAB	Mindestens **1% Gesamtpyrethrine,** davon 50% Pyrethrin I (ÖAB). Die Hauptverbindungen sind ***Pyrethrin I, II*** und ***Cinerin I, II.*** Sie werden durch Licht- und Lufteinwirkung in Peroxide bzw. Lumiverbin-dungen umgewandelt.
3 A, B, C	**Lichen islandicus** Isländisches Moos Cetraria islandica (L.) ACHARIUS Parmeliaceae Helv. VI (Das 2. AB-DDR läßt auch C. tenuifolia (RETZ) HOWE zu)	Hauptverbindungen sind **Polysaccharide** (ca. 50%): *Lichenin* und *Isolichenin;* 2–3% bitter schmeckende **Depsidone** (Flech-tensäuren): ***Fumarprotocetrarsäure, Protoce-trarsäure*** und ***Cetrarsäure*** (1–2%); Protolich-esterinsäure bzw. Lichesterinsäure
4 A, B, C	**Podophylli Rhizoma** Fußblattwurzel Podophyllum peltatum L. Berberidaceae Podophyllinum ÖAB, Helv. VI	Hauptverbindungen sind **Lignane** (***Podophyl-lotoxin, α-*** und ***β-Peltatin***) und **Flavonoide.** Podophylli resina enthält ca. 50% Podophyl-lotoxin.
5, 6	**Visci albi Herba (Folium)** Mistelkraut(blätter) Viscum album L. ssp. album *Laubholzmistel* (auf fast allen eu-rop. Laubhölzern außer auf der Buche) ssp. abies (WIESB.) ABROMEIT *Tannenmistel* (nur auf Tannen, nicht auf Föhren und Laubhölzern) ssp. austriacum (WIESB.) VOLL-MANN *Föhrenmistel* (auf Pinus-Arten, sel-ten auf der Fichte) Loranthaceae	Hauptverbindungen in Zweigen und Blättern: **Flavonoide:** Quercetin-3-O-rhamnosid, Quercetin-3-O-arabinosid Flavoyadorinin A, Flavoyadorinin B (7,3′-Di-O-methyl-luteolin-4′-O-mono-glucosid) und Homoflavoyadori-nin B mit D-Glucosylapiose als Zuckerrest. **Pflanzensäuren:** Chlorogensäure, Kaffeesäure, Sinapinsäure Hoher Gehalt an **Aminosäuren:** (ca. 0,43% in frischen Blättern), z.B. Arginin, Asparagin, Prolin, Lysin, Serin, Alanin, Threonin. „**Viscotoxin**": Polypeptid aus 46 Aminosäu-ren (MG 5000).
7, 8	*Anmerkung:* DC-Auftrennung der ***Aminosäuren*** s. Abb. 7, 8 als Referenz für Visci albi herba.	

V. Formelübersicht

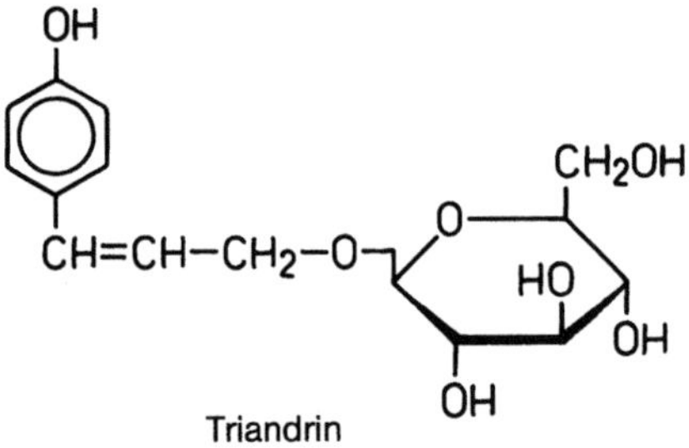

Triandrin

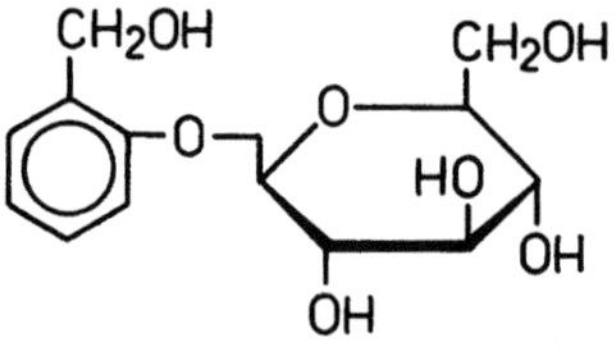

Salicin

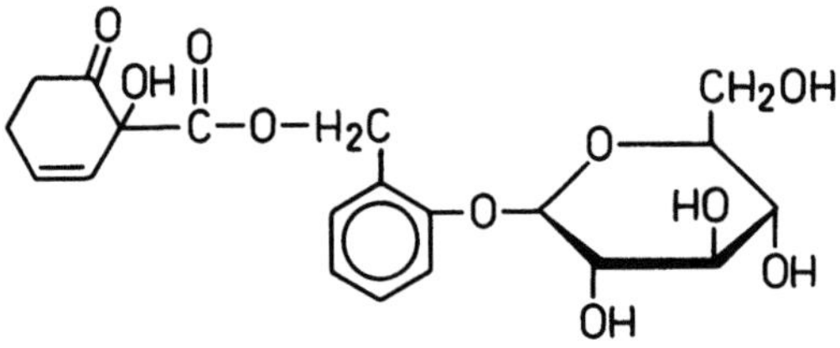

Salicortin

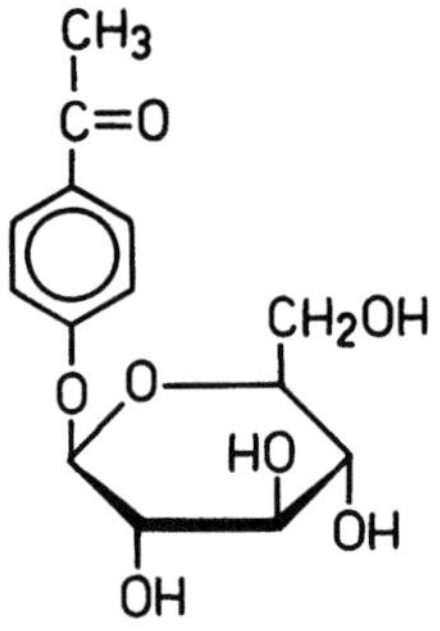

Picein

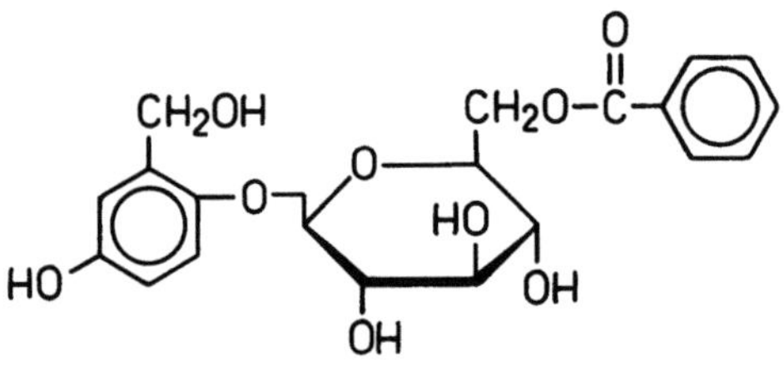

Salireposid

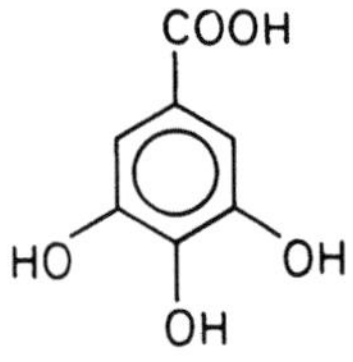

Gallussäure
(3,4,5-Trihydroxy-
benzoesäure)

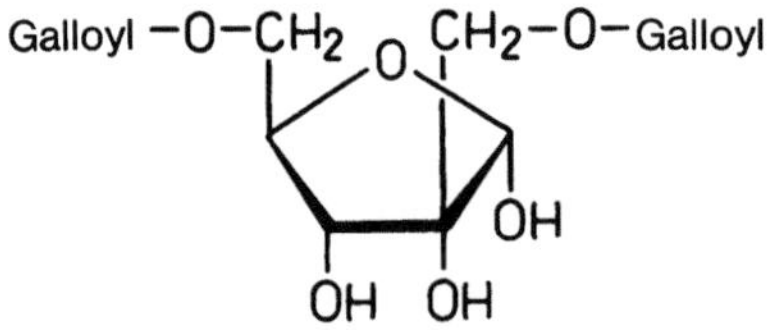

β-Hamamelitannin

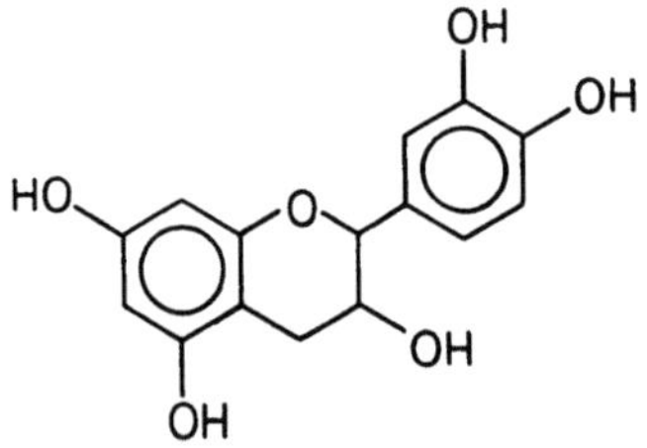

Catechin

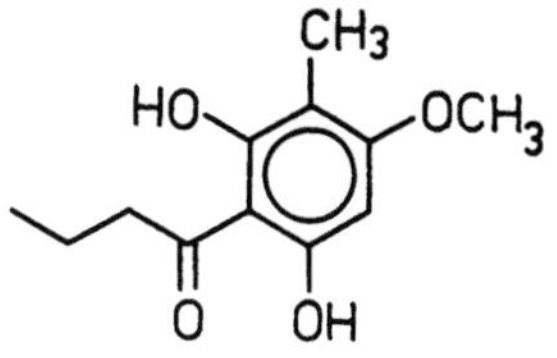

Aspidinol

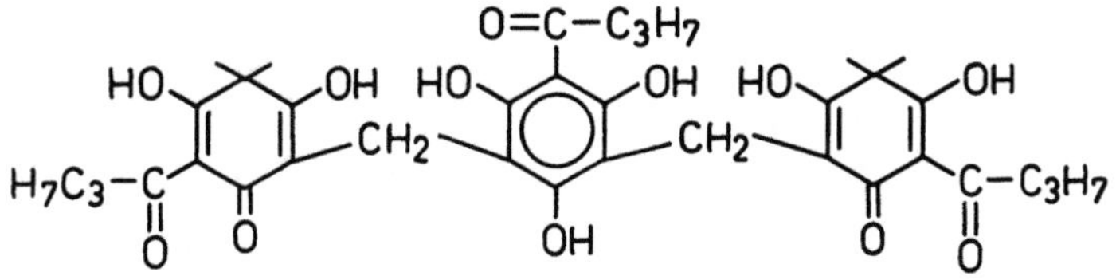

Filixsäure

Chrysanthemum-mono-
und dicarbonsäure

Pyrethrolon,
Cinerolon

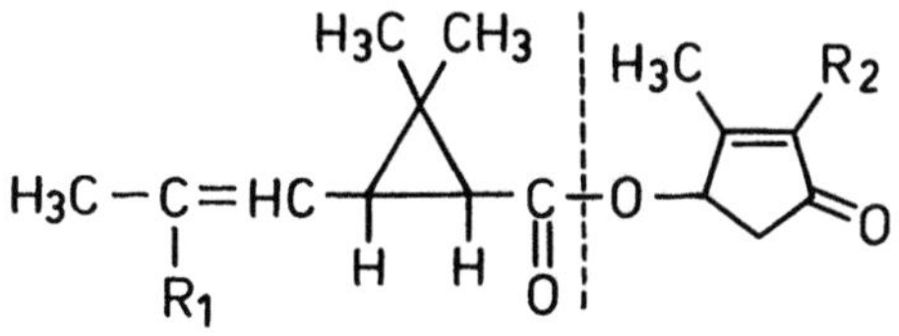

Pyrethrin I: $R_1 = CH_3$; $R_2 = -CH_2-CH=CH-CH=CH_2$
Pyrethrin II: $R_1 = COOCH_3$; $R_2 = -CH_2-CH=CH-CH=CH_2$
Cinerin I: $R_1 = CH_3$; $R_2 = -CH_2-CH=CH-CH_3$
Cinerin II: $R_1 = COOCH_3$; $R_2 = -CH_2-CH=CH-CH_3$

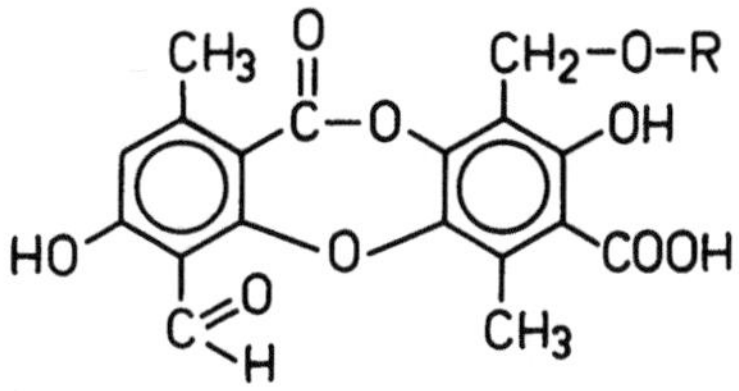

$R = -CO-CH=CH-COOH$
Fumarprotocetrarsäure

$R = -C_2H_5$
Cetrarsäure

$R = -H$
Protocetrarsäure

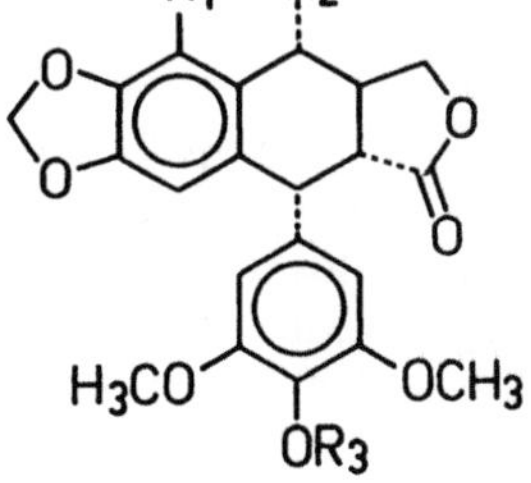

Podophyllotoxin: $R_1 = H$; $R_2 = OH$; $R_3 = CH_3$
α-Peltatin: $R_1 = OH$; $R_2 = H$; $R_3 = H$
β-Peltatin: $R_1 = OH$; $R_2 = H$; $R_3 = CH_3$

281

Salicis Cortex Hamamelidis Folium
Filicis Rhizoma Pyrethri Flos

Bahnen
$1 =$ Salicis cortex (MeOH-Gesamtauszug) $4 =$ Hamamelidis folium (MeOH-Auszug)
$2 =$ Salicis cortex (CHCl$_3$-Auszug) $5 =$ Filicis rhizoma (Ether-Auszug)
$3 =$ Salicis cortex (EtAc-Auszug) $6 =$ Pyrethri flos (MeOH-Auszug)

Teste
T1 = Salicin	T4 = Phloroglucin	T7 = Resorcin
T2 = Triandrin	T5 = Catechin	T8 = Phloroglucin
T3 = Picein	T6 = Hamamelitannin	T9 = Thymol

LM-System AN-1 Ethylacetat-Methanol-Wasser (100:13,5:10) **Abb. 1A, B**
E-1 Ethylformiat-Ameisensäure-Wasser (80:10:10) **Abb. 2A**
E-2 Chloroform-Methanol (85:15) **Abb. 2B**
E-3 Hexan-Ethylacetat (90:10) **Abb. 2C**

Detektion Echtblausalz-Reag. (EBS Nr. 12 S. 301) **Abb. 1A**
EBS mit 5%iger KOH nachbesprüht **Abb. 1B, 2B**
Eisen-III-chlorid-Reag. (FeCl$_3$ Nr. 14 S. 302) **Abb. 2A**
Phosphormolybdänsäure (PMS Nr. 27 S. 303) **Abb. 2C**

Drogen Beschreibung s.S. 278–279, Formelbilder s.S. 280–281

DC-Bild

1 A, B *1, 2, 3 Salicis cortex* (Handelsdroge ohne definierte Stammpflanze)
Nach Behandlung mit dem *EBS*-Reagens erscheinen im vis im mittleren Rf-Bereich
3–4 rot bzw. gelbbraune Zonen. Die Farbintensität wird nach KOH-Reagens-Be-
handlung verstärkt.
Die für verschiedene Salixarten typischen Phenolglykoside finden sich im Rf-
Bereich ca. 0,4 bis 0,6. *Salicin* ist die Hauptverbindung in einigen Salixarten. Bei
der Extraktion werden Glykoside teilweise gespalten. Die Hauptzonen, die mit *EBS/
KOH*-Reagens ebenfalls Rotfärbung ergeben und im oberen Rf-Bereich liegen, stammen von *Catechin, p-Cumarsäure, Saligenin* und *Salicylsäure* (gelbbraun) bzw.
Salicyl-Alkohol. Ein Teil der Salix-Arten zeigt nur geringen Salicingehalt.

2 A *4 Hamamelidis folium*
Nach *FeCl$_3$*-Reagens-Behandlung findet man in den Rf-Bereichen des *Catechins*
(vgl. T5), des *Phloroglucins* (vgl. T4) und des *Hamamelitannin*-Testes (vgl. T6) blau-
schwarz gefärbte Zonen unterschiedlicher Konzentration.

2 B *5 Filicis rhizoma*
Der Drogenauszug gibt nach *EBS*-Reagens-Behandlung im vis 7–8 rotgefärbte Zonen, die *Butanonphloroglucide.* Im Rf-Bereich der Resorcin-Vergleichslösung finden
sich zwei Zonen, im Bereich der Phloroglucin-Vergleichslösung eine schwächere Zone
und im Frontbereich sowie bei Rf ca. 0,15 eine Hauptzone. *Aspidinol* ist der Hauptzone im Frontbereich, *Filixsäure* und *Flavaspidsäure* den Zonen im Rf-Bereich der
Vergleichsubstanzen (T 7, T 8) bzw. darunter zuzuordnen.

6 Pyrethri flos
Die *Pyrethrine* werden im vis nach *PMS*-Reagens-Behandlung blau angefärbt. Die
Hauptverbindungen *Pyrethrin I, II* und *Cinerin I, II* werden durch Licht- und Luft-
einwirkung schnell zu Lumi-Verbindungen bzw. Peroxiden inaktiviert.
Nur bei frischen Blüten sind die Pyrethrine gut nachweisbar. Vorliegendes DC-
Bild zeigt den Drogenauszug handelsüblicher Blüten. Die Hauptverbindungen liegen
unterhalb des Thymol-Testes (vgl. T9).

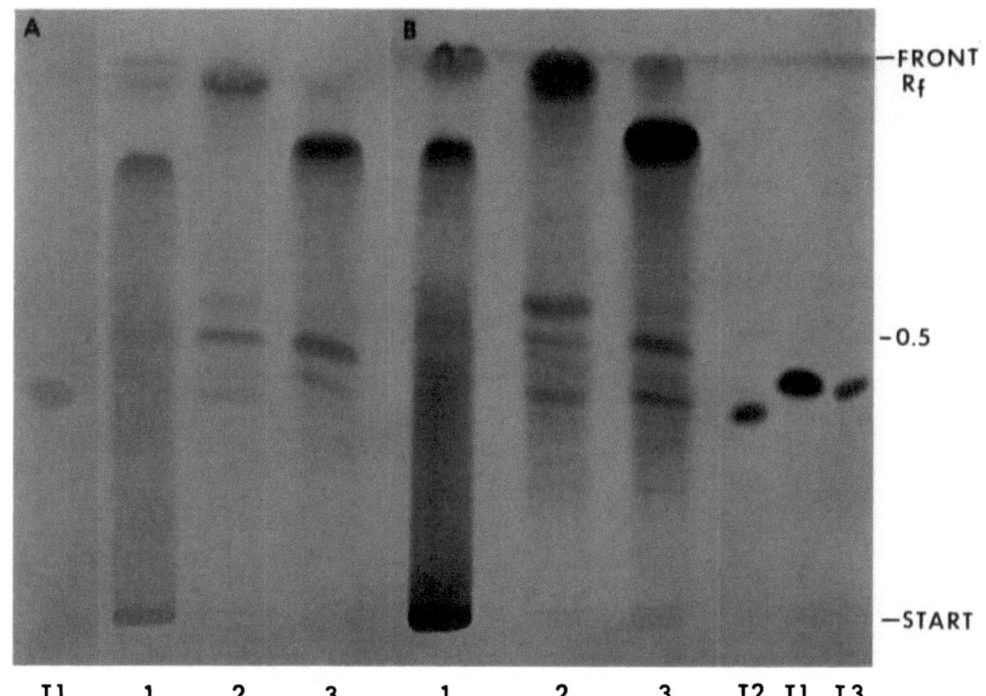

Abb. 1

T1   1   2   3   1   2   3   T2 T1 T3

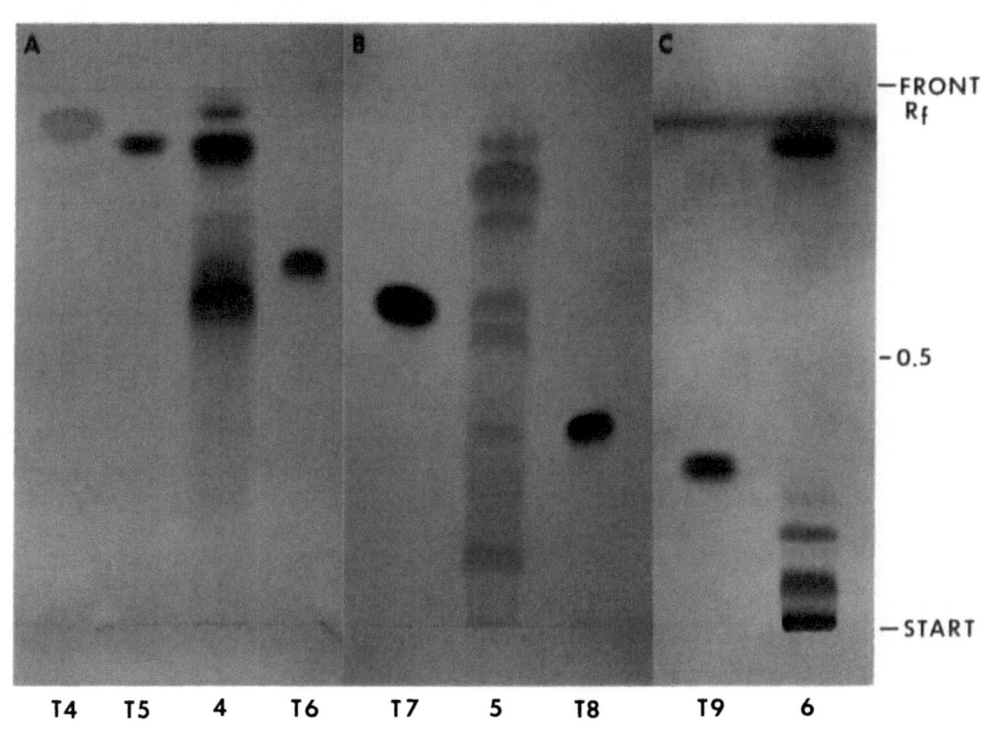

Abb. 2

T4   T5   4   T6   T7   5   T8   T9   6

Einzeldrogen

Bahnen *1* = Lichen islandicus
2 = Podophylli resina

Teste T1 = Kaffeesäure und Kaffeesäuremethylester
T2 = Fluoreszein
T3 = Podophyllotoxin

LM-System E-4 Chloroform-Eisessig-Methanol (90:5:5)
E-5 Chloroform-Methanol (90:10) 5 cm Laufstrecke, anschließend in
Chloroform-Aceton (65:35) 15 cm Laufstrecke

Detektion	Direktauswertung	UV-365 nm	**Abb. 3A, 4A**
	Vanillin-Schwefelsäure-Reag. (VS Nr. 38 S. 305)	vis	**Abb. 3B**
	Phenylendiamin-Reag. (PD Nr. 31 S. 304)	UV-365 nm	**Abb. 3C**
	konz. Schwefelsäure (Nr. 34C S. 304)	UV-365 nm	**Abb. 4B**
		vis	**Abb. 4C**

Droge Beschreibung s.S. 279, Formelbilder s.S. 281

DC-Bild

3 *1 Lichen islandicus*
In der UV-254 nm Direktauswertung ist bei Rf ca. 0,25 die stark fluoreszenzmindernde Zone der *Fumarprotocetrarsäure* nachweisbar.

3 A In der UV-365 nm Direktauswertung zeigt sie etwa im Rf-Bereich des Kaffeesäurevergleiches (T1) schwarzbraune Färbung, die sich kaum gegen den Plattenhintergrund abhebt (Abb. 3A).

3 C Nach *PD*-Reagens-Behandlung ergibt sich im UV-365 nm eine gelbgrüne Fluoreszenz. Zusätzlich sind gelb- bzw. braungrüne Fluoreszenzen im oberen Rf-Bereich nachzuweisen, die von Protolichesterinsäure, Cetrarsäure und Protocetrarsäure stammen (Abb. 3C).

3 B Nach *VS*-Reagens-Behandlung sind im vis deutlich die blauviolette Zone der *Fumarprotocetrarsäure* etwa im Rf-Bereich der Kaffeesäure und schwächere Nebenzonen bei Rf ca. 0,7 nachweisbar.
Anmerkung: Kaffeesäure bildet in MeOH schnell den entsprechenden Methylester (vgl. T1) mit höherem Rf-Wert.

4 A *2 Podophylli rhizoma (resina)*
Die Hauptverbindung *Podophyllotoxin* zeigt im UV-254 nm Fluoreszenzminderung, ist jedoch im UV-365 nm ohne Eigenfluoreszenz.

4 B, C Sie erscheint nach H_2SO_4-Behandlung als dunkelbraune Zone im UV-365 nm bei Rf ca. 0,8 (vgl. T3) bzw. als rotbraune Zone im vis. Eine schwächer dunkelbraune (UV-365 nm) bzw. gelbrote (vis) Zone liegt bei Rf ca. 0,6 (*α-Peltatin*) und eine weitere unterhalb der LM-Front (*Desoxypodophyllotoxin, β-Peltatin*). Bei den gelbgefärbten Zonen im mittleren Rf-Bereich handelt es sich um *Flavonoide*.

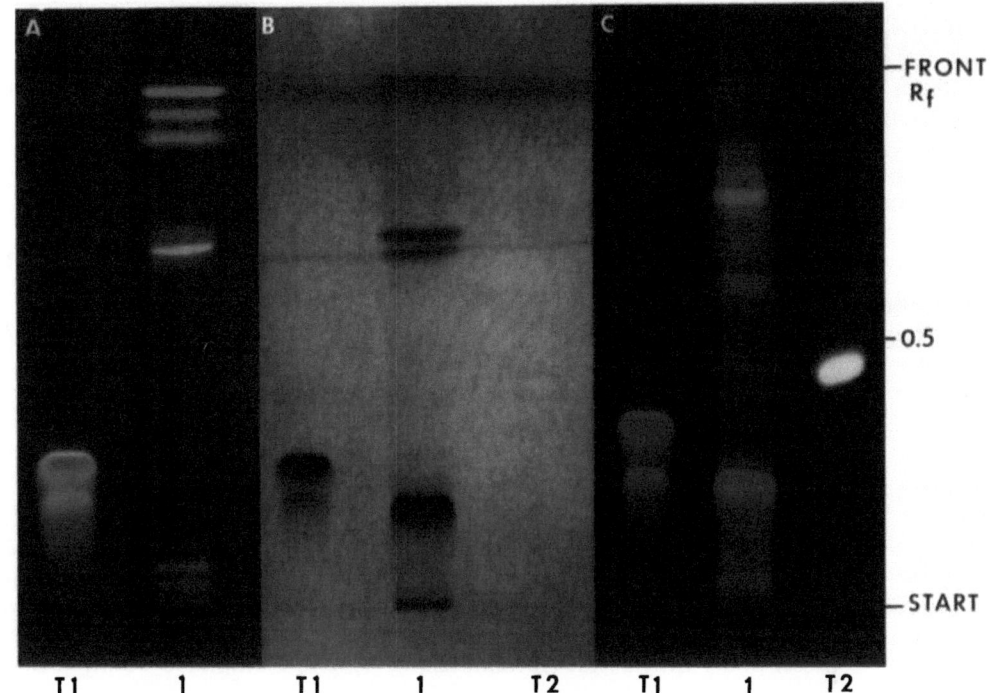

Abb. 3

T1   1   T1   1   T2   T1   1   T2

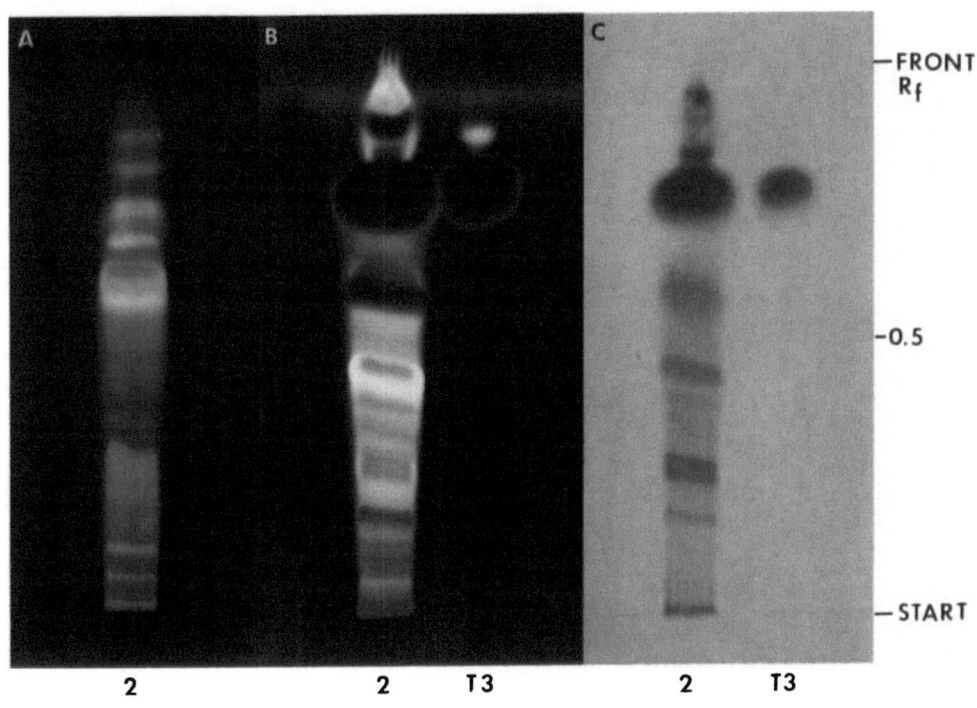

Abb. 4

2   2   T3   2   T3

Visci albi Herba (Folium)

Bahnen *1–3* = Visci albi herba (Drogenmuster I–III/Auszug mit 50%igem Methanol)
4 = Visci albi herba (Drogenmuster II/Ethylacetat-Auszug)

Test T1 = Chlorogensäure

LM-System F-1 Ethylacetat-Ameisensäure-Eisessig-Wasser   **Abb. 5**
(100:11:11:27)
AM-1 n-Butanol-Aceton-Eisessig-Wasser (35:35:10:20)   **Abb. 6A, B**

Detektion Naturstoff-Polyethylenglykol-Reag.
(NST/PEG Nr. 28 S. 304)   UV-365 nm **Abb. 5; 6A**
Ninhydrin-Reagens (NIH Nr. 29 S. 304)   vis **Abb. 6B**

Droge   Beschreibung s.S. 279, Extraktbereitung s.S. 277

DC-Bild

5A   *1–3* Nach **NST/PEG**-Reagens-Behandlung bestimmen vor allem weißblau fluoreszierende Zonen über dem Startbereich, im Rf-Bereich von T1 (**Chlorogensäure** und andere Caffeoylchinasäuren) und im Frontbereich (**Kaffeesäure**) das DC-Bild.
Gelbgrün fluoreszierende Zonen im oberen Rf-Bereich stammen von **Flavonoiden** (z.B. Flavoyadorinin A und B). Die Flavonoide im mittleren Rf-Bereich zeigen sich besser in der Ethylacetat-Ausschüttelung (*4*), z.B. Homoflavoyadorinin B.

6A   Im LM-System **AM-1** zur Trennung von Aminosäuren finden sich nach **NST/PEG**-Reagens-Behandlung die blau fluoreszierenden Zonen im mittleren und oberen Rf-Bereich und die Flavonoide ungetrennt unterhalb der LM-Front.

6B   Nach **Ninhydrin**-Reagens-Behandlung zeigen sich im unteren und mittleren Rf-Bereich ca. 10 rotviolett bis rotbraune Zonen von **Aminosäuren.**
Die DC-Zuordnung ergibt im unteren Rf-Bereich **L-Lysin, L-Arginin,** im Rf-Bereich der braunen Zone überlagert **Prolin, L-Serin, Alanin, Threonin, Glutaminsäure,** und im Rf-Bereich 0,5 und darüber **Tyrosin und Leucin** (vgl. Abb. 7/8, S. 288).

Nach Literaturangabe sollen mindestens 18 freie Aminosäuren vorliegen. Das DC-Aminosäure-Muster ist mit wenigen Abweichungen bei allen untersuchten Viscum-Drogen ähnlich, so daß eine Aussage zur Identität hiermit möglich ist.

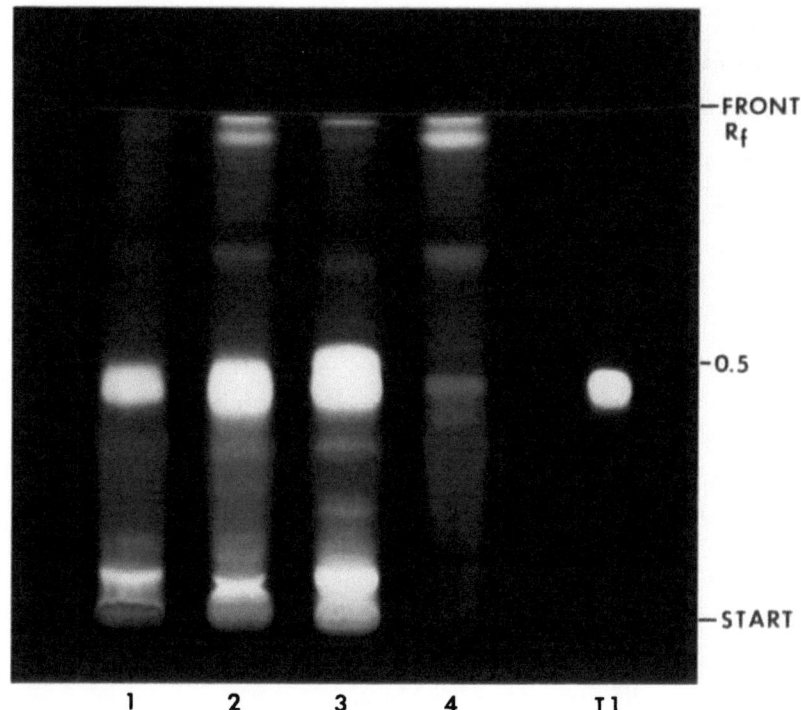

Abb. 5

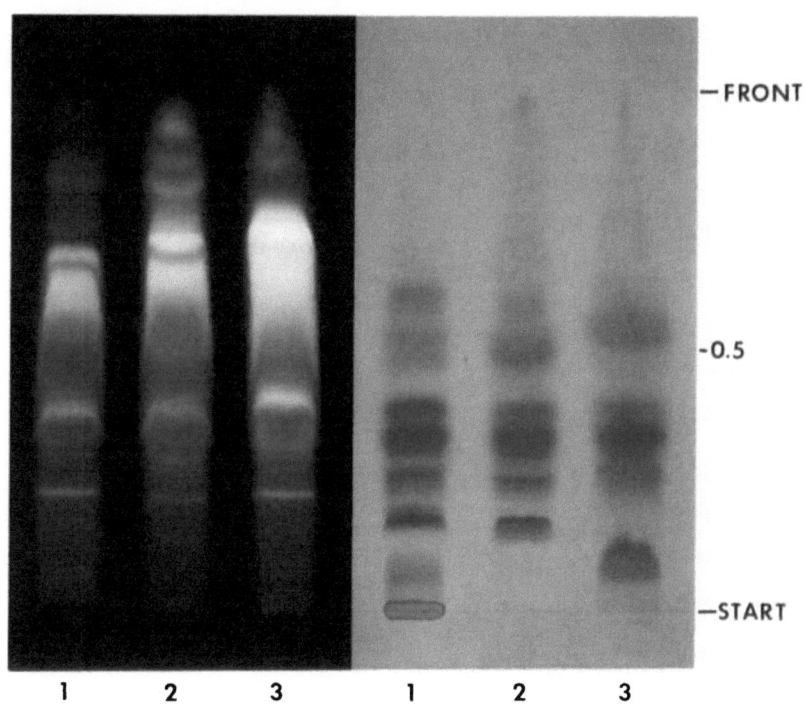

Abb. 6

287

Aminosäuren-Testsubstanzen

Bahnen

1 = L-Lysin		*12* = DL-Serin	
2 = L-Arginin		*13* = L-Threonin	
3 = D(+)-Asparagin		*14* = L-Cystein	
4 = L-Asparagin		*15* = 4-Aminobuttersäure	
5 = Glycin		*16* = D-Valin	
6 = L(−)Prolin		*17* = DL-Methionin	
7 = (+)Glutamin		*18* = DL-Tyrosin	
8 = L-Serin		*19* = L-Tyrosin	
9 = Glutaminsäure		*20* = D(+)Isoleucin	
10 = DL-Alanin		*21* = L-Leucin	
11 = DL-Threonin		*22* = DL-Phenylalanin	

LM-System	AM-1 n-Butanol-Aceton-Eisessig-Wasser (35:35:10:20)	**Abb. 7A; 8B**
	AM-2 n-Butanol-Eisessig-Wasser (50:10:40)-Oberphase	**Abb. 7B; 8A**
Detektion	Ninhydrin-Reagens (NIH Nr. 29 S. 304) vis	**Abb. 7, 8**

DC-Bild Mit *Ninhydrin*-Reagens zeigen die meisten Aminosäuren violettrote bis rotbraune Färbung im vis. Als Ausnahme gibt z.B. Prolin (**6**) eine Gelbfärbung im vis.

Die Trennung im LM-System AM-1 ergibt im allgemeinen höhere Rf-Werte für die Aminosäure als AM-2.

AM-1 Aminosäuren *1–11* (Abb. 7A) und *12–17* (Abb. 8B).

AM-2 Im LM-System *AM-2* zeigen z.B. die **Aminosäuren 2–5** fast gleichen Rf-Wert (Abb. 7B), die Aminosäuren *12–22* dagegen deutliche Unterschiede (Abb. 8A).
   Soll eine Zuordnung von Aminosäuren durch einfache DC-Auftrennung versucht werden, muß in mehreren Systemen chromatographiert werden.

AMINOSÄUREN

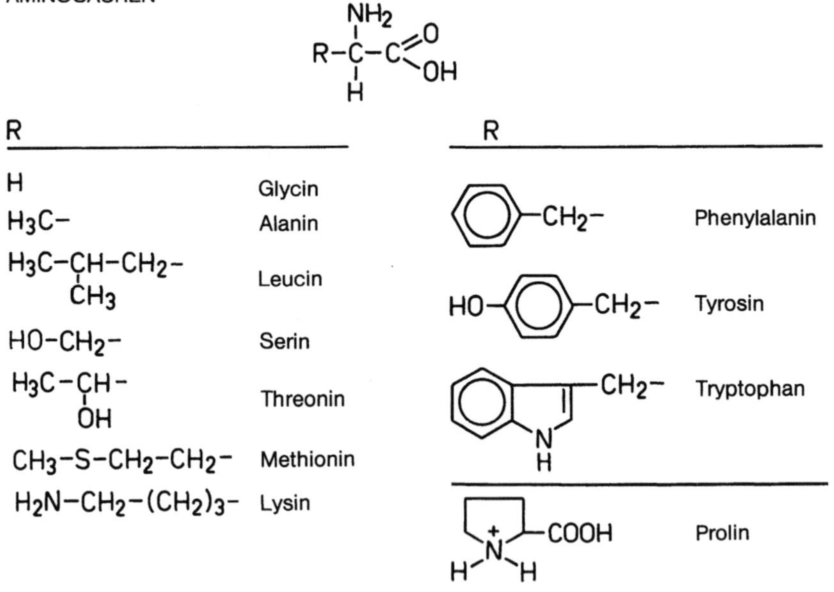

R		R	
H	Glycin	Phenyl-CH$_2$–	Phenylalanin
H$_3$C–	Alanin	HO-Phenyl-CH$_2$–	Tyrosin
H$_3$C-CH-CH$_2$– / CH$_3$	Leucin	Indol-CH$_2$–	Tryptophan
HO-CH$_2$–	Serin		
H$_3$C-CH– / OH	Threonin	Prolin	Prolin
CH$_3$-S-CH$_2$-CH$_2$–	Methionin		
H$_2$N-CH$_2$-(CH$_2$)$_3$–	Lysin		

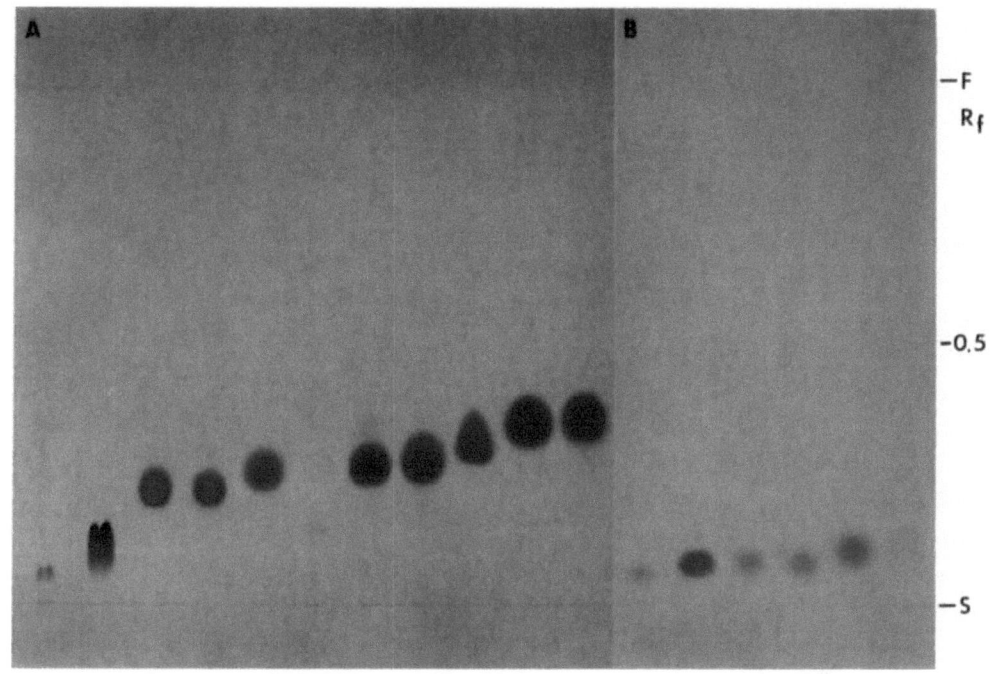

Abb. 7

T1−T11   T1−T6

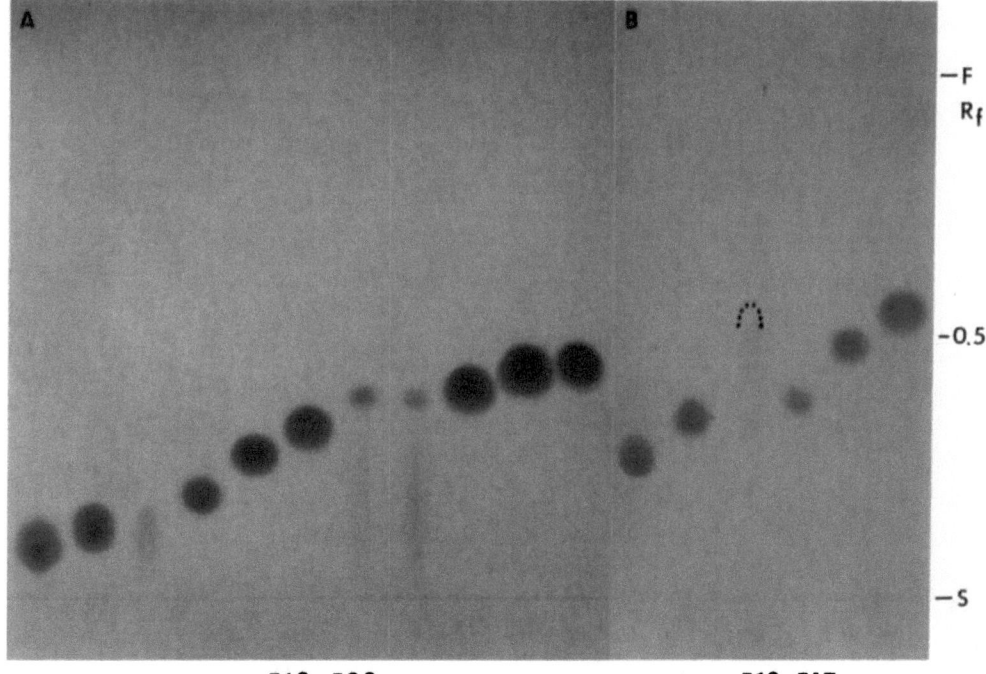

Abb. 8

T12 -T22   T12 -T17

289

DC-Analyse einer unbekannten Arzneidroge des Handels

Bei Vorliegen einer unbekannten Handelsdroge kann eine Identifizierung oder Zuordnung zu einer der aufgeführten Inhaltsstoffgruppen nach einem speziellen Analysengang durchgeführt werden.
Es wird auf folgende Hauptwirkstoffgruppen geprüft:

1. *Alkaloide*
2. *Anthraglykoside*
3. *Arbutin*
4. *Herzglykoside*
5. *Bitterstoffe*

6. *Flavonoide*
7. *Saponine*
8. *Ätherischöle*
9. *Cumarine/Phenolcarbonsäuren*
10. *Valepotriate*

I. Herstellung von Extrakten

1. Zur Prüfung auf *Anthraglykoside, Arbutin, Bitterstoffe, Flavonoide* wird 1 g gepulverte Droge mit 5 ml Methanol ca. 15 min auf dem Wasserbad extrahiert.
   Von dem filtrierten Drogenextrakt werden jeweils 20 µl bzw. 100 µl zur DC-Untersuchung aufgetragen.

2. Zur Prüfung auf *Alkaloide* wird 1 g gepulverte Droge mit ca. 1 ml 10%iger Ammoniaklösung durchfeuchtet und anschließend mit 5 ml Methanol 15 min unter Schütteln bei ca. 60° C extrahiert.
   Vom Filtrat werden 20 µl bzw. 100 µl aufgetragen.

3. Zur Prüfung auf *Saponine* wird ein Methanolextrakt nach 1. auf ca. 1 ml eingeengt, mit 0,5 ml Wasser versetzt und mit 3 ml Butanol ausgeschüttelt.
   Von der Butanolphase werden jeweils 20 µl bzw. 100 µl zur DC verwendet.

4. Zur Prüfung auf *Herzglykoside* wird 1 g gepulverte Droge mit ca. 5 ml 50%igem Methanol, 10 ml 10%iger Blei-II-acetatlösung versetzt und ca. 10 min auf dem Wasserbad erhitzt. Nach dem Abkühlen und Filtrieren wird zweimal mit je 10 ml Dichlormethan ausgeschüttelt. Die DCM-Phasen werden vereinigt und zur Trockne eingeengt. Man nimmt in 1 ml DCM-Methanol (1:1) auf und trägt 100 µl zur DC auf.

5. Prüfung auf *Ätherischöle, Cumarine, Phenolcarbonsäuren* und *Valepotriate*

   a) *Dichlormethan-Auszug* (DCM)
   1 g gepulverte Droge wird mit 10 ml DCM 15 min unter Rückfluß extrahiert. Das zur Trockene eingeengte Filtrat wird in 1 ml Toluol gelöst und davon 20 µl und 100 µl zur DC verwendet.

   b) *Mikrodestillation* für Ätherischölbestandteile nach *Luckner* bzw. *TAS*-Verfahren (s. Kapitel Ätherischöle S. 6).
   Mit dem TAS-Verfahren können alle bei Temperaturen von ca. 200° C flüchtigen Verbindungen erfaßt werden (Ätherischölbestandteile, Cumarine, u.a.).

II. Dünnschichtchromatographie

Von den nach I. hergestellten Drogenextrakten werden jeweils 20 μl und 100 μl auf zehn DC-Kieselgelplatten (60 F 254, 10 cm × 10 cm) aufgetragen. Für die Prüfung auf die Stoffklassen **1** mit **10** werden zusätzlich auf die einzelnen Platten die jeweiligen Leitsubstanzen (siehe Trennschema S. 294) mitaufgetragen. Man chromatographiert im LM-System:

a) *Ethylacetat-Methanol-Wasser* (100:13,5:10)
zur Prüfung auf *Anthraglykoside, Arbutin, Herzglykoside, Bitterstoffe, Flavonoide, Alkaloide und Saponine.*

b) *Toluol-Ethylacetat* (93:7)
zur Prüfung auf *Ätherischöle, Cumarine, Valepotriate* und *Pflanzensäuren.*

Man entwickelt bei a) und b) über eine Laufstrecke von 6 cm. Nach Auswertung im UV-254 und 365 nm wird mit den für die einzelnen Verbindungsklassen charakteristischen Reagenzien besprüht (siehe Trennschema S. 294 und Reagenzienverzeichnis S. 299).

III. Detektion und Zuordnung

Auf das Vorliegen bestimmter Verbindungstypen kann aus folgenden Hauptreaktionen geschlossen werden:

1. Bornträger-Reaktion (10%ige ethanolische Kalilauge Nr. 21 S. 303)
Rotfärbung im vis/rote Fluoreszenz im UV-365 nm
Anthrachinone (z.B. Frangulin, Rhein u.a.)

Gelbfärbung im vis/gelbe Fluoreszenz im UV-365 nm
Anthronverbindungen (z.B. Aloin, Aloinoside, Cascaroside u.a.)
Zuordnungen siehe Kapitel Anthracen-Drogen Abb. 1–12 S. 102–114

2. Kedde-Reagens (Nr. 23 S. 303)
Rot bzw. blauviolette Farbzonen im vis

Cardenolide
Zuordnung siehe Kapitel Herzglykosid-Drogen Abb. 1–18 S. 204–220

Anmerkung: Bufadienolide werden mit dem Antimon-III-chlorid-Reagens ($SbCl_3$ Nr. 3 S. 299) nachgewiesen. Es zeigen sich blaue Färbungen im vis (Scillaren A, Proscillaridin) oder gelbgrüne Fluoreszenzzonen im UV- 365 nm (Scillirosid) im mittleren Rf-Bereich.

3. Dragendorff-Reagens (DRG Nr. 11 S. 300)
rotbraune Färbung im vis (z.T. unbeständig)

Alkaloide
Einige Alkaloid-Typen zeigen Eigenfluoreszenz in der UV-365 nm Direktauswertung. Chinaalkaloide, Emetin/Cephaelin, Rauwolfia-Alkaloide: blau.
Alkaloide vom Berberin-Typ: gelb; Boldin violett.
Ein Teil der stärker basischen Alkaloide verbleibt im Screeningsystem im Startbereich. Bei positiver DRG-Reaktion ist eine 2. Chromatographie im System **AL-1** Toluol-Ethylacetat-Diethylamin (70:20:10) durchzuführen.
Zuordnung siehe Kapitel Alkaloid-Drogen Abb. 1–26 S. 66–90

4. Berliner-Blau-Reaktion
Blaufärbung im vis
Arbutin und seine Derivate
Zuordnung siehe Kapitel Arbutin Drogen Abb. 1 S. 120

5. Naturstoff-Polyethylenglykol-Reagens (NST/PEG Nr. 28 S. 304)
Intensiv gelbe, orange bzw. grüne Fluoreszenzen im UV-365 nm

Flavonoide
In der UV-254 nm Direktauswertung müssen deutliche Fluoreszenzminderungen und bei 365 nm schwächer blaue, gelbe bzw. grüne Fluoreszenzen erscheinen.

Das Screening-System liefert für Flavonoide im Gegensatz zum LM-System **F-1** Ethylacetat-Ameisensäure-Eisessig-Wasser (100:11:11:27) keine klar begrenzten Zonen.

Bei positivem Flavonoid-Nachweis ist eine nochmalige DC im System **F-1** durchzuführen.

Chlorogensäure, die häufig in Flavonoid-Extrakten nachgewiesen werden kann, verbleibt im Screening-System im Startbereich. Im LM **F-1** erscheint sie bei Rf ca. 0,5.

Zuordnung siehe Kapitel Flavonoid-Drogen Abb. 1–20 S. 172–190

6. Vanillin-Schwefelsäure-Reagens (VS Nr. 38 S. 305)

a) **Bitterstoffdrogen**

Erscheinen im Screening-System besonders im mittleren Rf-Bereich rot- bzw. gelbbraune oder dunkelgrüne Farbzonen im vis und schmeckt der Auszug deutlich bitter, kann eine der bekannten Bitterstoffdrogen (s. Abb. 1 S. 132) vorliegen.

Sehr lipophile Bitterstoffe wie Quassin, Absinthin, Cnicin und Marrubiin liegen in diesem System ungetrennt an der LM-Front.

Zuordnung siehe Kapitel Bitterstoff-Drogen Abb. 1–12 S. 132–142

Anmerkung: Alkaloid- und Herzglykosidhaltige Extrakte schmecken z.T. ebenfalls bitter.

b) **Saponindrogen**

Saponine zeigen mit dem VS-Reagens ebenfalls Farbzonen im vis. Im Screening-System verbleiben jedoch die bekannten Saponine wie z.B. *Aescin, Primulasäure* und *Standardsaponin* am Start.

Zur genauen Differenzierung muß im System **SP-1** Chloroform-Methanol-Wasser (64:50:10) chromatographiert werden.

Zuordnung siehe Kapitel Saponin-Drogen Abb. 1–12 S. 234–S. 244

c) **Ätherischölbestandteile**

Es entstehen Blau-, Braun- oder Rotfärbungen im vis. Die Ätherischölbestandteile liegen im Screeningsystem ungetrennt an der LM-Front.

Eine Zuordnung erfolgt nach Trennung im System **A-1** Toluol-Ethylacetat (93:7), siehe Kapitel Ätherischöldrogen Abb. 1–28, S. 22–48.

293

IV. Trenn- und Identifizierungsschema

Ethylacetat-Methanol-Wasser 100:13,5:10

DC 1 – DC 7

DC1 | **Anthraglykoside**
Extrakt 20 µl/100 µl

Testsubstanzen
Aloin 5 µl
Frangulin 10 µl

Detektion
KOH-Reagens Nr. 21

→ rot/vis   → Zuordnung
Anthrachinone   siehe Kapitel
gelb/vis   **Anthracendrogen**
Anthrone   S. 93

DC2 | **Arbutin**
Extrakt 20 µl/100 µl

Testsubstanzen
Arbutin 10 µl
Hydrochinon 10 µl

Detektion
Berliner-Blau-Reakt.
Reag. Nr. 5

→ blau/vis   → Zuordnung
siehe Kapitel
Arbutindrogen
S. 117

DC3 | **Herzglykoside**
Extrakt 20 µl/100 µl

Testsubstanzen
Lanatoside A–C 10 µl
k-Strophanthin 10 µl
Proscillaridin 10 µl

Detektion
Kedde-Reag. Nr. 23

→ rosa/violett   → Zuordnung
vis   siehe Kapitel
Herzglykosiddrogen
S. 195

DC4 | **Bitterstoffe**
Extrakt 20 µl/100 µl

Testsubstanzen
Naringin 10 µl
(Rutin 10 µl)

Detektion
VS-Reagens Nr. 38

→ rot/gelbbraun/   → Zuordnung
blaugrün   siehe Kapitel
vis   **Bitterstoffdrogen**
S. 125

DC5 | **Alkaloide**
Extrakt 20 µl/100 µl

Testsubstanzen
Atropin 10 µl
Reserpin 10 µl
Emetin 10 µl

Detektion
Dragendorff-Reag.
Nr. 11

→ orangebraun/   → **LM-System AL-1**
vis   **Toluol-Ethylacetat**
             -Diethylamin (70:20:10)
             ↓
             Zuordnung
             siehe Kapitel
             Alkaloiddrogen
             S. 51

DC6	**Flavonoide**		
	Extrakt 20 µl/100 µl		**LM-System F-1**
	Testsubstanzen	→ gelb/grün/	→ **Ethylacetat-Ameisen-**
	Rutin 10 µl	orange	**säure-Eisessig-Wasser**
	Chlorogensäure 10 µl	UV-365 nm	**(100:11:11:27)**
	Hyperosid 10 µl		↓
	Detektion		Zuordnung
	NST/PEG		siehe Kapitel
	Reag. Nr. 28		**Flavonoiddrogen**
			S. 163

DC7	**Saponine**		
	Extrakt 20 µl/100 µl		**LM-System SP-1**
	Testsubstanzen	→ blau/	→ **Chloroform-Methanol-**
	Aescin 10 µl	vis	**Wasser (64:50:10)**
	Primulasäure 10 µl		↓
	Detektion		Zuordnung
	VS-Reag. Nr. 38		siehe Kapitel
			Saponindrogen
			S. 225

Toluol-Ethylacetat (93:7)

DC 8 – DC 10

DC8	**Ätherischöle**		
	Extrakt 20 µl/100 µl		
	Testlösung	→ rot/gelb/	→ Zuordnung
	Salviathymol® 5 µl	blau/braun	siehe Kapitel
	Detektion	vis	**Ätherischöldrogen**
	VS-Reag. Nr. 38		S. 5

DC9	**Valepotriate**		
	Extrakt 20 µl/100 µl		
	Test	→ blau/braun	→ Zuordnung
	Baldrisedon®	vis	siehe Kapitel
	Detektion		**Valerianae radix**
	Salzsäure-Eisessig		S. 263
	Reag. Nr. 32		

DC10	**Cumarine**		
	Extrakt 20 µl/100 µl		
	Testsubstanzen	→ hellblau/braun	→ **Ether-Toluol**
	Scopoletin 5 µl	UV-365 nm	**(1:1/gesättigt mit Essigsäure**
	Umbelliferon 5 µl		**(10%))**
	Detektion		↓
	UV-365 nm		Zuordnung
	Direktauswertung;		siehe Kapitel
	Verstärkung mit		**Cumarindrogen**
	NH₃/KOH		S. 145

DC-Analyse von Phytomischpräparaten

Viele Phytopräparate enthalten Drogen- oder Extrakt-*Gemische*. Durch die große Zahl der dadurch im Chromatogramm-Bild (UV und vis) auftretenden Zonen kommt es zu einer mehr oder minder starken Überlappung, so daß die Identifizierung oder Zuordnung der Zonen bzw. Verbindungen erschwert oder nur noch teilweise möglich ist.

In diesen Fällen sind für die einzelnen Verbindungsklassen Ausschüttelungen, säulenchromatographische Fraktionierungen oder andere spezielle Anreicherungsverfahren erforderlich.

Liegt ein Phytomischpräparat vor, das Drogen der *gleichen* Verbindungs- und Wirkstoffklasse enthält, so ist die Zuordnung der für die meisten Drogen charakteristischen Hauptinhaltsstoffe in der Regel möglich.

Als Beispiele für Phytomischpräparate wurden **Salviathymol**® (Ätherischölbestandteile/Abb. 1) und **Abführpräparate** (Anthraglykosidgemische/Abb. 2) gewählt.

Abb. 1 **Salviathymol**®

Zusammensetzung

1 g enthalten: Ol. Salviae 2 mg (stand. auf mind. 40% *Thujon*), Ol. Eucalypti 2 mg (stand. auf mind. 75% *Cineol*), Ol. Menth. pip. 23 mg (stand. auf mind. 50% *Menthol*), Ol. Cinnamomi 2 mg (stand. auf mind. 75% *Zimtaldehyd*), Ol. Caryophylli 5 mg (stand. auf mind. 80% *Eugenol*), Ol. Foeniculi 10 mg (stand. auf mind. 60% *Anethol* u. 10% *Fenchon*), Ol. Anisi 5 mg (stand. auf mind. 90% *Anethol*), Tinct. Myrrhae (DAB 8) 10 mg, Tinct. Rathanhiae (DAB 8) 4 mg, Tinct. Alchemillae (1:5) 20 mg, *Menthol* 20 mg, *Thymol* 1 mg, Phenylsalicylat 6 mg, *Guajazulen* 0,4 mg.

Zur DC-Analyse werden 5 µl Salviathymol® direkt, von den Referenzlösungen Anethol (T1), Thymol (T2) und Menthol (T3) jeweils 3 µl aufgetragen (vgl. Kapitel Ätherischöl-Drogen S. 7).

Es wird über DC-Kieselgel 60 F 254 Fertigplatten im LM-System **A-1** Toluol-Ethylacetat (93:7) entwickelt und mit dem Vanillin-Schwefelsäure-Reag. (**VS** Nr. 38 S. 305) bzw. mit dem Phosphormolybdänsäure-Reag. (**PMS** Nr. 27 S. 303) besprüht.

Auswertung:

nachweisbare Terpenoide	Rf-Bereich	Test	**VS**/vis	**PMS**/vis
Azulen bzw. TKW	Rf ca. 0,98		violettblau	blau
Anethol	Rf ca. 0,9	vgl. T1	violettblau	blau
Thujon (nach PMS!)	Rf ca. 0,7		–	rotviolett
Thymol	Rf ca. 0,5	vgl. T2	rotviolett	blau
Zimtaldehyd ⎫ Eugenol ⎭	Rf ca. 0,45		braun/orange	blau
Cineol/Piperiton	Rf ca. 0,4		blau/orange	blau
Menthol	Rf ca. 0,2	vgl. T3	blau	blau

Abb. 2 **Abführpräparate des Handels**
(Phytomischpräparate mit Anthraglykosiden als Hauptinhaltsstoffe)

Extraktbereitung

3 Dragees werden fein pulverisiert und mit 6 ml Methanol 5 Min. auf dem Wasserbad extrahiert. Vom klaren Filtrat werden 10 µl zur DC verwendet.

Abb. 1

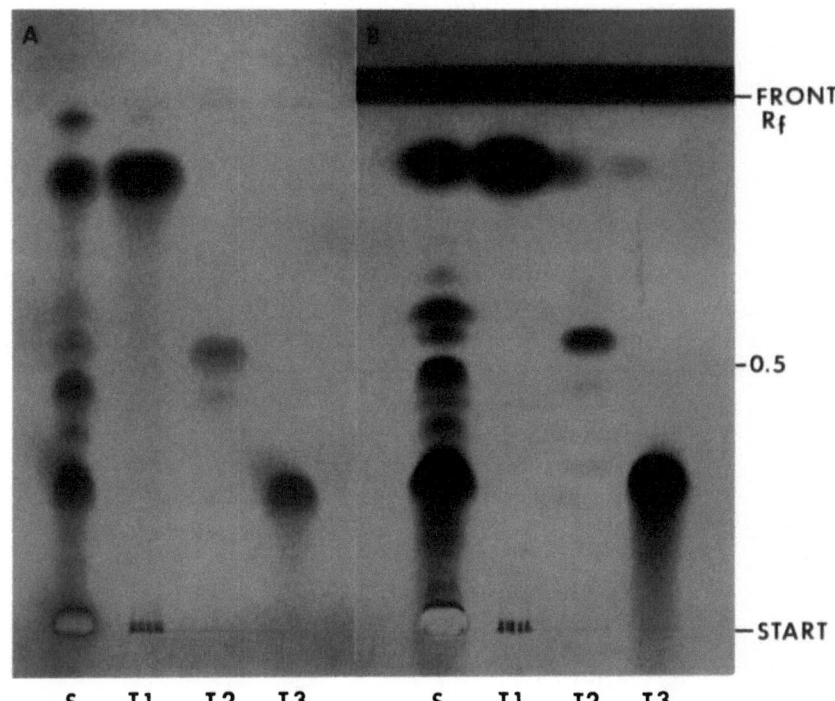

Abb. 2

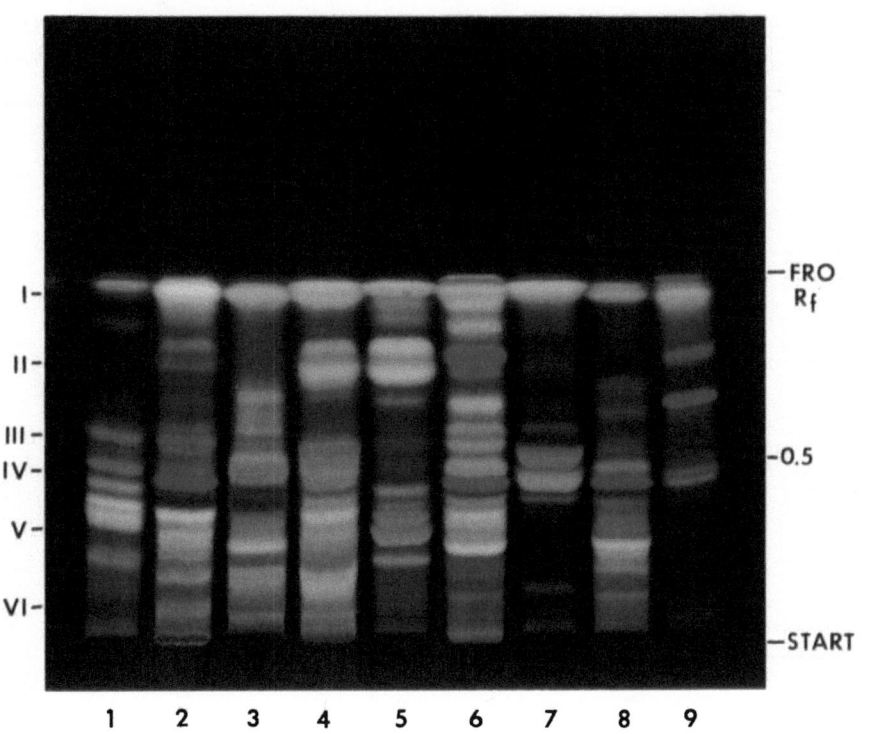

297

DC-Bedingung und Detektion

Adsorbens DC-Kieselgel 60 F 254 Fertigplatten (Fa. Merck, Darmstadt)
LM-System Ethylacetat-Methanol-Wasser (100:13,5:10)
Detektion UV-365 nm

Auf den Bahnen **1–9** wurden bekannte Abführpräparate des Handels aufgetragen. Sie stellen Gemische von zwei bis fünf Anthraglykosidhaltigen Drogenextrakten dar. Zusätzlich sind z.T. noch Extrakte von Drogen (z.B. Gentianae radix, Bryoniae radix oder Curcumae rhizoma) mit anderen Inhaltsstoffen enthalten.

Die nachweisbaren Hauptinhaltsstoffe sind mit I–VI bezeichnet:

I–VI		Rf-Bereiche	Bahnen
I	Anthrachinonaglyka	LM-Front	1, 2, 3, 4, 5, 6, 7, 8, 9
II	A.-Monoglykoside ⎫ Franguline A/B ⎭	Rf 0,8–0,85	2, 4, 5, 6, (7), 9
III	Desoxyaloin	Rf ca. 0,6	1, 2, (3), (4), (5), (6), (7), 8
IV	Aloin ⎫ Rhein ⎭	Rf ca. 0,5	1, 2, 3, 4, 6, 7, 8, 9
V	Glucofranguline ⎫ Aloinoside ⎭	Rf 0,35–0,4	2, 3, 4, 5, 8
VI	Cascaroside ⎫ A/B–C/D ⎭	Rf 0,05–0,2	(1), 2, 3, 4, (5), (6), (7), 8
	Sennoside	Startzone (UV-254)	3, 4, 8

Zur weiteren Differenzierung sind die DC-Platten mit dem KOH-Reagens und dem NST/PEG-Reagens zu behandeln (siehe Kapitel Anthracen-Drogen S. 93).

Zum Nachweis der Sennoside in Sennae folium und fructus sind das LM-System und die Detektionsmethode nach S. 110 Abb. 9 zu wählen.

Sprühreagenzien

für die Dünnschichtchromatographie von Drogenauszügen

Nr. 1 Anisaldehyd-Essigsäure-Reagens (AE)

0,5 ml Anisaldehyd werden mit 10 ml Eisessig (98%ige Essigsäure) versetzt.

Die DC-Platte wird mit 5–10 ml besprüht und 7–10 min bei ca. 120° C im Trokkenschrank erhitzt.

Anwendung:

*Petasin/Isopetasin-*Nachweis

Es kann mit konz. Schwefelsäure nachbesprüht und im vis bzw. UV-365 nm ausgewertet werden (mod. Kägi-Mischer-Reag.).

Nr. 2 Anisaldehyd-Schwefelsäure-Reagens (AS)

0,5 ml Anisaldehyd werden mit 10 ml Eisessig, 85 ml Methanol und 5 ml konzentrierter Schwefelsäure in angegebener Reihenfolge gemischt.

Das Reagens ist nur begrenzt haltbar; bei Verfärbung nach rotviolett ist es nicht mehr verwendbar.

Die DC-Platte wird kräftig besprüht (ca. 10 ml) und 5–10 min bei 100° C im Trockenschrank erhitzt. Es wird im vis bzw. im UV-365 nm ausgewertet.

Anwendung:

Ätherischöle, Scharfstoffe, Bitterstoffe, Saponine u.a.

Nr. 3 Antimon-III-chlorid-Reagens (SbCl$_3$)

Eine 20%ige Lösung von Antimon-III-chlorid in Chloroform.

Die DC-Platte muß mit 15–20 ml des Reag. besprüht und ca. 5–6 min unter Beobachtung bei 100° C erhitzt werden. Auswertung im vis und UV-365 nm.

Anwendung:

Herzglykoside, Saponine, Visnagin (Ammi visnagae fructus) u.a.

Nr. 4 Benzidin-Reagens (BZ)

0,5 g Benzidin werden in 10 g Trichloressigsäure gelöst und Ethanol bis 100 ml hinzugefügt. Nach dem Besprühen wird im vis ausgewertet.

Anwendung:

*Aucubin-*Nachweis (Plantaginis folium)

Nr. 5 Berliner Blau-Reagens (BB)

Eine frisch bereitete Lösung aus 10 g Eisen-III-chlorid und 0,5 g Kaliumhexacyanoferrat in 100 ml Wasser.

Auswertung im vis nach Besprühen mit 5–8 ml.

Anwendung:

*Arbutin-*Nachweis

Nr. 6 Blut-Reagens (BL)

10 ml einer 3,65%igen Natriumcitratlösung werden mit 90 ml frischem Rinderblut versetzt.

Von dieser Mischung werden 2 ml mit 30 ml einer Phosphatpufferlösung pH 7,4*) gemischt. Die DC-Platte wird in waagrechter Lage kräftig besprüht.

*) Phosphatpuffer pH 7,4:
25,00 ml Kaliumdihydrogenphosphatlösung (aus 27,281 g Kaliumdihydrogenphosphat mit CO_2-freiem Wasser (bidest.) zu 1 000 ml gelöst) werden mit 39,34 ml 0,1 N-Natronlauge gemischt und mit CO_2-freiem bidestilliertem Wasser auf 100 ml ergänzt.

Anwendung:
Saponine werden als weiße Zonen gegen rötlichen Plattenhintergrund sichtbar. Hämolyse kann sofort oder erst nach Erwärmen der DC-Platte eintreten.

* Boroxyl-Reagens siehe **Naturstoff/Polyethylenglykol** Reagens **NST/PEG Nr. 28.**

Nr. 7 Chloramin-Trichloressigsäure-Reagens (CTE)
10 ml einer frisch bereiteten 3%igen wäßrigen Chloramin T-Lösung (= Natriumsulfamidchlorid = Tosylchloramid-Na) und 40 ml einer 25%igen ethanolischen Trichloressigsäure werden gemischt.

Die DC-Platte wird mit 10–15 ml besprüht, 5–10 min bei ca. 100° C erwärmt und im UV-365 nm ausgewertet.

Anwendung:
Herzglykosid-Nachweis

Nr. 8 Dichlorchinonchlorimid-Reagens (DCC)
1%ige methanolische Lösung von 2,6-Dichlorchinonchlorimid.

Die DC-Platte wird mit 5–10 ml besprüht und sofort mit konz. Ammoniak bedampft.

Anwendung:
Arbutin-Nachweis (DAB 8), *Capsaicin*-Nachweis (DAB 8)

* Dinitrobenzoesäure-Reagens s. **Kedde-Reagens Nr. 23.**

Nr. 9 Dinitrophenylhydrazin-Reagens (DNPH)
Eine Lösung von 0,1 g 2,4-Dinitrophenylhydrazin in 100 ml Methanol wird mit 1 ml 36%iger Salzsäure versetzt.

Nach Besprühen mit ca. 10 ml wird sofort im vis ausgewertet.

Anwendung:
Allgemeiner Nachweis für Verbindungen mit *Keto-* und *Aldehyd*-Gruppen.

Nr. 10 DNPH-Eisessig-Salzsäure-Reagens
0,2 g 2,4-Dinitrophenylhydrazin werden in einer Mischung aus 40 ml Eisessig (Essigsäure 98%), 40 ml 25%iger Salzsäure und 20 ml Methanol gelöst.

Die DC-Platte wird mit ca. 10 ml Reagens besprüht, im vis ausgewertet, anschließend 5–10 min bei ca. 100° C erwärmt und wieder im vis ausgewertet (Ph.Eur.III).

Anwendung:
Valepotriate-Nachweis (Valerianae radix)
Chromogene Diene reagieren bereits ohne Erwärmen

Anmerkung. Diene können auch mit dem **Salzsäure-Eisessig**-Reagens (Nr. **32**) sichtbar gemacht werden.

Nr. 11 Dragendorff-Reagenzien (DRG)

Nr. 11 A *Dragendorff-Reagens* (Ph.Eur.Bd. 1 S. 139)
Eine Mischung von 0,85 g basischem Wismutnitrat, 40 ml Wasser und 10 ml Eisessig werden mit einer Lösung von 8 g Kaliumjodid in 20 ml Wasser versetzt.

Nr. 11 B *Dragendorff-Reagens R 1* (Ph.Eur.Bd.III S. 105)
100 g Weinsäure werden in 400 ml Wasser gelöst. Nach Zusatz von 8,5 g basischem Wismutnitrat wird die Lösung 2 h lang geschüttelt, mit 200 ml einer 40%igen Lösung von Kaliumjodid versetzt, erneut geschüttelt und nach 24 h filtriert.

Verdünntes Dragendorff-Reagens (Ph.Eur.Bd.III S. 105)
Eine Lösung von 100 g Weinsäure in 500 ml Wasser wird mit 50 ml Dragendorff-Reagens R1 versetzt.

Nr. 11 C *Weinsaures Dragendorff-Reagens*
Lösung A: 17 g Wismutsubnitrat, 200 g Weinsäure in 800 ml Wasser
Lösung B: 160 g Kaliumjodid in 400 ml Wasser
A + B = Stammlösung

Sprühreagens: 50 ml Stammlösung + 500 ml Wasser + 100 g Weinsäure.

Nr. 11 D *Salzsaures Dragendorff-Reagens* (modifiziert)
Lösung A: 0,30 g Wismutsubnitrat, 1 ml 25%ige HCl, 5 ml Wasser
Lösung B: 3 g Kaliumjodid in 5 ml Wasser

Sprühreagens: 5 ml A + 5 ml B + 5 ml 12,5%ige HCl + 100 ml Wasser

Nr. 11 E *Dragendorff-Reagens nach Vagujfalvi*
2,6 g Wismutcarbonat und 7 g getrocknetes Natriumjodid werden mit 25 ml konz. Eisessig einige Minuten zum Sieden erhitzt. Man läßt über Nacht stehen und filtriert vom ausgeschiedenen Natriumacetat ab. 20 ml des klaren tiefroten Filtrates mischt man mit 80 ml Ethylacetat und erhält so die Stammlösung.
2 ml Stammlösung, 5 ml Eisessig und 12 ml Ethylacetat ergeben die Sprühlösung. Die Nachweisgrenze liegt bei 1 μg.
Nach Abtrocknen des Sprühreagenzes bis zum Verschwinden des Essigsäuregeruches kann nochmals mit einer 5%igen ethanolischen Schwefelsäurelösung nachbesprüht werden, wodurch die Empfindlichkeit um das 10-fache verbessert wird.

Nr. 11 F *Dragendorff-Reagens + Nachbehandlung mit Natriumnitrit oder H_2SO_4*
Nachbesprühen mit einer 5%igen wäßrigen Natriumnitritlösung bzw. Nachbesprühen mit einer 0,5%igen ethanolischen Schwefelsäurelösung ist bei allen Dragendorff-Reagens-Modifikationen möglich. Es zeigt sich eine Intensivierung der Farbzonen.

Nr. 12 Echtblausalz-Reagens (EBS)
0,5 g Echtblausalz B werden in 100 ml Wasser gelöst. [Echtblausalz B = 3,3'-Dimethoxybiphenyl-4,4'-bis(diazonium)-dichlorid]
Die DC-Platte wird mit 6–8 ml besprüht, angetrocknet und im vis betrachtet. Anschließend kann mit einer 0,1 N-Natronlauge nachbesprüht und wiederum im vis ausgewertet werden.

Anwendung:
Hopfenbitterstoffe und allg. Nachweis von *phenolischen Verbindungen.*

Nr. 13 Echtrotsalz-Reagens (ERS)
0,5%ige wäßrige Lösung von Echtrotsalz B (= diazotiertes 5-Nitro-2-aminoanisol · $ZnCl_2$).
Die mit ca. 10 ml besprühte DC-Platte wird sofort mit einer 0,1 N Natronlauge nachbehandelt bzw. mit konz. Ammoniak bedampft und im vis ausgewertet.

Anwendung:
Amarogentin-Nachweis

Nr. 14 Eisen-III-chlorid-Reagens (FeCl$_3$)

10% wäßrige Lösung.
Direktauswertung nach Besprühen mit 5–10 ml im vis.

Anwendung:
Oleuropein-Nachweis; *Carnosolsäure* (Salviae folium, Rosmarini folium); *Hopfenbitterstoffe.*

Nr. 15 EP-Reagens nach *Stahl* (EP)

0,25 g 4-Dimethylaminobenzaldehyd werden in einer Mischung aus 45 ml Eisessig (Essigsäure 98%), 5 ml o-Phosphorsäure (85%) und 45 ml Wasser gelöst und unter Kühlung mit 50 ml konz. Schwefelsäure versetzt.
Die besprühte Platte kann sofort im vis oder nach Erhitzen ausgewertet werden.

Anwendung:
Matricariae flos: Die *Azulen*-Eigenfarbe (blau) wird verstärkt. Nach Erwärmen auf 100° C gibt *Proazulen* nach 3–5 min eine blaugrüne Färbung im vis.

Nr. 16 Essigsäureanhydrid-Schwefelsäure-Reag. (LB)
Liebermann-Burchard-Reagens

5 ml Essigsäureanhydrid und 5 ml konz. Schwefelsäure werden vorsichtig und unter Eiskühlung gemischt und vorsichtig zu 50 ml absolutem Ethanol gegeben. Das Reagens ist frisch zu bereiten!
Die besprühte DC-Platte wird nach Erwärmen bei ca. 100° C 5–10 min im UV-365 nm ausgewertet.

Anwendung:
Triterpene, Steroide (Saponine, Bitterstoffe).

Nr. 17 Jod-Chloroform-Reagens (J/CHCl$_3$)

0,5%ige Lösung von Jod in Chloroform.
Die besprühte Platte wird etwa 5 min bei 60° C erwärmt. Sie kann sofort oder nach ca. 10 min Liegenlassen bei Zimmertemperatur ausgewertet werden.

Anwendung:
Nachweis von *Ipecacuanha*-Alkaloiden.

Nr. 18 Jod-Reagens

Ca. 10 g Jod entwickeln in einer DC-Kammer Joddampf, der auf einer eingestellten DC-Platte Substanzen mit konjugierten Doppelbindungssystemen sichtbar macht. Es entstehen gelbbraune Zonen im vis.

Nr. 19 Jodplatinat-Reagens (JP)

0,3 g von Hexachloroplatin-(IV)-wasserstoffsäure werden in 100 ml Wasser gelöst und mit 100 ml einer 6%igen Kaliumjodidlösung versetzt.
Die DC-Platte wird mit ca. 10 ml besprüht und im vis ausgewertet.

Anwendung:
Mit *stickstoffhaltigen Verbindungen*, z.B. Alkaloiden, entstehen blauviolette Färbungen. Zum Nachweis der *China*-Alkaloide wird die vorher mit *5%iger eth. H$_2$SO$_4$* (Nr. **34**) behandelte Platte mit **JP** nachbesprüht.

Nr. 20 Jod-Salzsäure-Reagens (J/HCl)

1 g Kaliumjodid und 1 g Jod werden in 100 ml Ethanol gelöst (Lösung I).
25 ml 25%iger Salzsäure werden mit 25 ml 96%igem Ethanol gemischt (Lösung II).
Die DC-Platte wird zuerst mit ca. 5 ml Lösung I und anschliessend mit ca. 5 ml Lösung II besprüht. Im vis entstehen dunkelbraune Zonen.

Anwendung:
Nachweis der *Purinderivate* Coffein, Theophyllin und Theobromin.

Nr. 21 Kalilauge (KOH)

5%ige bzw. 10%ige ethanolische Kalilauge (Bornträger-Reaktion).

Die DC-Platte wird mit ca. 10 ml Reagens besprüht, Auswertung im UV-365 nm und im vis ohne/oder nach Erwärmung.

Anwendung:
Anthrachinone (rot), *Anthrone* (gelb UV-365 nm); *Cumarine* (blau UV-365 nm).

Nr. 22 Kaliumpermanganat-Schwefelsäure-Reagens (KPM)

0,5 g Kaliumpermanganat werden vorsichtig in 15 ml konz. Schwefelsäure unter Eiskühlung gelöst (Vorsicht, Bildung von explosivem Manganheptoxid!).

Anwendung:
Zum *Fenchon*-Nachweis wird die DC-Platte zuerst mit Phosphormolybdänsäure-Reagens (*PMS* Nr. *27*) und anschließend mit dem *KPM*-Reagens besprüht.

Nr. 23 Kedde-Reagens (Kedde)

Je 5 ml einer frisch bereiteten 3%igen ethanolischen 3,5-Dinitrobenzoesäure-Lsg. und 2 N-Natronlauge werden gemischt.

Die DC-Platte wird mit etwa 5–8 ml der jeweils frisch bereiteten Mischung besprüht. Es wird im vis ausgewertet.

Anwendung:
Cardenolid-Nachweis

Nr. 24 Komarowsky-Reagens (KOM)

1 ml einer 50%igen ethanolischen Schwefelsäure und 10 ml einer 2%igen methanolischen 4-Hydroxybenzaldehydlösung werden vor Gebrauch gemischt.

Die DC-Platte wird unter Beobachtung 5–10 min bei 100° C im Trockenschrank erwärmt und im vis ausgewertet.

Anwendung wie AS-Reagens Nr. **2** und VS-Reagens Nr. **38**: z.B. *Saponine*

* Liebermann-Burchard-Reagens (LB) s. Essigsäureanhydrid-Schwefelsäure-Reag. Nr. 16

Nr. 25 Marquis-Reagens (MQ)

3 ml Formaldehyd werden mit konz. Schwefelsäure zu 100 ml verdünnt. Es wird sofort im vis ausgewertet.

Anwendung:
Morphin/Codein/Thebain-Nachweis.

Nr. 26 Millons-Reagens (ML)

3 ml Quecksilber werden in 27 ml rauchender Salpetersäure gelöst und die Lösung mit dem gleichen Volumen Wasser verdünnt.

Anwendung:
Arbutin-Nachweis und allg. Nachweis für Phenolglykoside.

Nr. 27 Molybdatophosphorsäure- = Phosphormolybdänsäure-Reagens (PMS)

20%ige ethanolische Lösung. Die DC-Platte wird mit ca. 10 ml besprüht und unter Beobachtung ca. 5 min bei 100° C erhitzt.

Anwendung:
Ätherischöl-Bestandteile
Rhaponticosid-Nachweis:
4 g Molybdatophosphorsäure werden unter Erwärmen in 40 ml Wasser gelöst und nach dem Erkalten vorsichtig 60 ml konz. Schwefelsäure hinzugefügt.

Rhaponticosid und Desoxyrhaponticosid werden im vis stark blau angefärbt.

Nr. 28 Naturstoff-Polyethylenglykol-Reagens (NST/PEG)

Auf die DC-Platte werden nacheinander eine 1%ige methanolische Lösung von Diphenylborsäure-β-ethylaminoester nach NEU (=Diphenylboryloxyethylamin) (NST) und eine 5%ige ethanolische Polyethylenglykol-4000-Lösung (PEG) aufgesprüht (ca. 10 ml bzw. ca. 8 ml).

Anwendung:

Flavonoid-Nachweis; Aloin-Nachweis
Es entstehen sofort oder nach 15 min im UV-365 nm intensive Fluoreszenzfarben. Der Zusatz von PEG führt auch zu einer Erhöhung der Nachweisempfindlichkeit (von 10 µg auf 2,5 µg). Das Fluoreszenzverhalten ist strukturabhängig.

Nr. 29 Ninhydrin-Reagens (NIH)

30 mg Ninhydrin werden in 10 ml n-Butanol gelöst und mit 0,3 ml 98%iger Essigsäure versetzt. Nach Besprühen der DC-Platte (ca. 8–10 ml) wird 5–10 min unter Beobachtung erhitzt und im vis ausgewertet.

Anwendung:

Zum Nachweis von **Aminosäuren** und biogenen **Aminen.**

Nr. 30 Nitrosodimethylanilin-Reagens (NAD)

10 mg 4-Nitrosodimethylanilin werden in 10 ml Pyridin gelöst und die DC-Platte sofort besprüht.

Anwendung:

Zum Nachweis von **Anthronderivaten.**
Sie geben graublaue Zonen im vis (z.B. frisch geerntete Frangularinde).

Nr. 31 Phenylendiamin-Reagens (PD)

0,5%ige ethanolische Lösung.
Direktauswertung im vis bzw. UV-365 nm.

Anwendung:

Lichen islandicus (z.B. Fumarprotocetrarsäure).

Nr. 32 Salzsäure konz.-Eisessig-Reagens (HCl-ES)

8 Teile konz. Salzsäure und 2 Teile Eisessig werden gemischt. Nach dem Besprühen wird ca. 10 Min. bei 110°C erhitzt und im vis bzw. UV-465 nm ausgewertet.

Anwendung:

Halazuchrom-Reaktion für Valepotriate mit Dienstruktur.

Nr. 33 Salpetersäure (HNO$_3$ konz.)

Rotfärbung im vis

Anwendung:

Ajmalin und **Brucin**-Nachweis

Sennosid-Nachweis:
Nach Besprühen und 15 min Erhitzen bei 120° C wird mit **KOH**-Reag. (Nr. 21) nachbehandelt. Es ergeben sich rotbraune Zonen im vis bzw. gelbbraune Fluoreszenzen im UV- 365 nm.

Nr. 34 Schwefelsäure (H$_2$SO$_4$)

A) 5% bzw. 10%ige ethanolische H$_2$SO$_4$
B) 50%ige ethanolische H$_2$SO$_4$
C) konz. H$_2$SO$_4$
Die DC-Platte wird 3–5 min bei 100° C erhitzt und im UV 365 nm bzw. vis ausgewertet. Mit konz. H$_2$SO$_4$ entstehen häufig sofort Farbzonen im vis.

Anwendung:

Universalreagens z.B. für Herzglykoside.

Nr. 35 Trichloressigsäure-Kaliumhexacyanoferrat-Eisen-III-chlorid-Reagens (TKF)

Lösung 1: 25%ige Trichloressigsäure in Chloroform.

Lösung 2: 1%ige wäßrige Kaliumhexacyanoferrat (III)-lösung und 5%ige wäßrige Eisen-III-chloridlösung werden zu gleichen Teilen gemischt. Nach kräftigem Besprühen mit Lösung 1 wird die Platte 10 min auf 110 °C erhitzt und anschließend mit Lösung 2 besprüht. Die Auswertung erfolgt im vis.

Anwendung:
Sinalbin und *Sinigrin*-Nachweis.

Nr. 36 Vanillin-Phosphorsäure-Reagens (VPS)

A: 1 g Vanillin werden in 100 ml 50%iger Phosphorsäure gelöst.

B: 2 Teile 24%ige Phosphorsäure-Lösung und 8 Teile einer 2%igen ethanolischen Vanillinsäure-Lösung werden gemischt.

Nach Besprühen mit A oder B wird ca. 10 min bei 100° C erhitzt, Auswertung im vis bzw. UV-365 nm.

Anwendung:
Universalreagens z.B. für Terpenoide, Lignane und Cucurbitacine.

Nr. 37 Vanillin-Salzsäure-Reagens (VSL)

Ca. 5 ml einer 1%igen ethanolischen Vanillinlösung und 3 ml konz. HCl werden nacheinander auf die DC-Platte aufgesprüht. Es wird im vis ausgewertet. Eine Farbverstärkung ergibt sich nach ca. 5 min Erhitzen bei 100° C.

Anwendung:
Myrrhe-Inhaltsstoffe

Nr. 38 Vanillin-Schwefelsäure-Reagens (VS)

5%ige ethanolische Schwefelsäure (Lösung I).

1%ige ethanolische Vanillinlösung (Lösung II).

Die DC-Platte wird kräftig mit 10 ml Lösung I und sofort mit 5–10 ml Lösung II nachbesprüht. Es wird bei 110° C ca. 5–10 min unter Beobachtung erhitzt und im vis ausgewertet.

Anwendung:
Universalreagens z.B. für *Ätherischölbestandteile* (Terpenoide, Phenylpropanderivate, Phenole etc.).

Nr. 39 Van URK-Reagens

0,2 g 4-Dimethylaminobenzaldehyd werden in 100 ml 25%iger HCl unter Zugabe von 1 Tropfen 10%iger Eisen-III-chloridlösung gelöst.

Anwendung:
Secale-Alkaloid-Nachweis

Allgemeine Angaben:
Erläuterungen zur DC und Drogenextraktion

1. *Abkürzungen*

DC: Dünnschichtchromatographie

DC-Kieselgel 60: spezifische Oberfläche: 500 m²/g.
Porenvolumen: 0,75 cm³/g. Porendurchmesser: **60** Å.

LM-System: Laufmittelsystem für Norm-Kammer (20 × 9 × 20 cm) ca. 100 ml.

UV-254 nm: Substanzen mit Fluoreszenzminderung werden auf einer mit einem Fluoreszenzindikator versehenen DC-Platte (= DC-Kieselgel 60 F 254 Fertigplatten Merck, Darmstadt) als dunkelblaue Zonen auf gelbgrünem Plattenuntergrund sichtbar.

UV-365 nm: Eigenfluoreszenz von Substanzzonen im langwelligen UV-Licht.
UV-Lampen: handelsübliche Strahler oder Röhren von Philips, Osram, Sylvania u.a.
vis: Färbung im Sichtbaren

W.-D.-Dest.: Wasserdampfdestillation zur Gewinnung von Ätherischölen.

2. *Allgemeine Begriffe*

„**Ohne Kammersättigung**": Das zur DC-Trennung verwendete Laufmittelsystem wird gut gemischt in eine DC-Kammer der üblichen Normgröße gefüllt, kräftig in der Kammer geschwenkt und die DC-Platte anschließend eingestellt.

„**Mit Kammersättigung**": Die mit dem LM-System gefüllte DC-Kammer wird je nach Angabe $^1/_2$-1 h nach dem Einfüllen benutzt. Günstig erweist sich zur Kammersättigung die DC-Kammer mit Filterpapier auszukleiden.

3. *Extraktionsverfahren*
Zur Extraktion wird gepulverte Droge verwendet:
nach DAB 7 „mittelfein gepulvert" entsprechend Siebnummer 5 (0,315 mm Maschenweite), nach Ph.Eur. I als Siebnummer 300 (Maschenweite 300 Ph.Eur.I) bezeichnet.
Die Drogeneinwaage für die Extraktion bezieht sich auf getrocknete Droge.
Bei Verwendung von Frischdrogen richtet sich die Einwaage für die Extraktion nach dem Wassergehalt.

4. *Auftragemengen*
Es werden jeweils Durchschnittswerte angegeben. Je nach Drogenqualität ist es empfehlenswert auch höhere und niedrigere Konzentration mit aufzutragen.
Genaue Auftragung erfolgt mit genormten Mikrokapillaren des Handels. Bei Verwendung von Schmelzpunktskapillaren ist etwa 1 cm 4–5 µl gleichzusetzen.
In der Regel soll strichförmig aufgetragen werden (ca. 1 cm breit); punktförmiges Auftragen ist bei geringen Lösungsmittelmengen (1–3 µl) erforderlich.

Literatur

Bücher über die DC-Arbeitstechnik und Drogeninhaltsstoffe

Randerath, K.: Dünnschicht-Chromatographie, 2. Aufl., Verlag Chemie, Weinheim, 1965

Stahl, E.: Dünnschichtchromatographie; ein Laboratoriumshandbuch, 2. Aufl. Springer Verlag Berlin-Heidelberg-New York, 1967

Stahl, E., Schild, W.: Pharmazeutische Biologie, 4. Drogenanalyse II, Inhaltsstoffe und Isolierungen. Fischer Verlag Stuttgart-New York, 1981

Wichtl, M.: Die Pharmakognostisch-Chemische Analyse. Untersuchung und Wertbestimmung von Drogen und galenischen Präparaten. Akademische Verlagsgesellschaft, Frankfurt/M, 1971

Wagner, H., Bladt, S.: Pharmazeutische Biologie, Praktikumshandbuch, 2. Ausg., Institut für Pharmazeutische Biologie der Universität München, 1979

Wagner, H.: Pharmazeutische Biologie, 2. Drogen und ihre Inhaltsstoffe, 2. Aufl. Fischer Verlag Stuttgart-New York, 1982

Arzneibücher: Ph.Eur.I, 2. AB-DDR, Ph. Helv. VI (Kommentar), USP. XIX, Deutscher-Arzneimittel Codex 1979

Arzneibücher

Deutsches Arzneibuch, 8. Ausgabe 1978   *DAB 8*
Deutscher Apotheker Verlag, Stuttgart
Govi Verlag, Frankfurt/Main

Deutsches Arzneibuch, 7. Ausgabe 1968   *DAB 7*
1. Nachtrag 1974, 2. Nachtrag 1975
Deutscher Apotheker Verlag, Stuttgart
Govi-Verlag, Frankfurt/Main

Europäisches Arzneibuch, Band I–III, 1974, 1975, 1978   *Ph.Eur.*
Deutscher Apotheker Verlag, Stuttgart
Govi-Verlag, Frankfurt/Main
(Ph.Eur.I: S. 79–82 Dünnschichtchromatographie)   *2. AB-DDR*

Arzneibuch der Deutschen Demokratischen Republik
2. Ausgabe 1979, Akademie Verlag, Berlin
(Physikalische Prüfungen: 12.01 Dünnschichtchromatographische Prüfung)

Deutscher Arzneimittel-Codex, 1979 (Ergänzung zum Arzneibuch)   *DAC*
Govi-Verlag, Frankfurt/M.
Pharmazeutischer Verlag, Frankfurt/M.
Deutscher Apotheker Verlag, Stuttgart
(Anlage E: Azeotrope Fließmittelgemische für die DC und Papierchromatographie)

Österreichisches Arzneibuch, Ausgabe 1981   *ÖAB*
Österreichische Staatsdruckerei, Wien

Pharmacopoea Helvetica, Editio sexta, 1971 und Supplement   *Ph.Helv.VI*
Eidgenössische Drucksachen- und Materialzentrale, Bern

Kommentar zum Helv. VI S. 98–105
Erläuterungen zur Dünnschichtchromatographischen Prüfung
Selbstverlag des Schweizerischen Apotheker-Vereins, Bern 1975

The United States Pharmacopeia, 1975   *USP XIX*
The United States Pharmacopeial Convention, Rockville, MD
(„Chromatography" S. 636–641)

Sachverzeichnis

Seitenzahlen zu den Beschreibungen der DC-Abbildungen sind **fett** gesetzt.

R. Fischer, Th. Kartnig

Drogenanalyse

Makroskopische und mikroskopische
Drogenuntersuchungen

zugleich 5., neubearbeitete Auflage von
R. Fischer, Praktikum der Pharmakognosie
1978. 364 Abbildungen, 3 Tabellen.
XI, 445 Seiten
Gebunden DM 98,–
ISBN 3-211-81467-1

Inhaltsübersicht: Kurze botanische Einführung. Die makro- und mikroskopische Untersuchung der Drogen. Pulverförmige Drogen. Haare und Fasern. Pilze, Algen, Flechten. Folia (Blattdrogen). Flores (Blütendrogen). Semina (Samendrogen). Fructus (Fruchtdrogen). Ligna (Holzdrogen). Cortices (Rindendrogen). Radices (Wurzeldrogen). Herbae (Kräuterdrogen). Restliche Drogen. Anhang. Chromatographische Verfahren als Hilfsmittel bei der Identifizierung von Drogen. Mikrochemie.

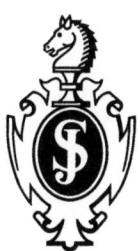

Springer-Verlag
Berlin
Heidelberg
New York

Encyclopedia of Plant Physiology

New Series

Editors: A. Pirson, M. H. Zimmermann

Volume 8

Secondary Plant Products

Editors: **E. A. Bell, B. V. Charlwood**
With contributions by numerous experts
1980. 176 figures and numerous schemes and formulas. XVI, 674 pages
Cloth DM 208,–
ISBN 3-540-09461-X

Volume 13

Plant Carbohydrates I

Intracellular Carbohydrates

Editors: **F. A. Loewus, W. Tanner**
With contributions by numerous experts
1982. 103 figures. XXII, 918 pages
Cloth DM 298,–
ISBN 3-540-11060-7

Volume 14, Part A

Nucleic Acids and Proteins in Plants I

Structure, Biochemistry and Physiology of Proteins

Editors: **D. Boulter, B. Parthier**
With contributions by numerous experts
1982. 135 figures. XX, 768 pages
Cloth DM 268,–
ISBN 3-540-11008-9

Volume 14, Part B

Nucleic Acids and Proteins in Plants II

Structure, Biochemistry and Physiology of Nucleic Acids

Editors: **B. Parthier, D. Boulter**
1982. Approx. 133 figures, approx. 35 tables.
Approx. 750 pages
Cloth DM 268,–
ISBN 3-540-11140-9

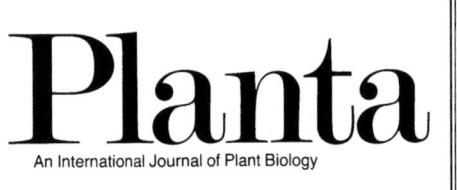
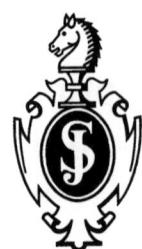